中·日名老中(汉)医临床遣方心得荟萃

主　编　刘典功
审　订　刘兰芳
编　者　刘典政　刘　伟　吴小燕
　　　　刘　华　严匡魁　刘　浩
　　　　杨玲玲　常小庆　范国林

科学技术文献出版社
Scientific and Technical Documents Publishing House
北　京

(京)新登字130号

内 容 简 介

名老中医临证遣方巧变经验,是中医学术的宝贵财富。

本书广泛收集荟萃近当代中·日名老中(汉)医在临床运用方剂的巧变经验。每一方剂选择治愈率超85%的验案10例以上。全书内容丰富翔实,既有临床借鉴启迪作用,又具有相当的学术研究价值。

本书可供中西医务人员、医学院校师生研读和临床参考。

科学技术文献出版社是国家科学技术部系统惟一一家中央级综合性科技出版机构,我们所有的努力都是为了使您增长知识和才干。

前　言

　　名老中医临证遣方巧变经验,是中医学术的宝贵财富。如果把他们多年的结晶加以集萃,对我们研究运用方剂,定会获得教益与启迪。于是,我等广泛收集荟萃近当代中·日名老中(汉)医在临床运用方剂时的巧变经验,每一方剂选择验案 10 例以上,治愈率达 85% 以上的资料,特编写成《中·日名老中(汉)医临床遣方心得荟萃》。

　　全书内容丰富翔实,实用性和指导性很强。既有临床借鉴启迪作用,又具有相当的学术研究价值。适用于中西医务人员、医学院校师生研读和临床参考,联系实践,相得益彰。

　　在编写中缺点错误在所难免,恳请指正。

目 录

第一章 解表剂 …………………………………………… (1)

第一节 辛温解表剂 …………………………………… (1)
1. 麻黄汤 ……………………………………………… (1)
2. 桂枝汤 ……………………………………………… (12)
3. 九味羌活汤 ………………………………………… (20)
4. 小青龙汤 …………………………………………… (23)
5. 香苏散 ……………………………………………… (28)

第二节 辛凉解表剂 …………………………………… (30)
1. 桑菊饮 ……………………………………………… (30)
2. 银翘散 ……………………………………………… (33)
3. 麻杏石甘汤 ………………………………………… (39)

第二章 泻下剂 …………………………………………… (47)

1. 大承气汤 …………………………………………… (47)
2. 小承气汤 …………………………………………… (55)
3. 调胃承气汤 ………………………………………… (59)

第三章 和解剂 …………………………………………… (62)

第一节 和解少阳剂 …………………………………… (62)

小柴胡汤 ………………………………………… (63)
　第二节　调和肝脾剂 …………………………………… (78)
　　1. 四逆散 …………………………………………… (78)
　　2. 逍遥散 …………………………………………… (88)
　第三节　调和肠胃剂 …………………………………… (104)
　　半夏泻心汤 ……………………………………… (104)

第四章　温里剂 …………………………………………… (111)
　第一节　温中祛寒剂 …………………………………… (111)
　　理中汤 …………………………………………… (111)
　第二节　回阳救逆剂 …………………………………… (119)
　　1. 四逆汤 …………………………………………… (120)
　　2. 真武汤 …………………………………………… (125)
　　3. 当归四逆汤 ……………………………………… (133)

第五章　清热剂 …………………………………………… (141)
　第一节　清气分热剂 …………………………………… (141)
　　白虎汤 …………………………………………… (141)
　第二节　清营凉血剂 …………………………………… (148)
　　1. 清营汤 …………………………………………… (148)
　　2. 犀角地黄汤 ……………………………………… (153)
　第三节　气血两清剂 …………………………………… (159)
　　清瘟败毒饮 ……………………………………… (159)
　第四节　清脏腑热剂 …………………………………… (166)
　　1. 导赤散 …………………………………………… (166)
　　2. 龙胆泻肝汤 ……………………………………… (170)
　　3. 葛根芩连汤 ……………………………………… (178)
　　4. 白头翁汤 ………………………………………… (183)

第五节　清虚热剂……………………………………（187）
　　青蒿鳖甲汤……………………………………（187）

第六章　清暑益气剂……………………………………（192）
　　新订祛暑益气汤………………………………（192）

第七章　祛湿剂…………………………………………（195）

第一节　燥湿化浊剂…………………………………（195）
　1. 平胃散…………………………………………（195）
　2. 藿香正气散……………………………………（198）

第二节　清热利湿剂…………………………………（202）
　1. 茵陈蒿汤………………………………………（202）
　2. 三仁汤…………………………………………（206）

第三节　利水渗湿剂…………………………………（210）
　1. 五苓散…………………………………………（210）
　2. 防己黄芪汤……………………………………（220）

第八章　祛风湿剂………………………………………（226）
　　独活寄生汤……………………………………（226）

第九章　化痰止咳平喘剂………………………………（233）

第一节　燥湿化痰剂…………………………………（233）
　　二陈汤…………………………………………（233）

第二节　清热化痰剂…………………………………（246）
　1. 清气化痰丸……………………………………（247）
　2. 礞石滚痰丸……………………………………（249）

第三节　润燥化痰剂…………………………………（251）
　1. 贝母瓜蒌散……………………………………（252）

2. 清燥救肺汤 ……………………………………… (254)
　　3. 百合固金汤 ……………………………………… (257)
　第四节　轻宣止咳剂 …………………………………… (260)
　　1. 止嗽散 …………………………………………… (260)
　　2. 杏苏散 …………………………………………… (266)
　　3. 桑杏汤 …………………………………………… (269)
　第五节　止咳平喘剂 …………………………………… (272)
　　1. 定喘汤 …………………………………………… (273)
　　2. 苏子降气汤 ……………………………………… (277)
　　3. 三子养亲汤 ……………………………………… (279)

第十章　消导剂 …………………………………………… (282)
　　1. 保和丸 …………………………………………… (282)
　　2. 木香槟榔丸 ……………………………………… (285)
　　3. 枳术丸 …………………………………………… (287)

第十一章　理气剂 ………………………………………… (289)
　第一节　行气剂 ………………………………………… (289)
　　1. 越鞠丸 …………………………………………… (289)
　　2. 半夏厚朴汤 ……………………………………… (292)
　　3. 瓜蒌薤白白酒汤 ………………………………… (297)
　　4. 良附丸 …………………………………………… (300)
　　5. 金铃子散 ………………………………………… (303)
　　6. 橘核丸 …………………………………………… (306)
　　7. 天台乌药散 ……………………………………… (308)
　　8. 加味乌药汤 ……………………………………… (309)
　　9. 启膈散 …………………………………………… (311)
　第二节　降气剂 ………………………………………… (312)

1. 旋覆代赭汤 …………………………………… (312)
   2. 橘皮竹茹汤 …………………………………… (318)
   3. 丁香柿蒂汤 …………………………………… (322)

第十二章　理血剂 ……………………………………… (324)

  第一节　止血剂 ……………………………………… (324)
   1. 十灰散 ………………………………………… (325)
   2. 咳血方 ………………………………………… (327)
   3. 四生丸 ………………………………………… (329)
   4. 小蓟饮子 ……………………………………… (330)
   5. 槐花散 ………………………………………… (333)
   6. 黄土汤 ………………………………………… (335)
  第二节　活血剂 ……………………………………… (340)
   1. 桃核承气汤 …………………………………… (340)
   2. 桂枝茯苓丸 …………………………………… (348)
   3. 温经汤 ………………………………………… (358)
   4. 生化汤 ………………………………………… (365)
   5. 失笑散 ………………………………………… (370)
   6. 复元活血汤 …………………………………… (375)
   7. 活络效灵丹 …………………………………… (380)
   8. 血府逐瘀汤 …………………………………… (387)
   9. 膈下逐瘀汤 …………………………………… (408)
   10. 少腹逐瘀汤 ………………………………… (410)
   11. 通窍活血汤 ………………………………… (415)
   12. 身痛逐瘀汤 ………………………………… (416)
   13. 补阳还五汤 ………………………………… (418)

第十三章 补益剂······(435)

第一节 补气剂······(435)
1. 四君子汤······(435)
2. 补中益气汤······(449)
3. 参苓白术散······(470)
4. 玉屏风散······(476)

第二节 补血剂······(483)
1. 四物汤······(483)
2. 归脾汤······(501)
3. 当归补血汤······(510)
4. 炙甘草汤······(514)

第三节 补阴剂······(521)
1. 六味地黄丸······(521)
2. 一贯煎······(534)
3. 大补阴丸······(542)
4. 天王补心丹······(544)
5. 补肺阿胶汤······(548)

第四节 补阳剂······(549)
肾气丸······(549)

第十四章 开窍剂······(559)

第一节 凉开剂······(559)
1. 牛黄清心丸······(559)
2. 至宝丹······(561)
3. 紫雪丹······(562)

第二节 温开剂······(565)
苏合香丸······(565)

第十五章　镇静安神剂 ·············· (569)

  1. 朱砂安神丸 ·················· (569)
  2. 酸枣仁汤 ···················· (572)

第十六章　平肝熄风剂 ·············· (576)

  1. 羚角钩藤汤 ·················· (576)
  2. 大定风珠 ···················· (579)
  3. 阿胶鸡子黄汤 ················ (582)
  4. 镇肝熄风汤 ·················· (583)

第十七章　固涩剂 ·················· (588)

第一节　固表敛汗剂 ················ (588)

　　牡蛎散 ························ (588)

第二节　涩肠止泻剂 ················ (589)

  1. 真人养脏汤 ·················· (590)
  2. 四神丸 ······················ (592)

第三节　涩精止遗剂 ················ (596)

  1. 金锁固精丸 ·················· (596)
  2. 缩泉丸 ······················ (600)

第四节　固崩止带剂 ················ (603)

  1. 固经丸 ······················ (603)
  2. 完带汤 ······················ (605)

第十八章　驱虫剂 ·················· (610)

　　乌梅丸 ························ (610)

第十九章　痈疡剂 ……………………………………（615）

1. 仙方活命饮 …………………………………（615）
2. 五味消毒饮 …………………………………（620）
3. 阳和汤 ………………………………………（625）
4. 苇茎汤 ………………………………………（632）
5. 大黄牡丹汤 …………………………………（636）
6. 薏苡附子败酱散 ……………………………（641）

第一章 解表剂

凡以发汗为主要目的,借以疏散外邪,解除表证的方剂,称为解表剂。

解表剂主要有辛温解表和辛凉解表两类。

第一节 辛温解表剂

辛温解表剂,是由辛温解表药为主组成的,具有疏风散寒、发汗解表作用的方剂。适用于风寒表证,又称表寒证。见有恶寒较重、发热轻、口不渴、苔白等。

1. 麻黄汤
《伤寒论》

(一)传统沿用

组成:麻黄9克,桂枝6克,杏仁9克,甘草3克。
用法:水煎,温服,服后盖衣被取汗。
功效:发汗解表,宣肺平喘。
主治:外感风寒表实证。恶寒重,发热轻,头痛身疼,无汗而喘,口不渴,苔薄白,脉浮紧等。
方解:方用麻黄发汗解表,宣肺平喘;桂枝温经散寒,助麻黄发汗；杏仁利肺下气,助麻黄平喘；甘草缓和麻桂辛温,防止汗多伤津耗气。四药合用,具有发汗解表,宣肺平喘功效。

(二)辨证要点

本方是治疗外感风寒表实证的代表方。临床以恶寒发热,无汗而喘,脉浮紧为应用之要点。

现常用于治疗感冒、发热、咳喘、水肿、痹证、风疹等辨证属风寒表实证者。

(三)使用注意

- 麻黄汤不能用于太阳中风表虚证

因为麻黄汤为峻汗之剂,而中风表虚有汗出。用之,必致汗漏不止,虞造成亡阳之变。

- 麻黄汤不能用于咽喉干燥者

因为咽喉干燥,表明阴液不足,不能上承滋润咽喉。如咽喉干燥,又具麻黄汤证者,当用加减葳蕤汤以滋阴解表。

- 麻黄汤不能用于皮肤疮疡病人

因为疮疡病人多为热毒蕴结,如误用麻黄汤辛温发汗,可助热伤阴,会使筋脉失于濡养,可造成严重的筋脉强直、肢体拘挛的痉证。

- 麻黄汤不能用于经常出鼻血的病人

因为鼻衄病人本已血虚阴亏,如用麻黄汤辛温发汗,可助热伤阴阴更伤,而使筋脉、眼球、心神失于滋养,则可引起脉急紧、眼不能眴、不得眠。

- 麻黄汤不能用于久患失血症的病人

因为气随血耗,阳气本已虚弱,如再用麻黄汤发其汗,则更伤阳,经脉失于温养,可出现寒栗而振的寒战症状。

- 麻黄汤不能用于经常容易出汗之人

因为平素易汗,卫阳本虚,如再用麻黄汤重发其汗,可伤其阴阳,损心阳则恍惚心乱,伤阴津则小便疼痛。

• 麻黄汤不能用于阳虚有寒的病人

如误用麻黄汤发其汗,则阳气更虚,寒气更甚,可出现胃中虚冷而失于和降,必吐逆或吐蛔。

(四)鉴别应用

• 麻黄汤与桂枝汤

均为辛温解表剂,二方的证候均有发热,恶风,头痛,身痛。但麻黄汤证为无汗而喘,脉浮紧,病情重;而桂枝汤证为自汗出而无喘,脉浮缓,病情轻。但二方的主治截然不同,其鉴别点是:麻黄汤主治风寒表实证;而桂枝汤主治风寒表虚证。一虚一实,不可混淆。服麻黄汤后,须多盖些衣被"温覆"取汗,不必喝稀粥。服桂枝汤半小时后,须喝热稀粥一小碗,以助药力而使溱溱汗出。

• 麻黄汤与大青龙汤

均为发汗剂,由于二方发汗作用较强,所以一般都适用于体格较强者的风寒感冒重症。二方施治的鉴别点是:大青龙汤较麻黄汤的适应证多"烦躁"一症,是里有郁热所致,故加石膏,就是针对"烦躁"一症而设。麻黄汤专在解表,而大青龙汤则同时兼能解表清里热。

• 麻黄汤与麻杏石甘汤

二方所致皆有喘咳,俱用麻黄、杏仁、甘草解表散邪,宣降肺气,止咳平喘。但是,二方的病因病机以及治则和方药却不相同,各有特点。二方仅一药之差却大相径庭。

前方主治的喘咳系风寒束表,肺气失宣所致。证候特点为恶寒发热,无汗而喘,苔薄白,脉浮紧,其属风寒表实之证。故治当辛温发汗,宣肺平喘。方用麻黄配桂枝,相须为用,发汗解表为主,兼以宣肺平喘,使风寒解,肺气宣而喘咳自平。

后方主治的喘咳,是由表邪入里化热,壅遏于肺之热喘。证候特点为发热,喘咳,无汗或有汗,苔薄白或黄,脉浮数。属表里同病,而以肺热为主,故治以辛凉疏表,清肺平喘。方用麻黄配石膏,清热宣肺为主,兼以解表祛邪。使肺热清,表邪去,肺气宣而喘咳自止。

(五)配伍相须

• 麻黄加术汤

本方加苍术而成。主治风寒湿,身体烦痛,无汗,恶寒发热,浮肿,小便不利者。急性风湿关节痛、孕妇浮肿、山行感冒瘴雾、诸湿气热、气郁闷处、晕倒气绝者,可连服大剂,并可治碳酸中毒,效果好。

• 麻杏石甘汤

本方加生石膏而成。主治汗出而喘,无大热者。凡支气管炎、支气管哮喘、百日咳、剧咳者、白喉等有烦渴喘咳者;或小儿风邪喘咳;或睾丸炎、痔核等,有显著效果。

• 小青龙汤

本方去杏仁,加干姜、细辛、五味子、白芍、法半夏而成。主治伤寒表不解,心下有水气,干呕,发热而喘,痰多稀白水样泡沫,遇寒必发咳喘者。支气管炎及哮喘、急性肾炎、关节炎、百日咳、肺炎、慢性胸膜炎、结膜炎等,有相当效果。

• 大青龙汤

本方加生石膏、大枣、生姜而成。主治伤寒脉浮紧,发热恶寒,身痛,汗不出而烦躁扰乱不安者;喘息咳嗽;或身痛恶风寒者;麻疹脉浮,汗不出而烦躁者;急性气管炎、肺炎初期、急性肾炎、急性眼结膜炎之刺激症状强烈者;丹毒,紫斑病,急性关节炎,血压亢进症,周身发痒如虫行之夜发症,斑疹伤寒,猩红热,脉浮紧者,效果可靠。

- 麻杏薏甘汤

本方加薏苡仁而成。主治病人一身尽痛,发热日晡(傍晚)所剧者之风湿。能旺盛血行,驱逐风湿病毒等。使肌肉或风湿关节痛、拘挛得到缓解;及肺痈初期,恶寒息迫,咳嗽不止,面目浮肿(含孕妇浮肿咳嗽),浊唾臭痰,胸痛,慢性支气管扩张蓄脓症等。

- 麻黄附子细辛汤

本方去桂枝、杏仁,加细辛、附子而成。主治病初起,不应有热,而今反发热,脉微细,但欲寐,四肢厥逆者。老人虚弱者之感冒、气管炎、肺炎,见咳嗽痰喘,头痛恶寒,全身无力;或背淅淅恶寒,欲咳不能而无痰,嗜卧,默默无声者。又治风湿痛、神经痛、三叉神经痛等。

- 三拗汤

本方去桂枝而成。主治感冒风寒,头痛身痛,喘咳胸满,痰白清稀。长于平喘,发汗力量不及麻黄汤,又治风寒咳嗽失音。

- 新加三拗汤

本方去桂枝,加荆芥、薄荷、桔梗、陈皮、大枣而成。主治风寒侵袭肌表,头痛恶寒,无汗而喘,咳嗽吐白痰等。

- 华盖散

本方去桂枝,加桑白皮、苏子、茯苓、陈皮而成。主治风寒外感,咳嗽气逆,胸膈烦满,项背拘急,鼻塞身重等证。止咳祛痰,降逆平喘力量较麻黄汤为强。

- 续命汤《古今录验》

本方加当归、川芎、人参、石膏、干姜而成。主治中风痱,身体不能自收,口不能言,冒昧不知痛处,或拘急不得转侧。并治但伏不得卧,咳逆上气,面目浮肿。

- 温肺汤

本方加糯米、鸡子白1枚而成。和煎温服,主治中冷声嘶,止喘咳。

(六)名医心得荟萃

• 日 • 大塚敬节(日本汉医学家)

麻黄汤应用目标,即恶寒,发热,脉浮紧,兼关节痛、腰痛、喘咳等综合症状。第一应用于感冒,尤其是流行性感冒等。如本方适应时(服药后)身体有温感,去恶寒,发大汗。腰痛、诸关节痛、喘咳等均即消失。但虽感冒而无恶寒时,或脉沉弱者,或自汗出等,均不可用之。

此方能治诸关节痛,应该用于风湿关节病之急性期。又因能治喘咳,故可用于喘息。或用于乳儿鼻塞,哺乳困难亦有效。但本方用于虚弱体质时必须注意。

本方由麻黄、桂枝、杏仁、甘草四味组成。麻黄与桂枝,协力能扩张血管而旺盛血行,并有促进发汗作用;杏仁与麻黄协力能治喘息,甘草协助治喘息又能调和诸药。(大塚敬节,等.中医诊疗要览.唐正有译.人民卫生出版社,1954)

• 日 • 中村谦介(日本汉医学家)

以麻黄汤治疗太阳与阳明合病的病例多能取得显著效果。(摘自《国外医学中医中药分册》1992,(4):41)

• 日 • 吉益为则(东洞)(日本汉医学家)

头痛发热,身痛腰痛,骨节疼痛,恶风无汗而喘者,是其主证也。又治喘而胸满者,服发汗剂而不汗,却鼻出血者。麻黄汤,治喘无汗,头痛发热恶寒,身体疼痛者。(摘自《方极》)

• 日 • 尾台元逸(日本汉医学家)

初生儿时有发热,鼻塞不通,不能哺乳者,用麻黄汤即愈。又治痘疮见点时,身热如灼,表郁难发,以及大热烦躁而喘,不起胀者。又治哮喘痰潮,声音不出,抬肩滚肚而不得卧,恶寒发热,冷汗如油者,合生姜半夏汤,用之即有效。(摘自《类聚方广义》)

• 日 • 庄俊笃(士雅)(日本汉医学家)

麻黄汤,治风热所侵眼目赤肿,生障翳者。(摘自《眼科锦囊》)

• 张锡纯(中国近代医学家)

麻黄汤证有咽喉疼痛者,宜将方中桂枝减半,加天花粉18克,射干9克。若咽喉疼痛而肿者,麻黄亦宜减半,去桂枝,加生蒲黄以消其肿。若麻黄汤证而素有肺痨病者,宜于原方中加生怀山药、天门冬各24克。麻黄汤证若遇其人素有吐血者,宜去桂枝,以防风6克代之,再加生杭芍9克。(摘自《医学衷中参西录·太阳病·麻黄证》)

• 叶橘泉(中国现代著名医学家)

麻黄本为平喘药,麻黄与桂枝协同作用,能使血管扩张,血行旺盛,促进及起发汗作用。麻黄与杏仁协力以治喘息,甘草缓急迫而助麻杏之平喘,并调和麻桂之作用。用治冒寒性汗闭之喘逆,以及肢节腰体疼痛有卓效。

治小儿麻疹,见点后忽退隐,高热无汗而喘,有并发肺炎倾向者。亟以本方加"二仙汤"(黄芩、白芍),往往麻疹复显,喘急自平,但此方须早用。若麻疹退隐,经12个小时以上,合并肺炎已成事实者,则非本方所能救。

尝治浮肿型脚气,恶寒发轻热,无汗而咳,小便不利,脉沉实者,以麻黄汤合"鸡鸣散",每服辄效。(摘自《古方临床之运用》)

麻黄汤主治头痛发热、身疼、腰痛、恶风无汗而喘、流感、喘息咳嗽、风湿性关节痛、肠伤寒、斑疹伤寒、猩红热之初期、感冒性气管炎、百日咳等。本方功效显著。(录自《临证实用方剂》)

• 焦树德(北京中日友好医院教授)

我常用麻黄汤去桂枝,加苏子、炒莱菔子、半夏各10克,炒白芥子6克,橘红12克,茯苓12~15克,我命名为"麻杏二三汤"。用于治疗痰湿盛,白痰多,气逆,脉滑的胸闷气喘证,每多取效。

痰多者,可酌加紫菀、枇杷叶各12~15克,再加茶叶6~9克,诃子5克,可用于治支气管哮喘发作期及哮喘性支气管炎之舌苔

不黄,不口渴,大便不干者。(摘自《方剂心得十讲》)

• 姜春华(全国著名老中医、教授)

戴克敏医师报道姜老应用麻黄汤治疗各种类型的哮喘,均取得满意疗效。如采用宣肃并进、解表清肺、温肺化饮、宣肺利水、解表祛湿、温阳平喘诸法,均以麻黄汤为主治疗。(摘自《陕西中医学院学报》1990,(1):3)

• 吴考槃(南京中医药大学教授)

吴老以麻黄汤(麻黄10克,桂枝、杏仁各6克,炙甘草6克)加独活、浮萍、菊花各6克,紫苏5克,葱茎3根,具有发汗解表散邪之功效。主治太阳中风伤寒,头身疼痛,恶寒发热,鼻塞流涕,咳吐痰沫。(摘自《名医名方录》)

• 邵经明(河南中医学院教授)

邵氏以麻黄汤(炙麻黄、杏仁、桂枝各9克,炙甘草6克)加陈皮、半夏、苏子各9克,组成"解表化痰平喘汤"。具有温散解表,理气降逆,化痰平喘之功效。主治哮喘病,凡外感风寒或痰饮所致者。热哮、虚喘不宜。本方为祛邪之剂,中病即止,不可久用。(摘自《首批国家级名老中医效验秘方精选》)

• 牛元起(天津中医学院一附院教授)

擅长应用麻黄汤(麻黄3～9克,桂枝、杏仁各6克,炙甘草3克),主治太阳伤寒证为主,太阳阳明合病及阳明病属风寒表实证阶段的,也可酌情使用。

本方的指征是:恶寒无汗,发热,头痛,身痛,腰痛,骨节疼痛,喘满,呕逆。其中以恶寒无汗为主证。

体会:应用麻黄汤的关键在于,①抓住主症,即恶寒无汗,发热,头身疼痛。②辨析疑似,上述主症的细微变化之处,应仔细辨别,以防误解。③服法得当,即重剂分服,酌情进退。(摘自《方药传真》)

• 赵谦(安徽芜湖市中医院主任医师)

擅长应用麻黄汤(麻黄、桂枝、杏仁各10克,甘草6克),主治风寒感冒、风寒痹证、寒湿身痛、风寒咳喘及偏寒性血压低者。注意:风热证禁用,虚汗证、高血压、心功能不全、失眠者慎用。(摘自《方药传真》)

• 聂惠民(北京中医药大学教授)

麻黄汤治普通感冒、流行性感冒之属风寒表实证。症见发热恶寒、头痛鼻塞、无汗、脉浮紧等。尤其是西北、东北高寒地区。用以治疗风寒外感,伤寒表实证,每每取效。

肾炎水肿,属阳水兼风寒表实证。如南京中医学院肾炎研究组用麻黄汤治疗肾炎,服后大都表现为小便增多(按:据《伤寒今释》载丁仲祜化验新本草,引三浦之说,如麻黄汤冷服,颇得利尿之效)。

现代将本方用治痉病一类的初期证候、慢性支气管炎、肺炎初起、肩凝证、风湿痹证、产后受风寒腰痛、中耳炎、鼻窦炎、三叉神经痛等见有本方证者。此外,日本学者提出用于治疗面神经麻痹、落枕、坐骨神经痛等。(以上摘自《伤寒论与临证》)

• 高飞(解放军304医院主任医师)

对麻黄之剂,有些人畏之如虎。实际上,辛温解表若用之得当,取效迅速可靠。

①冬季感冒:恶寒,高热,周身疼痛,无汗,伴见有头痛、咳嗽、鼻塞流涕、脉浮弦紧数,少数或有咽痛,表现出风寒表实证。以麻黄汤为主拟定方,经治近300例,大多数病人服1~2次即汗出热退,24小时内降至正常。

②空调伤寒证:空调机一开,飒飒冷风扑面而来,沁人肌肤,暑汗顿消。然其为非时之气,则易患非时之病。故难免有人会患空调病。表现为恶寒,发热,身痛,无汗,气喘,舌苔白润,脉浮弦或浮紧。与伤寒表实的"麻黄八证"极为相似,故称其为"空调伤寒"。以之与时令伤寒相区别。由此可知,夏天也有伤寒。而医治伤寒,

首推麻黄汤剂。(摘自 2003 年 10 月 30 日《中国中医药报》)

(七)临床新用

• 流行性感冒

据《新医药资料》1975 年第 4 期)报道,麻黄汤治疗流行区域中的青壮年患者,一般服药 2～3 剂,即汗出热退而愈。

• 气管炎、支气管炎

据《吉林中医药》1981 年第 1 期)报道,麻黄汤治疗受风寒后,即恶寒而咳,遇寒尤甚之老年患者,服 3 剂寒除咳止。

• 小儿发热

据《新中医》1985 年第 9 期)报道,麻黄汤治疗小儿发热 167 例,均因上呼吸道感染、扁桃体发炎所致。其中体温在 38～39℃者 134 例,39℃以上者 33 例。药量按年龄大小酌减。结果:91 例服药 1～3 次痊愈;65 例服药 4～6 次痊愈,另 11 例服药 6 次后,体温仍在 38℃以上,主症未消失。

• 麻疹

①据《吉林中医药》1981 年第 1 期)报道,用麻黄汤加升麻、蝉蜕,对治疗麻疹初起、发热、疹出不齐,有良效。

②据《经方应用》宁夏人民出版社)介绍,麻黄汤加黄芩、白芍,治疗麻疹见点后忽然隐退,高热无汗而喘,有并发肺炎倾向者,往往可得麻疹复显,喘急自平之效果。

• 荨麻疹

据《福建中医药》1987 年第 1 期)报道,麻黄汤加黄芪、白芍、荆芥、蝉蜕治疗反复顽固的荨麻疹,只要出微汗,连服 5 剂痊愈不复发。

• 冻疮

据《福建中医药》1987 年第 1 期)报道,麻黄汤加细辛、干姜、黄芪、附子、红花,治疗连续数年冬季发作冻疮者,连服 8 剂而愈。

后以黄芪、当归炖鳗鱼食用,1年后冬季随访未复发。

• 肩凝证

据(《福建中医药》1987年第1期)报道,麻黄汤加薏苡仁、白芍、秦艽、半夏、制川乌治疗,并用食盐、米糠、生姜各适量,炒热,用酒喷布上包裹趁热外敷患部,每晚睡前1次,连续治疗1周而愈。

• 鼻衄

据(《吉林中医药》1981年第1期)报道,麻黄汤治疗鼻衄。感受风寒后,恶寒无汗,头痛,周身关节疼痛,鼻流血多次者,服药2剂,得汗而解。

• 银屑病

据(《浙江中医杂志》1956年第2期)报道,麻黄汤合四物汤加减,治疗银屑病10例,疗效100%。如鳞屑多而痒甚,去杏仁,加乌梢蛇、全蝎、丹参、白鲜皮;损害处红肿毒盛,去杏仁,加土木鳖、白鲜皮、丹参;损害以头部为主者,去杏仁,加羌活;损害以四肢为主者,去杏仁,加威灵仙。

• 失音

据(《福建中医药》1987年第1期)报道,麻黄汤加荆芥、前胡、桔梗、蝉蜕治疗失音。患者素有咳嗽,感受风寒后则咳嗽加剧,继则严重失音,痰白,苔薄白者,服3剂而愈。

• 眼病

据(《吉林中医药》1981年第1期)报道,麻黄汤治疗眼病,白珠血丝呈淡红色,涕清如水,泪涌如泉,畏光甚,无眵,两眉及头痛者,颇有良效。

• 癃闭

据(《福建中医药》1987年第1期)报道,麻黄汤加怀牛膝、葱白,治疗因肺受风寒,宣肃失司,通调无权所致的癃闭,1剂尽而小便通畅。

• 痛经

据(《福建中医药》1987年第1期)报道,麻黄汤加白芍、当归、黄芪、吴茱萸、干姜,治疗素体虚弱,又复感寒而致痛经者,服1剂,霍然而愈。

• 急性高热

据(《方药妙用》2003年9月第1版.杨培勇)记载,麻黄汤不但能治疗恶寒重、发热轻、无汗或微汗的疾病,也能治疗恶寒与发热并重的疾病,而且收效满意。如高热病人,只要同时具备恶寒,无汗或微汗,未见显著的舌红苔黄,无论脉迟数,病程长短,一年四季,均可用之。

• 肾炎阳虚水肿

据(《江苏中医》1959年第8期)报道,以麻黄汤的发汗解表作用为主,治疗肾炎的阳虚水肿,发现并不一定出汗,大都表现为小便增多,认为这可能是此类解表宣肺药开泄肺气的作用,而增加小便排泄。所谓肺有"通调水道,下输膀胱"的功能,可能导源于此等事实。(南京中医学院肾炎研究组)

2. 桂枝汤

《伤寒论》

(一)传统沿用

组成:桂枝9克,白芍9克,炙甘草6克,生姜9克,大枣4枚。

用法:水煎,温服,服后喝热稀粥,盖被取微汗。

功效:解肌发表,调和营卫。

主治:外感风寒表虚证。头痛发热,汗出恶风,鼻鸣干呕,苔白不渴,脉浮缓或浮弱等症。

方解:方用桂枝解肌发表,温经通阳;白芍能和血脉,收敛津液;二药相配,一散一收,能使表邪得解,营卫调和。生姜、大枣、甘草与桂枝、白芍配伍,可增强调和营卫作用。故本方虽为解表之剂,但配伍白芍同用,与专用于发汗方剂不同。除用于外感风邪表虚证以外,对病后、产后营卫不和,时而微寒,时而微热,脉缓有汗,皆可使用。

(二)辨证要点

本方为解肌发表,调和营卫的代表方,临床以恶风、发热、汗出、脉浮缓为应用要点。

现代常用于感冒、流感、产后、病后之发热,出汗异常,以及风湿性关节炎、颈椎病、心律不齐、妊娠呕吐、过敏性鼻炎、多形红斑、冻疮、荨麻疹等辨证属营卫不和者。

(三)使用注意

外感风寒表实证、温病初起及湿温患者,均应禁用本方。肺卫气虚,表卫不固证,也不宜使用。

在服药期间,禁食生冷、黏腻、酒肉、臭恶等。

(四)鉴别应用

• 桂枝汤与玉屏风散

二方均可治疗表虚自汗证。但二者的病因及功效不同,前者之自汗,因外感风寒、营卫不和而成;后者之自汗,乃卫气虚弱,腠理不固而致。前者则以解肌发表、调和营卫取效;后者功专固表止汗,兼以祛风。

• 桂枝汤与麻黄汤

二方同属辛温解表剂,均可治风寒表证。但前者桂芍并用,佐以姜枣,发汗解表之力弱,具有调和营卫之功,为辛温解表之和剂。适用于外感风寒,发热有汗而恶风之表虚证;而后者麻桂并用,佐以杏仁,发汗散寒力强,又能宣肺平喘,为辛温发汗之重剂。适用于外感风寒、恶寒发热而无汗喘咳之表实证。

(五)配伍相须

• 桂枝加桂汤

本方为桂枝汤加重桂枝用量而成。重用桂枝意在平冲降逆。全方则能温心阳,益阴血,降冲逆。主治太阳病发汗太过,耗损心阳,心阳不能下蛰于肾,肾之寒水之气上犯凌心所致的奔豚病。

• 桂枝加葛根汤

本方系桂枝汤加葛根而成。加葛根意在解肌发表,升津舒经。主治风寒客于太阳经腧,营卫不和之恶风,汗出,项背强几几。

• 桂枝加芍药汤

本方系桂枝汤倍芍药而成。倍芍药与甘草配伍,意在加强柔肝缓急止痛。主治太阳病误下伤中,土虚木乘之腹满,时腹自痛。

• 桂枝加大黄汤

本方为桂枝加芍药汤再加大黄而成。用小量大黄泻其腐秽之积滞。主治太阳病误下伤中,脾虚积滞腹满痛拒按,便秘不爽。

• 桂枝加厚朴杏子汤

本方即桂枝汤加厚朴、杏仁而成。以加强降气平喘,化痰止咳之功效。主治:①宿有喘病,又感风寒表虚证。②或风寒表证误下,表证未解而微喘者。

(六)名医心得荟萃

• 焦树德(北京中日友好医院教授)

我常用桂枝汤加肉桂3~5克,随证加减,治疗奔豚气,效果甚佳。

也常以此方随证加减,治疗卫阳不固,漏汗不止之证,每获良效。

桂枝汤加煅龙骨、煅牡蛎各30克,名为桂枝加龙骨牡蛎汤。此为《金匮要略》治疗男子失精、女子梦交的方剂。用此方随证加减,治疗遗精、阳痿。每收良效。

治疗颈椎病、肩周炎。表现为后头隐痛、项背牵强、肩臂疼痛酸麻等症。常用葛根汤加减。组方如下:葛根、茯苓各15克,桂枝、赤芍各12克,姜黄、羌活、红花各10克,麻黄、炙甘草各5克,附子6克。

对于急性肠炎以及细菌性痢疾初起时,出现发热、头痛、恶寒、下利或兼里急后重,脉浮数而紧诸症者,常用葛根汤加重葛根、白芍各15克,加木香9克,黄芩、黄连各6克。

以上为我临床常用方剂,确有佳效。(摘自《方剂心得十讲》第70页)

• 叶橘泉(近代中医药学家)

治疗慢性淋毒性关节炎,膝肿剧痛,每遇气候阴湿,或劳动则发作,发时步履不能,转动不得。诊时膝胫有轻度浮肿,小便不利,微恶寒,舌苔厚腻,脉沉细。以本方加土茯苓、薏苡仁,连服10余剂,痛止肿消而痊愈,2年后未见复发。(摘自《古方临床运用》第62页)

• 于世良、史定文(中医专家)

常以桂枝汤加莱菔子、薏苡仁和葛根,治疗菌痢初起而里急后重,便下脓血,赤少白多和胃肠炎而有表证。(摘自《中国名方精释》)

• 朱瑞群(上海中医药大学教授)

以桂枝汤加黄芪15克。主治小儿体虚,反复感冒,具有益气固表,调和营卫之功效。可用于预防小儿反复呼吸道感染,疗效显著。(摘自《首批国家级名老中医效验秘方精选·续集》第374页)

• 张文学(名老中医)

应用桂枝汤治疗妇科疾病,颇有心得。简述如下:

治妇女月经不调:用于外无表实,内无里热,又无肝郁、痰阻、血瘀的月经病。

治月经先期、后期和衍期：临床常见有既无热，又不寒的先期、后期和衍期者，此乃阴阳失调、气血不和之故，服桂枝汤数剂，无不奏效。

治妇女痛经：临床常见不偏寒热，既无肝郁、痰阻，又无血瘀而痛经者，此亦气血不调，乃气不顺而血不畅之故，服本方则痛止而愈。偶见甚者，痛则小腹有瘕，并非痰阻、血瘀，可酌加当归30克，川芎20克。

闭经：临床用于不明病因而无明显症状的闭经，此为一时阴阳失调，气血失和所致，服本方数剂即效。

孕妇厌食干呕或呕吐不止，仍须外无表实，内无里热者宜之。
（摘自《医方妙用》第207页）

- 顾伯康（中医皮肤病专家）

凡湿疹、皮肤瘙痒症、冬季皮炎、冻疮和蛇皮癣等多种皮肤病，均于冬季或遇冷发作，暖则缓解，舌苔薄白，脉浮滑或濡滑缓者。若属风寒型，均可用桂枝汤随证加减获效。（摘自《浙江中医杂志》1965，(5)：30）

- 刘渡舟（名老中医、教授）

治疗奔豚气，用桂枝汤配合黑锡丹有效。其症见头出冷汗，胸中憋气，面色青黄，舌胖色嫩，苔白而润，脉弦细弱无力者。（摘自《河南中医》1984，(3)：28）

又治疗女性腹中急痛，痛时自觉腹肌向内抽掣，疼痛益甚，月经后期，色黑紫，夹杂小血块。药用桂枝汤（白芍30克，桂枝、炙甘草、生姜各10克，大枣2枚），并以当归补血汤善后。（摘自《中医杂志》1984，(3)：11）

- 谢海州（名老中医）

我认为桂枝汤通阴和阳，调和营卫，发中有敛，以补为通。故凡属营卫不和，阴阳失调，需安内攘外之证。不限内伤外感，均可此方出入，内调脾胃，外发腠理。

桂枝汤常用于妊娠恶阻和小儿夏日感冒、泄泻、自汗、盗汗和长期低热等。在本方基础上加川芎、当归、羌活、防己；还可治疗寒冷性多形红斑。(摘自《谢海州临床经验辑要》第315页)

• 刘继祖(新疆中医研究员)

擅长用桂枝汤主治真心痛、项强痛、腰背痛、上肢痛(酸、胀、麻)、历节风、咽痛、腹痛、脘痛、寒痹、胸痹、风疹、卒中、眩冒、心悸、不寐、自汗、虚劳、遗(滑)精、泻下、恶阻、各类肿瘤、各种外感、慢性病毒性肝炎、腹痛型癫痫、斑秃、胸前脓肿等。

应用指征：恶风，汗出及阴阳不和，脉缓无力。

禁忌：衄家、酒家慎用之，素体阴虚阳亢者不宜用。

体会：本方适用范围极广。本人多用此原方应付临床诸多疑顽病症。往往取得奇效。寒甚者桂枝可重用至30克，小儿用桂枝量宜轻。(摘自《方药传真》)

• 赵冠英(解放军总医院教授)

桂枝汤：桂枝、白芍、生姜各9克，大枣、甘草各6克。

主治：十二指肠球部溃疡属虚寒者、风湿性关节炎、冠心病、心律失常、病毒性心肌炎、心脏神经官能症、自汗症、血栓性脉管炎、冻疮、慢性荨麻疹、妇科疾病(产后感冒、痛经、产后腹痛、产后恶露不绝等)。

指征：外感风寒表虚证；病后失调，产后体虚因营卫不和所致的时寒时热，汗出怕风等。

禁忌：外感风寒表实证不用。温病初起，发热不恶寒，汗多烦渴，内有湿热者，禁用。

加减：慢性荨麻疹，加玉屏风散、地肤子。

体会：用于妊娠恶阻效果好。(摘自《方药传真》)

• 张秀忠(著名中医专家)

近年来，我用桂枝汤外洗，治疗20余例冻疮较严重患者，疗效均佳。用法是：桂枝、白芍各15克，生姜10克，大枣12克，甘草

6克,水煎,先熏后洗,每日1剂,3剂痊愈。(摘自《方药传真》)

- 徐作钊(著名中医专家)

徐氏根据桂枝汤特点,对疑难杂证随证加减运用,均获奇效。

慢性顽固性荨麻疹,用桂枝、白芍、蝉蜕、僵蚕各10克,大枣15克,炙甘草6克,防风12克,黄芪30克,2~6剂可获愈。

脑萎缩,以桂枝、白芍各10克,龙牡各24克,大枣20克,生姜、法半夏各12克,炙甘草、天麻、远志各6克,胆南星9克,钩藤15克,白术30克。服20~30剂可获良效。(摘自《方药传真》)

(七)临床新用

- 普通感冒、流感、上呼吸道感染

据(《江西中医药》1960年第1期)报道,叶治范以桂枝汤加黄芪为主方加减,治疗流感95例,效果良好。

又据(《国医论坛》1998年第1期)报道,刘理琴以桂枝汤加黄芪汤,治疗夏季气虚风寒型感冒78例。结果:痊愈49例,好转9例,无效20例,总有效率为74.35%。

- 发热

据(《四川中医》1986年第5期)报道,李治方用桂枝汤原方,治疗各种原因引起的发热,包括不明原因的发热,凡属营卫不和证者,常奏奇效。治愈4例长期低热,并见头昏乏力、精神萎靡、形体消瘦、脉细弱的患者。

- 坐骨神经痛

据(《陕西中医》1993年第2期)报道,王志云等以桂枝汤加川芎、当归、木瓜、牛膝为基本方,加减治疗坐骨神经痛34例。气虚加黄芪30克;下肢凉者加附子9克,细辛5克;腰痛加杜仲、威灵仙各15克,香附9克;舌紫黯有瘀点或痛久者,加鸡血藤、地龙各15克,独活9克,蜈蚣2条。结果:痊愈24例,好转8例,无效2例,总有效率为94.12%。

- 颈椎病

据(《国医论坛》1991年第6期)报道,付鹏有等用桂枝汤加葛根、伸筋草、丹参,治疗颈椎病301例,结果:治愈258例,显效24例,有效12例,无效7例,总有效率为97.67%。

- 窦性心动过缓

据(《江苏中医》1988年第10期)报道,吴远明用桂枝汤(桂枝、生姜各20克,白芍15克,大枣30克,炙甘草10克)加人参10克为主方。随证加减治疗窦性心动过缓40例。心绞痛加丹参30克,瓜蒌壳25克,红花10克;心功能不全出现水肿加枳壳20克,远志、五加皮各10克,通草6克;呼吸困难加杏仁、葶苈子各5克,桃仁5克;失眠加柏子仁15克,生牡蛎30克。结果:治愈23例,好转10例,无效7例,总有效率为82.5%。

- 肢体偏瘫

据(《河南中医》1986年第2期)报道,武长安用桂枝汤加红花、防风治疗偏瘫24例。若汗出多,营阴伤重者,白芍增至30～40克;瘀血较重者,赤芍易白芍;脉微阳虚较重者,加附子;气息低微,脉浮虚者加黄芪;下肢着地酸软无力加全蝎。结果:治愈15例,显效6例,好转3例。

- 白细胞减少症

据(《山东中医杂志》1996年第5期)报道,颜水潮以桂枝汤加虎杖、绞股蓝、制黄精为主方。治疗白细胞减少症35例,结果:服药10～15天治愈25例,好转9例,无效1例,总有效率为97.14%。

- 过敏性紫癜

据(《浙江中医杂志》1994年第3期)报道,金超以桂枝汤加丹参15克为基本方,治疗过敏性紫癜35例。结果:治愈33例,2例好转。

- 崩漏

据《北京中医》1988年第6期)报道,段宗英以桂枝龙牡汤(桂枝10克,白芍12克,煅龙骨、煅牡蛎各30克,生姜3片,大枣7枚)加续断、杜仲、金樱子各15克,丝瓜络10克为主方。治疗崩漏,每月在月经来潮前1周服6～12剂。结果:共治疗80例,痊愈60例,显效10例,好转8例,无效2例,总有效率为97.5%。

• 皮肤瘙痒症

据《山东中医杂志》1988年第6期)报道,马贵杰以桂枝汤加防风、鸡血藤、当归,水煎服。药渣煎水外洗。共治疗老年性皮肤瘙痒症31例。结果:治愈19例,好转9例,无效3例,总有效率为90.32%。

3. 九味羌活汤
《此事难知》

(一)传统沿用

组成:羌活、防风、苍术、白芷、川芎各6克,细辛2克,生地9克,黄芩6克,甘草3克。

用法:水煎,分2次服。

功效:发汗祛湿,兼清里热。

主治:外感风寒湿邪,内有蕴热证。见有恶寒发热、肌表无汗、头痛项强、肢体酸痛、口苦微渴、舌苔薄白、脉浮紧等。

方解:方用羌活、防风、苍术、白芷俱能发汗解表,祛风除湿;川芎、细辛祛风散寒,用以治疗头身疼痛;配伍黄芩、生地清泄里热,兼能监制方中辛温香燥药物,以防过燥伤津。合用故有上述功效。

(二)辨证要点

本方为主治四时感冒风寒湿邪证,表实无汗而兼有里热证的常用方剂。临床以恶寒发热、头痛无汗、肢体酸楚疼痛、口苦微渴为应用要点。

(三)使用注意

使用本方时应辅以啜粥以助药力。
风热表证及阴虚内热者,不宜使用。

(四)鉴别应用

• 九味羌活汤与大羌活汤

前者其解表之力较强,并兼清内热,主治以畏寒发热为主,兼有口苦微渴者。

后者比前者少白芷,多黄连、知母、防己、白术,其清热祛湿之功较强。宜于外感风寒湿邪而里热较重者。

• 九味羌活汤与羌活胜湿汤

二方俱用羌活、川芎、防风、甘草,均有祛风湿,止头痛的功效。

前者多苍术、细辛、白芷、生地、黄芩,其解表之力较后者略强,且兼清内热,主治以恶寒发热为主,兼有口苦微渴者。

而后者多独活、藁本、蔓荆子,祛风湿之力略优,而解表之力较弱,主治以头身重痛为主,恶寒发热之表证不著者。

(五)名医心得荟萃

• 王祖雄(贵阳中医学院教授)

以九味羌活汤去苍术、黄芩、白芷合二陈汤,组成"和亲疏化汤"。具有和养肾气,疏解风寒的功效。主治男子房事不节,感受风寒发病。

关于男子房劳感冒之病,乃因房事不节,肾气骤有所虚,表卫不固,风寒之邪得以乘虚而袭引起,属于足少阴肾与足太阳膀胱两经表里同病的一种外感病。在治疗时必须和养肾气,疏解外邪,才能获效。临床治愈甚多。

(六)临床新用

• 感冒

据(《福建中医药》1964年第5期)报道,康丽华以九味羌活汤治感冒,见恶寒发热、寒多热少、头痛、肢体酸楚为主证。兼有纳差、咳嗽、苔白脉浮者120例。

如苔浊欲呕,胃脘不适,去生地、黄芩,加半夏、生姜;苔黄,唇红,咽干,去苍术,加牛蒡子、薄荷;肩背痛加秦艽;四肢酸楚,加桑寄生、忍冬藤;咳嗽痰稠,加杏仁、桔梗、牛蒡子、前胡;脘闷不适,加陈皮、砂仁;小便短赤加泽泻、车前子、滑石。结果:有效112例,无效8例。

• 肌纤维织炎

据(《江西中医药》1984年第4期)报道,某女右侧背部及肩胛区疼痛,局部僵硬感,苔薄白腻。西医诊断为背肌纤维织炎。中医认为是风寒湿邪凝滞经络,气血阻滞。治以祛风散寒除湿,活血通络止痛。选九味羌活汤加减(羌活、川芎、白芷、苍术各6克,防风、当归、五灵脂各10克,细辛3克,天仙藤12克)。服7剂而愈。

• 急性荨麻疹

据(《上海中医药杂志》1982年第4期)报道,闵捷氏等以九味羌活汤加减(羌活、生地各10克,防风、炒苍术、川芎、白芷、炒黄芩、甘草各6克,北细辛1.5克,生姜2片,葱白3枚)。每日1剂,治疗急性荨麻疹。儿童用量酌减。如无寒热,去生姜、葱白;寄生虫引起者,加乌梅、槟榔各10克;反复发作者,加蝉蜕、地肤子、浮萍。共治疗152例,结果:119例服3剂愈;15例服5剂愈;10例服7剂愈。

4. 小青龙汤
《伤寒论》

（一）传统沿用

组成：麻黄9克，桂枝9克，半夏12克，干姜9克，细辛3克，五味子6克，白芍9克，甘草6克。

用法：水煎，分3次温服。

功效：解表散寒，温肺化饮。

主治：风寒客表，水饮内停证。见恶寒发热、无汗、咳嗽喘息、痰多而稀、苔润滑、不渴饮、脉浮紧等证。以及痰饮喘咳无表证者，身体重痛，肌肤悉肿者。

方解：方中以麻黄发汗解表，宣肺平喘为君药；桂枝助麻黄解表为臣药；半夏燥湿降逆化饮；干姜、细辛辛温散寒化饮；细辛还可助麻桂发散风寒；芍药、五味子酸敛益阴，以防麻、桂、姜辛温发散太过，耗伤津液；姜、辛、味三药配伍有收有散，尤善化饮止咳，以上并为佐药；炙甘草调药和中为使药。共奏解表蠲饮，止咳平喘之功。

（二）辨证要点

本方是治疗外感风寒、内停水饮的常用方剂。临床以恶寒发热、无汗、喘咳、痰多而稀、舌苔白滑、脉浮为应用要点。

（三）使用注意

阴虚干咳无痰或痰热证者，不宜使用。

（四）鉴别应用

· 小青龙汤与大青龙汤

二方以适应证而言,前者为表寒里饮,后者为表寒里热。二方表寒相同,而里证则为里饮与里热,所以两方的解表药物相同而治里的药物则异。前者以干姜温化水饮,而后者则用石膏清其郁热。

• 小青龙汤与射干麻黄汤

二方同属解表化饮方剂。但前者以治表为主,解表散寒之力大;后者则以治里为主,下气平喘之功强,用于咳喘,喉中如有水鸣声。

• 小青龙汤与小青龙加石膏汤

后者在前者基础上加入清热除烦的石膏,故宜于外寒里饮而兼郁热之喘咳。

(五)名医心得荟萃

• 左季云(近代医学家)

①凡咳嗽费力而又咳嗽不出者,均宜小青龙汤或加白术亦可。②凡腹胀及水寒射肺冷哮、久咳肺虚等证,用之最效。(摘自《伤寒论类方汇参·麻黄汤类》)

• 曹颖甫(近代医学家)

身热重,头痛恶寒甚,当重用麻、桂;身微热,微恶风寒者,当减轻麻、桂,甚可以豆豉代麻黄,苏叶代桂枝;其痰饮水气甚者,当重用干姜、细辛、半夏、五味子。(摘自《经方实验录》)

• 蒋仰三(南通市中医院主任医师)

蒋氏在小青龙汤中加入太子参、杏仁、陈莱菔缨三味,使之益气与温肺化饮并用,扶正并祛邪共施。治疗肺寒久嗽,多能在短期内获效。(摘自《名医名方录》第2辑第14页)

• 于世良、史定文(中医专家)

20世纪70年代曾以小青龙汤治疗小儿百日咳200余例,初期加杏仁、蝉蜕;痉咳期加生石膏、葶苈子;缓解期加怀山药、麦冬,都收到较好效果,尤其在痉咳期效果最为显著,2剂显效,5剂痉咳

消失。(摘自《中国名方精释》第13页)

• 聂惠民(北京中医药大学教授)

现代用小青龙汤治疗流行性感冒、急慢性支气管炎、支气管哮喘、老年性肺气肿、肺炎和百日咳等,属于外寒内饮者。

笔者应用小青龙汤治疗属慢性咳喘病。久咳不愈者,重用五味子,并加党参;痰盛者,加白芥子;兼热象者(口干且渴、心烦苔黄)加石膏、桑皮;见胸满、心烦,加炒栀子、豆豉;喘甚者去麻黄。(摘自《伤寒论与临证》)

• 日·大塚敬节(日本汉医学家)

由于感冒引起之宿疾的喘息性咳嗽,用小青龙汤有著效。其目标既有喘鸣,呼吸促迫之咳嗽,还有泡沫水样之咳痰,不论有无发热,心下部常有抵抗,腹部较柔软,尿量减少。本方亦用于急性浮肿,尤其在心下部痞塞感兼有喘咳时更为适宜。故喘息性支气管炎、支气管哮喘、百日咳、肺炎、湿性胸膜炎、肾病、急性肾炎、关节炎和结膜炎时可用本方治之。有水分停滞的素质者,偶因感冒而诱发喘咳,以上述各病症者适用。如症状剧烈而出现烦躁时可加石膏。

百日咳,多使用此方有著效。尤其对于并发支气管炎听诊有啰音者为适宜,常与麻杏石甘汤合方用之。(摘自《汉方诊疗实际》第141页)

• 日·矢数道明(日本汉医学家)

以小青龙汤合八味地黄丸,治疗支气管哮喘又夹有糖尿病者1例,哮喘已10余年,昼夜反复发作,查尿糖强阳性,服药30天,哮喘和呼吸困难均减轻。服药5个月时,10余年顽固性哮喘完全消失,尿糖呈阴性。(摘自由黄欣翻译的《国外医学中医中药分册》1993,(2):28)

• 日·江头洋祐(日本汉医学家)

对成人支气管哮喘(有流清涕、打喷嚏、喘鸣、咳嗽和痰液清稀等寒证症状者)69例。给予小青龙汤,每日3次,饭前服药,服药4周,取得了良好的效果。(摘自赵敏翻译的《国外医学中医中药分册》1994,(4):28)

• 刘瑞祥(山东临朐县医院主任医师)

擅长应用小青龙汤(麻黄、半夏各10克,白芍12克,桂枝9克,干姜、细辛、五味子、甘草各6克)加减治疗诸疾。

主治:外有风寒表证,内有痰湿的呼吸系统炎性疾病。

指征:恶寒,发热,无汗,咳嗽,痰稀白呈泡沫状,气喘不得平卧,口不渴,四肢浮肿,身体重痛,胸痞,干呕,苔薄白而润,脉浮弦或浮紧。

禁忌:外感风热,痰热内蕴的咳嗽,气急,痰黄稠,发热,口渴,苔黄,脉数;脾阳不振,肾阳衰微之水肿,咳喘等,均禁用。如误用则咳喘加剧,并可见心悸、失眠、烦躁不宁、发热、口干、咽痛、恶心呕吐等症状。

体会:本方主药为姜、辛、味,且用量相等。无汗用麻黄,有汗用麻黄根;肺寒停饮重者,干姜倍五味子;肺虚久咳重者,五味子倍干姜。临床加减应用治疗哮喘、遗尿、幽门梗阻有显著疗效。(摘自《方药传真》)

• 李孔定(四川绵阳中医研究院主任医师)

擅长运用小青龙汤(赤芍30克,麻黄、桂枝、干姜、五味子、甘草各10克,法半夏15克)。主治支气管哮喘。

禁忌:咳喘、咳痰黄稠,舌红苔薄少津及体弱久病者,皆非所宜。误用可致大汗淋漓,咳喘加重,痰稠,咳吐不利。

体会:本方仅限于咳喘急性期暂用,缓解后则应以扶正为主。如血象高,感染重者,可加入香附子、旋覆花。(摘自《方药传真》)

• 郭庆贺(鞍山市铁东中医院主任医师)

擅长以小青龙汤主治急性肾炎、支气管炎。

指征:①表寒见恶寒,脉浮;或发热,或身痛。②肺逆见咳、喘、哮等症。③下闭见有小便不利。④内饮见咳吐稀涎、白沫，或呕吐痰涎。⑤水停见周身水肿。

禁忌：有水饮内停而无外寒者，一般不宜使用；有外寒而无内饮、水停者忌用。

体会：无论是支气管炎，还是肾炎水肿，只要具备外寒内饮或外寒水停之征，即可考虑使用小青龙汤。(摘自《方药传真》)

(六)临床新用

• 小儿呼吸道感染

据(《浙江中西医结合杂志》1988年第2期)报道，吴鸣等用小青龙口服液治疗小儿呼吸道感染92例。用法：小于3岁，每次3～5毫升，4～6岁7.5毫升，7～12岁10毫升，口服，每日3次。结果：显效56例，有效30例，无效6例，总有效率为93.48%。

• 百日咳

据(《江西中医药》1990年第1期)报道，李凌以小青龙汤加减治疗百日咳100例。久咳偏虚加野棉花根、兰花草，每日1剂。3天痊愈者84例，6天痊愈者16例。

• 胸膜炎

据(《广西中医药》1992年第2期)报道，张建春等以小青龙汤加味治疗结核性渗出性胸膜炎35例，每日1剂。服7剂以后，经X线透视，胸水全部消失者10例，消失75%者14例，消失50%者5例，消失25%者6例。

• 过敏性鼻炎

据(《耳鼻咽喉科临床》1981年第3期)报道，冈崎等以小青龙汤治疗过敏性鼻炎60例，其中顽固性33例，新发病27例。结果：显效18例，有效14例，无效25例，恶化3例，总有效率为53.33%。

• 卡他性中耳炎

据(《国医论坛》1988年第2期)报道,刘传法以小青龙汤治疗卡他性中耳炎。如发热,白芍改为赤芍,加石膏15克;耳痛加延胡索10克,川芎7克;病程较长加地龙、僵蚕、全蝎各10克,乳没各7克,马鞭草10克;积液多加白芥子10克,共治14例,全部治愈。

5. 香苏散
《太平惠民和剂局方》

(一)传统沿用

组成:香附、苏叶、陈皮各9克,甘草3克。
用法:水煎,温服。或作散剂,每服9克。
功效:解表理气。
主治:外感风寒,内有气滞。见形寒身热,头痛无汗,胸脘痞闷,不思饮食,舌苔薄白。
方解:苏叶辛温芳香,解表化气;香附、陈皮,理气宽胸;甘草合陈皮行气益胃,兼能化痰。对外感风寒,兼有气机不畅;或素有肝气郁结,肝胃气痛而有外感风寒的均可应用。

(二)辨证要点

本方为治疗表证而兼气滞的代表方。临床以恶寒发热,头痛无汗,胸脘痞闷,舌苔薄白,脉浮为应用要点。
现代多用于胃肠型感冒,辨证属感受风寒兼气机郁滞者。

(三)鉴别应用

• 香苏散与加味香苏散

加味香苏散系香苏散加味而成。方以苏叶、荆芥开腠理而散风寒为君药;防风、秦艽祛风散寒而止身痛,蔓荆子祛风邪而止头痛为臣药;香附行气解郁,川芎调气活血,陈皮理气燥湿,生姜散寒为佐药;甘草和中为使药。合用共奏理气解表之功。宜用于表寒证较重、头身疼痛明显者。

• 香苏散与香苏葱豉汤

香苏葱豉汤系香苏散合葱豉汤而成。孕妇感受风寒,不可峻剂取汗,以免损精耗血,亦需安胎护胎元。本方发汗解表之力较香苏散为强,且苏叶又有安胎之效,故对孕妇感冒风寒者,较惬当。

（四）名医心得荟萃

• 董建华（北京中医药大学）

以香苏散（香附10克,苏梗、陈皮各6克）,加枳壳、大腹皮、香橼皮各10克,佛手、荜澄茄各6克。具有理气和胃通降之功效。主治胃胀、胃痛。

如肝郁胁胀加柴胡、青皮、郁金;食滞加鸡内金、焦三仙;痛甚者加川楝子、元胡;吞酸者加乌贼骨、左金丸、瓦楞子。中医泰斗董建华,擅用此方治胃病,其通降之功,收效卓著。（摘自《首批国家级名老中医效验秘方精选》第72页）

• 日·香月则真（牛山）（日本汉医学家）

以香苏散（香附、紫苏、陈皮、甘草）加当归,组成"下血不止神效方"。主治下血不止,其效如神。（摘自《日本历代名医秘方》第26页）

（五）临床新用

• 胃、十二指肠溃疡

据（《南京中医学院学报》1993年第1期）报道,王启琴以香苏散（香附10克,苏梗、陈皮各6克,甘草5克）,加丹参18克,白芍、八月札各10克,黄连6克,柴胡5克。治疗胃、十二指肠溃疡30例（其中胃溃疡、十二指肠溃疡各15例）。结果:显效6例,有效21例,无效3例。总有效率为90%。

又据（《北京中医学院学报》1992年第4期）报道,老中医董建华教授用加味香苏散(香附12克,苏梗、陈皮、枳壳各10克,佛手、香橼皮各12克,大腹皮15克)。偏寒加高良姜、干姜;胀甚加鸡内金、木香;胁胀甚加柴胡、郁金;食滞加焦三仙;痛甚加延胡索、金铃子;吞酸加左金丸;胃、十二指肠溃疡加白及、乌贼骨。治疗胃脘痛86例,疗效满意。

• 咳喘

据(《吉林中医药》1990年第1期)报道,某女58岁,患咳喘3年,每遇外邪、劳累或生气即发。本次由婆媳不和、又适逢外感而发。证属风寒表虚兼有肝郁之咳喘,方用香苏散加味(苏叶、苏子、桂枝、紫菀各15克,杏仁、香附、陈皮、前胡各10克,甘草5克)。后加浮小麦30克以善后。

• 痛经

据(《吉林中医药》1990年第1期)报道,某女17岁,经期游泳,寒滞胞宫,气郁血瘀而痛经。用香苏散加味(香附20克,紫苏叶、陈皮、延胡索各15克,甘草10克)。3剂下黑紫血块,加益母草20克,续服2剂后痊愈。

第二节　辛凉解表剂

辛凉解表剂,是由辛凉解表药为主组成的,具有疏散风热、辛凉解表作用的方剂。适用于风热表证,又称表热证。见有发热较重、微恶风寒、口渴、咽痛、苔黄、脉浮数等症。

1. 桑菊饮
《温病条辨》

(一)传统沿用

组成:桑叶9克,菊花12克,连翘9克,桔梗9克,杏仁9克,薄荷 3 克,芦根 15 克,甘草 3 克。

用法:水煎,温服。

功效:疏散风热,宣肺止咳。

主治:风温初起,邪在卫分。症见咳嗽、身热不甚、口微渴等。

方解:方用桑叶、菊花为君,并配薄荷、连翘协同君药疏风解表,清热解毒为臣;桔梗、杏仁、甘草清利咽喉,止咳化痰;芦根清热生津而止渴。合用为辛凉解表轻剂。

(二)辨证要点

桑菊饮为辛凉轻剂,是主治风热咳嗽轻证的常用方。临床以咳嗽、发热不甚、微渴、脉浮数为应用要点。

现代常用本方治疗感冒、急性支气管炎、上呼吸道感染、肺炎、急性结膜炎、角膜炎等辨证属风热犯肺或肝经风热者。

(三)使用注意

风寒咳嗽禁用。本方药物轻清,不宜久煎。

(四)鉴别应用

• 桑杏汤与桑菊饮

二方均有辛凉解表之功效,用于治疗表证属热者。其不同点是:

前者主治外感温燥证,方用桑叶与杏仁辛凉宣肺为君,再配沙参、梨皮、栀子等。意在加强生津与清泄燥热之力,是为清宣凉润之方。

后者主治风温犯肺初起之风热表证,方用桑叶与菊花辛凉解表为君,再合薄荷、桔梗、杏仁等,意在加强解表与宣肺止咳之功,为辛凉解表之轻剂。

(五)名医心得荟萃

• 刘继祖(新疆中医药研究所研究员)

桑菊饮治疗风热咳嗽,由连翘 20 克,芦根 15 克,桑叶、菊花、桔梗、杏仁、薄荷各 10 克,甘草 6 克组成。

主治:外感风热,伤风咳嗽,目疾,咽痛,头晕目眩。

指征:脉浮数,肺窍不利。

禁忌:热邪盛或外邪入里者。

体会:桑菊饮疏风散热极佳,对外感轻证多有效。(摘自《方药传真》)

• 费遇清(中医专家)

小儿瘰疬,采用消瘰丸效果不佳,用桑菊饮加减治之有效。如痰湿滞结发为瘰疬者,加川楝子、炒山楂、荔枝核;如肺热郁蒸盗汗、虚烦、卧不安者,加焦栀子、蝉蜕、百部、牡蛎。

遗尿,用桑菊饮加柴胡、鹿角霜、橘核和桑螵蛸治之有良效。

急性肾炎,常由偶感风热而起。喉痛,咳嗽,一身痛,继而尿少,全身浮肿。于桑菊饮中重用芦根、菊花,加茵陈、泽泻、萹蓄、生地黄、麦冬;若高血压,再加石决明、牛膝,以平肝潜阳。(摘自《医方妙用》第 215 页)

• 郭振球(湖南中医学院教授)

用桑菊饮治疗百日咳。初期加款冬花、藿香、郁金、炙麻黄;痉咳期去薄荷,加百部、贝母、竹茹;晚期去桔梗、薄荷、芦根,加麦冬、生地黄、沙参,渴甚加天花粉。平均服 10 剂痊愈,特别在痉咳期,能够迅速控制阵发剧咳。(摘自《中医名方精释》第 17 页)

• 于世良、史定文(中医专家)

以桑菊饮加百部 15 克,前胡、枳壳各 9 克,治疗急性支气管炎而见风热表证者,一般 3 剂即可痊愈。(摘自《中医名方精释》第 17 页)

（六）临床新用

• 上呼吸道感染

据(《福建中医药》1957年第6期)报道,盛国荣以桑菊饮治疗以咳嗽、痰稠、发热39℃以下、口干、咽痒为主要表现的上呼吸道感染375例,结果有效359例,无效16例。

• 流感

据(《广东中医》1959年第2期)报道,叶伍高用桑菊饮治疗流感(发热恶寒、头痛咳嗽、鼻塞流涕、食欲不振)50例。全部病人在2～4天内痊愈。

• 小儿肺炎

据(《湖南医学杂志》1984年第2期)报道,用桑菊饮加石膏、知母、黄芩为基本方。治疗小儿肺炎22例,口渴加天花粉、麦冬;咳嗽咯血加白茅根、藕节。结果:显效18例,有效4例。

• 喉源性咳嗽

据(《中医药研究》1998年第5期)报道,余传星等用桑菊饮加减(桑叶、菊花、杏仁、蝉蜕各10克,百部、金沸草、牛蒡子、芦根、连翘各9克,桔梗、甘草各6克)。治疗喉源性咳嗽54例。结果:痊愈48例,好转4例,无效2例。

2. 银翘散

《温病条辨》

（一）传统沿用

组成:银花9克,连翘6克,桔梗6克,牛蒡子6克,荆芥3克,薄荷3克,淡豆豉3克,竹叶3克,芦根9克,甘草3克。

用法:水煎,分2次服。

功效:辛凉解表,清热解毒。

主治：温病初起，邪在卫分的表热证。症见发热，无汗或有汗不畅，微恶风寒，头痛，口微渴，咳嗽咽痛，舌尖赤，苔薄白或薄黄，脉浮数等。

方解：本方为辛凉解表常用方。方中银花、连翘气味芳香，既能疏散风热，清热解毒，又可辟秽化浊，在透散卫分表邪的同时，兼顾了温热病邪易蕴结成毒及多夹秽浊之气的特点，故重用为君药；薄荷、荆芥、淡豆豉疏散风热，其中荆芥虽属辛温，但温而不燥，与辛凉解表药配伍运用，可增强辛散透表作用俱为臣药；桔梗开宣肺气而止咳利咽，与牛蒡子合用能清利咽喉，兼能化痰止咳；芦根、竹叶清热生津以止咳共为佐药。甘草既可调和药性，护胃安中，又合桔梗利咽止咳，是属佐使之用，故对于温病初起、津伤不甚者适用。

(二) 辨证要点

银翘散为辛凉平剂，适用于风温初起之风热表证。临床以发热、微恶寒、咽痛、口渴、脉浮数为应用要点。

本方可用于感冒、流感、急性扁桃腺炎、支气管炎、支气管肺炎、麻疹初期及某些急性热性传染病的初起，具有风热表证的均可加减应用。

(三) 使用注意

① 本方为芳香清宣之品，不宜久煎。
② 外感风寒及温热病初起，当禁用。

(四) 鉴别应用

• 桑菊饮与银翘散

二方都是治疗温病初起的辛凉解表方剂，其组成都有连翘、桔梗、甘草、薄荷、芦根五药。其不同点是：

前者有桑叶、菊花配伍杏仁，肃肺止咳之力大，而解表清热作用却较弱。故为辛凉轻剂。宜用于温病初起、风热犯肺之咳嗽、发热不甚、微渴等证。

但后者有银花配伍荆芥、豆豉、牛蒡子、竹叶,解表清热之力强,为辛凉平剂。宜用于温病初起、邪郁卫表、热毒袭肺之发热、微恶寒、咽痛、口渴等证。

• 银翘汤与银翘散

前方为透表清热之轻剂,因下之后,阴液已伤,症见无汗脉浮。依后方之意,仍以银花、连翘,配伍竹叶,清热解毒,加入麦冬、生地滋阴清热,使还表之邪,得汗而解。

(五)名医心得荟萃

• 孟仲法(现代著名中医专家)

以银翘散合麻杏石甘汤加板蓝根、黄芩、射干,组成"板麻汤",具有清热宣肺之功效。

主治小儿病毒性感冒,症见高热、咳喘、烦躁、舌红苔黄、脉数。本方能外散表邪,内清肺热,发挥药物的协同作用,故能产生较佳的治疗效果。本方应用多年,良效明显。(摘自《名医名方录》第2辑,第161页)

• 马新云(河北中医学院教授)

以银翘散原方(金银花、芦根各10克,连翘9克,淡竹叶8克,薄荷、牛蒡子、淡豆豉、桔梗各6克,荆芥5克,甘草3克)。具有辛凉解表,清热解毒之功效。主治小儿风热感冒。其加减如下:

①高热汗出,则方中连翘为主,量增至10～12克,银花为辅,量减至7～9克。

②发热无汗,四肢逆冷,则重用银花10～15克,豆豉10～12克,薄荷6～8克,荆芥6～9克,加绿豆衣15克。

③头痛重加菊花10克。

④咳嗽频作,痰多,喉中痰鸣,加瓜蒌8克,桔梗量增至8～

10克。

⑤口渴心烦,重用竹叶10克,加生石膏12克。

⑥发热,惊悸不安者,重用薄荷至10克,加僵蚕10克。

⑦高热惊厥,抽搐,加羚角粉0.5～1克(冲服),钩藤10克,鲜芦根15～20克。

⑧咽红充血,去荆芥,重用牛蒡子9～10克,连翘12克,山豆根9克,马勃8克。

⑨扁桃体化脓者,去荆芥、豆豉,重用银花、牛蒡子各10克,连翘12克,山豆根9克,马勃8克。

⑩感冒发热已退,舌苔厚腻,湿浊中阻者,改银花为忍冬藤10克,去豆豉,加焦三仙9克,厚朴6克。

⑪夏季感冒,高热无汗者,荆芥改为香薷3～5克,厚朴6克,白蔻仁3克。新加银翘散通治小儿风热感冒,细心辨证,灵活加减,通常3～5剂即见效。(摘自《首批国家级名老中医效验秘方精选》续集第371页)

• 焦树德(北京中日友好医院教授)

我常以银翘散随证加减作汤剂煎服,用于治疗流行性感冒、急性扁桃体炎、麻疹初起发热等,屡获良效。我的加减药方如下:金银花、连翘各12克,桔梗6克,薄荷5克,生甘草3克,荆芥穗9克,玄参、生地黄各15克,炒黄芩、大青叶、射干各10克。(摘自《方剂心得十讲》)

• 米伯让(陕西省中医研究院研究员)

由白虎汤(知母14克,石膏30克,粳米15克,生甘草10克)合增液汤(生地黄、玄参各35克,麦冬28克),加金银花、连翘各18克,鲜白茅根60克组成"银翘白虎增液汤"。具有大清气分热,养阴解毒,壮水制火,预防出血之功效。主治秋温时疫、伏暑证(钩端螺旋体病)。本方曾治疗钩端螺旋体病伏暑证高热患者657例,均治愈。本方配伍精当,扶正祛邪,不失为治疗钩端螺旋体病的良

方。(摘自《首批国家级名老中医效验秘方精选》第112页)

- 于世良、史定文(中医专家)

根据"肺与大肠相表里"的理论,多年来用银翘散加滑石18克,木香6克,白芍、葛根各15克,治疗急性菌痢、头痛、身热、微恶风寒、里急后重、便下赤白等,每收良效,较通常治痢方药效果为佳。

用银翘散加僵蚕15克,蝉蜕10克,治疗猩红热10例,中期热毒壅盛,气营两燔去荆芥、豆豉,再加瓜蒌30克,玄参20克,黄连、大黄各10克。全部病例顺利治愈。

用银翘散加葛根12克,大黄10克,升麻6克,一升一降治疗多发性毛囊炎;加滑石、蒲公英各30克,鲜白茅根60克,治疗热淋、血淋(急性肾盂肾炎、急性膀胱炎、尿道炎)而见风热表证者,每获显效。另据李超荆报道,去甘草、淡竹叶,加栀子、防风、生地黄和芦根治疗急性子宫内膜炎,有良好效果。(摘自《中国名方精释》第16页)

- 陈耕华(中医专家)

湖北黄冈地区一中医对515例急性病中属风热袭表型的240例病人,选银翘散加减治疗,全部获愈。

在临床实践中发现银翘解毒丸对湿热型胃炎有良好的疗效。施治于上腹部胀满,食欲减退,舌苔黄腻或黄,除肝胆疾病外的急慢性湿热型胃炎病人43例。治疗结果:有效42例,无效1例。(摘自《新中医》1979,(4):32)

- 蒲辅周(名老中医)

以银翘散治疗乙型脑炎初起时,多在方中加入葱白,以增强透邪外出之力。若见心烦不用葱白,加栀子,以宣解郁热,其效更捷。并常以治乙型脑炎初起,邪在卫分症,每获良效。(摘自《蒲辅周医案》)

- 刘志明(中医专家)

以银翘散加减治疗乙型脑炎邪在卫或气的轻型病症。在治疗过程中发现,脑炎高热期用辛凉透表的方药常能透出一种黏汗或臭汗;汗后体温下降,病情随之好转。(摘自《中医杂志》1958,(4):251)

• 许竹松(中医专家)

以银翘散去薄荷、荆芥、淡豆豉,加天花粉、板蓝根、大青叶各25克。治疗334例卫气型(发热期)流行性出血热,均取得较好疗效。(摘自《吉林中医药》1983,(1):23)

(六)临床新用

• 风热感冒

据(《广东中医》1962年第5期)报道,彭玉林等用银翘散粗末,每服18克,每日3次,治疗风热感冒1150例。凡感受风温、瘟疫、冬温等邪气所致者,均用此方,平均退热时间2.7天。

• 流行性感冒

据(《中医杂志》1957年第12期)报道,韩大卫用银翘解毒丸预防流感962例,每服1~2丸,用药1.5个月,发病率仅为2.6%。

• 急性上呼吸道感染

据(《中成药研究》1986年第4期)报道,俞瑞霞用银翘散袋泡剂,每日3次,每次2~4包,开水泡2~3分钟。治疗急性上呼吸道感染25例,发热高于39℃者10例,38~39℃者11例,结果:治愈23例,治愈率达92%。

• 脑炎

据(《山东中医杂志》1986年第3期)报道,汤克红等用银翘散加贯众、大青叶、板蓝根为基本方。高热加水牛角、丹皮、赤芍、黄连、生地;轻度意识障碍加远志、石菖蒲;伴有抽搐加钩藤、僵蚕、生牡蛎;每日1剂。昏迷者鼻饲安宫牛黄丸,并配合西药,治疗散发性脑炎 71 例,结果:治愈好转 63 例,总有效率为 88.73%。

• 麻疹并发肺炎

据(《上海中医药杂志》1960 年第 2 期)报道,徐蔚霖用银翘散煎服,治疗 14 例麻疹并发肺炎,结果:11 例热退获效。

• 流行性腮腺炎

据(《新疆中医药》1988 年第 2 期)报道,贾美华以银翘散加乳香、没药、僵蚕,治疗流行性腮腺炎。头煎内服,二煎用纱布浸渍后湿敷患处,每日 2 剂。病程逾期 5 天者加红花、贝母;痛剧加广木香、赤芍、川楝子;高热 39℃ 以上者加石膏;便秘加大黄。共治 50 例,全部治愈,平均 3.74 天。

• 咽峡疱疹

据(《中华儿科杂志》1963 年第 5 期)报道,吴锦明用银翘片治疗咽峡疱疹 43 例,平均 1.6 天热退,3.6 天疱疹及溃疡完全消失。

3. 麻杏石甘汤
《伤寒论》

(一)传统沿用

组成:麻黄 3 克,杏仁 6 克,生石膏 15 克,甘草 3 克。
用法:先煎生石膏,后入余药同煎,去渣分 2 次服。
功效:辛凉宣泄,清肺平喘。
主治:风热犯肺。见身热不解,有汗或无汗,咳嗽气喘,鼻翼煽动,心烦口渴,舌红,苔薄黄,脉滑数等。
方解:方用麻黄宣肺平喘;石膏清泄肺热;杏仁配伍麻黄宣降肺气以平喘;甘草益胃。方中麻黄性温,似与证不合,但配伍石膏可以监制其温性,取其宣肺而不是取其发汗。四药相合,故能宣泄郁热,清肺平喘。

(二)辨证要点

本方为治疗外感风邪,入里化热,以致肺热喘咳的常用方剂。具有清宣肺热功效,故临床以发热、喘咳、苔薄黄、脉数为应用要点。

(三)使用注意

风寒咳喘,痰热壅盛者,本方均非所宜。

(四)鉴别应用

- 麻杏石甘汤与越婢汤

二方所治之证,皆有汗,俱用麻黄配石膏以清泄肺热。其不同之处是:

前方以咳喘为主,是肺失宣降之征,故用麻黄配杏仁、甘草宣降肺气,止咳平喘。

后方以一身悉肿为主,是水在肌表之征,故加大麻黄用量,并配以生姜发泄肌表之水湿,用枣、草益气健脾,意在培土利水。

- 麻黄汤与麻杏石甘汤

二方所致皆有喘咳,俱用麻黄、杏仁、甘草解表散邪,宣降肺气,止咳平喘。但是,二方的病因病机以及治则和方药却不相同,各有特点。二方仅一药之差却大相径庭。

前方主治的喘咳系风寒束表,肺气失宣所致。证候特点为恶寒发热,无汗而喘,苔薄白,脉浮紧。其属风寒表实之证,故治当辛温发汗,宣肺平喘。方用麻黄配桂枝,相须为用,发汗解表为主。兼以宣肺平喘,使风寒解,肺气宣而喘咳自平。

后方主治的喘咳,是由表邪入里化热,壅遏于肺之热喘。证候特点为发热,喘咳,无汗或有汗,苔薄白或黄,脉浮数。属表里同病,而以肺热为主,故治以辛凉疏表,清肺平喘。方用麻黄配石膏,清热宣肺为主,兼以解表祛邪,使肺热清,表邪去,肺气宣而喘咳自止。

(五)名医心得荟萃

• 秦亮甫(上海第二医科大学教授)

擅长以麻杏石甘汤(生石膏30克,杏仁9克,麻黄6克,甘草3克)加鱼腥草15克,浙贝母、黄芩、款冬花、紫菀各9克,川贝粉(吞)6克。治疗气管炎(风热、燥热型)、支气管哮喘(风热、痰浊型)。

体会:如遇风寒型呼吸道疾病,可去石膏,加细辛3克,桂枝5克;寒痰者去石膏,加姜半夏9克,桂枝5克,干姜、细辛各3克。

• 周继曾(天津中医学院教授)

擅长使用麻杏石甘汤(生石膏30克,杏仁15克,麻黄、炙甘草各10克)加全瓜蒌30克,鱼腥草20克,浙贝母15克,黄芩12克。

主治:哮喘、支气管炎、肺炎、肺源性心脏病(肺心病)、脑血管病合并坠积性肺炎。

指征:发热喘急,苔薄黄,脉浮滑而散。

禁忌:哮喘属寒邪郁肺者,不宜用本方,误用后致寒痰不化而哮喘加重;肾虚不纳气之哮喘亦不宜使用,以免耗伤肾气。

体会:使用本方要注意麻黄与石膏的比例,若发热喘急而无汗,石膏3倍于麻黄;若汗出而喘,则石膏用量要增至麻黄的5倍。这是使用本方的关键。(摘自《方药传真》)

• 孙思泽(黑龙江省中医药研究所主任医师)

麻杏石甘汤(石膏30克,麻黄、杏仁各15克,甘草10克)加金银花、葛根各25克,连翘、前胡、川贝各20克。不但治疗外寒内热引起的急性支气管炎、各类肺炎、喘息性支气管炎,而且还可以治疗急性结膜炎、角膜溃疡、麦粒肿等眼科疾病。

指征:咳逆气喘,口渴,身热不解,大便秘结,舌红,苔黄,脉滑数或浮数。

禁忌：年老体弱，无热者禁用。（摘自《方药传真》）

• 谢海洲（名中医、教授）

我常用麻杏石甘汤用于治疗流感、百日咳、麻疹、大叶性肺炎、急性支气管炎等症肺热炽盛之时，服后大便次数增多或溏泻，有利于热从大便排除。

此外，麻杏石甘汤也可治疗音喑，因西方之金主高声，金受火克而声夺，迫于会厌则音喑，故本方可治因热而喑。（摘自《谢海洲临床经验辑要》第317页）

• 陆渊雷（近代中医学家）

麻杏石甘汤之主证为烦渴喘咳，凡支气管炎、支气管喘息、百日咳、白喉等，有烦渴喘咳之症者，悉主之。

白喉初起时，恶寒发热，烦渴，气喘，咽喉肿痛，有苍白色之假膜，用麻杏石甘汤，轻者数小时，重者一昼夜，热退身和，肿痛悉去。（摘自《伤寒论今释》）

• 叶橘泉（近代中医药学家）

麻杏石甘汤治小儿百日咳之痉挛性剧咳，或呕吐，或咯血，无论有发热或无热，每获顿挫之效。且咯血者，往往血即止，痉咳亦显著缓解也。（摘自《古方临床之运用》第41页）

• 严苍山（近代中医学家）

急性支气管炎，以麻杏石甘汤加桔梗、炙紫菀、牛蒡子、冬瓜仁治之，共奏宣肺止咳平喘之效。

加减方法：①胸闷加瓜蒌仁。②气微逆加炙苏子、炙桑白皮。③痰多加川贝母、竹茹。④咳嗽胸膺掣痛加郁金、黛蛤散、丝瓜络。⑤喉有痰声加射干。⑥口渴加天门冬、麦门冬、石斛。⑦风燥加桑叶、南沙参、玉竹、枇杷叶。⑧咳甚声不扬加蝉蜕、马兜铃、胖大海，不愈再加凤凰衣、玉蝴蝶。（摘自严世芸等．《内科名家严苍山学术经验集》）

- 蒲辅周(名老中医)

秋燥中的凉燥,即是凉气,要当小小的伤寒医治,误用润药,越吃越燥,玉竹、花粉一类的药不行。……我的经验是:不见热象,初起用三拗汤,见口渴等热象者,用麻杏石甘汤,加一点前胡、射干、芦根、竹叶。(摘自《新医药学杂志》1973,(1):17)

- 颜德馨(上海铁道医学院教授)

慢性支气管炎急性发作由于风燥痰热所致者,症见咳嗽、咽痒、痰黏难出、脉滑数、舌红苔黄腻,一般宣肃之品皆无效果。

余常以麻杏石甘汤加葶苈子大剂宣风肃肺,直泻肺金之热,一鼓而下,往往立竿见影。用治咳嗽初起失宣或用麻醉镇咳药太早者,久咳不已,亦验。(摘自《名医特色经验精华》第104页)

- 聂惠民(北京中医药大学教授)

现代运用麻杏石甘汤范围甚广……笔者临床应用:①急性气管炎(咳嗽黄痰,苔淡黄,脉数者),加桑皮、贝母、桔梗、金银花等清热化痰止咳之品。若见身热者,再加桑叶、芦根、茅根,以疏解外邪。②小儿肺炎、支气管肺炎(喘咳痰涎者),酌加金银花、葶苈子、桔梗、天竺黄、杏仁等清热解毒,化痰平喘之品;若见高热者,加柴胡、黄芩、牛蒡子、金银花等清热疏解之品;若麻疹合并肺炎,麻毒内陷,肺炎炽盛者,加黄芩、前胡、蝉蜕、紫草等清热透表之品。③百日咳,属风热袭肺证,肺气不宣,痰涎壅盛者,酌加百部、葶苈子、大枣、前胡、贝母等清热化痰止咳之品。④支气管哮喘、过敏性哮喘,属热邪壅肺者,可酌加桑皮、白芍、蝉蜕、葶苈子等品。⑤咽炎、喉炎,属热邪郁结者,加板蓝根、射干、牛蒡子、桔梗等。(摘自《伤寒论与临证》第152页)

- 于世良、史定文(中医专家)

福建省人民医院五官科,以麻杏石甘汤加地龙治疗鼻渊(慢性鼻炎)而属热者,有效率达100%。著名眼科医师姚芳蔚等,用麻杏石甘汤治疗症见表里俱热的眼科疾病,如天行赤眼、暴风客热、目陷鱼鳞、花翳白陷、凝脂翳等病情严重而体质健壮者。

笔者以麻杏石甘汤(生石膏18克,杏仁9克,麻黄、甘草各6克),加枳壳9克,桔梗、五味子各6克,具有宣泄肺热、镇咳平喘之功效。主治咳嗽气喘、喉中痰鸣、经久不愈而属肺热但无表证者。相当于现代医学之慢性喘息性气管炎、肺气肿和支气管哮喘等。制此方20年来,通用于四时,经临床反复实验,凡属肺热而致的咳喘症,均获满意效果。(摘自《中国名方精释》第20页)

• 薛盟(浙江中医研究院主任医师)

以麻杏石甘汤(石膏20克,杏仁10克,炙麻黄6克,炙甘草7克),加白芥子、炙苏子各12克,鱼腥草20克,姜半夏10克,炒葶苈子8克,组成"宁肺止嗽汤"。具有肃肺降气、镇咳祛痰之功效。主治急慢性支气管炎、肺气肿、肺炎、咳嗽痰稀白、哮喘、口渴等。(摘自《名医名方录》第3辑第171页)

• 日·尾台元逸(榕堂)(日本汉医学家)

麻杏石甘汤治喘咳不止,面目浮肿,咽干口渴或胸痛者。又治哮喘,胸中如火,气逆涎潮,大息呻吟,声如拉锯,鼻流清涕,心下痞塞,巨里动如奔马者。又治肺痈发热,咳喘,脉浮数,臭痰脓血,渴欲饮水者,宜加桔梗,或以泻白散攻之。(摘自《类聚方广义》)

• 日·吉益为则(东洞)(日本汉医学家)

麻杏石甘汤,治甘草麻黄汤证(喘急气促或自汗或不汗)而咳、烦渴者。(摘自《方极》)

麻杏石甘汤,治汗出而喘,热伏者。又治喘息而口渴者,兼用南吕丸或姑洗丸。(摘自《方机》)

• 日·大塚敬节(日本汉医学家)

麻杏石甘汤,用于治疗喘咳、发热、自汗、口渴等。此方与麻黄汤比较,即麻黄汤的热状有恶寒发热而无自汗,而此方之热状一般不兼有恶寒,也无剧烈高热,但常有自汗与口渴。喘咳为两方共同症状,而热状则不同。故此方即麻黄汤去桂枝加石膏之方……此

方应用于喘息、支气管炎和百日咳等。尤其小儿最为适宜,可用为小儿之感冒药。(摘自《汉方诊疗实际》)

• 日·长尾藻城(日本汉医学家)

以麻杏石甘汤加没食子,组成"喘息效方"。主治喘息之剧者。(摘自《日本历代名医秘方》第17页)

(六)临床新用

• 风热感冒、空调感冒

据(《福建中医药》1992年第3期)报道,陈曙晖等以麻杏石甘汤加羌活、薄荷、荆芥、牛蒡子、板蓝根、前胡,治疗风热感冒152例,体温均在38℃以上。结果:痊愈141例,无效11例。

又据(《河南中医》1995年第5期)报道,杨家栋以麻杏石甘汤加荆芥、防风、银花、连翘、姜枣为引,治疗空调感冒97例,结果:治愈85例,显效9例,无效3例,总有效率为97%。

• 上呼吸道感染

据(《山东中医杂志》1998年第6期)报道,王平等以麻杏石甘汤合银翘散加减,治疗急性上感163例,结果:痊愈156例,无效7例。平均疗程2.4天。

• 小儿肺炎

据(《新中医》1986年第4期)报道,谢翠珠以麻杏石甘汤加黄芩、鱼腥草、芦根为基本方。气管痉挛加地龙,治疗小儿肺炎51例属实热者。结果:痊愈50例,好转1例。

• 支气管哮喘

据(《天津中医》1991年第5期)报道,纪秀兰以麻杏石甘汤加乌梅、五味子、射干、银花、黄芩组成的"哮喘灵"为主方,治疗外源性支气管哮喘55例,结果:治愈30例,显效9例,有效13例,无效3例,总有效率为94.55%。

• 膀胱炎

据(《实用中西医结合杂志》1992年第1期)报道,李玉刚以麻杏石甘汤煎剂,治疗膀胱炎35例。血尿者加白茅根;脓尿者加蒲公英、连翘。结果:全部治愈,尿常规检查正常。

• 急性鼻窦炎

据(《国医论坛》1994年第6期)报道,马玉起以麻杏石甘汤(麻黄6克,杏仁、甘草各10克,生石膏30克),加苍耳子15克,赤芍、桔梗、白芷各10克,并配合1%麻黄素滴鼻剂,治疗急性鼻窦炎112例。结果:治愈90例,有效19例,无效3例,总有效率为97.32%。

第二章 泻下剂

凡能通利大便、攻逐水饮的方剂,称为泻下方剂,又称攻下剂。

应用泻下剂时必须注意:①凡表邪未解,里实不甚时,仍应按先表后里的治疗原则进行治疗。必要时可用表里双解的治法。②对年老体弱和妊娠等应慎重使用。③泻后胃气尚未恢复时,一般不宜吃油腻、生冷和不易消化的食物,以免积滞。

1. 大承气汤
《伤寒论》

(一)传统沿用

组成:大黄12克,厚朴15克,枳实12克,芒硝15克。

用法:用水先煎厚朴、枳实,后下大黄,煎沸去渣,再入芒硝溶化,取汁分2次服,服后大便已通,即可停服。

功效:峻下热结。

主治:里热实证。阳明病,热邪入里,潮热谵语,腹部痞满,拒按,按之坚硬,大便秘结不通,舌苔黄燥而厚,或焦黄起刺;或焦黑燥裂,脉象滑数有力等症。

方解:承气,即承顺胃气下行的意思。胃与大肠关系密切,大肠是六腑之一,胃气喜降,以通为顺。方用大黄苦寒泄热,荡涤肠胃实热积滞,是为君药;芒硝咸寒,润燥软坚为臣,硝、黄配合,相须为用,泻下热结之功益峻;佐以厚朴、枳实,行气消胀。四药合用,相互促进,行气通便,故具有峻下热结的功效,适用于里热实证而形体壮实者。

加减:本方去芒硝,名小承气汤。适用于里热实证而偏于痞满者;去厚朴、枳实,加甘草、栀子、薄荷、连翘、竹叶、蜂蜜,名凉膈散。适用于中上二焦邪热炽盛,胸膈烦热,口舌生疮,便秘尿黄,以及小儿急惊风等症;去芒硝,加麻子仁、杏仁、白芍,炼蜜为丸,名麻子仁丸。适用于大便燥结而津液不足,病情较缓者,亦可用于痔疮、便秘肛裂及习惯性便秘等;去厚朴、枳实,加生地、玄参、麦冬,名增液承气汤。具有滋阴润燥,通便泄热的功效。适用于热病伤阴,大便燥结不通者。

附方:

①复方大承气汤(《中医方药手册》):厚朴30克,大黄15克,枳壳9克,芒硝30克,炒莱菔子30克,代赭石15克,竹茹9克。水煎,一次服。如不泻,亦无禁忌证时,4小时后再服1剂。适用于一般肠梗阻而体质壮实者。

②莱朴通结汤(《中医方药手册》):炒莱菔子、厚朴各30克,牵牛子15克,甘遂末0.6克(冲服),大黄15克。适用于肠梗阻及肠腔积液较多而体质壮实者。

③复方肠粘连缓解汤(《中医肺炎手册》):厚朴、炒莱菔子各9克,香附、乌药各6克,广木香9克,青皮、陈皮各6克,番泻叶、火麻仁、郁李仁、桃仁各9克。适用于一般性肠粘连及症状减轻的部分性肠梗阻。

(二)辨证要点

大承气汤主治"痞、满、燥、实"四证。自觉胸脘有闷塞重压感者叫"痞";脘腹胀满,按之有抵抗者叫"满";肠中有燥屎,干结不下者叫"燥";腹痛拒按,大便不通或下利清水而腹痛不减者叫"实"。

临床应用不可拘泥于四证俱全,应以大便秘结、腹胀满硬痛拒按、苔黄、脉实为应用要点。

大承气汤近年用于肠梗阻、急性阑尾炎等病,有一定的治疗效果。据实验表明,大承气汤有促进肠蠕动,以及改善肠壁营养和消炎作用。

(三)使用注意

大承气汤为泻下峻剂,如气虚阴亏,六脉沉微,或胃肠无热者,均不宜应用。

(四)鉴别应用

• 大承气汤与小承气汤、调胃承气汤

张仲景的大承气汤、小承气汤、调胃承气汤合称三承气汤,为后世运用攻下法树立了典范,是寒下法中的代表方剂。三方均以大黄泻热通便,主治阳明腑实之证。但由于各方组成的药味和份量不同,故其作用也是同中有异。其鉴别点是:

大承气汤先煎枳、朴,并重用以行气除满,以增其攻逐之力,而后下硝、黄,且大黄生用。故泻下热结之力较峻。主治痞、满、燥、实俱备之阳明热结重症。

小承气汤,药少芒硝一味,且厚朴较大承气汤轻3/4,枳实亦少2枚,且3味同煎。故泻下之力较轻。主治痞、满、实而不燥之阳明热结轻症。

调胃承气汤用大黄、芒硝而不用枳、朴,后纳芒硝,配伍甘草,且大黄与甘草同煎,是取其和中调胃,下不伤正。故名"调胃承气汤"。就其作用来讲,比大、小承气汤为缓和,故泻下热结之力较缓。主治燥实而无痞满之阳明热结证。此外,对肠胃燥热引起的发斑、口齿喉痛及中消、疮疡之证,也可治疗。值得指出的是,调胃承气汤的服法尤有妙意,对于胃热偏重而燥实不甚者,少予调胃承气汤,意取缓下泻热,调胃和中;对于胃中燥实偏重,腑气不通,则一剂顿服,旨在清泄燥热,承顺胃气。可见同一方剂的服法不同,其功用、主治亦有所区别。

(五)名医心得荟萃

• 石学敏(天津中医学院教授)

擅长运用大承气汤(厚朴、枳实各15克,大黄10克,芒硝9克)。

主治:阳明腑实证,特别是卒中患者合并大便秘结者。凡阳亢明显,大便不通,腹部按之硬者,使用均有效。

禁忌:气虚下陷、中气不足者不宜。

体会:除以上应用范围外,大承气汤对于肠梗阻、急性胆囊炎、急性阑尾炎及某些热性病过程中出现的高热、惊厥、发狂等,均可使用。使用本方应当根据病情,速服、速停、中病即止,不可过多使用,以防伤阴。(摘自《方药传真》)

• 薛芳(中医专家)

以大承气汤加味治疗皮质醇增多症10例。其作用并非取其"泻下"暂时丢失水分取效,而可能是对下丘脑-垂体-肾上腺系统某一环节呈现较为慢性抑制作用。(摘自《新中医》1983,(10):21)

以大承气汤加味(生首乌、龙胆草、黄精各15克,大黄、芒硝、厚朴、枳实各6克)治疗皮质醇增多症兼有糖代谢紊乱者,有较好的调节、改善和治疗作用。(摘自《中医杂志》1981,(9):24)

• 张季高(广东阳江市名老中医)

以大承气汤(大黄10克,厚朴5克,枳壳、玄明粉各3克),加金银花、大青叶各10克,佩兰5克,石膏50克。以清腑泄热,开门逐客。治疗小儿病毒性脑炎,经验独到。(摘自《名医治病》第424页)

• 崔玉衡(开封市第二人民医院主任医师)

以大承气汤(厚朴、芒硝各15克,枳实13克,大黄10克),加金钱草30克,金银花20克,海金沙、郁金各15克,鸡内金10克,甘草6克组成"五金承气汤"。具有清热利湿,泻下排石之功效。主治急慢性胆囊炎合并胆结石、肝内胆管结石、胆囊切除术后综合征、泌尿系结石合并感染及胆汁反流性胃炎等。运用此方治疗多种结石症,治愈者,不胜枚举。(摘自《名医名方录》第3辑第298页)

• 焦树德(名老中医)

我用大承气汤随证加减,治疗阳明腑实证及胃肠邪实证数十例,均取得了立竿见影之效。多数病人一泻即安,请读者放心使用。但必须认为阳明腑实证——痞、满、燥、实、坚俱备,才可使用。要记住辨证准确才能速效。(摘自《方剂心得十讲》第175页)

• 刘伟胜(著名中医学家)

呼吸衰竭,症见咳喘,呼吸浅促,发绀,腹胀,大便艰难,纳呆;或恶心呕吐,意识障碍,烦躁或嗜睡,舌质紫黯,苔黄厚或黄浊,脉弦数。治宜清热祛湿,通腑攻里,用大承气汤(大黄后下、枳实、厚朴各15克,芒硝9克冲服),加鱼腥草30克,黄芩15克,喘咳叫平。

痰热壅盛者加桑白皮、金银花、瓜蒌皮、冬瓜仁各15克,黄连12克;皮下出血或瘀斑;或胃内抽出咖啡色液体者,加赤芍15克,桃仁、白及各12克,田三七末1.5克(冲服),以祛瘀止血;意识障碍者,加郁金15克,石菖蒲、天竺黄各12克,以化痰清心开窍。(摘自《中医肿瘤·呼吸病临证证治》)

• 赵明锐(名老中医)

喘证之属热者,见喘促气粗,汗出身热,渴而能饮,大便燥结,小便短赤,舌红,苔老黄,脉大,辨证属阳明腑实者,当以大承气汤泄之,腑气得通,喘息自止。

头痛之属实热者,其特点是:头痛而面赤、灼热,并伴有大便干燥,口干舌燥,脉实。以大承气汤泻下胃肠中实热之邪,头痛即愈。

目不了了,睛不和——眼睛不明亮,视物模糊不清。是由于热邪盛于内,灼热伤津,津枯不能上润于目,因而出现视力低下,伴有大便干结。用大承气汤急下之,邪热去而津液复则愈。

暴发火眼,又名暴风客热。多因火热之邪炽盛,壅于中上二焦,上熏蒸于眼目。症见目赤,眼睑肿痛,痒涩难忍,怕光羞明,迎风冷泪,治以大承气汤,甚为有效。此法诚乃治暴发火眼之捷径也。

痢疾以腹痛泻痢,里急后重,大便脓血为主证。若误用各种止痢之法,使湿热未去而痢止,则必因邪无出路,郁结于肠道,出现腹痛加剧、腹部灼热、食欲不振、大便不利、潮热等症。此时宜以大承气汤攻下,清热泻火,将积滞之邪排出,诸症自平。

宿食,是指饮食不节,食物停滞于胃中,而出现纳呆、恶心呕吐、大便闭、小便少等证。一般治疗此病多以消导之品为主,其收效甚为缓慢。凡不太虚弱之患者,皆可给予大承气汤泻下,一剂可愈。(摘自《经方发挥》)

• 焦树德(名老中医)

以大承气汤(生大黄3～10克,枳实、厚朴各10克,元明粉6～9克分冲),加全瓜蒌30克,钩藤20～30克,羌活、半夏、防风、桃仁各10克,组成"三化复遂汤"。主治中风病中经证:症见神志清楚,半身不遂,病侧身体不能活动,肌力0度或Ⅰ度。大便秘结,甚至10余日不能自行排大便。

如上肢不遂者加桑枝30克,姜黄、红花各10克;下肢不遂者,加桑寄生30克,怀牛膝12～15克,续断15克;大便通畅后可减去元明粉;去元明粉后大便仍每日2～3次者,可减少大黄用量,但不可去掉;去元明粉后大便虽能每日1次,但感到排便不太通畅,腹部略感胀满者,可另加焦槟榔10～12克,以消滞行痰,通降腑气;时日稍久,病入血分瘀血证明显者,加鸡血藤15克,红花10克,川芎6克；患肢感到有胀痛者，加络石藤、伸筋草各20～30克，红花10克，地龙9克，地鳖虫6克；舌苔厚腻，饮食不香者，加茯苓、佩兰、藿香各10克，苍术9克，陈皮6～9克；言语不利者，加全蝎6～9克（或蝎尾10～20条），远志、菖蒲各10克；有欲向中腑证转化（神识有些恍惚）者，加菖蒲、远志12克，天竺黄10克，或再加服牛黄清心丸。(摘自《焦树德临床经验集要》)

三一承气汤是在大承气汤中重用甘草，使急剂缓投，变峻剂为平剂，扩大了使用范围。

我在治疗老年人以及病后体虚而须用下法者，常用此方，确实平缓而效确。治小儿实热病须用下法时，也常以此法加减投之。因为本方用甘草，味不甚苦，且用量不大而效宏，小儿容易服用。我在临床上，一般方剂中使用甘草较少，惟在使用三一承气汤法时，特重用甘草，实受河间先生之益也。(摘自《方剂心得十讲》第179页)

• 龚景好（中医专家）

以大承气汤（大黄20克，元明粉15克，厚朴、枳实各10克）加鱼腥草30克。主治急性肾衰实热证。

若肾虚加杜仲25克；三焦邪热壅盛加生石膏30克（先煎30分钟），知母、栀子、丹皮、黄芩各10克，黄连7克，以清热泻火；阴伤者加生地黄、玄参、石斛、麦冬各20克，以壮水制火。(摘自张俊庭《当代中医师灵验奇方真传》)

• 日·大塚敬节（日本汉医学家）

有腹部膨满充实、潮热（即无恶寒而全身定时有热感出汗之意）、便秘和谵语等症状，舌有干燥黑苔，口渴，亦有时无苔，脉沉实有力者，可用大承气汤。如无发热、谵语等症状，而仅有腹部胀满、便秘，也可用之。有时亦用于肥胖性体质、高血压、精神病、破伤风、脚气冲心、伤食等。然腹部虽膨满，脉弱、脉细、脉频数者忌用，如腹水、腹膜炎者。(摘自《汉方诊疗实际》)

• 日·中村谦介（日本汉医学家）

因子宫癌行全切术,术后放疗出现不明高热、寒战、小便不利、反复发作,频度增加,下肢肿胀和象腿,实证体质,投以大承气汤合五苓散,发热得以控制。(摘自王克勤翻译的《国外医学中医中药分册》1992,(5):31)

(六)临床新用

• 成人肺炎

据《中医杂志》1980年第4期)报道,王宝恩以大承气汤加减而成"泻热汤"(大黄、玄参各15克,芒硝10克,甘草9克)。日服1～2剂,连服1～3天,治疗成人肺炎80例,一般能在24～72小时内退热。孕妇禁忌。

• 脑卒中

据《中国中西医结合杂志》1983年第1期)报道,汤宗明以大承气汤(大黄12克,芒硝10克,枳实或厚朴9克,甘草6克)。治疗脑卒中后大便秘结4日未解者72例(其中脑出血11例,脑血栓形成61例),对大便不通、腹部胀满、恶心呕吐等,全部有效。神昏或时清时蒙,舌謇短缩者,加服安宫牛黄丸；年老体弱加黄芪或泡参45～60克。神志昏蒙者18例,有效10例。

• 急性胆道感染

据《上海中医药杂志》1984年第9期)报道,朱广根以大承气汤灌肠为主,治疗急性胆道感染144例,取生大黄(后下)、厚朴、枳实、芒硝(冲服),加莱菔子各30克,水煎200毫升。用法:15～20毫升保留灌肠,配合大柴胡汤加减内服。结果140例实验检查恢复正常,无效4例。

• 急性铅中毒

据《中医杂志》1985年第10期)报道,刘桂莲以大承气汤加小野鸡尾、葛花、白芍,腹痛甚加延胡索、广木香。治疗急性铅中毒

20例,全部治愈。

• 急性肠梗阻

据(《中药通报》1944年第3期)报道,项玉民将大承气汤改为冲剂,治疗214例肠梗阻患者,获得良好疗效。其中:粘连性95例,治愈率为83.2%;蛔虫性50例,治愈率为94%;粪团性4例,功能性24例,不明原因16例,均全部治愈。然对肠扭转11例,内疝6例,肿瘤所致肠梗阻8例,均无效。

• 急性胰腺炎

据(《辽宁中医杂志》1988年第6期)报道,韩惠兰等用大承气汤加黄芩、黄柏、柴胡为基本方。热重加银花、连翘;有黄疸加苦楝皮、槟榔、细辛。治疗胰腺炎48例。全部治愈。疗程最短5天,最长15天。

2. 小承气汤
《伤寒论》

(一)传统沿用

组成:大黄12克(酒洗)厚朴6克,枳实9克。
用法:上药3味,以水800毫升,煮取400毫升,去渣,分2次温服。
功效:轻下热结,除满消痞。
主治:伤寒阳明腑实证。谵语潮热,大便秘结,胸腹痞满,舌苔黄,脉滑数;痢疾初起,腹中疠痛,或脘腹胀满,里急后重者。
方解:方中大黄泻热通便,厚朴行气散满,枳实破气消痞,诸药合用,可以轻下热结,除满消痞。

(二)辨证要点

主治阳明腑实证,以具痞、满、实而不燥之轻症者为应用要点。

(三) 鉴别应用

• 大承气汤与小承气汤、调胃承气汤

见本章"大承气汤"。

(四) 名医心得荟萃

• 叶橘泉（中医专家）

小承气汤以腹满，大便不通，潮热，谵语，腹中有燥矢为标的。虽然与大承气汤证相同而症状较轻；或有大承气汤疑似症而未能确切诊断时，先以小承气汤作试探性之投与，投药后若腹中转矢气（放屁）者，即可证明肠中有燥屎也。故临床经验未深之医者，若遇承气汤证，宜先用小承气汤，投药后得矢气而未下时，再与大承气汤可也。

小承气汤泻下之力甚缓，余尝用于急性胃肠炎，即俗称伤食，因食物不适，过食而致痞闷，腹痛，下痢不畅，舌黄，口渴，脉数实。身热有汗，夜寐不安者，本方加消化剂（如神曲、山楂等）效果颇著。

又血压过高、血管硬化症之慢性便秘，常用三化神佑汤（即小承气汤加羌活）合桃仁承气汤等，每每获效。（摘自《古方临床之运用》第129页）

• 张焜（中医专家）

以小承气汤（方中枳实、厚朴均要炒）加甘草为基本方，治疗病毒性肝炎40例，有39例痊愈。若湿重加苍术；消化不良加焦山楂15克，鸡内金10克。（摘自《云南医药》1982，（2）：102）

• 余信树（中医专家）

用小承气汤治疗胆道蛔虫症10例，均取得较理想的疗效，一般服药1～2剂即可痊愈。其中1例用本方加白芍12克，槟榔10克，服药之后呕吐1次方可入睡，次日晨起即感腹痛，随之大便3次，粪便呈黑色泡沫状，同时排出蛔虫数条，其病遂告痊愈。（摘

自《湖北中医杂志》)

• 黄俊峰(中医专家)

以小承气汤加莱菔子15克,木香、桃仁、当归各10克,槟榔、川芎各6克,炙甘草3克为基本方,随证加减,治疗胃肠手术后出现的腹胀,多能获效。

若气虚去莱菔子,加太子参15克;若血虚加何首乌30克;若恶心、呕吐加姜半夏6克。体温38.5℃以上者,加金银花、黄芩各10克。(摘自《陕西中医》1986,(8):366)

• 何曙霞(中医专家)

以小承气汤(大黄、厚朴、枳实各15克)为基本方随证加减,治疗腹部术后胃肠功能紊乱48例。服至肛门排气后,腹胀、腹痛随之缓解或消失。

若血瘀型加鸡血藤20克,乌药、木香、川楝子各10克;气滞寒痛型加青皮、干姜各15克,木香、肉桂、乌药、小茴香各10克;气结型加青皮、陈皮各15克,木香、砂仁、香附各10克。水煎50～100毫升,每3～4小时服药1次,每天服2剂。每剂可煎2次,服至肛门排气,腹痛消失后,继续服2～3剂。(摘自《中国中西医结合杂志》1991,11(4):241)

• 睦承志(中医专家)

用小承气汤(大黄15克,厚朴、枳实各10克)加味治疗脊柱手术后腹胀10例,取得满意疗效。

排尿困难加车前子15克,木通10克;体虚乏力加人参、当归各15克。分少量多次服用,用药后见排气,腹胀消失,立即停药。(摘自《四川中医》1992,(11):39)

• 严汉华(中医专家)

用小承气汤(大黄120克,厚朴、枳实各60克)热敷治疗坏死性肠炎致麻痹性肠梗阻66例。水煎后用纱布包好,置腹中热敷,每日10余次,按顺时针方向变换热敷位置,直至排气排便。禁食,维持水、电解质平衡,抗感染,应用血管活性药物等综合治疗。治疗3～48小时后,均显效。疗效优于对照组($P<0.05$)。(摘自《实用中西医结合杂志》1992,5(5):304)

• 杨亚恋(中医专家)

以小承气汤(大黄、厚朴、枳实各10克)加麦冬、当归、党参各10克。治疗腹部手术由于麻醉、手术或出血(尤其是剖腹产)的刺激而产生的反应性肠麻痹。临床表现腹胀、臌肠、肠蠕动消失、肛门不排气等肠胃功能抑制现象。水煎温服,1次服完。一般于术后12小时服药。如24小时未排气,可再服药1次。服药后多数病人先出现肠鸣后有矢气,随后排便。如未及时排气,也很少腹胀。

如剖宫产者加益母草,能促进子宫收缩;如感染可加蒲公英、金银花。(摘自《福建中医药》1993,24(5):18)

• 日•吉益为则(东洞)(日本汉医学家)

治腹满,大便硬且不通,汗多,谵语,潮热;或大便初头硬而后溏者,微烦,小便数,大便硬者;下利或哕而谵语者。以上均宜小承气汤。(摘自《方机》)

小承气汤治腹满而大便硬者。(摘自《方极》)

• 日•尾台元逸(榕堂)(日本汉医学家)

伤寒哕逆症,有属热闭邪实者,有属实饮精虚者,又有因蚘虫者,宜精诊甄别以措方。世医皆俱哕逆,故一见哕症,则概为胃寒虚脱,而沿用治哕之剂,可谓粗矣。王宇泰(明代医家)用泻心汤、小承气汤、调胃承气汤、桃核承气汤;龚廷贤(明代医家)用黄连解毒汤、白虎汤,可谓独具慧眼。

小承气汤治痢疾腹满、里急后重等有著效。(摘自《类聚方广义》)

3. 调胃承气汤
《伤寒论》

(一)传统沿用

组成:大黄15克,甘草9克,芒硝6克。
用法:水煎,少少温服。
功效:缓下热结,润燥软坚,甘平和缓。
主治:阳明病胃肠燥热证。大便不通,口渴心烦,蒸蒸发热,或腹中胀满,或为谵语,舌苔正黄,脉滑数,以及胃肠热盛而致发斑吐衄,口齿咽喉肿痛等。
方解:君药大黄苦寒,臣药芒硝咸寒,二味并举,攻热泻火之力较强,而佐甘草之缓,调停于大黄芒硝之间,又少少温服,使其力不峻,则不能速下而为缓下,既能和中又能调胃,故名。

(二)辨证要点

主治燥实而无痞满之阳明热结证,以及肠胃燥热引起的发斑、口齿喉痛、中消、疮疡之证。

(三)鉴别应用

• 大承气汤与小承气汤、调胃承气汤
见本章"大承气汤"。

(四)名医心得荟萃

• 李文瑞(中医专家)
调胃承气汤,治疗急性肾炎、正副伤寒、急性肝炎、糖尿病、肺炎、急性菌痢、脑血管意外(中风、卒中)、急性肠梗阻、急性胰腺炎、阑尾炎以及五官科疾病(结膜炎、角膜炎、咽喉炎、口腔炎、化脓性

扁桃体炎等)。凡临床见证伤寒邪热入阳明腑实证,温病邪入气分,津伤燥热而痞满不甚者,用之颇宜。(摘自《伤寒论汤证论治》)

• 王永炎(院士)

以调胃承气汤去甘草(生大黄 10~15 克,芒硝 10 克),加全瓜蒌 15~30 克,胆南星 6~10 克,组成"化痰通腑汤"。治疗证属痰热腑实之急性脑血管病——缺血性中风急性期。(摘自《中国医药学报》1986,1(2):22)

• 钱远铭(湖北中医研究院研究员)

钱老在内科杂病中运用下法,尤有独到之处。许多疑难杂证久治无效,予以攻下,腑气一通,诸症随解。常以调胃承气汤治疗中风(脑卒中),肝风内动。痰火上逆者,加钩藤、地龙、胆南星、牛膝;热郁黄疸者加茵陈、青蒿、栀子、黄柏;火热迫血妄行之咯血、吐血、鼻出血者,加赤芍、牡丹皮、三七、白及、阿胶;痰热阻肺,咳唾黄痰者,加川贝母、瓜蒌、枳实、竹沥;腹满腹痛,胃肠气滞者,加厚朴、枳实。(摘自《名医治病》第 50 页)

• 赵淑颖(中西医结合专家)

经 6 年临床观察,体会到早期应用下法,结合病情需要给予清热解毒或抗菌治疗急性感染性疾病,如急性肺炎、上呼吸道感染、急性菌痢、急性胰腺炎、泌尿系感染、金黄色葡萄球菌败血症、成人急性呼吸窘迫综合征等。辨证符合里、热、实属阳证。全身症状有发热,咽干舌燥,渴思冷饮,不欲食,面红耳赤者;或烦躁,谵语,昏迷;或呼吸急促,胸满胁痛,气喘痰多;或腹胀、腹痛拒按;或小便短赤灼热,大便秘结不畅或自利清水,舌象见赤或红绛、起刺,苔黄厚燥或黄棕及白厚,脉象多见实数有力及滑数,或沉伏有力,濡数等(以上重点为观察体温、舌象及大小便)。凡符合以上临证辨证要点的急性感染性疾病,不论男女老幼(孕妇除外),皆于入院后即刻用泻热汤(大黄 15~30 克,玄参 15 克,芒硝 9 克,甘草 6 克),每剂 100 毫升。4 小时后体温不降者再服 1 剂。最初 24 小时内可服

3剂。服用次数以高热退、大便通、腹胀消为度。大多数患者于服药后1~3日内体温、舌象恢复正常,大便由燥结转为通畅,一般情况好转。(摘自《中西医结合杂志》1982,(2):90)

• 刘渡舟(名老中医)

调胃承气汤加黄连、犀角,治疗阳明火热上冲之牙疼龈肿、头痛口臭、鼻出血、心烦、大便秘结者,疗效确实。(摘自《伤寒论十四讲》)

• 李守义(中医专家)

用调胃承气汤加味,治疗多种皮肤病,均收到满意疗效。如稻田皮炎、湿疹、疥疮等,其病机多由湿热所致,故而奏效。还可用于足癣感染、荨麻疹、静脉曲张继发感染等病,其效亦著。(摘自《吉林中医药·调胃承气汤外用举隅》)

• 日·大塚敬节(日本汉医学家)

调胃承气汤为一种缓下剂,有调整胃肠功能之效。一般应用本方者,即尚未达到用大、小承气汤之程度,腹部充实有便秘倾向。

本方广泛应用于在急性热性病经过中,无恶寒仅发热、口舌干燥、大便秘结者有时顿服用之。在便秘尤其在老人便秘、小儿伤食、龋齿疼痛等时用之。(摘自《汉方诊疗实际》)

第三章 和解剂

凡具有和解表里、调和肝脾、调和肠胃作用的方剂,称为和解方剂。

一、邪在少阳(半表半里),见有寒热往来,胸胁苦满,心烦喜呕,不欲饮食,口苦,咽干,目眩,脉弦等。用和解少阳法,小柴胡汤为代表方。

二、肝脾失调,见有胸胁不舒,神倦食少,以及妇女月经不调,脉弦而虚等。用调和肝脾法,逍遥散为代表方。

三、邪在肠胃,寒热失调,见有腹痛欲呕,心下痞闷,或肠鸣下利等。用调理肠胃,调和寒热的治法,半夏泻心汤为代表方。

凡邪在太阳肌表而未入少阳,或邪入阳明而出现实热证者,则非和解剂所宜。

第一节 和解少阳剂

具有和解表里的作用,适用于热性病邪在半表半里,见有寒热往来、胸胁苦满、心烦喜呕、不欲饮食、口苦、咽干、目眩、脉弦及疟疾等症。

小柴胡汤
《伤寒论》

(一)传统沿用

组成:北柴胡9克,黄芩6克,党参6克,半夏9克,甘草3克,生姜9克,大枣4枚。

用法:水煎,分2次服。

功效:和解少阳。

主治:(1)少阳病。见有往来寒热、胸胁苦满、心烦喜呕、不欲饮食、口苦、咽干、目眩、舌苔薄白、脉弦等症。

(2)妇女经期,感受外邪,以及疟疾、黄疸等杂病而见少阳证者。

方解:本方是和解少阳的代表方。以往来寒热,胸胁苦满,默默不欲饮食,心烦喜呕为本方的主要适应证。方用柴胡透达少阳半表之邪,黄芩清泄少阳半里之热,二药配合,一透一清,是方中的主药,为解除少阳寒热往来,口苦咽干,胸胁苦满等症而设;半夏、生姜和胃降逆;党参、甘草、大枣益气和中,正气盛则邪不传里。

加减:若用于治疗疟疾,可加酒炒常山、煨草果。本方去党参、甘草,加枳实、大黄、芍药,名大柴胡汤,用于治疗少阳病兼心下满痛、大便不解等。如肝炎初期,纳呆口苦,可加茵陈、栀子;转氨酶高或持续不降者,可加龙胆草;神经衰弱,失眠多梦遗精者,可加生龙骨、生牡蛎。

(二)辨证要点

小柴胡汤主治少阳病证,临床以往来寒热、胸胁苦满、默默不欲饮食、心烦喜呕、口苦咽干、目眩、舌苔薄白、脉弦为应用要点。

小柴胡汤可用于感冒、支气管炎、胸膜炎、肝炎初期、神经衰弱，以及妇女月经不调等。

(三)使用注意

因方中柴胡升散，芩、夏性燥，易伤阴血，故阴虚血少者忌用。

(四)鉴别应用

• 小柴胡汤与四逆散

二方同为和解之剂，均以柴胡为君药。但同中有异的是：

前者柴胡配黄芩，外解内清，另用人参、甘草、大枣益气扶正，半夏、生姜降逆止呕。故小柴胡汤为和解少阳的代表方。

后者柴胡与枳实相合，重在调畅气机，疏肝理脾，另用芍药、甘草养血健脾，缓急止痛，故四逆散为调和肝脾的常效方。

• 小柴胡汤与蒿芩清胆汤

二方均有和解少阳的作用，同用于邪在少阳，往来寒热，胸胁不适者。但两方在主治、病机、配伍上均有差异。

前者主治伤寒邪入少阳，胆胃不和，胃气虚者。症见往来寒热，胸胁苦满，不欲饮食，心烦喜呕，苔薄白，脉弦等。其配伍取柴胡配黄芩为君，柴胡性味苦平微寒，其性属木而喜升发，功擅清透少阳邪气，兼能疏畅少阳气机之郁滞；配以黄芩，清泄少阳半表半里之胆热，二者合用以透其表而清其里，和解半表半里之邪，佐以半夏、生姜和胃降逆；更用人参、大枣、甘草扶正益气，希冀助正托邪外出。综观小柴胡汤之配伍，邪正兼顾，药性平和，作用全面。

后者主治少阳里热偏盛，湿热痰浊中阻之证。临床除有往来寒热、胸胁胀痛外，更见热重寒轻，口苦胸闷，吐酸苦水或呕吐黄涎黏液，甚或干呕，舌红苔白腻。其配伍取青蒿配黄芩为君，青蒿性味苦寒而气味芳香，既能清透少阳邪热，领少阳之邪外出，又擅长化湿辟秽，与清少阳胆热之黄芩配伍，更切合病情；更用竹茹、半夏、陈皮、枳壳行气化痰，降逆止呕；用碧玉散、赤茯苓清利湿热，使邪有去路。全方共奏清胆利湿,和胃化痰之功,属祛邪方剂,并无补益作用。

(五)名医心得荟萃

• 印会河(北京中日友好医院教授)

治疗外感热病,凡病人以自觉寒热往来为主的,一般都可以用小柴胡汤之柴胡、黄芩、半夏三药作为基础。见发热(不论高热或低热)即加生石膏;大便逾2日未行者,即加生大黄(后下);有咽痛、鼻塞等上感症状,即加山豆根、鱼腥草;无汗加薄荷,一般疗效甚佳。

临证治疗顽固性失眠、心烦、梦扰、头痛及狂、癫等精神、神经症,属少阳胆经热证,引动神魂不安,无论西医诊断为神经官能症,或是精神分裂症。基本上均以柴胡、黄芩、半夏三药为基础加减施治,精神分裂症者,加礞石滚痰丸,效果较为满意。(摘自《广东医学》1982,(9):26)

• 聂惠民(北京中医药大学教授)

小柴胡汤加金银花、栀子、牛蒡子名"柴胡解热汤"。具有清退余热的功效。目前对普通感冒、流感等呼吸系统疾病,具有类似少阳证者,皆以柴胡解热汤治疗,效果甚好。

加秦艽、地骨皮、青蒿名"柴胡秦艽汤"。具有清退余热的功效。主治热势不高,每见于午后发热。目前本方用于慢性发热、功能性发热,效果良好。

合四君子汤名"柴胡四君汤"。具有疏肝和胃的功能,主治少阳证兼胃脘痛。若素日畏寒喜暖者,则去黄芩之苦寒。以此方治疗胃溃疡、慢性胃炎、慢性肝炎等病,出现上述症状者(指胃脘胀满、痛引两胁、嗳气纳呆),常获卓效。

合温胆汤名"柴胡温胆汤"。具有疏肝降逆的功效。主治因肝胆气机久郁不解,升降失职而致呕吐、频吐、胸脘满闷合食少纳呆

等证,慢性胆道感染、胆囊炎,以及急、慢性肝炎等病出现上述症状者,每收良效。(摘自《伤寒论与临证》第 444 页)

• 刘渡舟(北京中医药大学教授)

以小柴胡汤(柴胡 12 克,党参、半夏、生姜各 9 克,炙甘草 6 克),加鳖甲、牡蛎各 15 克,红花、茜草各 9 克。具有疏通气血,软坚消痞功效。主治肝炎虚衰,气病及血。用于病毒性肝炎、早期肝硬化。症见面色青黑不华,右胁作痛如针刺,尤以夜间为甚,或伴有腹胀,体乏无力,肝脾肿大,舌暗有瘀点瘀斑,苔白,脉弦而涩者。(摘自《首批国家级名老中医效验秘方精选》第 3 页)

以小柴胡汤之柴胡、黄芩各 10 克以疏肝利胆清热;半夏、生姜各 10 克以和胃降逆,加茵陈 18 克以清热利湿,土茯苓、凤尾草、草河车各 15 克以清热解毒、凉血疏肝,组成"柴胡解毒汤"。主治胁肋(肝区)疼痛,厌油喜素,多呕,体疲少力,小便短赤,舌苔厚腻。治疗肝功能检测以单项转氨酶增高为特征者,共奏其效。(摘自《名医名方录》第 1 辑,第 28 页)

• 王明如(中医专家)

以小柴胡汤加减治疗感冒发热、神经性低热、迁延性肝炎潮热、肺结核午后低热和急性尿路感染后热势不退等多种发热,均能收到满意的疗效。(摘自《中成药》1994,16(6):29)

• 丁世新(中医专家)

以小柴胡汤(柴胡、黄芩、姜半夏、党参各 15 克,红枣 10 枚,生姜 3 片),加板蓝根、大青叶各 20 克,甘草 3 克,随证加减。治疗以持续高热(38℃以上),侵入少阳的登革热病毒引起的急性传染病 37 例,证属温热邪毒。总有效率为 91.8%。(摘自《河南中医》1989,(2):10)

• 焦树德(北京中日友好医院教授)

小柴胡汤在临床上很常用,我曾以本方随证加减治愈不少疑难病症。例如痎疟(长期的定时发热)、瘅疟(定时发热但不恶寒)、牝疟(定时发冷)、过敏性休克(表现有少阳证者)及急、慢性肝炎等。

治疗慢性肝炎,症见胁痛(隐痛、胀痛、刺痛)、脘闷、食欲不振,饭后迟消,大便或溏或不利,生气则症状加重,肝功能检查时好时坏,或谷丙转氨酶单项增高者。常用本方去人参、生姜、大枣,加炒川楝子、白蒺藜、炒莱菔子各10克,焦三仙、姜黄、红花各9克,皂角刺6克,泽泻10~20克,每周6剂,服4~6周,每收满意效果。

近些年来,有些医院以本方去半夏,加木香、元胡、胡黄连、芒硝、蒲公英、槟榔,用于治疗急性胰腺炎、急性单纯性肠梗阻等,取得了较好的效果。(摘自《方剂心得十讲》第78页)

• 谭日强(湖南中医学院教授)

急性胆囊炎,中医辨证属于湿热侵胆,治宜清热利胆。我用小柴胡汤去人参,加苦参、竹茹、陈皮、枳实、白芍、郁金、茵陈、碧玉散;便秘加大黄、元明粉;黄疸加栀子、大黄;胆绞痛加元胡、川楝子;蛔虫加川楝子、乌梅。(摘自《名医特色经验精华》第91页)

• 刘绍武(中医专家)

刘老从医60余年,悟出的调心汤,系以小柴胡汤作为协调之总方。调心汤(牡蛎、丹参、瓜蒌、百合、苏子、党参各30克,郁金、黄芩、柴胡各15克,花椒、甘草、乌药各10克)宣通表里,疏调三焦,充其津液使五脏润泽,调其阴阳而使气血冲常。

多年来,该方输入电脑,广泛运用,坚持久服,主治各种心脏病,尤对冠心病,其效颇彰。(摘自《名中医治病绝招》第14页)

• 汪新象(中医专家)

以小柴胡汤去人参、大枣,加五味子、生姜或干姜、杏仁、枳壳各10克,细辛、甘草各6克,组成"解郁宣肺止咳汤"。具有解郁散邪、宣肺止咳之功效。主治外感咳嗽,症见夜间咳甚或昼夜阵咳,吐泡沫痰或清稀痰,苔薄白或薄黄而润,舌质偏红,脉弦,病情1周以上,伴见"少阳病,但见一证"的患者,其效颇佳。古有"久咳不已,三焦受之"和"夜咳三焦火"之说,故本方对三焦气机阻遏所致的郁火咳嗽,其效尤佳。(摘自《中医杂志》1986,(4):43)

• 尤松鑫(南京中医药大学教授)

小柴胡汤配伍茯苓、麦芽、茵陈,以治乙肝"大三阳"者。乙肝HBsAg 阴转约 30%;HBeAg 阴转可达 60%~70%。其症有口苦、尿黄、苔腻即可。治疗乙肝 3 个月为 1 个疗程,应坚持几个疗程,无效时可更换他法。(摘自《方药心悟·名中医处方用药技巧》第 35 页)

• 程书权(中医专家)

新近日本学者经深入研究发现,小柴胡汤可直接抑制纤维化的形成,通过抗稳定肝细胞膜,减轻肝脏脂质过氧化反应,促进肝细胞再生及免疫调节等途径,呈现良好的保肝作用。(摘自《中国中医药报》2001 年 5 月 23 日学术版第 3 版)

• 曹华勋(名老中医)

因感冒或无明显诱因所致突发性耳聋,运用小柴胡汤治疗以泡参代人参,去大枣,加葛根 30 克以上,再加石菖蒲、香附,多有效验。据现代研究,突发性耳聋多因内耳血管痉挛所致。而葛根内含葛根黄酮,具有改善内耳循环,促进细胞代谢的作用,故重用葛根每收捷效。(摘自《医方妙用》第 23 页)

• 张志远(山东中医学院教授)

小柴胡汤(柴胡 24 克,黄芩 18 克,法半夏 14 克,太子参 12 克,炙甘草 6 克,生姜 5 片,大枣 5 枚)加板蓝根 30 克,具有清热透表解毒、和解少阳之功效。主治流行性感冒,发热咳嗽,少汗,脉浮数,高热持续不退,注射抗生素无效者。临床实践,治疗流感持续发热,具有理想的治疗效验。曾与麻杏石甘汤、银翘散分组对比,都不及小柴胡汤,证明其疗效是可靠的。(摘自《名医名方录》第 2 辑,第 121 页)

• 祝建华(中医专家)

以小柴胡汤(柴胡15克,黄芩12克,半夏、党参各9克,甘草、生姜各6克,大枣4枚)为基本方,加减治疗胃脘痛151例。如胃脘隐痛,喜温喜按,神疲便溏者,加白术;隐痛,口燥咽干,便结尿黄者,去生姜,加白芍、百合、乌梅;痛甚拒按,舌边尖有瘀斑瘀点者,加丹参、五灵脂。治疗结果:治愈84例,有效49例,无效18例。(摘自《河南中医》1995,15(4):212)

• 彭治安(中医专家)

以小柴胡汤加减(柴胡、黄芩、沙参、百部、瓜蒌、牡蛎、甘草)治疗渗出性胸膜炎42例。经治疗22天后,胸腔积液完全吸收治愈。(摘自《湖南中医杂志》1987,(2):12)

• 刘凤树(中医专家)

以小柴胡汤(柴胡、黄芩各15克,半夏、党参各9克,甘草3克,生姜3片,大枣7枚)为主方,随证加减治疗急慢性胆囊炎285例。总有效率为98.7%。(摘自《实用中西医结合杂志》1993,4(4):218)

• 刘坤旺(中医专家)

以小柴胡汤去黄芩(柴胡20克,半夏、党参各15克,炙甘草6克,生姜10克),加炒莱菔子30克,当归、白芍各15克,桃仁、木香各10克,大枣5枚。治疗老年性便秘48例,有效率为100%。(摘自《山西中医》1996,12(5):33)

• 傅永魁(中医专家)

以小柴胡汤合桂枝汤(柴胡24克,黄芩、党参、白芍、甘草各10克,半夏、桂枝各12克,大枣4枚,生姜3片),加川芎、苍术各10克,生石膏30克,治疗病毒感染发热112例。治疗结果:痊愈85例,有效13例,无效14例,总有效率为87.5%。一般服药5~8剂。(摘自《山东中医杂志》1990,(6):17)

• 李平(中医专家)

临床实践体会,外感病只要见发热3~5天或6~7天,或服他药高热不解者,即急投柴胡桂枝汤,1～2剂高热便退。治疗发热一症,本方应重用柴胡、黄芩,二药合用有较强的退热作用。尤其是柴胡的用量视发热程度而有所递增,如高热达38～40℃以上,柴胡用量可达24～30克,否则很难奏效。(摘自《天津中医》1989,(3):38)

• 赵明锐(名老中医)

斜视(视物倾斜)、复视和少阳经的目眩及发热病的幻觉,皆为热邪侵犯少阳之经所造成的。肝胆相表里,《内经》谓"肝通气于目"、"肝开窍于目"。若因邪热扰于经脉,肝胆之火上亢,熏蒸眼目,目中就会幻化百出,于是斜视、复视和幻视等症由此产生。治疗方面必须是以清解少阳经之热邪为主,佐以清上焦明目之品,方以小柴胡汤加杭菊30克,治疗由功能性病变引起的斜视、复视,效果甚好。

少阳经头痛,以头的两侧疼痛为主,严重时可以波及到正额及头颠部,或者兼有口苦、咽干、目眩的证候。应以头痛的部位和兼证辨治,以清解少阳经为主,止头痛为辅,以小柴胡汤为主方。再加入川芎、白芷之辛香通气活血之品以助清散外邪,疏通经脉的作用。

腰腿痛属少阳经者,其疼痛部位是以臀部、大腿、小腿外侧和足部外侧放射掣痛为特征。此症状和部位,颇似现代医学的坐骨神经痛。治疗如用一般治疗痹痛之法,或发表攻里,其效果往往不佳,故仍需宗少阳经之治疗原则。用小柴胡汤和解少阳,加以温阳通经的桂枝,再加养血活血化瘀之品当归、川芎,以通经散瘀活血,大黄以祛瘀攻实,每治皆有效。

由于外伤、震伤头晕痛致昏迷,苏醒后往往遗留头晕、目眩、恶心呕吐、缠绵不愈。这种病症大都是由于伤后瘀血阻滞、或震伤脑髓所引起的。这不是一般的治疗头痛、头晕之剂所能奏效的。应以活血化瘀为治疗原则,方能取效,以小柴胡汤加当归、川芎等最得当。

呕逆,不论是心烦喜呕,还是胁下痛而呕,呕而发热。多由于邪犯少阳,胆气影响于胃。从表现症状看来,似乎为胃的功能失调,但实际上是胆气不得下降所引起的。若单纯用和胃止呕的治法,未必能获效。需以小柴胡汤为主,和解胆经,或可加和胃理气的陈皮,重加清胃降逆的竹茹,即可治愈。

中医真心痛,近似现代医学的心绞痛和心肌梗死。治疗之法,在危急的时候,先应当回阳救逆,以救急;在一般情况下,应当温阳化瘀缓缓收功。但在病不发作的时候,以小柴胡汤加附子理气温阳,加当归、川芎寓理血药于理气之中,长期治疗常可获得满意的效果。

胁痛,多与肝胆经之经气失调有关。不论气滞或瘀血,皆以舒肝理气、解郁、活血化瘀为治疗大法。如气滞明显,则以理气解郁为主;如瘀血明显,则理气兼化瘀活血。小柴胡汤加当归、川芎治疗胁痛,既可理气解郁,又可活血化瘀。

胸胁痛属现代医学肋软骨炎者,其发病部位大都在胸膺部,相当于少阳经脉分布之处。中医认为是湿热瘀血相凝滞于经脉为主要致病因素。其治疗原则,以舒解少阳之经,兼活血化瘀为治本之法。急投以小柴胡汤加当归、川芎、丹皮活血散瘀消肿;青皮、陈皮助行气,银花清热解毒消肿,因而效显而速。

以小柴胡汤为主适当加减,可以治疗因肝郁气滞,瘀血内阻所引起的多种月经病,诸如崩漏、痛经、月经不调及闭经等。凡此种种,总的治疗原则宜舒肝解郁,理气活血。以小柴胡汤加当归、川芎之类,既可理气,又可活血,用之临床,每多获效。(摘自《经方发挥》第26页)

• 曾文长(中医专家)

以柴胡桂枝汤加味,治疗84例癫痫。治疗结果:治愈25例,显效41例,好转13例,无效5例,总有效率为94.05%。并认为

本方对学龄前及青少年患者效果更好。(摘自《辽宁中医杂志》1990,(6):23)

• 叶橘泉(名老中医)

以柴胡桂枝汤治疗小儿癫痫20多例,效果满意。(摘自《浙江中医学院学报》1983,(5):23)

• 王忠民(名老中医)

以柴胡桂枝汤加减,治疗神经衰弱患者60例。14天为1个疗程,服1~2个疗程即可获显效。(摘自《福建中医药》1986,(4):28)

• 李绍康(中医专家)

以柴胡桂枝汤加茵陈、金钱草、枳壳、莱菔子,治疗慢性肝炎、胆囊炎、早期肝硬化,有较好效果。(摘自《浙江中医杂志》1983,(5):214)

• 日·高桥贞则(日本汉医学家)

以柴胡桂枝汤加茯苓、苍术,对于慢性胰腺炎可疑病例治验,效果良好。(摘自王克勤翻译的《国外医学中医中药分册》1992,(5):30)

• 日·尾台元逸(榕堂)(日本汉医学家)

伤寒愈后,惟有耳中啾啾不安,或耳聋累月不复者,可长期服小柴胡汤。(摘自《类聚方广义》)

• 日·汤本求真(日本汉医学家)

由头部打扑,发为外伤性神经证,与小柴胡汤加石膏得速效。(摘自《经方发挥》第22页)

小柴胡汤以胸胁苦满为主证。诊察之法,令病人仰卧,医者以指头从其肋骨弓下,沿前胸壁里面向胸腔按压,触之一种抵抗物而病人觉压痛,即为小柴胡汤之腹证。(摘自《中国内科医鉴》)

• 日·中川壶山(日本汉医学家)

以小柴胡汤(柴胡、黄芩、人参、半夏、炙甘草、生姜、大枣)加茯

苓、滑石、黄连、竹茹、麦冬组成的"加味小柴胡汤",主治暑疫夹热痢。(摘自《日本历代名医秘方》第58页)

・日・有地滋(日本汉医学家)

以小柴胡汤合桂枝茯苓丸,治疗慢性活动性肝炎90例,均获痊愈。(摘自《日本东洋医学会杂志》1981,(2):19)

・日・大塚敬节(日本汉医学家)

小柴胡汤一般用于热性疾患,其适应证如下:首先热状态为弛张热、间歇热、日晡潮热,多在发热以前先兼有恶寒;其次在胸胁部有充塞感,出现所谓胸胁苦满状态。其感觉的症状即心下部顺沿左右肋骨弓,增加抵抗。此外,还有口苦、咽干、目眩、食欲不振、心烦、恶心呕吐、舌苔薄白等。此方亦有以某种体质为目标用之,有所谓小柴胡汤适应之体质,概为肌骨体质,容易患结核,脉有力,腹部相当紧张,胸胁苦满,上腹角一般多狭窄。但脉微弱,腹部菲薄,丝毫无力者,不适宜此方。小柴胡汤对于适应体质几乎为万病之良药。由于用本方能将痊愈功能发挥至高度,故本方应用范围极广,例如感冒、咽喉炎、耳下腺炎、各种急性热性病、肺炎、支气管炎、胸膜炎、肺结核、淋巴腺结核、胃肠炎和腹膜炎等。

不论干性或渗出性胸膜炎,小柴胡汤为共通之方剂。此外,如无并发症,病势亦不重者,用此方概可治愈。

颈部淋巴结结核(瘰疬)良性者,用之有著效。微热可退,腺肿亦消。(摘自《汉方诊疗实际》)

胸膜炎,有小柴胡汤之证,即口苦咽干、目眩、往来寒热、胸胁苦满、心烦喜呕,胸痛咳嗽甚者,用此方有著效。(摘自《中医诊疗要览》第43页)

・日・吉益为则(东洞)(日本汉医学家)

妇人无故憎寒发热,头痛眩晕,心下支结,呕吐恶心,肢体酸软,郁郁恶对人,或频频欠伸者,俗谓血之道(近似我国俗名"气郁"病),用小柴胡汤有效。

- 日·雨谷荣(日本汉医学家)

小柴胡汤能使高胆固醇血症的血清 LDL-C 下降,HDL-C 增强。小柴胡汤对不同机制引起的高脂血症模型都有改善作用,说明其降血脂的机制不是单一的。另外,小柴胡汤对正常小鼠血中 TC 和 TG 的含量无明显影响。(摘自《中国中医药报》2001 年 5 月 30 日第 3 版)

- 日·粟原广三(日本汉医学家)

小柴胡汤加橘皮汤,不仅治恶心呕吐有效,且对呃逆及干咳频发诸病亦有奇效;若热炽烦渴者,加石膏;祛痰困难者,更加桔梗。(摘自《皇汉医学》)

- 朝·许浚(朝鲜医学家)

以小柴胡汤加生地黄,名为"柴胡地黄汤"。主治妇人产后往来寒热,少阳脉弦。(摘自《东医宝鉴》)

- 刘瑞祥(山东朐县人民医院主任医师)

有个别患者服小柴胡汤后,先高热、寒战,继而汗出而解。这种战汗是枢机运转,三焦通利,正气振奋,与邪交争所致。

本方具有解热、抗炎、抗病毒、保肝、降压、缓解胃肠平滑肌痉挛、促进肾上腺皮质激素分泌等作用。现广泛用于治疗炎性疾病、结核病、自主神经功能紊乱及妇科疾病。(摘自《方药传真》)

- 田隽(大同市五医院主任医师)

对小柴胡汤的主治,我除了按经典原文指征外,还用其加味治疗带状疱疹。加龙胆草 20 克,制川乌 6~9 克(先煎),连翘 15 克,对疱疹及其后遗症疼痛亦有良效。对感染诊断明确,多种抗生素治疗 2 周以上热不退且渐加重,只要具备"热"、"寒"、"口苦"等主证,皆可投本方加蒲公英 30 克,肠道感染加马齿苋 30 克。(摘自《方药传真》)

- 郑志道(广东湛江市第二中医院主任医师)

小柴胡汤对气虚外感发热有明显疗效。素体胃虚气弱又兼外感发热,单纯清热往往会增添胃部不适,引起疼痛或呕吐。小柴胡汤为和解之剂,除解表清热外,尚有和胃补虚的作用,故无上述副作用。

本方对部分小儿夜热证亦有良好疗效。这类患者用过清热药而热不退,外邪未祛但正气已虚,通常非清虚热剂所能奏效。需用本方加减扶正祛邪而收功。(摘自《方药传真》)

• 梁贻俊(北京中日友好医院主任医师)

小柴胡汤的治疗指征是:往来寒热休作有时,胸胁苦满;或兼胁下硬、痛,胃部不适,食欲不振,呕吐,脉弦。

临床运用:去生姜,加茵陈、金银花各30克,大黄、紫花地丁各10克,连翘15克,治胆系发热。去生姜、大枣,加金银花30克,连翘、鱼腥草各15克,杏仁10克,治流感、肺炎发热。加茵陈15克,栀子、黄柏各10克,大黄6克,三棱、莪术各3克,治溶血性贫血发热。加益母草12克,治妇人热入血室。

但是,本方禁用于:太阳表热证及阳明热证;胃肠虚寒证;一切虚寒证。(摘自《方药传真》)

• 黄文政(天津中医学院附院)

小柴胡汤主治少阳病,见妇女经期感冒,肾炎及尿路感染等。

禁忌:阴虚火旺、肝阳上亢、肾气不足、虚火浮动者,均不宜使用,误用伤阴动火。

伤寒论原文加减颇多,惟柴胡、甘草二味不减。可知柴胡、甘草是小柴胡汤的主药。(摘自《方药传真》)

• 李恒明(四川遂宁市中医院主任医师)

小柴胡汤主治慢性肝炎初期、疟疾、附件炎、肝功能异常、乙肝表面抗原阳性,但素体阴虚者不宜用。(摘自《方药传真》)

• 陈治恒(成都中医药大学教授)

小柴胡汤与桂枝汤合用,治太阳少阳同病之发热;与平胃散合用,治邪留少阳,胃气不和之久久发热不退;与桃红四物汤合用治

瘀血发热日久不解者。(摘自《方药传真》)

• 王文彦(辽宁中医学院教授)

小柴胡汤主治少阳证、顽固性风湿性关节炎见上热下寒或往来寒热症状、顽固性头痛以颠顶痛为主者。其特点是邪伏筋脉,外不得出表,内不得通利,上热下寒,双下肢重着。(摘自《方药传真》)

• 查玉明(辽宁中医研究院主任医师)

小柴胡汤加减法:胁痛加川楝子、延胡索各15克;腹胀加香附25克,枳壳15克;湿热发黄加茵陈、栀子、滑石;胆结石加金钱草、鸡内金、郁金。(摘自《方药传真》)

• 陈景河(齐齐哈尔市中医院主任医师)

小柴胡汤主治外感高烧日久不退、胆汁反流性胃炎、胃肠感冒、眩晕、口舌溃疡。

外感高烧38～40℃,长期不退,重用柴胡、黄芩各50克,必定有效。外感后低热日久不退者,则加沙参、生地、麦冬。(摘自《方药传真》)

(六)临床新用

• 反流性食管炎

据(《中国中西医结合杂志》1992年第11期)报道,傅昌格用小柴胡汤随证加减,治疗反流性食管炎78例,结果:治愈69例,好转6例,无效3例,总有效率为96.2%。

• 胆汁反流性胃炎

据(《上海中医药杂志》1987年第8期和1998年第2期)分别报道,周孜和陶峰均用小柴胡汤加减,治疗胆汁反流性胃炎36例和31例,胃镜检查有所改善,后者总有效率为87.1%。

• 胆囊炎

据(《实用中西医结合杂志》1993年第4期)报道,刘凤樹等用小柴胡汤治疗胆囊炎 285 例,其中急性胆囊炎 61 例,慢性胆囊炎 224 例,结果:治愈 250 例,好转 32 例,无效 3 例,总有效率为 98.95%。

• 慢性肝炎

据(《湖南中医药》1987 年第 2 期)报道,袁长津用小柴胡汤加栀子、滑石为基本方。加减治疗各型病毒性肝炎 307 例。结果:临床治愈 268 例,好转 32 例,无效 7 例,总有效率为 97.72%。其中 29 例表面抗原阳性患者转阴 23 例。

• 肝炎后综合征

据(《浙江中医杂志》1989 年第 9 期)报道,杨德明用小柴胡汤以党参 15 克,柴胡、法半夏、黄芩、大枣各 10 克,炙甘草、生姜各 5 克为基本方。治疗肝炎后综合征 128 例,总有效率为 93%。

• 胸膜炎

据(《山东医刊》1957 年第 3 期)报道,田德仁以小柴胡汤治疗胸膜炎 28 例,痊愈 25 例,减轻 3 例。

• 外感后顽固性咳嗽

据(《新中医》1994 年第 10 期)报道,潘子呕以小柴胡汤去参枣加味,治疗外感顽固性咳嗽 41 例,总有效率为 95%。

• 梅尼埃病

据(《实用中西医结合杂志》1997 年第 11 期)报道,毛良知用加味小柴胡汤治疗梅尼埃病 268 例,结果:治愈 236 例,好转 24 例,无效 8 例,总有效率为 97%。

• 湿疹

据(《中医杂志》1998 年第 3 期)报道,张文著用小柴胡汤内服外洗治疗湿疹 50 例,结果:皮肤恢复正常。用药最少 3 天,最多 15 天,平均用药 5 天。

• 经前期综合征

据(《吉林中医药》1986 年第 1 期)报道,刘长江以小柴胡汤加减治疗经前期综合征 167 例。结果：治愈 77 例，显效 57 例，有效 22 例，总有效率为 93.41％。

• 痛经

据(《江西中医药》1992 年第 4 期)报道，刘军用小柴胡汤加减治疗原发性痛经 57 例，总有效率为 93.75％。

第二节 调和肝脾剂

具有调理肝脾作用，适用于肝脾失调所致之胸胁、脘腹胀痛，嗳气吞酸，食少倦怠，月经不调等症。

1. 四逆散
《伤寒论》

(一)传统沿用

组成：柴胡、白芍、枳实、炙甘草各 10 克。
用法：水煎，分 2 次服。
功效：透邪解郁，疏肝理气。
主治：(1)肝脾不和证。胁肋胀闷，脘腹疼痛，脉弦。
(2)阳郁厥逆证。手足不温，或身微热；或咳；或悸；或腹痛；或泄利下重；或小便不利，脉弦。
方解：方中柴胡入肝胆经，其性轻清升散，既疏肝解郁，又透邪升阳为君药；白芍功能敛阴养血，肝血得养，则肝阴易复，以防柴胡劫肝阴为臣药；佐以枳实，具有下气破结泄热之功；甘草调和诸药，益脾和中为使。四药合用，散而不过，疏而无伤，肝脾同治，气血兼顾，这是本方配伍特点。
加减：咳嗽，加五味子、干姜；心悸加桂枝；小便不利加茯苓；腹中痛加附子；泄利下重，加薤白；胃痛吐酸，加左金丸；黄疸，加茵陈、郁金；月经不调，加当归、香附；食积腹痛，加山楂、麦芽、鸡内金；瘀滞疼痛，加蒲黄、五灵脂；胆囊炎、胆石症者，加金钱草、生鸡内金；肋间神经痛，加延胡索、川楝子。

（二）辨证要点

四逆散原治阳郁厥逆证，是主治阳郁厥逆，肝脾不和所致的肝郁脾滞的首选方剂。临床应用以四肢厥冷、胸胁痞满疼痛、脉弦为其辨治要点。

凡属肝胆气郁、肝脾（或胆胃）不和之慢性肝炎、胆囊炎、胆石症、胆道蛔虫症、肋间神经痛、胃溃疡、胃炎、胃肠神经官能症、附件炎、输卵管阻塞、急性乳腺炎、乙型肝炎、肋软骨炎和胃黏膜异型增生等病症，用之有效。

（三）使用注意

四逆散不宜用于阴虚气郁而致的脘腹胁肋疼痛之证。

（四）鉴别应用

- 四逆散与小柴胡汤

见本章"小柴胡汤"。

- 四逆散与枳实芍药散

二方皆有芍药，均有缓急止痛之功以治腹痛。但特点各有不同。前者重在疏肝理脾，所以治腹痛多伴有后重泄利；而后者，散中有收，行中寓缓，善治产后腹痛，或痈肿者。

- 四逆散与芍药甘草汤

二方皆有芍药，均有缓急止痛之功以治腹痛。但特点各有不同。前者重在疏肝理脾，治腹痛多伴有后重泄利，为治阳郁之四肢厥逆的代表方；而后者则为酸甘化阴之剂，缓急止痛之力强，对于多种痉挛性疼痛疗效颇佳。

附方：

①枳实芍药汤(《金匮要略》)

枳实、白芍各等份。功用：行气和血，缓急止痛。主治产后腹痛、烦闷不得卧者，并主痈脓。

②芍药甘草汤(《伤寒论》)

芍药、甘草各等份。功用：养血益阴，缓急止痛。主治阴血不足，血行不畅之腿脚挛急，止腹痛。

(五)名医心得荟萃

- 乔仰先(上海华东医院主任医师)

擅长以四逆散治疗胸胁、脘腹胀痛。但气阴不足者不宜用。

体会：本方疏肝理气，和营解郁。大凡肝气不舒引起的胸闷郁痛，均可用之。如需活血者加赤芍15克；需疏气者加枳壳6克，或再加橘皮6克，大腹皮15克。(摘自《方药传真》)

- 田隽(大同市第五医院主任医师)

常用四逆散治疗有明显恼怒、怫郁而致的胃炎、结肠炎、胆囊炎、经前期综合征、乳腺增生。随证加减，用之辄效。

产后缺乳(包括产后即乳少；或气恼后由多乳而致少乳者)加漏芦、王不留行、通草、麦冬、白芷、茺蔚子、穿山甲；妇女梅核气，日久瘀滞，必用本方加泽兰、姜黄投服，效佳。胸腹壁血栓性静脉炎，加三七、白芥子、红花、鸡血藤投服，可在5～8剂后减轻疼痛或不适感，其硬肿的条索状静脉变软。

但是，虚痞、虚胀、脾胃损伤者，用之不仅胀满不消，反能出现气短气促现象。(摘自《方药传真》)

- 许润三(北京中日友好医院主任医师)

以四逆散(柴胡、生甘草各10克，枳实、赤芍各12克)加丹参30克，蒲公英20克，桃仁10克，主治慢性盆腔炎(急性盆腔炎忌用)。应用指征：小腹痛，经期加重，白带多。(摘自《方药传真》)

- **高忠英**(北京联大中医药学院主任医师)

擅长以四逆散治疗急慢性肝炎、胆囊炎、胆石症、胆道感染。

应用指征:右胁疼痛较剧,痛连背部或胸脘部,胸闷食少,剧痛频发,气阴未伤者必效。但久病气弱阴伤者忌用,误用则气短乏力。

急性肝胆炎症加金银花 30 克,连翘 15 克;或金钱草、板蓝根各 20 克;痛剧加元胡、川楝子各 10 克;胸闷腹胀加枳壳 10 克,厚朴 12 克;阴虚加生熟地各 30 克,女贞子 10 克;脾虚者,加党参、白术各 10 克。(摘自《方药传真》)

- **魏龙骧**(北京医院主任医师)

以四逆散治疗发热、胃炎、消化性溃疡、慢性结肠炎、胆囊炎、月经不调、乳癖等。其指征:手足不温,脉弦的阳郁厥逆,肝脾不和之证,但阳虚阴盛者禁用。(摘自《方药传真》)

- **李孔定**(绵阳市中研所主任医师)

擅长以四逆散主治慢性浅表性胃炎、萎缩性胃炎、小儿疝气等。

应用指征:胃脘胀痛,嗳气,便结。但脾胃虚弱无胀痛,大便溏薄者慎用。

加减:浅表性胃炎(泛酸、脘烧灼感)合左金丸;萎缩性胃炎(胀甚)加山楂、神曲、丹参、五味子;夹湿加苍术、草果;幽门螺杆菌感染者加槟榔、黄芩;肠腺化生加半枝莲;胃黏膜糜烂加白及、大蓟。(摘自《方药传真》)

- **杨家林**(成都中医药大学附院主任医师)

凡肝郁气滞所致的月经病。只要见经色紫黯,或经行不畅,或经闭不行,或经前、经期小腹胀痛,伴有性情急躁、心烦易怒、乳房胀痛、脉弦等,以及对肝郁气滞所致的痛经、腹痛,使用四逆散疗效确切。常与金铃子散合用,以增强行气止痛之功。(摘自《方药传真》)

• 汤益明(江西省中研所主任医师)

四逆散主治的少阳厥证与现代某些类型的低血压及晕厥的病机相吻合,由于气机不畅,阳气内郁不能外达,四末不温则肢厥;清阳不升,心脑失养则晕厥,故以四逆散宣展气机,疏利气血,可通阳复厥。(摘自《方药传真》)

• 李鸣皋(南阳市医院主任医师)

四逆散治疗胆囊炎时加金钱草30克,半枝莲、川楝子各15克,元胡10克,疗效更佳。(摘自《方药传真》)

• 张瑞霞(陕西中研所主任医师)

四逆散治疗胆石症、慢性肝炎加减法:

①肝郁化热,见胁痛、烦躁、口苦、耳鸣目眩,加丹皮、栀子、香附、郁金。

②肝胆湿热,见胸胁疼痛、目赤口苦、头痛头晕,加金钱草、黄芩、龙胆草、红藤。

③肝郁气滞,见胸胁胀痛、心烦不眠,加香附、陈皮、郁金。

④肝气犯胃,见胁痛、嗳气、反胃、呕吐,加旋覆花、左金丸。

⑤急性胆囊炎、胆石症、胰腺炎,加大黄、厚朴、黄芩、蒲公英、金钱草、桂枝。

⑥胆囊水肿,加五苓散、车前子、白茅根、桂枝。(摘自《方药传真》)

• 黄保中(西安市中医院主任医师)

四逆散应用指征:胸闷叹息,烦躁易怒,烘热自汗,脉弦。

加减:①病毒性肝炎,加升麻、土茯苓。

②慢性胃炎,加吴茱萸、黄芩、黄连。

③甲亢,加代赭石、怀牛膝。

④月经不调、痛经,加制香附、台乌药。(摘自《方药传真》)

• 杨少山(杭州市中医院主任医师)

杨老治疗脘腹疼痛以四逆散为主方。杨老认为:不管何种证型的脘腹疼痛,均不同程度地存在肝气不畅的现象,治当以调理肝气为先,故以四逆散为主方。常加制香附、佛手、绿萼梅、川楝子、元胡等以加强理气止痛,甚则加用八月札、九香虫以理气通络。凡属辛辣、破气、攻下、苦寒黏腻及引起血燥之品,则尽量少用,以免"医胃害胃",适得其反。(摘自《方药传真》)

- 罗瑜(著名中医专家)

若能抓住四逆散疏肝解郁理气之本质,正确辨治,则一通百通,遣方用药自如。如肝郁气滞之偏头痛加川芎;乳房胀痛加香附、青皮、元胡;产后缺乳加王不留行、丝瓜络、路路通;胁痛加金铃子散;痛经加香附、郁金、元胡。(摘自《方药传真》)

- 余克涌(中医专家)

以四逆散(枳壳、白芍各18克,柴胡9克,炙甘草3克)为基本方。脾虚甚加怀山药、党参;血虚甚加当归、熟地黄;肝郁甚加香附。水煎,饭前服。治疗胃下垂25例,均获满意效果。(摘自《江西中医学》1983,(6):21)

- 李艳萍(中医专家)

以四逆散(柴胡、枳实、炙甘草各10克,白芍20克)合失笑散(蒲黄、五灵脂各10克)为基本方,随证加减。治疗痛经80例,月经前3天服用,每服6剂为1个疗程,连服3个月经周期。治疗结果:治愈65例,显效9例,有效4例,无效2例,总有效率为97.5%。(摘自《山东中医杂志》1987,(2):40)

- 施瑞兰(中医专家)

以四逆散(柴胡8克,枳实12克,赤白芍各10克,炙甘草6克),加路路通12克,穿山甲10克为基本方,随证加减。治疗继发性不孕症30例,12剂为1个疗程,服2~3个疗程。治疗结果:痊愈15例,显效9例,有效4例,无效2例,总有效率为93.33%。(摘自《贵阳中医学院学报》1992,14(2):273)

- 叶橘泉(近代中医药学家)

四逆散治疗心下胁肋支结、拘急、气郁、羸瘦,妇人经闭不调,四肢不仁,或厥冷;或呃逆;或腹满,下利与腹痛者。(摘自《临证实用方剂》)

• 范文虎(近代著名中医学家)

吴涵秋等说,先师平日常用四逆散(柴胡、枳实、白芍、甘草各6克),加薤白30克煎汤代水,治疗泄利下重,颇见疗效。

先师用四逆散治少阳证及妇女肝胃杂病等,亦常应手。镇海刘泗桥问学范门时,曾谓我同学曰:"本方日人运用以治杂病甚多,此方虽列入少阴,实阳明少阳药也。东郭氏认为即大柴胡汤之变方,治手中异证,如响斯应者,不可胜计,真稀世之灵方也。"(摘自《近代中医流派经验选集》第138页)

• 于世良、史定文(中医学家)

据资料报道,以四逆散加乌梅、川楝子治疗胆道蛔虫症;加丹皮、黄柏治疗单纯性阑尾炎;加瓜蒌、薤白、郁金治疗肋间神经痛,都取得满意效果。

编者以本方加丹参、乳香、没药和皂角刺等,治疗胸肋静脉炎10例,均告痊愈,可供参考。(摘自《中国名方精释》第47页)

• 刘继安(名老中医)

四逆散用于治疗五脏六腑之疼痛,只要加减得宜,都可取得满意的疗效。

冠心病心绞痛:方中芍药宜赤白同用,心阴不足证合增液汤,加少量人参;心气不足证合生脉散,加大量百合;心阳不足证合苓桂术甘汤,加少量附片;心血不足证合四物汤,加大量丹参;痰气瘀阻证合瓜蒌薤白桂枝汤,加远志、菖蒲;心血瘀阻证合失笑散,加乳香、田三七。

肝炎肝区疼痛:方中枳实易枳壳,新病用白芍,久病宜赤白芍同用;急性胆囊炎右上腹剧痛,用本方止痛颇快捷,方中柴胡、枳实用量宜在20克以上,白芍30克以上,再加茵陈、郁金、大黄;慢性胆囊炎疼痛时缓时急,加川芎、郁金、焦山楂;胆石绞痛,选加郁金、金钱草、鸡内金、大黄等品;胆道蛔虫症右上腹剧痛,加乌梅、使君子、槟榔,效果可靠。

脾胃、大小肠病变疼痛:一般都可取得满意效果。如急性阑尾炎右少腹疼痛,宜重用白芍30～60克,或加广木香、白花蛇舌草、丹皮、黄柏;慢性阑尾炎加小茴、橘核、荔核之类;痛经小腹胀痛,合香乌散,加当归,可痊愈。

胸膜炎、肋间神经痛所致胸胁疼痛:咳嗽加瓜蒌、橘络、桔梗;有胸水而憋闷气短加葶苈子、椒目、车前子;瘀血刺痛加降香、丹参、三七;气滞胀痛加郁金、香附、桔梗;结核所致者,加夏枯草、生牡蛎、北沙参。

肾结石肾绞痛;将方中枳实易枳壳,用量30克,并用大量白芍,加郁金、牛膝、升麻;加金钱草、海金沙、鸡内金、芒硝可化石排石。(摘自《医方妙用》第57页)

· 吕仁和(中医专家)

加味四逆散(醋柴胡6～10克,赤芍、白芍各15～30克,枳壳、枳实各3～10克,炙甘草3～6克),具有疏肝理气,化瘀祛痰之功效。治疗肝气郁阻型脂肪肝,如血脂高加何首乌、生山楂、茵陈、决明子;脘腹胀闷加玫瑰花、厚朴、川楝子;体胖、恶心、头晕加全瓜蒌、半夏、陈皮。(摘自《中医函授通讯》1995,(4):32)

· 赵金钟(中医专家)

以四逆散加贯众、半枝莲、虎杖、茵陈、板蓝根、女贞子、旱莲草为基本方。随证加减治疗表面抗原阳性30例。治疗结果:20例转阴。疗程最短的为62天,最长的达240天。(摘自《天津中医》1991,(6):13)

· 陈南扬(中医专家)

以四逆散加减,治疗非化脓性肋软骨炎18例,全部病例均获痊愈。(摘自《湖北中医杂志》1985,(6):52)

• 余瀛鳌(中医专家)

肋间神经痛多属肝气为病,以四逆散加醋制香附、红花有效。(摘自《中医杂志》1985,(5):21)

• 余志兵(中医专家)

以四逆散(柴胡、枳实、白芍、炙甘草各 10 克)加葶苈子、地龙各 10 克为基本方,治疗渗出性胸膜炎 32 例。发热加黄芩、蚤休、鱼腥草;阴虚明显加地骨皮、白薇、胡黄连;气虚加党参、白术、怀山;积液量多、心悸、气促明显加重葶苈子用量;积液量少或无,胸胁痛甚加白芥子、瓜蒌皮。治疗结果:痊愈 20 例,好转 12 例。(摘自《湖北中医杂志》1992,14(1):15)

• 谢云桂(中医专家)

以四逆散加减,治疗大发作型癫痫 117 例。凉痫加龙骨、牡蛎、丹参、石菖蒲;火痫加栀子、黄连、皂角刺、郁金;痰痫加天南星、川贝母、建菖蒲、僵蚕。以上药物研细末装胶囊备用。每日 3 次,每次 6 克,30 天为 1 个疗程。经上方治疗至癫痫有效休止期后 3~12 个月停药,接着服六味地黄丸 1 个月。治疗结果:痊愈 78 例,好转 36 例,无效 3 例。(摘自《浙江中医杂志》1993,28(12):539)

• 王赐华(中医专家)

以四逆散加味治疗癔症或癔症性失语症,每获良效。(摘自《湖南中医杂志》1995,11(6):30)

• 董永军(中医专家)

以四逆散(柴胡、枳实、白芍各 10 克,炙甘草 6 克)加黄芪 10 克,川芎 6 克为基本方。随证加减,治疗功能性低血压病人(排除器质性病变)70 例,血压值在 90/60mmHg 以下,10 天为 1 个疗程。治疗 3 个疗程后,痊愈 63 例,显效 5 例,无效 2 例。总有效率为 97.14%。(摘自《实用中西医结合杂志》1992,5(1):35)

• 蒋立基(中医专家)

以四逆散加味治疗甲状腺功能亢进 20 余例,一般服药 3~6

剂即见效。(摘自《上海中医药杂志》1982,(1):28)

• 姜永富(中医专家)

以四逆散(柴胡、枳壳、白芍各 15 克,甘草 10 克)加赤芍、郁金、黄芩、丹参、鸡内金各 15 克,茵陈、车前子、茯苓各 30 克,金钱草、连翘各 50 克,大黄 10 克。随证加减,治疗胆结石 42 例。治疗结果:治愈 31 例,好转 10 例,无效 1 例。(摘自《安徽中医学院学报》1995,14(4):32)

• 周一祥(中医专家)

以四逆散加黄连、花椒各 4.5～6 克,乌梅 15～30 克为基本方。治疗胆道蛔虫症 100 例,随证加减。成人每日 1 剂,重症加倍,儿童酌减。治疗结果:治愈 98 例,无效 2 例。(摘自《实用中医内科杂志》1989,(2):45)

(六)临床新用

• 心脏神经官能症

据(《浙江中医杂志》1998 年第 4 期)报道,杨洪军等用四逆散去甘草,加郁金为基本方。若胸闷与胸胁及背部胀痛为主,兼心情抑郁、嗳气者,加香附、佛手、檀香、苏梗等,重用枳实;若胸痛部位固定,呈针刺样痛,频频发作,兼胀痛者,为气滞血郁证,加三棱、莪术、延胡索等或合桃红四物汤。若胸闷不舒,泛泛欲吐,头重如裹,苔白腻者,为气滞痰阻,合二陈汤;若胸胁胀满,胸部灼热,心烦易怒,心悸,口苦而干者,为肝郁化火证,加黄连、栀子、蒲公英、白蒺藜、生地等;若为更年期,多为肝郁肾亏证,合二仙汤;若心神不安、失眠明显者,加龙牡、枣仁、琥珀等;若血压偏低,脉弱为气虚,加人参。治疗心脏神经官能症 40 例,治愈 32 例,占 80%,有效 6 例,无效 2 例。

• 早搏

据(《山西中医》1997 年第 3 期)报道,王如高用四逆散加赤芍、人参、阿胶、麦冬、桂枝、延胡索治疗难治性早搏32例,治愈22例,好转8例,总有效率为93.75%。

• 消化性溃疡

据(《天津中医》1987年第5期)报道,高金亮以四逆散治疗胃溃疡65例。结果:显效46例,好转14例,总有效率为92.3%。

• 乙肝及表面抗原阳性者

据(《第五次全国病毒性肝炎学术论文汇编》)报道,张彩玲选用调和肝脾为主的四逆散合异功散,治疗乙肝及表面抗原阳性者35例,其中治愈21例,好转13例,总有效率为97.1%。

• 甲状腺功能亢进

据(《实用中医药杂志》1996年第4期)报道,杨红萍以四逆散加白头翁、丹参、黄药子、生牡蛎为主。心悸加琥珀、夜交藤;腹泻,四肢痿软加茯苓、薏苡仁、怀山;汗多,消瘦乏力,舌红苔少,脉细数,加沙参、花粉。治疗甲亢21例,治愈15例,好转6例。

• 乳腺炎

据(《江苏中医杂志》1988年第4期)报道。张洪俊用四逆散加蒲公英,治疗乳腺炎,一般不超过3剂即可治愈。

2. 逍遥散
《太平惠民和剂局方》

(一)传统沿用

组成:柴胡、当归、白芍、白术、茯苓各9克,炙甘草3克,薄荷1.5克,生姜3克。

用法:水煎,分2次服。或作丸剂、散剂均可。

功效:疏肝解郁,健脾益血。

主治:肝郁血虚症。见两胁作痛,往来寒热,头痛目眩,口燥咽干,神倦食少,月经不调,乳房作胀,脉弦而虚等症。

方解：本方为舒肝解郁的常用方。方中以柴胡疏肝解郁为主，配以薄荷、生姜的辛散，助柴胡以疏肝解郁；肝喜条达，为藏血之脏，肝郁导致血虚，故以当归、白芍养血柔肝，尤其当归之芳香可以行气，味甘可以缓急，更是肝郁血虚之要药；肝郁影响脾胃，所以又用白术、茯苓、炙甘草益胃以资营血之源。肝郁得舒，脾胃得健，则诸症可除。如此配伍既补肝体，又助肝用，气血兼顾，肝脾并治，立法全面，用药周到，故为调和肝脾之名方。

加减：肝郁气滞较甚，加香附、陈皮，以疏肝解郁；血虚甚者，加熟地黄，以养血；肝郁化火，加丹皮、栀子，以清热凉血；胁痛，加延胡索、川楝子；饮食不香，加神曲、鸡内金；肝脾肿大，加鳖甲、牡蛎；舌干绛无苔，去柴胡、生姜，加生地黄、女贞子、旱莲草。

(二)辨证要点

逍遥散为调肝养血的代表方，又是妇科调经的常用方。临床以两胁作痛，神疲食少，月经不调，脉弦而虚为应用要点。

现常用于治疗慢性肝炎、肝硬化、胆石症、胃及十二指肠溃疡、慢性胃炎、胃肠神经官能症、经前期紧张症、乳腺小叶增生、更年期综合征、盆腔炎、子宫肌瘤等，辨证属肝郁血虚脾弱者。

(三)使用注意

肝郁多因情志不遂所致，故嘱患者心情必须达观，方能获效。

(四)鉴别应用

- 逍遥散与四逆散

逍遥散与四逆散二方均可治肝脾失调。但是，前者则兼有养血疏肝，健脾和营的功效。主治肝郁血虚，脾不健运，而致两胁作痛、寒热往来、头痛目眩、口燥咽干及月经不调、乳房胀痛等虚实夹杂证。从组方用药分析，前者是后者去枳实，加白术、茯苓、当归、薄荷、生姜等组成,则养血健脾之力较优。

而后者兼有透邪解郁,疏肝理脾之功。主治阳气内郁而致四肢厥逆,或脘腹疼痛;或泄利下重等偏实证者,其疏肝理脾功能强。

- 逍遥散与一贯煎

逍遥散与一贯煎都有疏肝理气作用,均可治疗肝郁不舒之胁痛。其不同之处在于:

前者以养血健脾之品与疏肝理气药物相配伍,故宜用于肝郁血虚之胁痛,并伴有神疲食少、舌淡而润等脾虚之证者。

而后者以滋补肝肾阴精之品与疏肝理气之品相配伍,故宜用于阴虚肝郁之胁痛,并伴有咽干口燥、舌红而干等阴虚津少者。

- 逍遥散与乌药汤

逍遥散与加味乌药汤二方均有疏肝解郁作用,均可治疗妇人经行腹痛或经前乳房胀痛。同中有异的是:

前者疏肝行气之力较弱,但可养血柔肝,健脾助运,宜用于肝郁血虚,脾失健运之痛经。

而后者则疏肝行气止痛之力较强,宜用于肝郁气滞,血行不畅之痛经。

- 逍遥散与加味逍遥散

加味逍遥散系逍遥散加丹皮、栀子组成,后世称为"丹栀逍遥散"。丹、栀二味药皆能清热凉血,其中栀子尚可泄热除烦,丹皮亦能活血散瘀。主治虽似逍遥散,但对兼有郁火者尤为适宜。

- 逍遥散与黑逍遥散

黑逍遥散为逍遥散加熟地而成。以加强熟地的补血作用。适用于逍遥散证而血虚较重者,若血虚有热,则熟地应易为生地。

(五)名医心得荟萃

- 钱伯文(上海中医药大学教授)

擅长以逍遥散(柴胡、甘草各6克,当归12克,茯苓20克,白术、赤芍各10克)加瓜蒌皮、枸橘李、八月札各12克,主治乳房肿痛(乳癖)。

应用指征:乳房胀痛,两胁作痛,月经不调,乳房结块等,其中二三个主症即可用此方,但是伴有肝阳上亢,肝郁化火等则忌用。

• 蔡小荪(上海第一人民医院主任医师)

擅长用逍遥散治疗妇科月经病及不孕症。其体会是:经行前后诸症及更年期综合征等有情绪抑郁及潮热者,加栀子、丹皮、郁金、怀小麦、磁石等。

• 张重华(上海医科大学教授)

擅长以逍遥散主治梅核气、喉源性咳嗽、耳鸣耳聋。

梅核气常加绿萼梅、玫瑰花;喉痒干咳无痰加橘红、仙鹤草、蝉蜕等;耳鸣耳聋加珍珠母、钩藤。

• 骆继杰(深圳市中医院主任医师)

擅长以逍遥散主治神经衰弱、甲状腺疾病、内分泌失调诸症、妇科病、面部黄褐斑、痤疮。

甲亢加北沙参、浙贝母、牡蛎、夏枯草、天花粉;黄褐斑加紫草、益母草、旱莲草、女贞子;痤疮加金银花、膀胱炎、紫花地丁、紫草;神经衰弱、心烦失眠加夜交藤、远志、益智仁、枣仁;气虚明显加太子参、黄芪。

• 关国华(广州中医药大学一附院教授)

擅长以逍遥散(当归6克,白芍15克,柴胡12克,茯苓18克,白术12克,炙甘草6克),加茺蔚子、车前子、杭菊花各12克,丹参15克为主方,治疗老年性黄斑变性玻璃膜疣期。

其指征是:眼底检查发现黄斑区玻璃膜疣沉积。

体会:老年性黄斑变性必须与其他黄斑眼病相鉴别,经确诊且无明显体虚表现者,应持续服用本方3个月,以延缓病情进展。年老气弱,脾虚失运,痰浊内停者,应改用下方:党参、葛根、何首乌各20克,升麻7克,灵芝末3克,茯苓18克,黄芪、白芍、丹参各

15克,石菖蒲12克,炙甘草6克。

• 管遵惠(昆明市中医院主任医师)

肝郁气滞,两胁作痛,头痛目眩,月经不调,经后腹痛,乳房胀痛,以及肝胆疾病出现右胁下隐痛,神疲乏力等。常用逍遥散加减治疗。

骨蒸潮热加知母、地骨皮、丹皮、栀子;咳嗽痰多加紫菀、五味子、川贝母、杏仁;胸中烦热加黄连、栀子、炙远志、淡竹叶;自汗盗汗加黄芪、枣仁、牡蛎、浮小麦;左腹癥瘕加三棱、莪术、乳香、没药;右腹积聚加木香、槟榔、郁金、香附;手足颤抖加防风、天麻、全蝎、蜈蚣。

• 封万富(内蒙古乌盟医院主任医师)

常用逍遥散主治心脏神经官能症、结肠炎、功能性子宫出血,附件炎。

加党参、麦冬、五味子、龙骨、枣仁、远志,治惊悸、不寐,效果甚佳。

加炒丹皮、炒栀子、熟地、益母草,治功能性子宫出血、崩漏。

加香附、木香、枳壳、延胡索,治厥阴腹痛,无论男女,效果甚佳。

• 龚子夫(江西医学院教授)

逍遥散的应用指征:①凡有情志抑郁史。②与肝经有关的各种痛证,如太阳穴痛、乳房胀痛、两胁胀痛、少腹胀痛。③脉弦者。

• 门成福(河南中医学院教授)

巨乳症多因于肝、胃、心、脾,因乳头属肝经,乳房属胃经,而心脾多郁结故也。以逍遥散(茯苓、白芍、当归、白术各15克,柴胡10克,薄荷、甘草各6克),加陈皮、法半夏、桃仁、红花各15克。以疏肝理气,活血化瘀,健脾利湿,和胃化痰。服1~2个月而愈。(摘自《名医治病》第386页)

• 方和谦(名老中医)

诸如临床常见的胁痛、慢性肝炎、乳腺增生症等,凡影响肝之气血失和而导致肝功能失常者,均可用逍遥散(当归 12 克,白芍、白术、柴胡、茯苓各 9 克,薄荷 3 克后下,炙甘草 6 克,生姜 3 克),加党参、苏梗、香附各 9 克,大枣 4 枚可疏肝理气,调气和血。主治慢性肝炎及其他肝脏疾病。(摘自《首批国家级名老中医效验秘方精选(续集)》第 17 页)

• **戴惠芬**(云南中医学院教授)

以逍遥散(当归、茯苓各 15 克,白芍、柴胡各 10 克,薄荷、甘草各 6 克,煨姜 3 片),加香附、佛手各 10 克,组成"变通逍遥散"。具有疏肝健脾,调和气血之功效,主治痛经。凡经期是调经止痛的最好时机。(摘自《首批国家级名老中医效验秘方精选(续集)》第 314 页)

• **焦树德**(北京中日友好医院教授)

我常以逍遥散加减,用于调治月经。

①如月经赶前,经水量多,急躁易怒者,以逍遥散加丹皮、栀子、川断炭、益母草各 15 克,艾叶炭、棕炭各 30 克,桑寄生 20 克。

②月经错后,月经量少,血暗有块,行经腹痛者。用黑逍遥散(改生地为熟地),加香附 10 克,红花、桃仁各 9 克,川芎、元胡各 6 克,炮姜 3 克。

③月经淋漓不断者,加桑寄生、艾叶炭、棕炭各 30 克,川断炭 15 克,党参、阿胶珠各 10 克。

④子宫出血、血崩不止者,加桑寄生、棕炭、艾炭各 30 克,川断炭、益母草炭各 20 克,党参 12～15 克(或人参 3～6 克),赤石脂 15 克,菟丝子 10～12 克,补骨脂 10 克,炮姜炭 5 克。

我也常用逍遥散随证加减,治疗肝脾失和所致的慢性泄泻。症见胁肋胀痛,腹部重坠,食欲不振,口干不欲多饮,舌质较红,大便溏泻,每日 3～4 次,四肢倦怠,饭后迟消或倒饱,面色萎黄欠泽,脉象弦细,重按乏力。我的加减基本方如下:伏龙肝 60 克(煎汤代水),茯苓 20 克,车前子(布包)、炒山药、芡实各 12 克,肉豆蔻、炒扁豆各 10 克,土炒白芍、土炒白术各 9 克,土炒当归、柴胡、黄芩、炒川楝子、泽泻、香附、焦三仙各 9 克,青陈皮、木香各 6 克,每收满意效果。(均摘自《方剂心得十讲》第 81 页)

• 陈泽霖(上海中医药大学教授)

凡原因不明,闭经后又无少腹胀痛者,多按血虚论治。常用逍遥散合黑归脾汤加减治疗。气滞血瘀者,常用少腹逐瘀汤加减治疗。治疗要有耐心,常在治疗数月不效,医师和病人都将失去信心时,如能再坚持一下,即能取得疗效。(摘自《名医特色经验精华》第 244 页)

• 张发荣(成都中医学院教授)

慢性肝炎、肝硬化的基本病机多为肝郁脾虚,故选用逍遥散(柴胡、白芍各 15 克,白术、茯苓各 12 克,当归 10 克,甘草 6 克),加糯米草根、麦芽各 30 克,鸡矢藤、莪术各 15 克,红参、桃仁各 10 克。具有调和肝脾,益气养血,活血化瘀之功效。主治慢性肝炎及早中期肝硬化尚未并发出血、高热、昏迷、呕吐、腹泻者。(摘自《名医名方录》第 2 辑,第 342 页)

• 何其林(中医专家)

以逍遥散加味治疗血管神经性头痛,效果良好。如头面掣痛,面部烘热者,重用白芍 30~50 克,并加羚羊角(可用水牛角代替)、白僵蚕、蜈蚣;疼痛剧烈、手不可触者加熟大黄、桃仁、水蛭(用量均轻);血压偏高,见头晕痛者加钩藤、牡蛎、茺蔚子、川牛膝;失眠多梦者,加酸枣仁、柏子仁、龙齿、夏枯草。(摘自《湖南中医杂志》1994,10(5):30)

• 陈崇柱(中医专家)

以逍遥散(柴胡、当归、白术、茯苓各 12 克,薄荷、炙甘草、生姜各 6 克)治疗慢性胆囊炎急性发作 32 例。治疗结果:有效 30 例,无效 2 例。(摘自《浙江中医杂志》1987,(12):534)

- 古伟明(中医专家)

以逍遥散(柴胡12克,当归、白术各10克,白芍、茯苓各10克,甘草6克)加金钱草30克,党参15克。加减治疗慢性胆囊炎合并慢性胃炎46例。治疗结果:显效33例,有效6例,无效7例。经B超复查,胆囊炎症状明显减轻36例。(摘自《新中医》1994,(8):53)

- 许清泉(中医专家)

以逍遥散加枸杞子、香附各12克,丹参、矮脚茶、薏苡仁各30克。治疗慢性肝炎、迁延性肝炎、无黄疸型肝炎88例。治疗结果:治愈75例,显效4例,好转8例。(摘自《江西中医药》1987,(1):30)

- 朱凤山(中医专家)

以逍遥散加败酱草50克,板蓝根25克为基本方。加减治疗乙型肝炎30例。治疗结果:治愈6例,好转23例,无效1例,总有效率为96.67%。(摘自《黑龙江中医药》1987,(1):25)

- 李素琴(中医专家)

以丹栀逍遥散加益母草20克,紫草15克,治疗肾炎血尿25例。治疗结果:显效21例,有效3例,无效1例。用药时间最长者60天,最短者半个月。(摘自《辽宁中医杂志》1993,20(12):26)

- 施乃芝(中医专家)

以逍遥散加枳壳10克,怀山药15克,佛手、泽泻各12克,茅根30克,生姜3片。治疗50例特发性水肿,获得显效。(摘自《新中医》1986,(1):47)

- 李秀珍(中医专家)

以逍遥散加香附、青皮各9克,麦芽60克治疗高泌乳素血症54例。经期停止用药,闭经者连续服药,直到PRL(泌乳素)值降至正常。治疗结果:49例降至正常,5例部分下降。(摘自《中西医结合杂志》1991,11(7):439)

• 俞善甫(中医专家)

以逍遥散加郁金、制香附各 12 克,龙骨 30 克。治疗反应性精神病 12 例。如心悸重者加柏子仁;纳呆加山楂、鸡内金。治疗 12 例全部治愈。服药少者 2 天,多者 5 天。(摘自《浙江中医杂志》1990,(6):439)

• 邱保国(中医专家)

以逍遥散加枳壳、郁金、川楝子治疗 24 例 β 受体亢进综合征。一般服药 35～87 剂。治疗结果:治愈 18 例,显效 6 例。(摘自《临床医学》1987,(2):124)

• 王相奇(中医专家)

以逍遥散加木瓜为主方,加味治疗 100 例髋关节暂时性滑膜炎。如发烧加鳖甲、黄连、青蒿;湿热型小便黄赤,加车前子、木通、茵陈、芡实、薏苡仁;惊悸加龙骨、石决明。治疗结果:痊愈 78 例,显效 16 例,无效 6 例,总有效率为 94%。(摘自《中国骨伤》1992,5(5):27)

• 龚励例(中医专家)

以逍遥散为基本方,加味治疗痛经 52 例。如寒凝气滞血瘀加香附、延胡索、艾叶、桂枝;气滞血瘀加川楝子、延胡索、泽兰叶、失笑散、没药、丹皮。经前 3～5 天服药,连服 5～7 剂为 1 个疗程。治疗结果:治愈 14 例,好转 32 例,无效 6 例,总有效率为 88.46%。(摘自《贵阳中医学院学报》1985,(3):42)

• 郝海山(著名中医专家)

以逍遥散(柴胡、白芍各 12 克,白术、茯苓各 10 克,炙甘草、薄荷各 6 克),加当归、煨姜、白芥子各 10 克为主方。加味治疗腰痛 96 例,妇人白带偏多,加车前子、怀山药;胁痛加川楝子、青皮;月经夹有瘀块,加茜草、丹参。治疗结果:痊愈 68 例,有效 11 例,无效 17 例。(摘自《浙江中医杂志》1991,26(3):112)

• 任清文(中医专家)

以逍遥散加车前子、青皮、香附、枳壳、麻黄、木通为基本方。加减治疗更年期水肿 30 例。治疗结果：治愈 18 例，显效 10 例，无效 2 例，总有效率为 93.33%。(摘自《四川中医》1993,11(6):40)

• 吴介作(中医专家)

以逍遥散(柴胡、当归、白芍、白术、茯苓各 10 克)，加青皮、川芎各 10 克，郁金 20 克，香附、丹参各 15 克为主方，加减治疗不孕症 30 例。自月经干净后第 4 天开始服药，连服 7 天，至下次月经周期如法再服，3 个月为 1 个疗程。治疗结果：服上方 1~3 个疗程后 20 例怀孕，其余 10 例虽未怀孕，但月经不调症状有所改善。(摘自《新中医》1994,(5):38)

• 冯金英(中医专家)

以丹栀逍遥散(柴胡、当归各 9 克，丹皮、栀子、白芍、白术各 12 克，茯苓 15 克，生甘草 6 克)，加延胡索、丹参、黑老虎各 15 克，忍冬藤 30 克为主方。加减治疗慢性盆腔炎 55 例，其中慢性盆腔炎 20 例，慢性附件炎 25 例，盆腔郁血症 4 例，术后盆腔脏器粘连 6 例。治疗结果：痊愈 35 例，有效 16 例，无效 4 例，总有效率为 92.73%。(摘自《新中医》1994,(9):27)

• 邹定华(中医专家)

以逍遥散加生牡蛎、枸杞子、旱莲草各 15 克，黄药子、白药子、法半夏各 10 克。治疗 62 例男性乳房发育症，1 个月为 1 个疗程，治疗 1~5 个疗程。治疗结果：痊愈 52 例，显效 7 例，无效 3 例，总有效率为 95.16%。(摘自《甘肃中医》1994,7(6):35)

• 史新民(中医专家)

以逍遥散加夏枯草、牡蛎、丹参、王不留行，治疗男性乳房发育症 14 例。治疗结果：痊愈 10 例，好转 4 例。(摘自《光明中医》1994,(6):27)

• 段凤舞(名老中医)

肝癌病情复杂，临床表现多为虚实夹杂，既有毒瘀之实，又有气血亏损之虚……故余临证诊治肝癌,常以参赭培气汤合逍遥散加减化裁,每多效验。

本方原是张锡纯治疗膈食之方,余师而不泥,伍用丹参、赤芍、莪术、八月札等理气活血,逐瘀攻邪,并随证加减。(摘自《名医特色经验精华》第88页)

• 郭喜军、王英(中医专家)

以逍遥散(当归、白芍各10克,白术、茯苓各12克,柴胡9克),加生地黄、枸杞子各10克,知母30克,香附、川芎各9克,组成"逍遥降糖饮"。主治肝郁气滞型之糖尿病。

如渴饮无度加生石膏、天花粉;易饥、多食加黄连;小便频数加桑螵蛸、覆盆子、菟丝子;大便秘结加瓜蒌仁;便溏、腹泻加苍术、地榆、秦皮;面目、肢体浮肿加猪苓、泽泻;手足麻木加鸡血藤、丹参;头晕、头痛加夏枯草、钩藤;视物模糊加青葙子、决明子、茺蔚子。(摘自于振宣等《中国当代中医药专家经验荟萃》)

• 朱小南(中医妇科专家)

以逍遥散(当归、茯苓各9克,白芍、白术各6克,柴胡4克),加香附、郁金、合欢皮、苏罗子、路路通各9克,陈皮6克,组成"逍遥助孕汤"。主治肝气郁滞型不孕症。若经前乳房胀甚加瓜蒌、橘叶、青皮;月经量多者,去当归,加益母草。(摘自《朱小南妇科经验选》)

• 唐汉钧(中医专家)

以丹栀逍遥散加减(白花蛇舌草30克,蒲公英15克,黄芩、栀子、当归、黄芪各12克,赤芍、丹参、皂角刺各9克,柴胡6克),治疗乳腺管扩张之肝火湿热证。

如局部红肿加紫花地丁、金银花、连翘;乳头有血性溢液加茜草炭、仙鹤草、地榆;溢液如水样加薏苡仁、茯苓。(摘自《实用中医乳房病学》)

• 顾伯华(上海中医药大学教授)

以丹栀逍遥散(当归 12 克、柴胡、白芍、焦白术、茯苓、丹皮、栀子各 9 克,薄荷 6 克),加旱莲草 15 克,组成"疏肝凉血汤",具有疏肝扶脾,凉血清热之功效。主治乳腺囊性增生、导管扩张症、大导管乳头状瘤所致的乳头溢液症。

如溢液色鲜红或紫者,加仙鹤草 30 克,龙胆草 6 克;溢液色淡黄者,加生薏苡仁 15 克,泽泻 9 克;乳腺囊性增生,加菟丝子、仙灵脾、锁阳各 12 克;大导管乳头状瘤,加白花蛇舌草 30 克,黄药子(有肝病者禁用)12 克,急性子 9 克。

本方治疗乳头溢液确有良效。但乳腺癌、大导管乳头状瘤、乳晕部肿块与皮肤粘连者,以手术切除为宜,慎防癌变。(摘自《首批国家级名老中医效验秘方精选(续集)》第 345 页)

• 雍履平(安徽天长市中医院主任医师)

子宫肥大症是指成年女性以月经过多为主证的一种内分泌功能失调的妇科疾病。余从临床观察,气虚而冲任不调和血热,乃系本病两大主因,尤其气虚更为多见。因此,制"升补理宫汤"以升补脾肾转以清热,临床用之效果好。

方取补中益气汤合丹栀逍遥散化裁。前者有潞党参、炒白术、炙黄芪各 15 克,怀山药 30 克,配伍升麻 6 克,柴胡 10 克补脾升清;后者有当归 15 克,白芍 10 克,丹皮 30 克,栀子 10 克养肝疏肝清火,并加熟地黄 30 克配阿胶 10 克补血滋阴,女贞子 30 克配伍枸杞子、山萸肉各 10 克温补肝肾,龙骨 20 克配伍血余炭 10 克,既收敛固涩,促血液凝固,又可消瘀血,且补阴甚捷。全方具有温补脾肾,固摄冲任之效。治疗子宫肥大症,疗效乃佳。(摘自《临证验方治疗疑难病》第 502 页)

• 日 • 村田正敏(日本汉医学家)

以加味逍遥散治疗中老年女性眼疲劳症 22 例。服药后改善的 15 例,不变的 7 例。(摘自黄欣翻译的《国外医学中医中药分册》1994,16(4):23)

• 日·矢数道明（日本汉医学家）

以逍遥散加荆芥、地骨皮、薏苡仁,持续治疗4个月,患10年之久的特异性皮炎完全好转。(摘自杨在纲翻译的《国外医学中医中药分册》1990,12(1):53)

• 日·大塚敬节（日本汉医学家）

逍遥散用于女子经血病,以四肢倦怠、头重、眩晕、失眠、逍遥性热感和月经异常等为适应证。例如神经质虚弱女性,午后上冲颜面潮红,背部有蒸热感者,可用此方。

此方可认为是小柴胡汤之变方,与小柴胡汤比较胸胁苦满症状较轻微,易疲劳,兼有种种神经症状。在女人虚劳症、肺尖卡他、微热、咳嗽、肩部发酸、咯血、出血等有时用之为宜。此方可广泛应用于经血病、神经衰弱、癔症、失眠症、肩部发酸、月经不调和皮肤病等。但在进行性或开放性之肺部疾患不可用之。

如加丹皮、栀子为加味逍遥散,又称丹栀逍遥散。有逍遥散之证,肩部发酸、上冲、头痛明显,稍有热症状者用之。

或身体虚弱虽便秘而不应用大黄、芒硝等时,用此方有奇效。如胸中堵塞,精神不爽,以与小柴胡合方用之为宜。又本方加地骨皮、荆芥应用于皮肤病,尤其是在汗疱、手掌角化症时用之有效。

对恶性淋巴结结核（瘰疬）,身体营养不良,有羸弱倾向者用之,本方再加夏枯草、贝母、牡蛎、青皮、瓜蒌根,用之更佳。(摘自《汉方诊疗实际》)

• 日·香月则真（牛山）（日本汉医学家）

以逍遥散（当归3.5克,酒白芍、柴胡、白术、茯苓各3克,甘草2克）,加栀子、砂仁、连翘,组成"逍遥加味方"。主治呕吐用诸药方无效时,用本方以缓肝经,则脾胃平和而呕吐止,此秘方也。总之,治呕吐药,加连翘于一切药方中,此家传之秘也。

以逍遥散（当归、白芍、柴胡、白术、茯苓、甘草、煨姜）加牡丹皮、栀子,即丹栀逍遥散。主治头痛服诸药不效者,服上方缓其肝

经,则其效如神,后服六味地黄生肾水,甚有效。(摘自《日本历代名医秘方》第74页)

以逍遥散加木香、川芎、栀子、青皮。主治诸疝气证用诸药无效时。香月牛山言其使用本方可使"肝经缓则立效,此奇妙秘方"。(摘自《日本历代名医秘方》第188页)

(六)临床新用

• 发热

据(《中国中西医结合杂志》1982年第2期)报道,刘英年用逍遥散加味治疗经西医治疗无效的功能性低热45例,其中病程在2年以上者15例,1～2年者30例,均获良效。对于高热者亦有效。

• 高脂血症

据(《陕西中医》1995年第3期)报道,杨大男等用逍遥丸治疗高脂血症84例,TC下降率为31.7%,TG下降率为36.7%,提示逍遥丸治疗高脂血症有效。

• 乙肝表面抗原阳性

据(《湖南中医杂志》1991年第5期)报道,吕敬江以逍遥散去薄荷、甘草,加虎杖、桑寄生、香附为基本方。胁肋胀痛合金铃子散;舌红伤阴加生地、麦冬、枸杞子、石斛、沙参;口渴去白术,加乌梅;脾虚加党参、怀山药、薏苡仁;食滞加神曲、山楂、麦芽;郁热加白花蛇舌草、铁扫帚、丹皮等。治疗乙肝表面抗原阳性33例,治愈25例,未愈8例。

• 胆结石

据(《上海中医药杂志》1965年第7期)报道,张羹梅认为胆石症多由肝气郁滞所致,故以疏肝理气治其本,消积软坚治其标,用逍遥散合硝石矾石散加金钱草治疗胆石症20例,病程最短14天,最长10个月。结果:疼痛完全消失者17例,减轻3例,6例复查胆囊造影,有 5 例结石消失。

• 慢性胆囊炎急性发作

据(《浙江中医杂志》1987 年第 12 期)报道,陈崇柱用逍遥散加减,治疗慢性胆囊炎急性发作 32 例,收到较好的远期疗效。年龄 23～76 岁,病程 2～26 年,其中单纯性胆囊炎 27 例,合并胆管炎者 3 例,合并胆石症者 2 例。急性期控制后单纯用逍遥散治疗,结果:有效 30 例,无效 2 例,有效者 2～5 年未出现急性发作,远期有效率为 93.75%。

• 胆道蛔虫症

据(《中国医药学报》1994 年第 5 期)报道,李金声等以逍遥散加木香、川楝子、香附、元胡、党参、半夏、槟榔为基本方。治疗胆道蛔虫症 264 例,白细胞中性增高及合并胆囊炎者加丹皮、栀子、金银花、板蓝根;大便溏薄,减少槟榔用量,增加白术、怀山药用量。结果:24 小时内痊愈 228 例,占 86.36%,48 小时内痊愈 30 例,占 11.36%,因呕出蛔虫而自愈 6 例,占 2.27%。

• 胆绞痛

据(《安徽中医学院学报》1995 年第 2 期)报道,冯茂森用逍遥散加元胡、香附、木香、郁金、丹皮、栀子、鸡内金、党参、金钱草为主方。痛剧者白芍、延胡索用量加重;呕吐加姜半夏;胆道蛔虫症去甘草,加乌梅;伴黄疸去金钱草加茵陈。治疗胆绞痛 157 例,结果:显效 115 例,有效 42 例。

• 甲状腺肿大

据(《山东中医学院学报》1996 第 3 期)报道,谭秀兰等以逍遥散去薄荷、甘草、煨姜,加郁金、昆布、海藻、枳实、陈皮、青皮、牡蛎为主方。治疗甲状腺肿大。颈部肿痛加金银花、连翘;气滞甚加香附、佛手。

• 老年震颤

据(《河北中医》1994 年第 1 期)报道,许世平以逍遥散为基础方,治疗老年震颤。气虚头晕,面色萎黄,动则气短汗出,加人参、黄芪;头痛痰多,行走不稳,加天麻、僵蚕、钩藤;神志恍惚,精神萎靡,言不达意,加磁石、枣仁、远志等。治老年震颤 30 例,临床治愈 23 例,有效 6 例,无效 1 例。

• 乳腺增生

据(《甘肃中医》1997 年第 3 期)报道,吴岩萍以逍遥散去薄荷、白术、煨姜,加香附、瓜蒌、丹参、王不留行、路路通为主方,治疗乳腺增生 64 例。乳房胀痛合金铃子散;胀痛而灼热加丹皮、栀子;肿块大而硬者加三棱、莪术、穿山甲;乳头溢液加生麦芽;气血两虚加重当归、白芍用量,并加炙黄芪、熟地、党参。每于月经来潮后第 5 天开始服用,每日 1 剂,20 剂为 1 疗程。结果:治愈 45 例,显效 18 例,好转 1 例,总有效率为 100%。

• 痤疮

据(《云南医药》1994 年第 4 期)报道,曹德湖用逍遥散加荆芥、川芎、败酱草为基本方,治疗青年痤疮 87 例。血热瘀结加生地、白茅根、红花;痰湿阻滞加夏枯草、薏苡仁、浙贝母;胃肠实热加大黄、黄连、枳实;肝火热毒加龙胆草、银花、连翘、皂角刺。结果:显效 59 例,有效 24 例,无效 4 例,总有效率为 95.4%。

• 不孕

据(《新中医》1995 年第 5 期)报道,吴介作以逍遥散加青皮、川芎、郁金、香附、丹参为主方,治疗不孕症 30 例。肝郁兼肾虚加覆盆子、菟丝子、枸杞子、五味子;肝郁兼血瘀加桃仁、益母草、川牛膝;肝郁兼痰湿加陈皮、苍术、法半夏、天南星。结果:20 例怀孕,其余 10 例,虽未怀孕,但月经不调有所改善,效果尤以气滞血瘀者为佳。

第三节 调和肠胃剂

具有调和肠胃作用,适用于邪在肠胃,寒热夹杂,升降失常。见胸脘满闷、腹痛、呕吐或肠鸣泄泻等症。

半夏泻心汤
《伤寒论》

(一)传统沿用

组成:半夏9克,黄芩6克,黄连2克,干姜3克,人参3克(可用党参9克代替),炙甘草3克,大枣4枚。

用法:水煎,分2次服。

功效:和胃降逆,开结除痞。

主治:胃气不和证。症见寒热互结,心下痞闷,但满而不痛;或气逆干呕,肠鸣下利,苔白或黄腻。

方解:本方为治胃气不和,寒热互结所致的痞证。"痞",指寒热阻滞于中焦,痞闷不舒。方用半夏、干姜辛温散寒,化痰消痞,又能和胃止呕;黄连、黄芩苦寒泄热,四药配伍,具有辛开苦降、祛寒泄热的功用;党参、甘草、大枣扶脾和中。中焦得和,寒热得调,则心下痞闷、吐泻等症自可解除。故可主治寒热互结,心下痞闷之症。

加减:热多寒少以芩、连为主,寒多热少重用干姜,浊饮上泛重用半夏,寒热相近宜辛苦并行;若痞证呕甚而中气不虚,或舌苔厚腻者,可去人参、大枣,加枳实、生姜以理气止呕。

(二)辨证要点

半夏泻心汤用治中气虚弱、寒热错杂、升降失常而致肠胃不和者。临床以心下痞满,呕吐泻利,苔腻微黄为应用要点。

现代多用于急、慢性胃肠炎,消化不良,胃液滞留,具有痞闷、苔腻等症。

(三)使用注意

半夏泻心汤虽是主治寒热错杂之痞证。若气滞或食积所致者,则不宜使用。

(四)鉴别应用

• 半夏泻心汤、生姜泻心汤、甘草泻心汤

三方均有半夏、干姜、黄连、黄芩、人参、大枣、甘草,其功能皆可散结消痞,和胃益气,其主治都用于胃气不和之心下痞硬、呕逆下利等症。但同中有异的是:

①半夏泻心汤功能寒热平调,消痞散结,辛开之力较强,主治胃气不和之痞证较甚,心下痞满,但满而不痛;或呕吐,肠鸣下利,苔腻而微黄。

②生姜泻心汤是半夏泻心汤减干姜60克,加生姜120克组成。功能和胃降逆,散水消痞。主治伤寒汗出解之后,胃中不和,心下痞硬,干噫食臭,胁下有水气,腹中雷鸣,下利,对于水气偏重,呕逆较突出,并伴干噫食臭者颇宜。

③甘草泻心汤功能益气和胃,消痞止利。主治伤寒中风,医反下之,其人下利数十行,完谷不化,腹中雷鸣,心下痞硬而满,干呕,心烦不安等。本方为半夏泻心汤再加甘草一两(30克),补中益气之力较强,适用于胃虚甚者。

(五)名医心得荟萃

• 田隽(大同市第五医院主任医师)

半夏泻心汤是小柴胡汤加黄连、干姜组成,因无半表半里证,

无往来寒热,故不用柴胡。其加减法如下:

原方加蒲公英 30 克,连翘 15 克,吴茱萸 6 克,治慢性胃炎有效。特别适用于泛酸烧心,嗳气不除者,效果明显。

原方加白及 10 克(打碎先煎 10 分钟),生地榆 15 克,生大黄粉 4 克(研细末,分 2 次冲服),治疗溃疡病活动期呕血;或便血;或大便隐血者有良效。

原方加生白芍 30 克,木香、乌药各 6 克,治肝脾失和,胃寒肠热之结肠炎。

以上各原方中的黄连用量 10～15 克,干姜用 6～9 克。

• 郑志道(湛江市第二中医院主任医师)

半夏泻心汤主治胃肠疾患属本虚表实,上热下寒,或久服过服寒凉药,胃气已伤者;年老或年幼患急性胃肠炎者。特别对急、慢性胃肠炎、慢性结肠炎均有较好疗效。

• 黄文政(天津中医学院教授)

半夏泻心汤主治慢性肾功能衰竭、胃痛、慢性结肠炎、肝炎、肝硬化等表现脾胃失和,中焦阻滞者。故笔者常以该方化裁治疗慢性肾功能衰竭,对改善患者生活状况有明显效果。但是胃阴不足,胃寒气滞者不宜用,误用则更伤津液或助寒滞。

• 陆渊雷(近代医学家)

用于饮邪并结,致呕吐;或哕逆;或下利者,皆用半夏泻心汤,有特效。(摘自《伤寒论今释》)

• 吕靖中(河南中医学院教授)

以半夏泻心汤(党参、半夏各 15 克,黄芩 10 克,黄连、干姜各 9 克,甘草 6 克,大枣 3 个),加瓦楞子、乌贼骨各 20 克,枳壳 10 克,具有和胃降逆,开结除痞,调和阴阳之功效。主治中虚寒热错杂,脾胃升降失调。吕教授多年来,用本方治疗寒热错杂而致的胃脘胀痛、嘈杂吐酸等症,每获良效,尤其是浅表性胃炎,效果更佳。(摘自《名医名方录》第 3 辑)

- 黄导同(名老中医)

以半夏泻心汤治幽门梗阻。呕吐频繁加代赭石20克。(摘自《甘肃中医学院学报》1993,10(3):21)

- 聂惠民(北京中医药大学教授)

临床应用：胃脘痛(包括胃和十二指肠溃疡、慢性胃炎、胃下垂、十二指肠郁积症等)、下利(包括慢性结肠炎、过敏性结肠炎，及急、慢性肠炎等)、慢性肝炎及老年和小儿消化不良(包括疳积)等病。凡症见心下痞满，时时呕逆，肠鸣不适，大便稀溏，苔薄白或淡黄，脉沉弦，为使用本方的基本指征。

加减方法：①若兼痰热内结者，加全瓜蒌，即有合入小陷胸汤之意。②若兼内热便燥，加大黄，即有合入大黄黄连泻心汤之意。③若兼气郁，则加柴胡，又有小柴胡汤和解之妙。④若兼腹胀，消化不良者，加枳壳、神曲、麦芽等消导行滞。⑤若下利为甚，便稀日行三四次者，加炒薏苡仁、茯苓健脾利湿之品。⑥若呕逆为重，加陈皮、竹茹、茯苓降逆止呕。⑦若兼疼痛，加元胡、郁金开郁止痛。⑧若兼暑湿，加藿香、佩兰叶化湿解暑。(摘自《伤寒论与临证》第249页)

- 郭英民(中医专家)

以半夏泻心汤(半夏、黄芩、党参各10克，黄连、甘草各6克，干姜9克，大枣4枚)治疗复发性口疮43例。若口疮周围红肿灼热疼痛者，加金银花、蒲公英；纳差者加麦芽、莱菔子；便溏者加白术、扁豆；阴虚者加生地黄、玄参。治疗结果：痊愈21例，显效11例，好转8例，无效3例，总有效率为93.02%。(摘自《陕西中医》1991,12(4):174)

- 陈培建(名老中医)

用半夏泻心汤治疗口腔黏膜溃疡。一般服药1剂，症状即可减轻，3~5天内获愈。(摘自《浙江中医杂志》1980,11(12):555)

- 于己百(中医专家)

以半夏泻心汤(党参 12 克,半夏、黄芩各 10 克,黄连、干姜各 6 克),加山楂、莱菔子、炒麦芽、杭白芍各 15 克,枳实、莪术、炙甘草各 10 克,具有平调寒热,消痞除胀之功效。主治萎缩性胃炎。(摘自《首批国家级名老中医效验秘方精选(续集)》,第 86 页)

• 日·吉益为则(东洞)(日本汉医学家)

半夏泻心汤治心下痞鞕,腹中雷鸣者。呕而肠鸣,心下痞鞕者。(摘自《方机》)

• 日·大塚敬节(日本汉医学家)

轻微胃扩张,胃部膨满,压重感,呕吐,吞酸,嘈杂,嗳气,有酸臭者,半夏泻心汤加茯苓,用之有效。

心下部有痞塞感,食后膨满,吞酸,嘈杂(胃酸过多及留饮症)者,触诊腹部时心下有抵抗,其他处较软弱,用半夏泻心汤有效。(摘自《中医诊疗要览》第 66 页)

半夏泻心汤证,即心下痞塞、恶心呕吐、食欲不振等。在心下部增加抵抗,常兼有胃内停水、腹中雷鸣、下痢、苔白等。在胃炎、肠炎时可应用之。(摘自《汉方诊疗实际》)

• 日·尾台元逸(日本汉医学家)

半夏泻心汤治疗嗳气干呕;或嘈杂吞酸;或平日饮食每觉恶心烦闷,水饮升降于胁下者,其人多心下痞硬;或脐上有块,长服此方,灸 5 椎至 11 椎及章门,日数百壮,兼用消块丸、硝石大丸等,自然有效。

痢疾腹痛,呕而心下痞硬,或便脓血者,及饮食汤药下腹,每辘辘有声而转泄者,可选用半夏泻心汤;或甘草泻心汤及生姜泻心汤,每有著效。

半夏泻心汤主治癥瘕积聚,痛侵心胸,心下痞硬,恶心呕吐,肠鸣或下利者。(摘自《类聚方广义》第 122 页)

（六）临床新用

• 胃炎

据(《湖北中医杂志》1990年第2期)报道,易敏文等用半夏泻心汤治疗慢性浅表性胃炎53例。痛甚加丹参、元胡、五灵脂、白芍;呕吐泛酸减干姜、甘草、大枣,加竹茹、乌贼骨、吴茱萸;热重湿甚减大枣、干姜,加佩兰、藿香、茵陈、木通;嗳气呃逆加旋覆花、代赭石、柿蒂;饮食不香加山楂、神曲、鸡内金;便秘加大黄、番泻叶。每日1剂,15天为1疗程。治疗结果:痊愈26例,显效12例,好转12例,无效3例。

• 急性肠炎

据(《浙江中医杂志》1985年第4期)报道,周庆芳用半夏泻心汤(半夏、党参、黄芩各9克,干姜、黄连、甘草各3克,大枣6枚),治疗急性肠炎100例。如腹泻每日多于5次者,加倍黄连剂量;发热重者加葛根9克;呕吐加生姜5克;腹泻者加枳壳6克,煨木香9克,每日1剂,治疗3日后78例治愈,14例好转,8例无效。

• 贲门痉挛

据(《浙江中医杂志》1987年第2期)报道,刘浩江用半夏泻心汤(半夏、党参、黄芩、甘草、旋覆花各10克,干姜、黄连各5克,代赭石、大枣各30克)为基本方,治疗贲门痉挛41例。胸痛加桃仁、延胡索各10克;呕吐加竹茹5克,茯苓15克;精神抑郁加柴胡、香附各6克;阴虚者去干姜、党参,加南沙参、麦冬各10克;便秘加大黄5～10克。结果:痊愈29例,显效8例,无效4例。

• 胃脘痛

据(《福建中医药》1992年第6期)报道,胡增达用半夏泻心汤(黄芩、党参各10克,黄连、陈皮、姜半夏各6克,焦白术、茯苓各8克,甘草3克)为主方,加减治疗胃脘痛32例。嗳气泛酸加竹茹、厚朴;苦水多加大黄;清水及甜水多加生姜、红枣;胃痛甚加木香。结果:痊愈26例,好转4例,无效2例。

• 癌性顽固性呃逆

据(《中国民间疗法》1996年第4期)报道,郑玉玲用半夏泻心汤加减(姜半夏15克,党参12克,黄芩9克,黄连6克,干姜5克,甘草3克)为主方,加减治疗癌性顽固性呃逆18例。如口渴,舌红无苔,脉细数,加知母、花粉各15克,石斛12克;口黏、苔白腻加藿香9克,苏叶5克,厚朴15克;腹胀、大便不畅加莱菔子、鸡内金各15克,广木香6克。治疗结果:显效10例,有效6例,无效2例。

• 肝胆病

据(《河南中医药学刊》1997年第5期)报道,陆保磊用半夏泻心汤(厚朴15克,半夏、黄芩、党参、枳壳各12克,甘草10克,黄连6克,干姜3克,大枣5枚),治疗肝胆病。

心下痞满,触之疼痛者加瓜蒌30克;伴胁痛加当归12克,白芍20克,柴胡24克;胁痛向肩部放射者加茜草20克,降香10克,旋覆花9克,牡蛎30克;腹胀甚加厚朴至30克;乙肝症状消失后,表面抗原阳性者加板蓝根30克,茯苓12克,白术10克。治疗结果:138例中,恶心呕吐,痞满腹胀消失平均7天,胁痛消失时间平均为10天,肝功能在4周内正常者90例,8周内正常5例。但对乙肝表面抗原阳性及胆结石排出,无明显作用。

• 慢性肾功能衰竭

据(《实用中医内科杂志》1996年第1期)报道,刘晶用半夏泻心汤治疗慢性肾功能衰竭56例。肾阳虚加炮附子、肉桂;脾虚加白术;浮肿尿少加泽泻、茯苓;皮肤瘙痒加白鲜皮。结果:显效23例,好转27例,无效6例。

第四章 温里剂

凡以温热药为主组成,具有温中祛寒、回阳救逆作用的方剂,称为温里剂。

里寒证有脾胃虚寒和阴盛阳衰的不同证候,故温里剂有温中祛寒和回阳救逆两类方剂。

使用温里剂时必须辨别真假寒热,若内真热而外假寒者,不能误用温热之剂。

第一节 温中祛寒剂

温中祛寒剂具有温中祛寒作用,适用于中焦虚寒证。症见腹痛、呕吐、泄泻、舌苔白滑、脉迟或沉紧等。

理中汤
《伤寒论》

(一)传统沿用

组成:干姜5克,党参9克,白术9克,炙甘草3克。

用法:水煎,分2次温服。或研末,炼蜜为丸,每服9克,每日2次。

功效:温中祛寒,补气健脾。

主治:脾胃虚寒证,腹胀腹痛,恶心呕吐,肠鸣泄泻,食欲不振;或病后中焦虚寒,时唾涎沫,舌淡苔白滑,脉象沉弱等。

方解:本方为治脾胃虚寒的基本方。脾主运化,胃主受纳,位居中焦,功能运化水谷,脾胃阳虚,中焦虚寒,则运化失常,因而导致腹胀腹痛,食欲不振,消化不良;或恶心呕吐;或肠鸣泄泻。方用干姜温中祛寒,是本方的主药;党参补气健脾;白术健脾燥湿;炙甘草和中益胃。四药合用,功能温中健脾,促进脾胃功能的恢复。凡脾胃虚寒者,可以随证加减应用。

加减:①若脐上筑者,为肾虚水气上凌,去白术之壅滞,加桂枝以平冲降逆。

②呕吐多者,为气壅于上,去白术,加生姜以降逆止呕。

③心悸者为水饮凌心,加茯苓以化饮宁心。

④渴欲饮水者,为脾不化湿,津液不布,加白术以培土制水,健脾运湿。

⑤虚寒较甚,四肢厥冷者,加附子、肉桂以温补脾肾。

⑥脾肺虚寒,咳嗽不止者,加半夏、茯苓、细辛、五味子以温中化饮止咳。

⑦寒湿发黄,加茵陈以利胆退黄。

⑧阳虚失血,加黄芪、当归、阿胶以益气养血摄血。

⑨兼喘满浮肿,小便不利者,合五苓散以温阳化气利水。

(二)辨证要点

理中汤为温中祛寒的代表方。凡中焦虚寒所致诸症,临床以肢体不温,舌淡苔白,脉沉细无力为应用要点。

现代常用于治疗胃及十二指肠溃疡、浅表性胃炎、胃窦炎、胃下垂、胃扩张、慢性结肠炎、痢疾、泄泻、肾下垂、慢性肾炎、崩漏、便血、吐血、衄血、鼻衄、小儿慢惊风、小儿肠痉挛、慢性口腔溃疡、慢性支气管炎等属于中焦虚寒诸病症。

(三)使用注意

理中汤药性温燥,阴虚内热者忌用。

(四)鉴别应用

• 理中汤与附子理中丸

附子理中丸是在理中丸基础上加附子组成。附子与干姜相伍,参术草相配。共奏温阳散寒,益气健脾功效。与理中丸相比,附子理中丸所治为阳虚寒盛者,故加附子以温阳祛寒。

• 理中汤与连理汤

连理汤是在理中丸方基础上加黄连组成。方中重用理中丸,少佐黄连清化湿热,与理中丸相比,连理汤为中焦虚寒,又兼湿热内蕴,故加黄连以清化湿热。

• 理中汤与桂枝人参汤

桂枝人参汤是在理中丸基础上加桂枝组成。桂枝辛温以解太阳之表,配合理中丸温中祛寒,故与理中丸相比,本方为解表温里,表里同治。

• 理中丸与理中化痰丸

理中化痰丸是在理中丸基础上加半夏、茯苓组成。证乃中焦脾胃虚寒,运化失职,痰饮内停,故以理中丸温中祛寒,补气健脾。加半夏、茯苓,取二陈汤苓夏配伍之意。故二方相比,本方为健脾渗湿,燥湿化痰之剂。

(五)名医心得荟萃

• 郑陶万(成都市第一医院主任医师)

擅长以理中汤(潞党参30克,白术、干姜各15克,炙甘草5克)主治中焦虚寒。

应用指征:下痢,呕吐,腹痛,口不渴,精神倦怠,食欲不振,舌淡红,苔白滑,脉沉细而缓者。

但是,脾胃实证,中焦蕴热,症见口渴,烦热,脘痞腹胀,大便秘结,尿黄,苔黄糙而干燥,脉实者不宜。误用后出现心烦热,口不渴,甚则谵妄,手足躁扰等。

- 许占民(河北中医学院教授)

理中汤主治脾胃虚寒,脘腹疼痛。但阴虚内热,舌红少苔者勿用,以免阴分受损。

- 印会河(北京中日友好医院教授)

附子理中汤(附子、甘草各10克,党参15克,白术12克,干姜6克)主治虚寒性腹泻。若腹泻但大便不爽者不宜使用。

- 吕承全(河南中医学院一附院主任医师)

以附子理中汤治疗腹痛泄泻,大便溏稀,胃脘疼痛,恶心呕吐,面色㿠白,手足不温,食少腹胀,呃逆不止,呕吐痰涎,低钙抽搐,消化道真菌感染,目及皮肤黄染,小便黄,腹胀,脉沉细无力,四肢皮肤水肿等脾胃虚寒证,使用本方必定有效。

但凡口臭,大便秘结,舌苔黄燥或黄腻,口苦咽干,脉数有力等三焦热盛者,不宜使用。

附子理中汤具体主治:①脾肾虚寒证所致的胃痉挛(胃寒痛)。②慢性结肠炎(五更泻)。③低钙抽搐(慢脾风)。④亚急性肝坏死(阴黄证)。⑤膈肌痉挛(寒嗝),慢性肾炎(脾虚水泛)。⑥消化道真菌感染(虚寒痢、鹅口疮)。⑦胃扩张(痰饮)。

加减法:①腰以下水肿,手足不温,食少纳差,腹胀便溏者,加冬瓜皮、茯苓皮、车前子、玉米须、黄芪、仙灵脾、巴戟天。

②面目、全身皮肤黄染,尿黄,恶心呕吐,腹胀便溏,舌淡苔白,脉沉细弱之阴黄证,加茵陈、郁金、砂仁、大腹皮、茯苓、厚朴、半夏、当归、陈皮。

③五更泻,四肢不温,神疲乏力,纳差腹胀者,加吴茱萸、补骨脂、煨肉蔻、怀山、薏苡仁、乌梅、五味子。

④呕吐痰壅,不思饮食,腹胀,神疲乏力者,加陈皮、半夏、茯苓、薏苡仁、肉桂;久病体虚,呃逆连连者,加丁香、柿蒂、代赭石。

⑤口舌满布白屑,状如鹅口,大便溏泻,形体怯弱,舌淡多齿痕,脉沉细弱者,加茯苓、薏苡仁、怀山、白扁豆、肉桂、马鞭草。

⑥附子理中汤配合瘢痕灸(中脘、足三里)可治霍乱。

•聂惠民(北京中医药大学教授)

据古籍记载,理中汤可兼治数种病症。①寒霍乱,口不渴者。②吐血,属中州失运,血不归经者。③四肢浮肿,属脾虚湿盛者。④心下嘈杂,咳吐清水,唾水不休,均属中焦虚寒所致者。⑤四肢微冷,少神,属中焦气衰,不能充温四末者。⑥虚寒藏燥,属脾寒津少者。⑦久病大便难,属脾虚不运者。⑧遗精,属脾虚不摄者。⑨反胃,属中焦虚寒者。⑩小儿慢惊风,属脾虚者。

临床应用:慢性肠炎,属太阴脾虚寒者,本方效果良好。①若兼气虚为重者,可重用人参、白术,或合黄芪建中汤。②若兼肾阳不足者,可重用干姜,并酌加附子、肉桂等。③若兼寒湿为重者,可加苍术、藿香、佩兰叶。

慢性胃炎:①属虚寒性胃脘痛者,加元胡、陈皮、茯苓、半夏。②属肝胃不和之胃脘痛,加郁金、木香、白梅花、乌贼骨,效果佳良。

小儿慢惊风,属肝木乘脾,加白芍、钩藤、天麻、白僵蚕为宜。(摘自《伤寒论与临证》第699页)

•焦树德(北京中日友好医院教授)

我在临床上经常用理中汤随证加减,用于治疗中焦虚寒腹痛泄泻之证(其中包括西医学的急慢性肠炎、慢性痢疾、溃疡性结肠炎等病)。

①症见急性泄泻,胃肠不适,甚至呕逆胀满者,常合藿香正气散随证加减。经验方是:茯苓25克,车前子12克,芡实15克,藿香、土炒白术、陈皮、半夏曲各10克,苏叶(后下)、白芷、干姜、广木香、诃子各6克,炙甘草5克。

②症见慢性泄泻,便前腹部隐痛,大便每日3次左右,溏薄不成形或带些血液,或兼见里急后重者(包括慢性肠炎、溃疡性结肠炎、慢性痢疾、结核性结肠炎等)。我常用此方合四神丸随证加减应用,经验方是:伏龙肝60克煎汤代水,茯苓20~30克,车前子、赤石脂、禹余粮各12克,补骨脂、肉豆蔻、土炒白术、诃子各10克,五味子9克,吴茱萸、广木香各6~9克,党参9~12克(或人参3~6克),干姜6克,炙甘草5克;如大便带血较多者,可再加地榆炭20~30克,防风6克。

以上两个经验方是我临床常用的方剂,效果很好,请参考试用。(摘自《方剂心得十讲》第117页)

• 叶橘泉(近代医学家)

理中汤之适应证为贫血虚寒体质,不渴,小便清,大便倾向于溏薄,肢冷,脉迟,腹软,或胃内停水等。

喜唾为胃之虚寒,又霍乱头痛、发热、身疼痛,乃系胃肠型流行性感冒,或其他原因而起的胃肠病,上吐下泻,古人均称为"霍乱",寒多不欲饮水者,是胃肠病中倾向于虚弱慢性的一型,用理中汤最适宜。(摘自《古方临床运用》第115页)

• 蒋仰三(中医专家)

蒋氏为江苏著名儿科老中医之一。有60余年丰富的儿科临证经验,深得病家崇敬。古稀之年,仍悉心研究独生子女之厌食证因,提出当以温中健脾之法治之。用附桂理中汤加减,创拟"温中运脾汤"(焦山楂、神曲各10克,茯苓、炒白术、炙枳实各6克,炒苍术、鸡内金、青陈皮各5克,制附子、甘草各3克,干姜2克,肉桂1克)。具有温中运脾的作用,主治寒湿困中,脾失健运之厌食证。临床验之短期疗效颇显著。(摘自《名医名方录》第2辑,第13页)

• 范文虎(近代著名中医学家)

吴涵秋等人介绍说,先师范文虎先生治咯血,不论呕血、咯血,常喜用以下二方:一为"附子理中汤"(淡附子、姜炭、炙甘草各3~

9克,党参、炒冬术各9克);另一为"生熟地黄方"(生地黄15～30克,熟地黄30～60克,参三七5～9克,丹皮9克,荆芥炭5克)。

凡吐血不止,面色苍白,脉迟而弱者,用附子理中汤温中止血;如吐暴血,色鲜红,脉见虚数者,用生熟地黄方滋阴止血。通过辨证,屡获奇验。邻邑慈谿保黎医院院长宓石安医师,曾目睹吐血时服附子理中汤而愈者甚众,他亦常为患吐血者处此方,并盛誉其灵验。

再用本方治其他血证,亦有灵效。初服量不宜太重,一般为淡附子、姜炭、甘草各3克,党参、冬术各9克,服之有效,则加重用量。(摘自《近代中医流派经验选集》第136页)

•日·尾台元逸(榕堂)(日本汉医学家)

理中汤治产后续得下痢,干呕不食,心下痞鞕,腹痛,小便不利者;诸病久不愈,心下痞鞕,干呕不食,时时腹痛,大便濡泻,见微肿等症者;老人每至寒暑下利,腹中冷痛,沥沥有声,小便不禁,心下痞鞕,干呕者,俱为难治,宜用此方。若恶寒或四肢冷者,加附子。(摘自《类聚方广义》)

•日·丹波康赖(宿弥)(日本汉医学家)

小品扶老理中汤,治羸老冷气恶心,食饮不化,腹虚满拘急短气,及霍乱呕逆,四肢冷,心烦满,气闷流汗,理中汤加附子、麦冬、茯苓。(摘自《医心方》)

•日·大塚敬节(日本汉医学家)

理中汤别名曰"人参汤",有调整胃肠功能作用。一般用此方患者常有胃肠虚弱、血色不佳、面无生气、舌面湿润、尿多且稀薄清白、手足易冷等症状;或常有稀薄唾液在口中蓄留,软便或有便秘倾向;或常呕吐、目眩、头重、胃痛等,脉多迟弱或弦细。腹诊时全腹膨满软弱,并能证明胃内有停水;或腹壁菲薄,腹直肌坚硬如板状。

本方四味药能共同促进胃功能,除去胃内停水并使血行良好。

故本方可用于急慢性胃肠炎、胃无力症、胃扩张、恶阻等。有时也用于萎缩肾,见颜面苍白、浮肿、小便稀薄、尿量多、有下痢倾向等;或用于预防或治疗小儿之自家中毒,亦常有著效;有时也用于贫血倾向之迟缓性出血,参照前述适应证应用之。

本方加桂枝、甘草增量,名曰"桂枝理中汤",如理中汤证而有发热者用之。再加附子,又名曰"附子理中汤",如理中汤证而有四肢厥冷、恶寒、脉微弱者用之。(摘自《汉方诊疗实际》)

•日·浅田惟常(宗伯)(日本汉医学家)

此方治胸痹之虚证,亦理中丸为汤之意。宜用于中寒霍乱,太阴吐利之证。厥冷者,从局方加附子,术附相伍,即附子汤真武汤之意,有祛内湿之效。与四逆汤稍异,四逆汤即以下利清谷为第一目的,此方则以吐利为目的也。(摘自《勿误药室方函口诀》)

•日·丹波元坚(亦柔)(日本汉医学家)

按外台引仲景论云,霍乱脐上筑者,肾气动也。先疗气,理中汤去术加桂。凡方加术者以内虚也。加桂者,恐作奔豚也。(摘自《伤寒论述义补》)

(六)临床新用

•泄泻

据(《广西中医药》1984年第10期)报道,梁启东用加减附桂理中汤治疗慢性泄泻21例。结果:痊愈12例,有效7例,无效2例。

•肠易激综合征

据(《中医杂志》1992年第12期)报道,蔡代中用连理汤加味,治疗肠易激综合征20例。如粪便中黏液多,兼有里急后重者,加当归、赤芍、木香、槟榔;下痢日久加乌梅;口干不欲饮加煨葛根;手足不温恶寒者加补骨脂、山萸肉。结果:治愈17例,好转3例。

•脾阳虚寒性胃脘痛

据(《陕西中医》1984年第1期)报道,郎毓珑以加味理中汤(理中汤加黄芪、茯苓、陈皮、草蔻)治疗脾阳虚寒型胃脘痛30例。若气虚甚者倍用黄芪;寒湿甚者加附片、肉桂;湿盛者加苍术、白扁豆、佩兰;瘀滞者加北沙参、白芍、怀山。结果:治疗3个月后,25例胃脘痛消失,5例疼痛减轻。

• 小儿脾阳虚多涎症

据(《广西中医药》1992年第2期)报道,吴四喜用理中丸加益智仁为基本方,治疗小儿脾阳虚多涎症42例。若吐涎日久,纳差便溏者,加砂仁、鸡内金;兼虫积腹痛者去甘草,加乌梅、使君子、花椒。结果:痊愈40例,好转2例,服药最少3剂,最多9剂,平均4剂。

• 小儿慢惊风

据(《广东医药(祖国医学版)》第1期)报道,李霖之以理中汤加熟地、当归、黄芪、山萸肉、附子、肉桂、枸杞子、补骨脂、胡桃肉、灶心土、生姜、大枣,治疗小儿慢惊风50例,一般服药3~5剂,均获痊愈。

• 复发性口疮

据(《浙江中医杂志》1992年第10期)报道,白峻峰以理中汤为主方,脾虚以红参易党参,有寒象加肉桂,有热象加黄连。治疗复发性口疮106例,疗程最短2天,最长17天,结果:全部治愈。

第二节　回阳救逆剂

回阳救逆剂适用于阴寒内盛,阳气衰微,以致四肢厥逆,恶寒蜷卧,呕吐腹痛,脉沉微细等症。

1. 四逆汤
《伤寒论》

（一）传统沿用

组成：制附子15克,干姜6克,炙甘草6克。
用法：水煎,分2次温服。
主治：少阴病。阳气衰微,阴寒内盛,恶寒蜷卧,面色苍白,四肢厥冷,下利清谷；或大汗出,呕吐腹痛,舌苔白滑,脉沉微欲绝等症。
方解：本方是回阳救逆的基本方。所谓"四逆",即指阳气衰微,四肢厥逆而言。四肢为诸阳之本,元气不足,复加阴寒,则阳气不能布达,以致手足厥冷,此时非纯阳之品,不足以驱除阴寒,振奋阳气。方中附子、干姜气味雄厚,能走能守,相辅相成,合奏回阳救逆之功。其中附子重在振奋阳气,以治恶寒四肢厥冷,汗出不止,脉沉细弱；干姜重在温中祛寒,以治中焦虚寒,呕吐下利；炙甘草缓和姜、附之烈性,具有补益脾胃之功。
加减：寒气甚者,重用附子、干姜；体虚脉弱者,加红参、黄芪；脾气不足者,加焦白术、炒怀山；腰痛者,加桑寄生、杜仲；下肢浮肿,小便少者,加连皮茯苓、泽泻。

（二）辨证要点

四逆汤为回阳救逆的代表方剂。除四肢厥冷外,并伴有神疲欲寐、下利清谷、舌淡苔白、脉微等全身虚寒证为应用要点。
现常用四逆汤治疗心肌梗死、心衰、休克、急慢性胃肠炎、水肿、胃下垂、喘证、白细胞减少症、毒血证、急性病大汗出而属阴盛阳衰的多种疾病。

(三)使用注意

四逆汤乃治阳衰阴盛之厥逆,如属真热假寒者,当禁用。

(四)鉴别应用

- 四逆汤与参附汤

参附汤与四逆汤均属回阳之剂,均可主治阳衰阴盛之四肢厥逆、脉微弱等。其不同点:

前者乃阳衰至极,阳气暴脱,证情更重,除见上述症状外,尚见冷汗淋漓、气息微弱、脉微欲脱等。故治以回阳与益气固脱并施,人参大补元气,附子温壮元阳,二者合用,使气固阳回,则诸症可解。

后者证虽阳衰而气未脱,重在急救回阳,方中以附子与干姜相伍,助阳散寒救逆,以治少阴厥逆之证。

- 四逆汤与白通汤

白通汤与四逆汤均为少阴病的主要方剂。前者即后者去甘草,减少干姜用量,再加葱白而成。主治阴寒盛于下焦,急需通阳破阴,以防阴盛逼阳,所以用辛温通阳之葱白,合姜附以通阳复脉。

- 四逆汤与四逆加人参汤

四逆加人参汤与四逆汤均为少阴病的主要方剂。前者即后者加人参而成。四逆汤证原有下利,若利止而四逆证仍在,是气血大伤之故,所以加大补元气之人参,益气固脱,使阳气恢复,阴血自生。故临床凡是四逆汤证而见气短、气促者,均可用四逆加人参汤急救。

- 四逆汤与通脉四逆汤

通脉四逆汤与四逆汤均为少阴病的主要方剂。前者在后者基础上加重姜、附用量而成。通脉四逆汤除"少阴四逆"外,更有"身反不恶寒,其人面色赤;或腹痛;或干呕;或咽痛;或利止脉不出"

等,是阴盛格阳,真阳欲脱之危象。加重姜、附用量,冀能阳回脉复。

• 四逆汤与当归四逆汤

当归四逆汤与四逆汤均治寒厥。但是,前者是血虚感寒,阳气不振,寒凝经脉所致。其肢厥程度较四逆汤为轻,且以肢体疼痛为特征,并见血虚舌淡、脉细等。治当温经散寒,养血通脉,而不宜姜、附之温热燥烈,以免再伤阴血。

(五)名医心得荟萃

• 黄竹斋(近代医学家)

白通汤疗伤寒泄利不已,口渴不得下食,虚而烦者。即本方用葱白4茎,干姜半两(15克),更有炙甘草半两(15克)。方后云渴微吐,心下停水者,一方加犀角半两(15克),大良。(摘自《伤寒论集注》)

• 陆渊雷(近代中医学家)

四逆汤者,四肢厥逆也。通常为高度心脏衰弱之证(宜与热厥鉴别,然热厥甚少见),故四逆汤为强心主剂。(摘自《伤寒论今释》)

• 叶橘泉(近代中医药学家)

四逆汤治急性热病,体温低落,脉搏沉微,手足厥冷,身体疼痛,下利清谷,以及霍乱吐泻;或大汗出,心衰者,效果显著。(摘自《临证实用方剂》)

• 唐关锐(中医专家)

依据《伤寒论》、《医法圆通》对四逆汤的加味用法,介绍个人经验如下:

①用加味四逆平胃汤,治胃病属虚寒日久不愈者。
②用加味四逆五苓汤,治慢性肾炎无不效者。
③用加味四逆二陈汤,治咳嗽日久不愈者,尤其对老年性慢性

支气管炎疗效满意。

④用加味四逆桂枝玉屏风汤,治阳虚外感日久不愈。

⑤用加味四逆小青龙汤,治喘咳日久不愈。

⑥用加味四逆独活寄生汤,治疗风湿滞于经络的痹证。

⑦用加味四逆四神汤,治脾肾阳虚证,五更泄泻,日久不愈者。
(摘自《云南中医学院学报》1980,(3):1)

• 汤承祖(中医专家)

以四逆汤加味(磁石30克,菟丝子、肉苁蓉各12克,制附子10克,干姜5克,肉桂4克),主治肾阳虚衰之复发性口疮。(摘自彭永开、肖森成主编的《百家验案辨证心法》)

• 李文瑞(中医专家)

中西医结合治疗心肌梗死合并休克,中药急用回阳救逆法,取四逆汤加肉桂煎服,服药后四肢渐温,冷汗消,面色复常态,口语已利,脉复有神。(摘自《伤寒论汤证论治》)

• 聂惠民(北京中医药大学教授)

四逆汤的临床应用:

①慢性肠炎、结肠炎,证属脾肾虚寒者。用四逆汤加人参汤化裁,疗效满意。若泄泻不止者,干姜易炮姜,并加五味子;恶心泛清水者,加姜半夏、煅牡蛎;腹胀满不适者,加木香、陈皮;大便完谷不化者,加鸡内金、炒白术;胃脘冷痛,喜温喜按者,可加高良姜、制香附。

②某些心动过缓者,西医检查原因不明,而中医辨证却是阳虚气亏所致者,用四逆汤加桂枝、丹参,疗效满意。

应用此方,要注意观察患者舌象,若舌苔少津而燥,渴欲饮水者,为阳盛阴亏。似有虚热内生之证候,用附子、干姜要防其辛温耗液,扰乱心神之变,可酌加麦冬、五味子、花粉,效果甚好。(摘自《伤寒论与临证》)

• 张开云(中医专家)

以四逆汤合小青龙汤,治疗肾阳不足,摄纳无权之咳逆上气,不得平卧,形寒肢冷之喘证或慢性支气管炎偏寒者,用之效果显著。(摘自《云南中医杂志》1982,(11):23)

• 徐升阳(中医专家)

抢救宫外孕、产后出血性休克,配合四逆汤应用,效果良好。(摘自《中医杂志》1989,(10):16)

• 汪万顷(中医专家)

以四逆汤(附片30克先煎,干姜10克,炙甘草6克)加桔梗9克为基本方,治疗虚寒性复发性口疮28例。脾胃虚寒加白术;肾元虚惫加肉桂;肝气郁滞加柴胡、郁金。另用细辛6克,研细末,伴入生菜油调匀,敷于神阙穴上,以胶布固定。每日1剂,7天为1个疗程。治疗结果:痊愈10例,显效11例,有效7例,总有效率为100%。(摘自《云南中医杂志》1991,12(3):26)

(六)临床新用

• 小儿泄泻

据(《浙江中医杂志》1964年第8期)报道,汪万顷以四逆汤(制附子1.5克,干姜、甘草各9克)加黄连9克,加水350毫升,用微火煎至80毫升,过滤后加砂糖适量,1岁至1岁半,每服8～10毫升,每4小时1次,治愈日期最短为1天,最长为7天,平均为4天。治疗小儿泄泻70例,痊愈58例,好转8例,无效4例。

• 足跟痛

据(《四川中医》1995年第4期)报道,向宗益、覃国基以四逆汤加怀牛膝为基本方,治疗日轻夜重的足跟痛3例。兼腓肠肌胀痛,抽筋样痛者,加木瓜、薏苡仁;夜尿增多者,加枸杞子、菟丝子、仙茅、仙灵脾。服药最多为4剂,最少为2剂,均获痊愈。

2. 真武汤
《伤寒论》

（一）传统沿用

组成：制附子6克，茯苓12克，白术9克，白芍9克，生姜9克。

用法：水煎，分2次服。

功效：温阳利水。

主治：肾阳衰微，水气内停，小便不利，肢体浮肿；或沉重疼痛，恶寒肢冷，苔白不渴，脉象沉细，以及心下悸，头眩，身瞤动等症。

方解：本方为温阳利水方剂，常用于肾阳衰微水肿。方用附子温肾壮阳为主，辅以生姜温散水气；白术、茯苓健脾利水，导水下行；白芍和营，使阳气归附于内，并可缓和姜、附辛热之性，合用故有温肾逐寒，扶脾利水的功效。

加减：若寒咳，加干姜、细辛、五味子以温肺化饮；腹泻较重，去白芍之寒，加干姜、益智仁以温中止泻；呕者加吴茱萸、半夏以温胃止呕。

（二）辨证要点

真武汤是治疗脾肾阳虚，水气内停的效方。临床以四肢沉重，小便不利，舌淡苔滑，脉沉弱为应用要点。

现代常用真武汤治疗慢性肾炎、肾病综合征、慢性肾功能衰竭、充血性心力衰竭、慢性支气管炎、支气管哮喘、胃下垂、腹泻、内耳眩晕症、高血压等属脾肾阳虚，水气内停者。

（三）使用注意

非脾肾阳虚，水气内停者，不宜服用。服药期间忌猪肉、桃、李、雀肉等。

（四）鉴别应用

• **真武汤与附子汤**

真武汤去生姜，加人参，并加重附子、白术的用量，名为附子汤。具有温经助阳，祛寒化湿的功效。适用于阳虚寒盛内侵，骨节疼痛，背部恶寒，手足不温，口不渴，苔白滑，脉沉微无力等症。

附子汤与真武汤相比：二方均有附子、白术、茯苓、白芍，皆有温经散寒，渗湿止痛之功效，均能主治阳虚证。但二方各有侧重，临床应做鉴别：

前者系后者去生姜，倍用白术、附子，再加人参，意在温阳补虚以祛寒湿，适用于阳虚寒湿入侵所致肢节、腹部疼痛之症。而后者则重用生姜，方中附子、白术的用量较轻，意在温阳散寒以祛水邪，适用于阳虚水气内停，而见肢体重痛、浮肿等症。

• **真武汤与实脾饮**

真武汤与实脾饮，二方都有温暖脾肾，助阳行水之功效。均能主治阳虚水肿证。

但是前者偏于温肾化气，以温肾为主，主治肾阳虚弱，水湿内停的阴水证。症见水肿，小便不利，以及水气凌心和筋脉失养所致的心悸气短，一身瞤等症。

而后者组成较前者少芍药，减生姜之量，加干姜、厚朴、木香、草果、槟榔、甘草、大枣而成。其功用却偏于温脾利水，行气化湿，以治脾为主。因此，其主治的证候是脾阳虚弱、水气内停的阴水证。除浮肿，腰以下肿甚外，尚有畏寒肢冷、身重腹胀、便溏等症。

• **真武汤与苓桂术甘汤**

真武汤与苓桂术甘汤，二方皆有温阳利水的作用，都能主治阳虚水气内停之证，其组成均用茯苓、白术健脾利湿和温阳化气之品。其不同点是：

苓桂术甘汤的病位重点在脾,且以水气上泛为主证,故以茯苓健脾利水为君,配桂枝温阳化气。

然而,真武汤主治证候的病位在肾,且多伴有肾阳虚,故以附子为君,温阳散寒,配生姜助附子温散水邪。

(五)名医心得荟萃

• 查玉明(辽宁中医药研究院主任医师)

以真武汤(白术、茯苓各25克,白芍、生姜各15克,炙附子8克),加生黄芪、五加皮各25克,五味子、甘草10克,桂枝8克,细辛5克,组成"温肾救心汤"。本方具有温阳益气,化湿利水之功能。主治阴盛于内,水湿内停,上凌心肺引起的心悸怔忡,尿少浮肿,喘不得卧,口唇发青之水气病(肺心病、风心病)。

如上感咽痛加鱼腥草25克;咳喘加车前子25克,杏仁15克;呕逆不食,加砂仁10克,藿香5克;下肢肿甚加防己15克。

风心病及肺心病,二者病因虽异,但最终均转化为心阳衰竭。多年医疗实践,本方治疗心衰,屡见成效。(摘自《首批国家级名老中医效验秘方精选》第138页)

• 赵锡武(名老中医)

充血性心力衰竭为各种心脏病所引起的严重心功能代偿不全的共同表现。该证临床上多见心肾两虚,治宜选用强心扶阳,宣痹利水的真武汤为主方。若在治疗中配用治水三法,即宣肺透表、行水利尿、散瘀通络,则更为有效。(摘自《名中医治病绝招》续集第7页)

• 杜雨茂(名老中医)

以真武汤(茯苓15克,白术、生姜、白芍各12克,附片9克)加猪苓、泽泻各15克,苏叶9克,黄连5克,组成"温阳降浊汤"。本方具有温肾健脾,降浊和中,宣通水道之功效。主治脾肾阳虚,水气泛滥,浊邪内盛上逆所致的关格证(包括肾小球肾炎、肾盂肾炎

等疾病所引起的慢性肾功能衰竭——尿毒症)。用于临床常获良效。(摘自《首批国家级名老中医效验秘方精选》第161页)

• 聂惠民(北京中医药大学教授)

真武汤的临床应用:

①心脏病:心力衰竭,症见浮肿,小便短少,舌胖苔白,属心肾阳虚者加猪苓、泽泻、桂枝、泽兰叶。

②慢性肠炎:腹痛下利,苔白,脉沉而迟,属脾肾阳虚者,以干姜易生姜,加党参、炙甘草、炒薏苡仁。

③慢性胃炎:胃痛欲呕,时吐涎沫,畏寒喜暖,手足清冷,舌淡苔白滑,属脾肾阳虚者,加党参、吴茱萸、砂仁、大枣。

④慢性气管炎:久咳不已,甚则喘息,痰多稀白,舌苔色白水滑,脉沉弦,属阳虚水寒射肺者,以干姜易生姜,加五味子、细辛、款冬花。(摘自《伤寒论与临证》第543页)

• 李鑫(名老中医)

以真武汤加减(熟附子、白芍、代赭石各30克,丹参、泽泻、杜仲、茯苓、牛膝各15克,白术10克,干姜6克,肉桂5克),治疗高血压并发心衰。(摘自《名医治病》第49页)

以真武汤加减(熟附子、茯苓、泽泻、黄芪、益母草各30克,白术、猪苓、白芍各15克,大腹皮、生姜各20克,肉桂3克),治疗肾病综合征合并氮质血症。(摘自《新中医》1987,19(9):6)

以真武汤加减(熟附子60克,益母草40克,茯苓、泽泻各30克,白术、大腹皮、白芍各20克,红参10克,干姜10克,肉桂、五味子各5克),治疗糖尿病合并肾病。

《伤寒论》谓:"太阳病发汗,汗出不解,其人仍发热,心下悸,头眩,身𥆧动,振振欲擗地者,真武汤主之。"由于阳虚不能制水,水气凌心而心悸,气不得升则头眩;汗出后阳虚,虚阳外越而发热。故以真武汤益肾化阴,温阳利水而建功。正所谓"甘温除大热"也。据此,李老常以真武汤加龟板、牡蛎各15克,肉桂5克,治疗高热

证,疗效颇佳。(摘自《名医名方录》)

• 汪新象(泸州医学院教授)

以真武汤《伤寒论》、苓桂术甘汤《金匮要略》和苓甘五味姜辛汤加杏仁组成的"温阳补肾平喘汤",数方综合,具有温补脾肾,平喘止咳之功能。主治脾肾阳虚所致的喘息型虚寒性慢性支气管炎,往往应手而效。(摘自《名医名方录》第2辑,152页)

• 李昌源(贵阳中医学院教授)

以真武汤(茯苓12克,白芍、干姜、党参、白术各9克)合理中汤加猪苓、泽泻各12克,枳实、沉香、三七、琥珀各9克,组成"温肾理中汤",具有温肾理中行水,行气活血化瘀之功效。主治以脾肾阳虚为病机重点的腹水征,见腹胀大而形寒肢冷,腰酸足肿,倦怠乏力,口淡不渴,食少便溏,尿少或清长,舌淡苔白滑,脉沉迟。外用甘遂末5～10克蜜调敷脐上,纱布盖而用胶布固定,虚实兼顾,标本同治,使腹水从二便出,才能取得满意疗效。(摘自《首批国家级名老中医效验秘方精选·续集》第28页)

• 陈耀堂(上海中医学院教授)

陈泽霖教授说,先父陈耀堂常用温阳利水的真武汤合济生肾气丸加减。常谓阳气不到之处,即水湿泛滥之所。故方中必用附子,且剂量较大,常自9克逐渐加至30克(先煎),效果才好。(摘自《名医特色经验精华》第173页)

• 席梁丞(名老中医)

急性阑尾炎多由湿热交阻,气血蕴积,瘀血不行,互结于肠中所致。席老以真武汤(制附片6克,白术、白芍、生姜各9克,茯苓15克),加高丽参9克治疗,常获佳效。(摘自《名医治病》第262页)

• 林庆祥(名老中医)

硬皮病属中医顽痹、虚劳范畴。多责之于阳虚寒凝,气滞瘀结,当以温阳通络之真武汤加减(茯苓、白芍、丹参各15克,三棱、

莪术、炮附子、炒白术各9克)治疗,获佳效。(摘自《名医治病》第262页)

• 日·大塚敬节(日本汉医学家)

老人之鸡鸣水泻性下痢(或慢性肠炎),用真武汤加高良姜有效;或四肢易冷,腹部弛缓,有贫血性者;或食后即雷鸣下痢者,用本方亦佳。

真武汤能治由新陈代谢衰弱,水气滞留于胃肠;或腹痛下痢,目眩,心悸亢进等。以腹部柔弱,常因气体而膨胀,脉象沉微或浮弱,异常倦怠,手足易冷,恶寒,一般缺乏生气勃勃等为适应证。此时下痢多为水样便,无里急后重,舌有菲薄白苔或淡黑色苔,或舌如脱皮呈红色。方中附子与生姜能促进新陈代谢,温暖身体,赋予元气;茯苓与白术调整体液分布,消散胃肠停水,能治下痢,目眩,心悸亢进;芍药能调整胃肠功能。所以,本方广泛应用于胃肠虚弱症、慢性肠炎、肠结核、慢性肾炎、脑出血、脊髓疾患之运动或知觉麻痹、急性热性病等各种病症。(摘自《汉方诊疗实际》)

• 日·尾台元逸(榕堂)(日本汉医学家)

真武汤治痿躄病,腹拘挛,脚冷不仁,小便不利或不禁者。

腰痛腹痛而恶寒,下利日数行,夜间尤甚者,称之疝痢,宜此方。

产后下痢,肠鸣腹痛,小便不利,肢体酸软或麻痹,有水气,恶寒发热,咳嗽不止,渐成痨状者,尤为难治,宜此方。

又久痢,见浮肿或咳,或呕者亦良。(摘自《类聚方广义》)

• 日·吉益为则(东洞)(日本汉医学家)

真武汤治心中躁(一作心下悸),身瞤动,振振欲擗地,小便不利;或呕,若下利,若剧痛者。(摘自《方极》)

真武汤,治腹痛,小便不利,四肢沉重疼痛,下利;或咳,或呕者,兼用消块(药名);心下悸,头眩,身瞤动,振振欲擗地者,兼用应钟(药名);舌上干燥,黑苔生,口中有津液,身热头眩,手足振振,或

下利者,兼用紫圆(药名)。(摘自《方机》)

• 蒲辅周(全国著名老中医)

以真武汤(茯苓9克,白芍、白术、附片各6克,生姜4克)加法半夏10克,生龙骨、生牡蛎各12克。治疗阳虚痰阻之高血压(症见头晕头痛,耳鸣不聪,劳累时加重,形体肥胖,痰多,饮食喜温,饮水则腹胀,手足不温,怕冷,舌淡苔滑,脉弦细)。(摘自张向渠主编的《现代名老中医临床诊治荟萃》)

• 日·浅田惟常(宗伯)(日本汉医学家)

此方以内有水气为目的,与其他附子剂异。水饮之变,为心下悸,身𥆧动,振振欲倒地;或觉麻痹不仁,手足引痛,或水肿,小便不利,其肿虚濡无力;或腹以下肿,臂肩胸背羸瘦,其脉微细或浮虚而大,心下痞闷,饮食不美者;或四肢沉重疼痛,下利者,用之有效。(摘自《勿误药室方函口诀》)

真武汤合参脉汤,治假热发燥,微渴,面赤,欲坐卧于泥水井中,脉来无力者。(摘自《伤寒翼方》)

• 陈潮祖(成都中医药大学教授)

真武汤用于舌体淡胖有齿痕者。舌体变大者,水湿内停也。阳虚不能化气,水湿内停为患,放胆而投,不虞有失。脉无定体,或迟或数;苔无常色,或黄或白,均可投此方。但苔黄宜加宣发阳气之麻黄少许,令阳不郁。或加1～2味凉药,以作反佐之用。

• 查玉明(辽宁中医药研究院主任医师)

真武汤温肾阳,救心阳,有强心、改善循环之功。阳复阴化,则悸安肿消,对控制心力衰竭发展,屡见卓效。

临床宜随证加减:喘促加杏仁15克,五味子10克以敛肺气,益心气;下肢肿甚加防己15克;蛋白尿加老头草50克;高血压加杜仲、怀牛膝各25克;感冒加金银花50克,连翘25克以控制感染。

(六)临床新用

• 慢性肾小球肾炎

据(《陕西中医》1994年第10期)报道,靳育民等以真武汤加大腹皮、防己、椒目、玉米须、桂枝、益母草、路路通、泽泻、桑白皮、姜皮、白茅根。每日1剂,20天为1疗程。治疗135例,结果:治愈40例,显效45例,有效47例,无效3例,总有效率为97.78%。

• 肾盂积水

据(《湖北中医杂志》1993年第2期)报道,龙仲川用真武汤去生姜,加肉苁蓉、当归、川芎、黄芪、党参、猪苓、丹参、泽兰,治疗肾盂肾炎等引起的肾盂积水40例。如红细胞增多,去附片、肉苁蓉,加苦参、土茯苓、半枝莲;若为泌尿系结石所致者,去当归、川芎、白术,加金钱草、石韦、王不留行。每日1剂,15天为1疗程。治疗2个疗程后,痊愈35例,显效2例,无效3例。

• 梅尼埃病

据(《陕西中医》1994年第3期)报道,韩潮以真武汤治疗梅尼埃病42例。若呕吐频发者,加吴茱萸、法半夏;耳鸣甚者,加磁石;兼有肝风者,加龙骨。结果:痊愈40例,好转2例。

• 过敏性鼻炎

据(《黑龙江中医药》1992年第3期)报道,吕云利以真武汤加甘草,治疗过敏性鼻炎50例。气虚加黄芪、党参;鼻塞流涕严重,加苍耳子、辛夷。每日1剂,5天为1疗程,结果:痊愈13例,显效36例。

• 带下病

据(《山东中医杂志》1994年第10期)报道,毕明义以真武汤治疗带下病118例,结果:痊愈90例,占76.27%,好转18例,占15%,总有效率为91.52%。

• 闭经

据(《辽宁中医杂志》1982年第2期)报道,侯锡武以真武汤去生姜,加干姜、肉苁蓉、桃仁。治疗阳虚闭经60例,结果:治愈54例,有效4例,总有效率为96.67%。

3. 当归四逆汤
《伤寒论》

(一)传统沿用

组成:当归9克,桂枝6克,芍药9克,细辛1.5克,通草6克,炙甘草3克,大枣5枚。

用法:水煎,分2次温服。

功效:温经散寒,养血通脉。

主治:血虚寒厥证。寒滞经络,血脉运行不畅,而出现手足寒冷,或拘挛疼痛,恶寒,舌淡,脉细等症。

方解:方用当归、桂枝养血调经,温通血脉,为君药;芍药养血和营,细辛温经散寒,助当归、桂枝以通利血脉,共为臣药;通草通经脉,以畅血行,大枣健脾养血,共为佐药;甘草兼调药性而为使药。合用故有上述功效。

加减:若腰、股、腿、足疼痛属血虚寒凝,脉络不通者。可酌情加牛膝、鸡血藤、木瓜以活血通络;若内有久寒,兼水饮呕逆者,可加吴茱萸、生姜以温胃散寒止呕;若血虚寒凝之经期腹痛,或男子寒疝者,可酌加乌药、茴香、高良姜、香附以理气散寒止痛。

(二)辨证要点

当归四逆汤为血虚感寒,寒凝筋脉之证而设。临床以手足厥寒,舌淡苔白,脉沉细或细而欲绝为应用要点。

现代常用于治疗血栓闭塞性脉管炎、无脉症、雷诺病、小儿下肢麻痹、冻疮、妇女痛经、产后身痛等属血虚寒凝的多种疾病。对血虚寒邪入于经络之腰、股、腿、足疼痛,手足冻疮以及妇女月经不调,经前腰腹冷痛,产后身痛之证属血虚有寒者,均可使用。

(三)使用注意

非血虚有寒者,慎用。

(四)鉴别应用

• 当归四逆汤与四逆散、四逆汤、当归四逆加吴茱萸生姜汤

四方证治均以四逆命名,均有四肢厥逆表现。但四方病机各不相同,症状表现也同中有异:

①四逆散的阳郁厥逆,是由热邪传经内陷,阳气内郁不达四末而见厥冷,其冷在肢端不过肘膝,尚可见身热,脉弦等症,治以调肠气机之法。

②四逆汤的寒厥,是少阴病阳气虚衰,阴寒内盛所致。故有肢冷严重,冷过肘膝,一身虚寒之象,治当回阳救逆。

③当归四逆汤的寒厥,是血虚感寒,阳气不振,寒凝经脉所致。其肢厥程度较四逆汤为轻,且以肢体疼痛为特征,并见血虚之舌淡、脉细等。而不宜附、姜之温热燥烈,以免再伤阴血。治当温经散寒,养血通脉。此是四方之不同点。

④当归四逆加吴茱萸生姜汤。功能温经散寒,养血通络。是治疗当归四逆证而平素脾胃或冲任有寒者,症见手足厥寒,脉细欲绝,其人内有久寒者。不用附、姜乃虑其辛热,恐伤阴血,而用吴茱萸、生姜暖肝温胃,散寒开郁,为治内有久寒之良方。

(五)名医心得荟萃

• 王德林(甘肃中医学院主任医师)

用当归四逆汤合四藤一仙汤(丹参30克,当归、炒白芍、威灵仙、海风藤、青风藤、络石藤、鸡血藤各15克,桂枝、羌活、独活各

10克,细辛、制乳香、制没药、炙甘草各8克),主治痹证有效。但风湿热证,局部红肿焮痛时,不宜使用。(摘自《方药传真》)

• 姚树锦(西安市中医院主任医师)

凡雷诺病、风湿及类风湿关节炎、冻疮,只要其指征是手足温度冷,皮肤颜色暗淡,或紫或白无血色者,即可使用当归四逆汤(当归、赤芍各15克,桂枝10克,通草、甘草各6克,细辛3克,大枣6枚)。

但是,血热致肢体红肿热痛者,不宜使用本方。误用后会造成热盛则肉腐,肉腐则化脓,犹如火上加油。

体会:该方为《伤寒论》厥阴病之寒凝血滞方。临床应用广泛,除上述诸病外,还可用于冠心病和脉管炎及痛经等。(摘自《方药传真》)

• 段富津(黑龙江中医药大学教授)

擅长用当归四逆汤(当归、桂枝、炙甘草各20克,白芍15克,通草10克,细辛5克,大枣10枚),加鸡血藤25克,专治雷诺病。只要其指征是四肢厥冷,舌淡苔白,脉沉细。对血虚受寒之心悸、月经量少必用此方。但是,热厥、气厥者忌用。

加减法:兼血瘀者,加红花、川芎、川牛膝;血虚寒甚,月经量少者,加鹿角霜;寒邪偏重者,加吴茱萸。(摘自《方药传真》)

• 游国雄(中医学家)

用当归四逆汤治偏头痛,发作时,具有畏寒肢冷,面色苍白,脉迟等虚寒性征象,有皮肤划痕证和下肢毛细血管扩张等末梢循环障碍。本方可能改善全身特别是肢体末梢的血运障碍,从而防止或减轻偏头痛的发作。(摘自《中华医学杂志》1981,(1):57)

• 聂惠民(北京中医药大学教授)

治疗坐骨神经痛之属血虚寒凝证,以当归四逆汤加怀牛膝、地龙主之。如寒甚者加附子;久痛血瘀者加桃仁、红花。(摘自《伤寒论与临证》)

• 焦树德(北京中日友好医院教授)

我曾用当归四逆汤加减(熟地黄 20 克,桂枝 12～20 克,赤白芍各 12 克,当归尾、红花、路路通、桃仁各 10 克,细辛 3～5 克,炙穿山甲、白芥子各 6～9 克,姜黄 9～12 克,通草、麻黄各 6 克),治疗雷诺病,取得了非常理想的效果,请作参考。(摘自《方剂心得十讲》第 123 页)

• 喻峰(中医专家)

以当归四逆汤(当归 12 克,桂枝、白芍各 9 克,炙甘草、木通各 5 克,细辛 3 克,红枣 5 枚),主治阴茎胀痛,疝厥,胆道蛔虫症,寒痹有效验。(摘自《首批国家级名老中医效验秘方精选》第 465 页)

• 石德章(名老中医)

头痛,手足不温;或头部怕冷,舌淡脉沉,用当归四逆汤有效。对头巅顶痛,加藁本、吴茱萸治之;偏头痛加川芎 15～30 克,并加白芍用量;头痛久治不愈,舌质暗淡者,加丹参、桃仁、红花、川芎等以化瘀止痛。

风湿性关节炎,得热痛减,遇冷痛增,宜加附片、川芎、黄芪、鸡血藤;痛在上肢,加姜黄、羌活;痛在下肢,加防己、怀牛膝、桑枝;坐骨神经痛,加木瓜、怀牛膝、伸筋草。

胃及十二指肠溃疡,遇冷则痛,加吴茱萸、生姜。痛经肢冷,经行不畅,加延胡索、台乌药、红泽兰。

慢性子宫附件炎之小腹痛,加香附、延胡索。

寒疝腹痛或睾丸冷痛,加橘核、小茴香、附片、吴茱萸。

冠心病、胸闷或胸背彻痛,合失笑散,加瓜蒌、薤白、丹参,白芍改为赤芍。

血栓闭塞性脉管炎,下肢冷痛,加当归、附片、黄芪、鹿角胶、红花、怀牛膝。

雷诺病之肢端冷痛,加吴茱萸、桃仁、红花。(摘自《医方妙用》第 125 页)

- 张灵芝(中医专家)

血虚寒滞厥阴肝经之阳缩症,用当归四逆汤(白芍 30 克,大枣 28 克,当归 20 克,桂枝、吴茱萸、生姜各 15 克,党参 20 克,细辛、炙甘草、木通各 6 克),治愈数例。(摘自《江西中医药》1994,25(6):34)

- 王振录(中医专家)

用当归四逆汤加减治愈阴囊冷缩症,药用当归 24 克,台乌药 21 克,桂枝、白芍各 15 克,巴戟天 12 克,细辛、通草、木香各 10 克,羌活、甘草各 6 克,大枣 5 枚。(摘自《新中医》1997,29(7):46)

- 曹华勋(名老中医)

老人及小儿冻疮,年老体弱之人以及小儿血虚气弱,严寒低温,每易罹患冻疮,以当归四逆汤加黄芪、吴茱萸、生姜取效。其中当归量应在 20 克,黄芪 30 克以上。成都中医学院文琢之老师介绍,本方尚有预防冻疮发生之作用。笔者多年临床应用确实有效。

阴冷囊湿,加吴茱萸、小茴香、牡蛎,肉桂易桂枝,即可取效。

血栓闭塞性脉管炎,患肢冷痛,患处色紫,加丹参、乳香、没药。

妇人痛经,小腹冷痛,得热痛减,加吴茱萸、小茴香、香附、延胡索。效果好。(摘自《医方妙用》第 127 页)

- 魏长春(全国名中医)

以当归四逆汤(当归、炒白芍各 9 克,桂枝、炙甘草各 6 克,通草 3 克,细辛 1 克,红枣 12 枚),加吴茱萸 2 克,生姜 6 克。治疗术后肠粘连腹痛(术后经常腹痛,四肢厥冷,舌淡红,苔薄白,脉细)。(摘自《魏长春中医实践经验录》)

- 郭振球(名老中医)

以当归四逆汤(当归、白芍各 12 克,桂枝 6 克,木通 10 克,细辛 2 克,甘草 3 克)加延胡索 10 克,没药 6 克。治疗冠状动脉粥样硬化之心肌梗死(证属寒凝心脉,表现为卒然心痛如绞,形寒,手足厥冷,气短心悸,或出冷汗)。如胃心痛,兼见干呕,吐涎沫者加吴茱萸、生姜,苦辛通降,以止干呕;痰浊闭阻,兼胸闷重而心痛,纳呆者加莱菔子、白芥子,温通豁痰。(摘自杨思澍主编的《中国现代名医验方荟萃》)

• 日·清川玄道(日本汉医学家)

冻风,俗名冻疮,为肌肉寒极,气血不行而变肌死之患也。查冻风之治法,诸家虽有种种,然从未有如此方(当归四逆汤)之神效者。余访古田玄道氏,氏笃信仲景方,对伤寒无论矣。即其他一切杂病,亦莫不以伤寒金匮方为范本。

余见氏之治冻风也,用当归四逆汤奏效甚速。余叩其故,氏曰:"伤寒论厥阴篇不云乎?'手足厥寒,脉细欲绝者,当归四逆汤主之'"。余因大有所得。别后殆30年,凡治冻风,每用此方必见效。

庚辰二年,数寄屋町,吴服商上总屋吉兵卫之妻,年30许,右足拇趾中趾紫黑溃烂,由踵跗以及脚膝,寒热烦痛,昼夜苦楚,不能寝食,医认为脱疽,然诸治无效。余询之曰:"旧年常患冻风否?"曰常常患此。余曰:"是乃冻风也,乃与当归四逆汤,外贴紫雪膏,1个月而痊愈,此冻风之最重者"。

若普通之冻疮,紫斑痒痛,本方只四五剂即奏效,捷如桴鼓。(摘自《古方临床之运用》第32页)

(六)临床新用

• 虚人感冒

据(《山东中医杂志》1989年第2期)报道,马义杰用当归四逆汤加防风、紫菀,治疗虚人感冒42例。阳气虚加党参、黄芪;阴血虚加当归、白芍。结果全部治愈。服药最少2剂,最多7剂,平均4剂。

• 霉菌性肠炎

据(《浙江中医杂志》1987年第2期)报道,张炉高等用当归四逆汤加薤白、姜、枣为基本方。治疗霉菌性肠炎 21 例。热毒盛加银花、黄连、黄柏;气滞加槟榔、枳壳;阴虚加生地、麦冬、玄参;食积加山楂、鸡内金、焦麦芽。结果痊愈 19 例,无效 2 例。

• 顽固性头痛

据(《天津中医》1993 年第 6 期)报道,金绍贤等用当归四逆汤加吴茱萸为基本方。加味治疗顽固性头痛 86 例。风寒重者,加羌活、川芎;风热重者,加薄荷、菊花、生石膏;风湿重者加苍术、白芷;气虚重者,加人参、黄芪;血虚重者,加首乌、倍归、芍;肾虚重者,加山萸肉、枸杞子、龟板;痰湿重者,加二陈汤;肝阳上亢者,去桂枝、吴茱萸,加栀子、龙胆草、钩藤、僵蚕。结果痊愈 31 例,显效 29 例,有效 21 例,无效 5 例,总有效率为 94.18%。

• 经期水肿

据(《北京中医》1988 年底期)报道,喻峰以当归四逆汤加硫磺为基本方,治疗月经周期性水肿 34 例,病程最短者 3 个月,最长者 5 年。肿甚加黄芪、泽兰;寒甚加川芎;血虚者加阿胶。结果治愈 28 例,显效 6 例,治愈率为 82.35%。

• 产后身痛

据(《浙江中医杂志》1991 年第 10 期)报道,赵之华用当归四逆汤加黄芪、桑枝、秦艽、没药为基本方,治疗产后身痛 52 例。病程最短 20 天,最长 3 个月。腰背酸痛者,加桑寄生;颈项强者,加葛根;头痛甚者,加荆芥穗;足跟痛者,加杜仲。结果痊愈 28 例,有效 24 例。

• 血栓闭塞性脉管炎

据(《河北中医》1987 年第 3 期)报道,李永清等用当归四逆汤加地龙、牛膝、丹参、制乳没、桃仁、红花等治疗寒瘀型血栓闭塞性脉管炎 33 例,结果治愈 22 例,好转 10 例,无效 1 例。

• 雷诺病

据(《辽宁中医杂志》1991 年第 3 期)报道,王景春用当归四逆汤加附子,治疗雷诺病 37 例。气虚加参芪、白术;气滞加柴胡、香附、木香,去大枣、甘草;寒盛加肉桂;血瘀加红花、丹参,去木通。结果治愈 10 例。显效 18 例,好转 9 例。

- 术后肠粘连

据(《浙江中医杂志》1988 年第 3 期)报道,冯淑仙用当归四逆汤加乌药、延胡索为基本方,治疗术后肠粘连 35 例。腹痛明显加枳壳、厚朴、香附、木香;恶心呕吐加姜半夏、陈皮、吴茱萸、干姜;血瘀加大黄、桃仁、红花、三棱、莪术;食欲不振加麦芽、谷芽、神曲;便秘加生大黄、火麻仁、桃仁;气虚加参芪。结果:显效 20 例,好转 13 例,无效 2 例,总有效率为 94.29%。

- 肥大性脊椎炎

据(《湖南中医杂志》1988 年第 1 期)报道,任天翔用当归四逆汤加狗脊、伸筋草、杜仲、牛膝治疗肥大性脊椎炎 24 例。结果:显效 12 例,有效 11 例,无效 1 例。

- 坐骨神经痛

据(《湖北中医杂志》1986 年第 2 期)报道,吴德秀用当归四逆汤加牛膝、白芍、威灵仙、鸡血藤、乳香、没药。痛剧者加三七末冲服。治疗坐骨神经痛 20 例,结果治愈 18 例,显效 2 例,有效率 100%。

- 冻疮

据(《山东中医杂志》1984 年第 2 期)报道,盖金海用当归四逆汤熏洗,治疗儿童手足冻疮 100 余例。一般 2~4 次熏洗,明显减轻,6~8 次痊愈。

第五章 清热剂

凡以寒凉药物为主要组成部分,具有清除里热作用的方剂,称为清热剂。分为清气分热剂、清营凉血剂、气血两清剂、清脏腑热剂、清虚热剂。

使用清热剂时,必须辨别热证的真假,若属真寒假热的则不可误投清热剂。

第一节 清气分热剂

清气分热剂,适用于热在气分,见有大热烦渴,大汗,脉洪大或洪数等症。

白虎汤
《伤寒论》

(一)传统沿用

组成:生石膏30克,知母9克,甘草3克,粳米15克(可用生怀山15克代替)。

用法:先煎生石膏,后入诸药再煎,分2次服。

功效:清热除烦,生津止渴。

主治:热在气分(或阳明经热盛)。症见高热,面赤恶热,口干舌燥,烦渴引饮,大汗出,脉洪大有力或滑数等症。

方解:本方为热在气分或阳明经的常用方。方用生石膏能清阳明胃经及气分热邪;合知母清热养阴生津,以除热盛之烦渴;甘草、粳米或怀山益气养胃,使苦寒而不伤胃气。但若发热而不烦渴,或汗出虽多面色苍白,或脉象虽大而重按虚软者,皆不宜使用。

加减:①热甚而津气耗损,微恶寒,脉洪大而芤者,加人参以清热益气生津。

②温热病气血两燔,见高热烦渴,神昏谵语,抽搐等证,加羚羊角、犀角以清热凉血,熄风止痉。

③气分热盛,复有风寒外束者,加葱白、豆豉、细辛,以增发散风寒的作用。

④胃火炽盛,高热烦躁,大汗出,口渴多饮,大便燥结,小便短赤,甚则谵语狂躁,或昏不识人,舌苔老黄起刺,脉弦数有力者,加生大黄、玄明粉以泻热攻积,软坚润燥。

⑤寒热往来,寒轻热重,心烦汗出,口渴欲饮,脉弦数有力者,加柴胡、黄芩、天花粉、鲜荷叶以和解少阳。

⑥伤寒、温病邪传胃腑,烦渴身热,白虎证具,其人胃气上逆,心下满闷者,去甘草、粳米,加清半夏、竹茹以和胃止呕。

⑦不恶寒但发热,自汗不解,心烦口渴,脉滑数有力,尿短红赤,甚则烦热昏狂,皮肤隐现斑疹,去甘草,加薄荷、荷叶、益元散、鲜竹茹、桑枝。

⑧消渴证而见烦渴引饮,属胃热者,加天花粉、芦根、麦冬等。

(二)辨证要点

白虎汤是清法的代表方。其清热力强,故临床以四大(身大热、汗大出、口大渴、脉洪大)为应用要点。

现代常用白虎汤治疗感染性疾病,如大叶性肺炎、流行性乙型脑炎、流行性出血热、麻疹、牙龈炎等具有气分热盛之证者。以及糖尿病、老年性口腔干燥症、急性虹膜睫状体炎、脑卒中、变应性亚败血症、风湿性心肌炎、小儿疱疹性口腔炎、风湿性关节炎以及不明原因高热等辨证属于里热炽盛的多种疾病。

(三)使用注意

①当病邪在表,由于风寒所困,表证未解,邪未传里,未出现身热,汗出,烦渴,脉洪大有力等阳明经症状时,不宜应用。

②阳虚发热者,由于脾胃虚寒,阳气外越,表现身热自汗,倦怠懒言,但恶风,脉浮无力等忌用,以免伤阳气。

③阴盛格阳,表现为真寒假热者,禁用。

(四)鉴别应用

• 白虎汤与白虎加人参汤

白虎加人参汤,又名"人参白虎汤"。方用白虎汤清热除烦,生津止渴,加人参补益气阴,适用于表邪已解,热盛于里,津气两伤者。

• 白虎汤与白虎加桂枝汤

白虎加桂枝汤,系白虎汤加桂枝而成。取桂枝温通经络,调和营卫,兼平冲逆的作用。近用于治疗风湿热痹,症见壮热,汗出,气粗烦躁,关节肿痛,口渴苔白,脉弦数者,亦可良效。

• 白虎汤与白虎加苍术汤

白虎加苍术汤,本方系白虎汤加苍术而成。以白虎汤清热,加苍术以燥湿,适用于湿困热盛之关节肿痛,身重足冷,头重如裹,壮热口渴,胸痞,舌质红,苔白腻,脉洪大而长等。

(五)名医心得荟萃

• 钟明远(广东平远县人民医院副主任医师)

白虎汤以石膏为君药。自宋以来,皆言其性质大寒,致使不少医者视白虎汤为猛兽,遇白虎证竟不敢应用。本人经验,在传染病如乙型脑炎、流感以及感染性疾病,阳明气分热炽,胃热亢盛之时,症见高热,口大渴,汗大出,气粗,苔黄燥,脉洪大有力,投之必良效。

- 叶橘泉(近代在医药学家)

治感冒、肺炎、麻疹、以及其他热性病。其症状为发热恶寒,口中干燥,喜饮水,脉滑数、乃至洪大,汗吐下后,仍烦渴引饮,面赤,目赤,神昏发狂等,及不明原因之高热,有顿挫之效。(摘自《临证实用方剂》)

白虎加人参汤之应用目标,以舌干燥,口渴欲饮冷,心中烦,痞闷为主。余曾屡用于回归热分利期,效果甚佳。

又用于肠热症高热期,并作恶性疟疾之善后之剂,颇获得其助益。

白虎汤与白虎加人参汤之运用范围,以白虎加人参汤较为广泛;凡急性传染病如肠热症、肺炎和麻疹等高热,烦渴,汗多,舌干燥等情况下,均有白虎加人参汤的适应证。

又糖尿病初期,或夏季小儿热病,皮肤病,汗疹,烦热瘙痒,口渴,夜啼不安等。

又霍乱后大热烦渴,有尿中毒倾向时,以及疟疾、回归热、肺炎等大汗出,分利解热时,用本方以防虚脱之危险等,此时如本方应用适当,确有起死回生之力。(摘自《古方临床之运用》)

- 聂惠民(北京中医药大学教授)

白虎汤的临床应用:

①消渴证(即糖尿病):症见消谷善饥而多食,口渴欲饮,口干舌燥,大便干燥,苔黄乏津,脉滑数,加生地黄、花粉、沙参、栀子、麦冬、怀牛膝,效良。

②阳明热证:烦渴甚者,酌加太子参、玄参、花粉等。

③温病:若温热病气营两燔证,宜加玄参、犀角、金银花、白茅

根、生地黄等；兼咽喉肿痛者，加牛蒡子、黄芩、板蓝根。若温热病，热入心包，痰迷心窍，见神昏谵语者，合用安宫牛黄丸。若温热病，热极生风，而见抽搐者，加钩藤、犀角、白僵蚕，合入紫血丹、安宫牛黄丸等。(摘自《伤寒论与临证》第 333 页)

• 焦树德(北京中日友好医院教授)

记得在 1957 年时，石家庄名医郭可明先生在北京运用白虎汤和人参白虎汤随证加减，治疗流行性乙型脑炎，取得良好效果，一时传为佳话。

而 1958 年我们在北京也运用白虎汤加减治疗乙脑，有的效果不佳，身热缠绵不退，舌苔白腻，后来请蒲辅周先生会诊。蒲老指出，今年多雨多湿，应再加苍术，后来我们改用苍术白虎汤加减，却取得了良好效果。可见方剂的随证加减，非常重要。

我曾在化斑汤中加忍冬藤、小蓟各 30 克，藕节炭 20～30 克，生地黄 15～20 克，连翘 12～15 克，玄参重用至 15～20 克，用于治疗白血病患者高热不退兼见皮下出血者，每取良效。(摘自《方剂心得十讲》第 140 页)

• 盛国荣(福建中医学院教授)

应用白虎汤不一定要四大症俱全，只要有实热，无胃肠和虚寒疾病，用之高血压、糖尿病，往往获得满意疗效。(摘自《名医名方录》第 3 辑，第 21 页)

• 茹十眉(名老中医)

以白虎汤(生石膏粉 60 克，知母 12 克，甘草 4 克)，加天花粉、麦冬各 10 克，滑石 8 克，主治伤暑症(高热汗出，口渴引饮，心烦心悸，四肢无力，舌红苔黄，脉洪大而数)。如汗出多脉虚者，加生晒参 6 克或党参 15 克；肢冷发麻加桂枝 9 克。(摘自《袖珍中医处方》第 2 页)

• 谢兆丰(中医专家)

凡辨证为气分壮热，燥热伤津之病症，不论伤寒或温病等，也不论"四大症"悉具,皆可使用白虎汤。流感加连翘、大青叶;鼻出血加白茅根;咽痛加桔梗;高热抽风加钩藤、地龙;肺炎加杏仁、黄芩、金银花、连翘。(摘自《河南中医》1984.(4):21)

• 姚华(中医专家)

以白虎汤加板蓝根30克,羌活10克为基本方。冬春季加荆芥;夏秋季加藿香、佩兰;头痛加蔓荆子、菊花;身痛羌活改用15克。治疗流行性感冒50例,退热效果非常显著。(摘自《江苏中医》1986.(1):9)

• 日·伴野纯代(日本汉医学家)

以白虎加人参汤9克／天及黄连解毒汤7.5克／天,治疗泛发性脓疱性牛皮癣。药后泛发性脓疱性牛皮癣,其皮病状态及瘙痒减轻。(摘自张志军翻译的《国外医学中医中药分册》1993.(4):39)

• 日·尾台元逸(榕堂)(日本汉医学家)

白虎汤治麻疹大热谵语,烦渴引饮,唇舌燥烈,脉洪大者。又曰:治齿牙疼痛,口舌干渴者。又曰:治眼目热痛如灼,赤脉怒张,或头脑眉棱骨痛,烦渴者,俱加黄连良,兼用应钟散,时以紫园攻之。

白虎加人参汤,治霍乱吐泻后,大热烦躁,大渴引饮,心下痞硬,脉洪大者。又治消渴,脉洪数,昼夜引饮不歇,心下痞硬,夜间肢体烦热更甚,肌肉日消铄者。又治疟病大热如煅,谵语烦躁,汗出淋漓,心下痞硬,渴饮无度者。(摘自《类聚方广义》)

• 日·吉益为则(东洞)(日本汉医学家)

白虎汤治大渴引饮,烦躁者。(摘自《方极》)

白虎汤治疗手足厥冷或恶寒,而自汗出,谵语者;手足厥冷,胸腹热剧者;大烦渴,舌上干燥,欲饮水数升者;无大热,心烦,背微恶寒者;暑病,汗出恶寒,身热而渴者;胸腹热剧,或渴,如狂者,本方加黄连2克。(摘自《方机》)

•日•浅田惟常(宗伯)（日本汉医学家）

白虎汤,治疗邪热散漫于肌肉之间,大热大渴,脉洪大或滑数者。是故白虎与承气为表里之剂,同属阳明之位,表里俱热,与三阳合病,皆用此方。皆胃不实而近于表者也。（摘自《方函口诀》）

•日•大塚敬节（日本汉医学家）

白虎汤适用于所谓身热、恶热、烦热等热症状,有解热之效。此时脉浮滑数或洪大,口干,口渴。所谓身热、恶热、烦热等症状,即自觉身体有灼热感而苦痛,但常不兼恶寒,如用手掌按病人皮肤则有灼热感,此热症状在感冒、肺炎、麻疹,或其他各种热性传染病时出现。此病状如有便秘形成燥屎,发谵语时,应用大承气汤。本方即在尚未达到应用大承气汤证时用之。故本方可广泛应用于感冒、肺炎、麻疹以及其他热性传染病,或在皮肤病瘙痒剧烈时用之亦有效。（摘自《汉方诊疗实际》）

（六）临床新用

• 肺炎

据(《浙江中医杂志》1980年第3期)报道,叶景华用白虎汤合泻白散,治疗大叶性肺炎有高热者。结果32例中,热退最快为1天,最慢为10天,肺部炎性病变在2天内消失。

• 流感

据(《江苏中医杂志》1986年第1期)报道,姚华用白虎汤加减,治疗流感高热50余例,均在2天内退热。方药及加减：以生石膏、知母、板蓝根、羌活、甘草为主方。冬春配以荆芥、薄荷；夏秋配藿香、佩兰；头痛加蔓荆子、菊花；身酸楚甚者改羌活为15克。

• 乙脑

据(《中医杂志》1958年第4期)报道,焦树德用白虎汤加减治疗31例乙脑初起发热,多数在2日内消失,体温一般在用药当天即显著下降,3日内降至正常。

又据(《湖南中医学院学报》1993年第1期)报道,舒友元用白虎汤加连翘、银花、竹叶,配合西药治疗乙脑50例,平均退热天数5.5天,死亡2例。

• 糖尿病

据(《河南中医学院学报》1980年第4期)报道,刘秀文用白虎汤加减(生石膏、知母、玄参、怀山、石斛、麦冬、花粉、芦根、甘草),体虚者加党参或太子参,共治糖尿病21例,仅1例无效。有效率达95.24%。此方对多饮、多食、多尿的改善较显著。

• 皮肤科疾病

据(《辽宁中医杂志》1982年第7期)报道,徐宜厚用白虎汤治疗夏季皮炎40例,治愈24例,好转16例。又治药疹13例,全部治愈。对顽固性过敏性皮炎,辨证属血热生风者,亦有疗效。

第二节 清营凉血剂

清营凉血剂,适用于热在营血分,见有神昏谵妄,烦躁不寐,吐血、衄血,发斑,舌绛,脉数等症。

1. 清营汤
《温病条辨》

(一)传统沿用

组成:犀角3克(可用水牛角60克代替),生地15克,玄参9克,竹叶心3克,银花9克,连翘9克,黄连3克,丹参6克,麦冬9克。

用法:犀角磨汁,余药水煎,兑犀角汁服。或犀角先煎,后入诸药再煎,分2次服。

功效:清营解毒,泄热育阴。

主治:温热病邪侵入营分证。见有身热心烦,口渴或反不渴,时有谵语,夜不安眠,或斑疹隐隐,舌绛而干,脉数等症。

方解:方中犀角、黄连,清营解毒,是为主药。热甚必伤阴,故用生地、玄参、麦冬、丹参,清热养阴而安心神。身热烦渴,是气分还有热邪,根据"入营犹可透热转气"的理论,故用竹叶、银花、连翘,透泄气分热邪,又能清热解毒,止渴除烦。若见斑疹隐隐,是已涉及血分,可加重生地、丹参用量。

加减:①若寸脉大,舌干较甚者,可去黄连,以免苦燥伤阴。

②若神昏谵语较重者,可与安宫牛黄丸、紫血丹合用。

③若治热毒壅盛之喉痧重症,可加石膏、丹皮、甘草,以加强清热泻火、凉血活血的作用。

(二)辨证要点

清营汤为主治温病热邪传入营分证的代表方。临床以身热夜甚,心烦少寐,斑疹隐隐,舌绛而干,脉数为应用要点。

现代常用清营汤治疗乙型脑炎、流行性脑脊髓膜炎、败血症、伤寒或其他热性病,辨证具有高热烦躁,舌绛而干等属营分证者。

(三)使用注意

使用本方应注意舌诊。必须是舌质绛而干者,方可使用。若苔白滑是夹有湿邪之象,不宜使用。误用本方易助湿留邪。

(四)鉴别应用

• 清营汤与清宫汤

温热病营分有热,常易内陷心包,故吴瑭在《温病条辨》中提出,先用清营汤,后用清宫汤。其原因是在于营分有热与邪陷心包,两者传变紧密。

两方功用主要区别是:清营汤侧重于清营透热,养阴活血;而清宫汤则以清心辟秽为主。若温病邪热传营,兼内陷心包,清营汤和清宫汤亦可合用。

(五)名医心得荟萃

• 钟明远(广东平远县人民医院副主任医师)

清营汤:水牛角片60克,生地20克,玄参、竹叶心、金银花各15克,连翘16克,麦冬12克,丹参6克,黄连4克。

主治:传染病或感染性疾病,如流感、乙型脑炎、麻疹、病毒性肺炎等属邪热入营者。

指征:舌绛少苔或无苔,身热不甚。

禁忌:舌苔白滑而腻者,不宜使用。

体会:若舌绛全无苔色,伴有神烦,斑疹,病机为邪热猖獗,营阴被劫者,清营汤中去银花、连翘、黄连、竹叶,加入安宫牛黄丸之类,自然热退神爽矣。(摘自《方药传真》)

• 尹莲芳(安徽蚌埠医学院主任医师)

清营汤:犀角2克,生地、玄参、麦冬、丹参各15克,淡竹叶、连翘各10克,黄连5克,金银花20克。

主治:原发性血小板减少性紫癜、过敏性血小板减少性紫癜、紫癜性肾炎、乙型脑炎、流行性脑脊髓膜炎、败血症等属热入营分证,及荨麻疹、麻疹等。

指征:身热夜甚,口渴或谵语,心烦失眠,麻疹,舌质绛而干,脉细数者。

禁忌:邪在气分,或夹有湿邪,舌苔白滑者,不可使用。误用会引邪入里,助湿留邪,使热势更甚,斑疹发而不透或隐而不发。

体会:本方为清营透气的代表方。方中犀角,可用大量水牛角代替。临床加减主治紫癜及并发症,效果明显。(摘自《方药传真》)

• 周仲英(名老中医)

以清营汤治疗证属肺热炽盛,痰阻气道之肺炎40例,主证为高热暮甚,烦躁,舌质红绛,脉数,疗效满意。(摘自《新中医》1982,(3):32)

• 汪文娟(中医专家)

以清营汤去生地黄,加石膏、知母、鱼腥草、甘草,配用紫血丹、安宫牛黄丸,同时结合西药抗生素。治疗证属温毒内陷之肺炎100例,全部治愈。(摘自《中西医结合杂志》1983,(4):223)

• 罗道揆(中医专家)

以清营汤去麦冬,加生石膏、钩藤、僵蚕、生石决明、莲子心,蛇胆陈皮散2支冲服;昏迷者加服安宫牛黄丸、至宝丹;危重病人配合西医治疗流行性脑脊髓膜炎233例,治愈222例,显效4例,死亡6例。(摘自《浙江中医杂志》1982,(3):101)

• 徐德先(中医专家)

以清营汤合白虎汤化裁,治疗气营热盛之流行性乙型脑炎;以清营汤合羚角钩藤汤化裁,治疗阴竭阳脱之流行性乙型脑炎。

以清营汤合人参白虎汤加减,治疗低血压休克期,证属邪实正虚之流行性出血热928例。如有神昏谵语者,加紫血丹或安宫牛黄丸。(摘自《中西医结合杂志》1985,(7):429)

• 李继功(中医专家)

以清营汤加减(生地黄、金银花、蒲公英各30克,丹皮、延胡索、黄连各15克,麦冬12克,连翘、竹叶各10克)。如热毒甚加重蒲公英;神昏谵语加安宫牛黄丸;惊厥加紫血丹、钩藤,并配合抗生素治疗。共治疗肝脾破裂伴腹内感染11例,全部痊愈。(摘自《山东中医杂志》1995,(2):552)

• 邓秀勤(中医专家)

以清营汤合麻杏石甘汤化裁,并静滴毛冬青注射液,治疗证属热毒炽盛之肺炎116例,全部治愈。(摘自《新中医》1980,(5):27)

• 李素霞(中医专家)

以清营汤加减内外治疗,结合外搽药。治疗证属营分热盛之银屑病 87 例。治疗结果:治愈 79 例,显效 5 例,好转 3 例。总有效率为 100%。(摘自《四川中医》1992,(3):26)

• 魏其昕(中医专家)

以清营汤合犀角地黄汤加紫草、地肤子,同时服牛黄清心丸。治疗证属血热之药物性皮炎 17 例。(摘自《云南中医杂志》1982,(4):7)

(六)临床新用

• 脑炎

据(《西安中医学院学报》1984 年第 1 期)报道,张俊文等以清营汤合白虎汤化裁治疗散发性脑炎 40 例,总有效率为 64%。

• 斑疹

据(《四川中医》1988 年第 1 期)报道,辛吉用清营汤合导赤散(丹皮、玄参、生地、黄连、银花、连翘、麦冬、大黄、竹叶、木通、甘草)治疗斑疹 97 例。兼瘙痒者,加白鲜皮;若斑疹色红,宜重用清热解毒药,并酌加黄芩、生栀子;若斑疹紫暗,酌加紫草、赤芍等凉血化瘀药。结果治愈 93 例,好转 3 例,有效率为 100%。

• 变应性亚败血症

据(《中医杂志》1984 年第 2 期)报道,唐群用清营汤去黄连、竹叶,加柴胡等组成"柴胡清营汤",治疗变应性亚败血症 10 例。结果:全部热退,皮疹消除,关节症状消失,外周血象正常。

• 重症肺炎

据(《吉林中医药》1983 年第 6 期)报道,舟方泊等以清营汤化裁(银花、连翘、板蓝根、大青叶、生地、丹参、玄参、羚羊角、僵蚕、瓜蒌)为主,治疗小儿重症肺炎 25 例。热甚加柴胡、黄芩;咳重加川贝母;痰壅加葶苈子;喘促加苏子;心力衰竭加人参;呼吸衰竭加五味子;脑病加服安宫牛黄丸。结果:治愈 23 例,占 92%,死亡 2 例,占8%。

• 癌性疼痛

据(《山西中医》1992年第1期)报道,王国平用清营汤加味,治疗癌性疼痛68例(其中:胃癌26例,食管癌20例,胰腺癌、结肠癌、恶性淋巴瘤各6例,肝癌4例)。结果:显效19例,有效36例,无效13例,总有效率为80.88%。

2. 犀角地黄汤
《千金方》

（一）传统沿用

组成:犀角3克(磨汁,或用大剂量的水牛角代替),生地黄24克(如有新鲜地黄捣汁同煎或兑服更好),赤芍12克,丹皮9克。

用法:水煎,兑犀角汁服。

功效:清热解毒,凉血散瘀。

主治:温热病邪深入血分,热甚动血。见有吐血、衄血、便血;或热入营血,斑色紫黑,神昏谵语,甚至狂躁不安,舌绛起刺,脉数等症。

方解:本方为清热解毒,凉血止血的常用方剂。适用于热病期中,热邪深犯营血所致的各种出血。方中犀角、生地,清热解毒,凉血养阴,是方中主药;赤芍凉血散血;丹皮凉血化瘀,辅助主药凉血止血。使血中热邪得清,出血止而瘀血化。这是本方的特点。

加减:如因气郁化火,迫血妄行而致吐血者,可加柴胡、黄芩,以清肝解郁;郁热炽盛,大便秘结者,可加大黄、栀子,以增强泄热作用;斑疹较重者,可加紫草;若蓄血,喜妄如狂者,系热燔血分,瘀热互结,加大黄、黄芩;郁怒而挟肝火者,加柴胡、黄芩、栀子;心火炽盛者,加黄连、焦栀子;衄血者,加白茅根、黄芩;便血加槐花、地榆;尿血加白茅根、小蓟。

(二)辨证要点

犀角地黄汤主治热毒深陷血分的耗血、动血证。临床以各种失血,斑色紫黑,神昏谵语,身热舌绛为应用要点。

现代常用犀角地黄汤治疗重症肝炎、肝昏迷、弥散性血管内凝血、尿毒症、过敏性紫斑、急性白血病、败血症等属血分热盛者呈现高热,神昏,及血热妄行的有一定疗效。

(三)使用注意

脾胃虚弱者以及阳虚失血者,禁用。

(四)鉴别应用

• 犀角地黄汤与清营汤

二方的共同点是:①均以犀角、生地为主,以治热入营血证;②同具清营凉血之功;③在主症中均见身热,谵语,烦躁,舌绛,脉数。

二方的不同点是:①清营汤是在清热凉血中配伍清气之品,以使入营之热,从气分而解,而犀角地黄汤适用于邪热深陷血分,而见耗血、动血诸症。②清营汤主治邪热初入营分,尚未动血,血热之势较轻,其热入夜尤甚,时作时休,斑疹处在隐现阶段,舌红绛,其治以清营解毒,透热养阴为主,故在犀角、地黄等清营凉血药中配以黄连、竹叶、银花、连翘清气药,以求透营分之热转出气分而解;而犀角地黄汤主治邪热深入血分,耗血、动血之症状明显,有吐血、衄血、便血、斑疹透露、谵语渐渐转为神昏,舌深绛,脉数。故治以清营解毒,凉血散瘀为主,在用犀角、地黄血分药的基础上,再配以凉血散瘀的芍药与丹皮。

(五)名医心得荟萃

• 乔仰先(上海华东医院主任医师)

犀角地黄汤,由于犀角禁用,现改为水牛角粉5克分吞,或用水牛角30~40克先煎20分钟,再加入生地30克,赤芍、丹皮各15克同煎,有时本方酌加干茅根、干芦根各12克,藕节24克,以加强凉血止血,清肺胃热之功。

犀角地黄汤主治血液病(如白血病、再障性贫血、血小板减少症)、外感热病、急性黄色肝萎缩、肝昏迷症等。

指征:衄血,尿血,便血,血崩,皮肤紫斑,高热,神昏不清,舌质红绛,舌苔干黄,脉弦数。

禁忌:本方虚寒证不宜使用。(摘自《方药传真》)

• 梁冰(河北廊坊市中医院主任医师)

犀角地黄汤以山羊角粉0.5~1.0克代替犀角,生地25克,丹皮、赤芍各15克组成。

主治:①急性再障贫血证属急痨,髓枯温毒型者。②各种血证属血热、迫血妄行者。③温病之营血两燔者。④系统性红斑狼疮等属热毒入血分者。

体会:本方治急性再障贫血时,配伍茜草、紫草各15克,黄芩、辛夷、苍耳子、甘草各10克,生龙牡各25克,三七粉2克(冲服),以奏清热解毒,凉血止血之效;当病情稳定时,无发热,无出血时,本方可与参芪仙补汤交替运用,以利于生血。(摘自《方药传真》)

附方:参芪仙补汤

组成:红参、甘草各10克,黄芪、女贞子各20克,仙灵脾、补骨脂、旱莲草各15克,仙鹤草18克,黄精、枸杞子各25克。

主治:慢性再生障碍性贫血以及急性再生障碍性贫血稳定期。

体会:运用此方,应结合临床辨证;肾阴虚者,加生地25克,知母、青蒿各10克,阳虚者,加肉苁蓉15~20克,巴戟天30克。

• 马绍尧(中医专家)

以犀角地黄汤合黄连解毒汤加减,治愈20例证属三焦热毒充斥之败血症,高热寒颤,头痛烦躁,关节疼痛,小便黄赤,大渴引饮,

或神志不清,谵语或呕恶,苔黄腻而糙,舌质红绛,脉洪大数。(摘自《广西中医药》1983年第6期)

• 李英林(名老中医)

紫癜病在临床以血热妄行为多见。血热型以起病急骤,广泛出血,热象明显,治疗应着重清热凉血止血,首选犀角地黄汤加减,药用鸡血藤30克,生地、藕节、白茅根各20克,侧柏叶、紫草各12克,犀角(分冲)、丹皮、赤芍、白芍各10克。(摘自《名医特色经验精华》第191页)

• 刘金霞(中医专家)

犀角地黄汤(犀角粉2克冲服,生地黄30克,牡丹皮9克,去芍药)加三七6克,大蓟、藕节、怀牛膝各9克,白茅根30克,全方具有清热祛火,凉血止血作用。治疗肺经热盛,胃热炽盛,肝火上扰,肝肾阴虚之鼻出血。(摘自《陕西中医》1989,10(4):103)

• 陈铭神(中医专家)

以犀角地黄汤加紫珠草、白茅根、甘草,治疗证属热瘀伤络所致肺源性心脏病,有显著改善血液循环,提高疗效的作用。(摘自《中西医结合杂志》1985,(5):463)

• 王志恒(著名老中医)

急性"再障"属中医急痨、髓枯、温毒范围,起病急骤,持续高热,鼻齿出血,皮下瘀斑,舌苔黄腻,脉洪数。治以清热解毒,凉血止血,方用犀角地黄汤合十灰散加减及清热安宫丸。此证多属邪盛精衰的危急重症。(摘自《名医特色经验精华》第198页)

• 韦俊(中医专家)

以犀角地黄汤加连翘、芦根、麦冬、丹参、仙鹤草、小蓟、茜草为基本方。加味治疗证属热郁内外,迫血妄行之过敏性紫癜肾炎。如出血严重加三七粉;尿血严重加琥珀、旱莲草。(摘自《陕西中医》1984,(5):15)

• 关幼波(北京市中医院教授)

关老擅长用犀角地黄汤合清营汤加减(鲜白茅根60克,金银花30克,生石膏25克,玄参、牡丹皮各12克,生地黄、天花粉、生甘草各15克,大黄炭、阿胶、白及各6克,荷叶炭3克,犀角粉1克冲服),治疗温毒内蕴之原发性血小板减少性紫癜。(摘自《名医治病》第172页)

• 焦树德(北京中日友好医院教授)

我治疗热证吐血时,常用犀角地黄汤加白茅根、生代赭石(先煎)、生石膏(先煎)、生藕节各30克。

对热证尿血,常加小蓟30克,茅根炭20克,炒黄柏12克,木通6克。

治热证便血,常加地榆15~20克,槐花炭9~12克。

血热发斑,则加生石膏30~40克(先煎),玄参15克,青黛10克(布包),紫草6~9克。

我曾用此方加玄参15~20克,生石膏30~40克(先煎),知母10克,生藕节、瓜蒌各30克,白及、杏仁、苏子、金沸草各10克,用于治疗支气管扩张、大叶性肺炎等病表现为热证咯血的患者,每收佳效。(摘自《方剂心得十讲》第35页)

• 谢海洲(名老中医)

我治疗白塞综合征即以犀角地黄汤为主,加三黄解毒汤、升麻、土茯苓、当归、连翘、赤小豆效甚好;紫癜、再生障碍性贫血、溃疡病出血,我均用此方为主,无不取得一定疗效。过去我曾用玳瑁粉代替犀角,认为效果比水牛角强。(摘自《谢海洲临床经验辑要》第318页)

(六)临床新用

• 蛛网膜下腔出血

据《国医论坛》1992年第1期)报道,陈楚玺以犀角地黄汤加大黄,治疗蛛网膜下腔出血20例。全部病例均有头痛,呕吐,项强症状,脑脊液呈均匀一致血性。发热者加金银花、连翘;肢体瘫痪者加桃仁、红花、鸡血藤、伸筋草;短暂意识丧失者加羚羊角。结果:痊愈15例,好转3例,无效2例,总有效率为90%,疗程最长40天,最短15天,平均30天。

- 玻璃体内出血

据(《中国中西结合眼科》1991年第2期)报道,王守镜应用犀角地黄汤(犀角1克,赤芍12克,生地30克,丹皮10克)加丹参、茜草各10克,麦冬6克,玄参12克,石决明20克,白茅根、旱莲草各30克。治疗玻璃体内出血36例,结果:用药1～2个月,34例出血皆退,2例无进步,治愈率为94.4%。

- 上消化道出血

据(《中医杂志》1980年第7期)报道,陶志达等对慢性上消化道出血进行分型论治。其中胃热型39例,用犀角地黄汤加减治疗,多数服药1天即停止出血。

- 儿童过敏性紫癜

据(《江苏中医》1991年第9期)报道,叶进用犀角地黄汤加黄芩、紫草、荆芥穗、蝉蜕、甘草治疗儿童过敏性紫癜52例。结果治愈43例,好转7例,无效2例,总有效率为96.15%。平均10天消失。

- 荨麻疹

据(《广西中医药》1990年第4期)报道,何俊兴用犀角地黄汤加白僵蚕、紫草、紫花地丁,治疗荨麻疹30例。总有效率为96.67%。

- 鼻衄

据(《陕西中医》1984年第4期)报道,刘金霞用犀角地黄汤加三七、大蓟、藕节、川牛膝治疗鼻出血61例。结果:痊愈28例,显效25例,好转7例,无效1例。

- 急性再生障碍性贫血(急痨)

据(《新中医》1986年第3期)报道,陈秋瑗以犀角地黄汤加黄芩、连翘、石膏、知母、银花治疗急痨1例。患者体温40.7℃,服药2剂降至正常,余证亦大减,后用益气养阴收功。

第三节 气血两清剂

气血两清剂,适用于热邪侵入气分与血分的气血两燔证候。

清瘟败毒饮
《疫疹一得》

(一)传统沿用

组成:生石膏60克,知母9克,犀角3克,生地15克,赤芍9克,丹皮9克,黄连3克,黄芩9克,栀子9克,连翘9克,玄参6克,桔梗6克,竹叶6克,甘草6克。

用法:先煎生石膏,后下诸药再煎,犀角磨汁兑服。

功效:清热解毒,凉血救阴。

主治:外感温热病毒,气血两燔。见有大热烦躁,大渴引饮,头痛如劈,昏狂谵语;或吐血、衄血;或发斑而色紫,舌绛唇焦,苔黄燥起刺,脉数等症。

方解:本方是综合白虎汤、犀角地黄汤、黄连解毒汤等加减而成。方中白虎汤能清气分(阳明经)之热;黄连解毒汤(无黄柏)能泻三焦实火。二方合用,即能清热解毒,又能除烦止渴。犀角地黄汤能凉血解毒,养阴化瘀。三方合用,作用尤强。方中重用石膏合知母、甘草以清阳明之热;黄连、黄芩、栀子三药合用能泻三焦实火;犀角、丹皮、生地、赤芍专于凉血解毒化瘀;此外配伍玄参、连翘、桔梗、甘草,能清利咽喉,竹叶清心除烦。诸药合用,既清气分之火,又凉血分之热,是治疗气血两燔的主要方剂。

加减:①热疫头痛如劈,两目昏花者,加菊花以清肝经火热。

②骨节烦痛,腰如被杖者,加黄柏以清肾经火毒。③火邪上扰,心神不宁者,加木通以导热下行。④神昏谵语,热毒进犯心包,宜兼用凉开的安宫牛黄丸或至宝丹。⑤热毒内逼肝经,筋脉抽搐者,加龙胆草、羚羊角、僵蚕等以凉肝熄风。

(二)辨证要点

清瘟败毒饮是针对疫病流行导致瘟疫热毒,充斥内外、气血两燔之证而设。故临床以大热渴饮,头痛如劈,神昏谵语,或热盛发斑,吐血衄血,舌绛唇焦,脉数为应用要点。

现代常用清瘟败毒饮治疗乙脑、流脑、败血症、脓毒血证、化脓性感染、流行性出血热、重症肝炎等具有气血两燔证者。

(三)使用注意

本方药物用量有大、中、小之不同。临床应用时,当视病症之轻重,斟酌其用量。一般用中剂或小剂,如热毒深重者,必须用大剂清解,始克有济。

(四)鉴别应用

• 清瘟败毒饮、神犀丹、化斑汤

相同点:在功效上,三方同具有清热凉血之功效;在配伍用药上,三方同用药为犀角、玄参。

其不同点:

①清瘟败毒饮治疗热毒充斥、气血两燔之证,故用大剂辛寒以清阳明经热;并用泻火、解毒、凉血以使气血两清;神犀丹治疗邪入营血,热深毒重之证,故以清热解毒为主,并用凉血开窍以使毒解神清;化斑汤是治疗温病热入气血,发热、发斑之证,是以清气凉血为主,但较清瘟败毒饮其清气凉血解毒之力有所不足。

②清瘟败毒饮重用石膏,以大清阳明经热为君,配用芩连泻

火,犀角、生地、玄参凉血解毒;神犀丹用犀角清热凉血,石菖蒲芳香开窍,共为君药,具有清心开窍,凉血解毒之功,配用银花、连翘、金汁、豆豉、板蓝根内清外透,生地、玄参、天花粉等护阴生津,共收清心开窍,凉血解毒之功;但化斑汤的泻火解毒之功,略减于清瘟败毒饮。

附方:

①神犀丹(《医效秘传》)

乌犀角尖(磨汁),石菖蒲、黄芩各180克,生地、银花各500克,金汁、连翘各300克,板蓝根270克,豆豉240克,玄参210克,天花粉、紫草各120克,各药晒干研细末,以犀角、地黄汁、金汁和捣为丸,每丸重3克,凉开水化开,每日2次,功效清热开窍,凉血解毒。主治温热暑疫,邪入营血,热深毒重,耗液伤阴,症见高热谵语,斑疹色紫,口咽糜烂,目赤烦躁,舌紫绛等。

②化斑汤(《温病条辨》)

石膏30克,知母12克,生甘草、玄参各9克,犀角2～6克磨汁冲服,白粳米10克。功效清气凉血。主治温热病热入气血之证,发热烦躁,外透斑疹,色赤,口渴或不渴,脉数等。

(五)名医心得荟萃

• 蔡化理(中医专家)

以加味清瘟败毒饮(大青叶、生石膏、车前子各30～60克,蚤休、栀子、黄芩、知母、赤芍、玄参、连翘、丹皮各6～12克,生地黄15～30克,犀角1～3克,黄连、甘草各6～9克,桔梗、竹叶各3～6克)。主治小儿病毒性脑炎属气营两燔者。(摘自周慎、肖平主编的《现代中西医结合丛书·实用神经精神科手册》)

• 焦树德(北京中日友好医院教授)

清瘟败毒饮为清代治热疫名医余师愚先生经验方。……方中生石膏的用量确实大得惊人,有的医家不敢用,病家也不敢服,药店也不敢卖。余师说："遇有其证,辄投之,无不得心应手,数十年来,颇堪自信。"

20世纪50年代时,我曾参加北京治疗流行性乙型脑炎的工作。当患者确有"恶寒发热,头痛如劈,大热干呕"等症时,生石膏常用到90～120克,有的用到150～180克,确实取得了良好效果。可见用药必须对症,要求医者一定要辨证准确,药证恰当,即可起死回生。

本方确实是清热解毒的复方重剂,用之得当,可有意想不到的效果。(摘自《方剂心得十讲》第139页)

• 张季高(名老中医)

治疗小儿流行性脑脊髓膜炎,喜用清瘟败毒饮加减,药用生地黄15克,生石膏(先煎)60克,黄连、赤芍、牡丹皮、白僵蚕各5克,栀子、淡竹叶、大青叶、大黄、钩藤(二味后下)、玄参各10克,羚羊角(先煎)、大黄各3克。(摘自《名医治病》第420页)

治疗化脓性脑膜炎,常以清瘟败毒饮加减,药用石膏30克,生地黄15克,黄连、羚羊角、白豆蔻、牡丹皮各2克,黄芩、白僵蚕、地龙、扁豆花、佩兰、杏仁、大黄各5克,钩藤、天竺黄、大青叶各10克,通草、甘草各3克,薏苡仁20克。(摘自《名医治病》第424页)

• 赵心波(北京西苑医院教授)

以清瘟败毒饮加减(生石膏45克,生地黄、知母、玄参、栀子、黄芩、连翘、赤芍各10克,淡竹叶、牡丹皮各6克,黄连、甘草各3克),加羚羊角粉0.3克(分3次冲服)治疗小儿肺炎气营两燔证。症见高热不退,汗出不解,口鼻气热,喘憋鼻扇,烦躁不安,神昏谵语,甚至昏迷抽风,舌质绛、老黄或灰黄苔而偏干,脉滑疾。

如有抽风者,加全蝎、蜈蚣、钩藤、天麻;如有斑疹,鼻出血,便血者,加水牛角粉2～4克冲服。(摘自《赵心波儿科临床经验选编》)

• 梁贻俊(北京中日友好医院主任医师)

擅长运用变通的加减清瘟败毒饮,药用生石膏30～300克,水牛角30～60克,黄连6～30克,黄芩、栀子各10～30克,知母、丹皮、玄参、薄荷、荆芥各15～30克,赤芍10～20克,连翘20～40克,桔梗6～20克,生甘草6～10克。

主治:多种球菌感染性疾病、败血症、大面积烧伤的感染期、温热病导致的神昏、血证、发斑。及变应性亚急性败血症,乙型脑炎,流行性脑脊髓膜炎。

指征:凡火热之证,表里热盛,口渴喜冷饮,狂躁,咽痛口干,神识不清,撮空理线,吐血,衄血,发斑,舌绛,唇焦,脉沉细数,或沉数或浮大而数者,均可选用本方。

禁忌:非温热疫毒火热之证。不具高热烦躁,神昏谵语者,不宜使用。

体会:实热证本应脉洪大而数,因其热内闭,常可见脉沉细而数或沉数,应观其症,必要时从证舍脉,投入本方大剂治之,以免延误病情。

• 王德林(甘肃中医学院主任医师)

清瘟败毒饮加减:生地、生石膏各30克,丹皮、赤芍、知母、侧柏叶、藕节炭各15克,黄连、黄芩、黄柏、栀子各10克,仙鹤草20克,生甘草8克。

主治:妇女崩漏,牙龈出血,鼻衄等各种出血证。

禁忌:体虚、久病以及身体羸弱者,忌用。

• 周炳文(江西吉安地区医院主任医师)

清瘟败毒饮:生石膏30～100克,知母、赤芍、丹皮、栀子、连翘、淡竹叶各10克,甘草5克,水牛角3～6克,生地20～30克,黄连5～8克,黄芩8～12克,玄参10～15克,桔梗8克。

主治:乙型脑炎,散发性病毒性脑炎见有火热证,表里俱盛者。

禁忌:气阴两伤者,不宜使用。

体会：对高热神昏，抽搐者可配合安宫牛黄丸、至宝丹或紫血丹；急性热性病以闭证为多，往往难以进药，须用鼻饲，结合静脉补液、吸痰、吸氧，物理降温等方可发挥此方之功效；高热无汗，手足厥冷，舌淡苔白腻者，加细辛5克以发汗通关利窍以降温；舌红苔燥无汗者，加蝉蜕15克以疏表解肌散热。

• 吕承全（河南中医学院主任医师）

清瘟败毒饮加减法：

①乙型脑炎：高热神昏，抽搐者，去桔梗，加金银花、蒲公英、板蓝根、钩藤、大黄、僵蚕。

②系统性红斑狼疮，类风湿关节炎，皮肌炎：高热不退，关节肌肉疼痛者，去犀角、桔梗，加薏苡仁、防己、威灵仙、大黄、仙灵脾。

③变应性亚败血症：高热，皮疹，关节痛，便秘者，去桔梗，加大黄、山楂、麦芽。

④败血症发热不退者，去桔梗，加金银花、蒲公英、大青叶、大黄。

⑤中暑高热神昏汗出者，去犀角、黄连、赤芍、丹皮，加藿香、佩兰、银花、大青叶、竹茹、薄荷、六一散。

⑥糖尿病烦渴多饮者，去犀角、桔梗、栀子、黄芩、赤芍，加天花粉、麦冬、黄精、桑白皮。

⑦脏腑内热时，重用黄连、黄芩，加黄柏、大黄、龙胆草等清热泻火，直折其火势。

⑧若热在气分，重用生石膏、知母、栀子等清热除烦，生津消渴。

⑨若热在营分、血分，重用生地、丹皮、犀角以清热凉血，而防耗血动血。

⑩热病后期，邪热未尽，低热不退者，加青蒿、鳖甲、知母、地骨皮、银柴胡，加重生地、丹皮等以养阴清热。

⑪惊厥抽搐者，加钩藤、僵蚕、蝉蜕、白芍、龙牡等以镇肝熄风。

(六)临床新用

• 流行性出血热

据(《中国中西医结合杂志》1984年第1期)报道,唐稚三用清瘟败毒饮治疗19例少尿期危重型流行性出血热患者,结果治愈16例,死亡3例。

• 小儿腺病毒肺炎

据(《上海中医药杂志》1988年第6期)报道,李贵满以清瘟败毒饮加味(生石膏25克,黄连5克,黄芩、栀子、银花、连翘、生地、丹皮、丹参、玄参、苏子、地龙、前胡、贝母各10克),治疗小儿腺病毒肺炎25例,喘甚加沉香、麻黄各5克;面唇青紫加郁金、桂枝各10克;热甚加柴胡10克,寒水石15克;咳甚加紫菀、款冬花、半夏各10克;痰多加天竺黄、瓜蒌各10克。结果全部治愈。

• 钩端螺旋体病

据(《广西中医药》1987年第3期)报道,刘功钦用清瘟败毒饮加减(水牛角、生土茯苓、生地、薏苡仁各30克,黄连6克,知母、黄芩、栀子、丹皮、赤芍各10克),每日1剂,病情危重者,每日服2～3剂。治疗钩端螺旋体病68例,结果:治愈65例,占95.58%,另外3例经中西医结合治疗亦获痊愈。

• 氨苄青霉素过敏性皮炎

据(《中级医刊》1995年第9期)报道,王希初等以清瘟败毒饮加减(生石膏、生地、金银花各30克,黄连6克,栀子、黄芩、知母、赤芍、连翘、丹皮、竹叶、蝉蜕、白鲜皮、生甘草各10克),治疗氨苄青霉素过敏重症皮疹20例,停服其他抗过敏药物,经服药2～4剂后,皮疹均消退而全部治愈。

第四节 清脏腑热剂

热邪偏盛于某一脏腑,发生热证、火证,临床时应针对其脏腑所发生的证候,选用本类中适应的方剂予以施治。如泻心火用导赤散;泻肝火用龙胆泻肝汤;泻肺火用泻白散等。

1. 导赤散
《小儿药证直诀》

(一)传统沿用

组成:生地黄15克,木通、竹叶各9克,甘草3克(一方不用甘草,用黄芩;一方多灯芯)。

用法:水煎,分2次服;或作散剂煎服。

功效:清热利尿。

主治:心经热盛,口渴面赤,心胸烦热,意欲冷饮;或心热移于小肠,口舌生疮,小便赤涩灼痛,苔黄,脉数等症。

方解:本方为清心火,利小便的方剂。方中生地凉血;竹叶清心;木通降心火,利小便;甘草清热解毒。诸药合用,具有导热下行的作用。

加减:若心火较盛,可加黄连以清心泻火;心热移于小肠,小便赤涩灼痛,可加车前子、赤茯苓以增清热利水之功。

(二)辨证要点

导赤散为心经蕴热或心热移于小肠而设,为清心利水的常用方。临床以心胸烦热,口渴,口舌生疮或小便赤涩,舌红脉数为要点。

导赤散现代常用于治疗口腔炎、鹅口疮、小儿夜啼等心经有热者;急性泌尿系感染属心经之热移于小肠者。

(三)使用注意

脾胃虚弱者慎用。因方中生地阴柔寒凉,木通味苦性寒。

(四)鉴别应用

• 清心莲子饮与导赤散

二方同具清心养阴利水之功效。但前者因有黄芪、人参,故清心与利水之力较强,且兼有补气之力,适用于心火偏旺,气阴两虚,湿热下注之证;而后者清心利水之力逊之,且无益气之功,适用于心经火热及心热移于小肠之证。

(五)名医心得荟萃

• 吴蕴玉(名老中医)

针对口糜的临床特征,以导赤散改为汤剂,并加入黄连、水石菖蒲内服及含漱,用于治疗口糜有点状较深和满口糜烂,颜色鲜红及红斑水疱间有糜烂者,疗效甚佳。

幼儿因外阴不洁,用手搔痒抓破而症见外阴发红,尿道口发红,尿痛,烦躁不安,睡眠差,纳少,用导赤散加五倍子煎水外洗,3~4天可痊愈。

妇女下焦湿热,阴道或外阴瘙痒,白带增多,呈豆腐渣样(实验室检查发现真菌),伴有下腹不适、尿频、尿痛者,用导赤散加黄柏15克内服。并用导赤散加黄连、五倍子各15克,煎汤作阴道灌洗。(摘自《医方妙用》第111页)

• 高象新(名老中医)

小儿惊风,高老治疗以导赤散(生地黄7克,木通、竹叶各3克,生甘草6克)清热利水,导热下行,邪去正安,熄风止惊。加黄连6克、炒栀子5克,以增强清心泻火之力。(摘自《名医治病》第

397页)

• 王自立(甘肃省中医院主任医师)

以加减导赤散(白茅根30克,生地、车前草各15克,金银花、连翘、竹叶、黄芩各10克,甘草6克)为主方。

主治:下焦湿热证之热淋、血淋、尿血。

指征:浊尿,血尿,舌质红,苔白,脉弦滑。

禁忌:脾肾亏虚的虚证不宜应用。

体会:湿热下注之淋证必用。从临床上所见,湿热下注多与外感有关,故从肺气失宣入手,处方立意旨在清上达下,上源一清,水道自利,则小便自调,湿热随之而去。(摘自《方药传真》)

(六)临床新用

• 男性不育症

据(《浙江中医杂志》1988年第12期)报道,张鲁余以导赤散加赤芍、茯苓、丹皮、泽泻、丹参、黄柏为主,结合临床随证加减,治疗20例因慢性前列腺炎或精囊炎引起的不育症患者,全部治愈。

• 顽固性复发性口疮

据(《新中医》1994年第1期)报道,王爱坚以导赤散合白虎汤随证加减。治疗心脾积热型顽固性复发性口疮16例,结果治愈14例,显效2例。

• 尿频

据(《上海中医杂志》1989年第6期)报道,邵金阶以导赤散加鲜白茅根,治疗白天尿点滴频数患儿85例。结果:服药5~10剂,69例痊愈,16例无效。

• 心肌炎

据(《浙江中医杂志》1987年第4期)报道,张宗如以导赤散为主方。胸闷加丹参、枳实、川芎;心悸气急加远志、酸枣仁、茯神;心律失常重用甘草;热甚口干加银花、连翘、黄连、麦冬。治疗外感风邪,郁而化热,热入心经,心火亢盛之病毒性心肌炎 64 例,结果 55 例痊愈,9 例好转。

• 急性泌尿系感染

据(《广西中医药》1991 年第 3 期)报道,潘北桂以导赤散煎汤,冲服琥珀 2 克,每日 1 剂,治疗急性泌尿系感染 100 例。症见尿频,尿急,尿痛,畏寒发热。结果:12 天后,治愈 82 例,好转 13 例,无效 5 例。

又据(《陕西中医》1987 年第 2 期)报道,夏承义以导赤散合八正散加减,治疗急性泌尿系感染 67 例,好转 12 例,无效 4 例,情况不明 5 例。

• 产后尿潴留

据(《黑龙江中医药》1989 年第 6 期)报道,邱桂芹以导赤散加减治疗难产后尿潴留 105 例,正常产后尿潴留 10 例。结果:80 例在服药后 1 小时内自行排尿,余者 2 小时内排尿,无一例失败。

• 变态反应性皮肤病

据(《辽宁中医杂志》1982 年第 6 期)报道,田素琴以导赤散加味治疗过敏性皮炎、荨麻疹、全身性药疹等变态反应性皮肤病。伴心胸烦热,口渴冷饮,口舌生疮糜烂,小便短赤。结果:痛痒解除,血液检查正常,全部治愈。

• 白塞综合征

据(《中医药学报》1987 年第 4 期)报道,陈敏等以导赤散合甘草泻心汤治疗心经郁热型白塞综合征 78 例,均获良效。

• 淋病

据(《成都中医学院学报》1989 年第 2 期)报道,李寿彭以导赤散加土茯苓、银花、栀子。治疗 14 例淋病患者,结果 10 例痊愈,好转 2 例,无效 2 例。

2. 龙胆泻肝汤
《医宗金鉴》

（一）传统沿用

组成：龙胆草9克，黄芩6克，栀子9克，泽泻6克，木通9克，车前子9克，当归3克，柴胡6克，生地黄9克，甘草3克。

用法：水煎，分2次服。

功效：泻肝经湿热。

主治：肝胆实火，头痛胁痛，心烦口苦，目赤，耳聋或肿痛；及肝经湿热下注，带下色黄，小便淋浊，或阴痒，阴肿，囊痈，便毒，舌质红，苔黄腻，脉弦数有力等症。

方解：方用龙胆草大苦大寒，泻肝胆实火，除下焦湿热；黄芩、栀子协同龙胆草清泄实热；木通、车前子、泽泻清利下焦湿热；火盛必伤阴血，故用生地、当归滋养肝血，使祛邪而不伤正；柴胡条达肝气；甘草和中益胃，以免苦寒大剂损伤胃气。合用具有泻肝火，利湿热之功。肝火降湿热清，则上述诸症自愈。

加减：①若肝胆实火较盛，去木通、车前子，加黄连以助泄火之力。②若湿盛热轻，去黄芩、生地黄，加滑石、薏苡仁，以增利湿之功。③若阴茎生疮，或便毒悬痈，以及阴囊肿痛，红热甚者，去柴胡，加连翘、黄连、大黄，以泻火解毒。④肝火上乘，头痛眩晕，目赤多眵者，加菊花，以清肝明目。⑤肝火灼肺咯血，加丹皮、侧柏叶以凉血止血。⑥湿热内蕴型黄疸，加茵陈、大黄，以化湿清热退黄。

（二）辨证要点

龙胆泻肝汤为肝胆实火、湿热为患而设。清肝胆，利湿热。凡属肝胆实火上炎或湿热下注所致的各种证候，均可使用，但临证不必悉具。临床只以口苦尿赤，舌苔黄，脉弦数有力为应用要点。

本方可用于泌尿生殖系统炎症,如肾盂肾炎、急性膀胱炎、尿道炎、外阴炎、睾丸炎、腹股沟淋巴腺炎等,而见尿黄、尿血、脓尿以及妇女湿热带下、外阴肿痛等,而具有肝经湿热证候者,均可加减应用。

(三)使用注意

龙胆泻肝汤药性苦寒,易伤脾胃,故脾胃虚寒和阴虚阳亢者,不宜服用。

(四)鉴别应用

• 龙胆泻肝汤与泻青丸

二方均有清肝泻火之力,同治肝经实火之证。其不同点:

前者泻火之力较强,而且能清热利湿,适用于治疗肝经实火上炎或肝胆湿热下注,为苦寒直折之方。

后者泻火之力较弱,但兼能疏散肝经郁火,适用于治疗肝经郁火证,为火郁发越之剂。

(五)名医心得荟萃

• 迟景勋(济南市中医院主任医师)

龙胆泻肝汤:龙胆草、栀子、生地、柴胡、车前子、当归各12克,黄芩、木通、泽泻各10克,生甘草3克,主治耳鸣耳聋,肋间神经痛,阴囊湿疹,阴囊肿胀,乳头炎。

禁忌:脾胃虚弱者不用(因药苦寒);津液不足者慎用(因药多清利之品)。

加减:可配伍金银花、萆薢、薏苡仁。(摘自《方药传真》)

• 刘清贞(济南市中医院主任医师)

龙胆泻肝汤加减:龙胆草、柴胡、栀子、黄芩、甘草各6克,丹皮、蝉蜕、僵蚕、桔梗、车前子、菊花、白芍各10克。

主治:反复地、不自主地眨眼,以及其他的不自主的刻板动作,如张嘴、弄鼻、做怪脸、摇头、耸肩、作咳嗽状等,自己不易控制等。但神经系统检查多无阳性体征,反射、肌力、精细动作、共济运动等均正常。

在治疗时需配合心理疏导,不要粗暴对待孩子,不要过多责备孩子,引导孩子正常的学习、生活习惯。

禁忌:体质虚弱者不宜使用。(摘自《方药传真》)

• 蔡华松(山东中医药大学附院主任医师)

擅长以龙胆泻肝汤(龙胆草、柴胡、车前子、生地、当归、栀子、黄芩各 9 克,泽泻 12 克,木通、生甘草各 6 克),主治各种角膜炎、角膜溃疡、急性虹膜炎、眶内假瘤、葡萄膜大脑炎等属肝胆湿热者,每见成效。(摘自《方药传真》)

• 田素琴(辽宁中医学院主任医师)

用龙胆泻肝汤治疗急性、亚急性湿疹或带状疱疹收效快,效果理想。(摘自《方药传真》)

• 赵炳南(名老中医)

带状疱疹,俗称"缠腰龙",中医称为"缠腰火丹"、"蛇丹"。以龙胆泻肝汤去当归、柴胡(生地黄 15 克,车前子 12 克,龙胆草、生甘草、木通、栀子、黄芩各 9 克,泽泻 6 克),加连翘 15 克,丹皮 9 克。具有泻肝胆实火,清热利湿解毒,治疗带状疱疹,效验甚佳。(摘自《首批国家级名老中医效验秘方精选(续集)》,第 430 页)

• 李保民(江苏东海县中医院副主任医师)

凡属肝经湿热,湿热下注,症见口苦,目赤,胁肋疼痛,小便涩痛,局部红肿痒痛,排泄物黏稠混浊臭秽,舌红苔黄腻者,用龙胆泻肝汤加减使用,多能获效。本人常取本方内服兼外用的治疗方法,分别用原药汤予以灌肠冲洗和坐浴,常获事半功倍之效。(摘自《方药心悟·名中医处方用药技巧》第 67 页)

• 张守瑞、龙田(中医专家)

肝胆湿热型的早泄(阴茎易勃起,初交即泄,胸胁苦满,心烦易怒),以龙胆泻肝汤加味(滑石15克,龙胆草、黄芩、泽泻、柴胡、车前子各12克,栀子、木通、生地黄、生甘草各9克),服1个月后随访,性生活已完全恢复正常。(摘自《山东中医杂志》1998,17(8):362)

• 毛景生(中医专家)

曾用龙胆泻肝汤加减(滑石30克,茵陈蒿、旱莲草、女贞子各12克,怀牛膝15克,栀子、木通各9克,甘草梢3克),治疗7例射精不能症全部治愈。(摘自《北京中医》1985,(1):41)

• 郑孙谋(中医专家)

湿热下注,肝郁化火所致的阳痿,以龙胆泻肝汤加党参、黄芪、锁阳、仙灵脾、巴戟天、山茱萸、金樱子等而愈。(摘自董建华主编的《中国现代名中医医案精华》)

• 雍履平(安徽天长市中医院主任医师)

余治阳痿,用药侧重于疏而略于补,尤适用于青壮年之阳痿者,取龙胆泻肝汤合五子衍宗丸化裁,组成"清化益肾通灵汤"(炙黄芪、熟地黄、夜交藤各30克,山茱萸、土茯苓各20克,覆盆子15克,柴胡、龙胆草、栀子、黄柏、知母、川牛膝、当归须、车前子、甘草、蛇床子各10克,蜈蚣1克),具有清肝化湿,消瘀益肾之功效。

若便秘加肉苁蓉;年老阳虚明显者,加鹅管石、巴戟天、仙灵脾、菟丝子、破故纸、韭菜籽、鸡内金。但不可忽视疏肝之品,如苏梗、枳壳、香附、薄荷、路路通等,可随证加入。(摘自《临证验方治疗疑难病》第530页)

• 叶成柄(名老中医)

我院已故著名老中医罗裕生,积50余年临床经验,认为高血压病以龙胆泻肝汤,去柴胡,加菊花,疗效最佳。笔者在病房中系统观察数十例,于方中加入平肝潜阳之石决明或珍珠母,疗效更卓著,如大便秘结则可去车前子、木通,以减轻利尿作用,而加开关通结之大黄、芒硝等,屡用屡验。

肝胆实火上炎,往往导致五官疾患,如目赤红肿,口舌生疮,耳鸣耳痛等,龙胆泻肝汤导热下行,可收立竿见影之功。于这类疾病临床报道甚多,何须赘笔。然本方加青黛治口舌溃疡或糜烂,确有奇效。

肝胆湿热下注,如妇女白带,黄而腥臭,于方中配伍清热利湿之品,其疗效世所公认。

肝经实火下泻,相火妄动而梦遗失精者,于方中加入知母、黄柏,以清下焦浮动之火,则疗效更卓。(摘自《医方妙用》第80页)

• 杨成实(名老中医)

龙胆泻肝汤善治肝胆实证。凡是肝胆实火或肝胆湿热为患,无论蕴遏胁肋胸脘,或上扰清空七窍,或下注少腹阴器,只要病机合拍,皆可遣用龙胆泻肝汤。

急性肝炎之属热重于湿,本方合茵陈蒿汤,去当归,加金银花、蒲公英、小蓟、板蓝根,每获良效。

带状疱疹用本方获捷效。疼痛较重加乳香、没药止痛,合并感染者,加蒲公英、金银花、大黄。

鼻窦炎,去当归、生地黄,加辛夷、薄荷、菊花、白芷,也可建功。

化脓性中耳炎,加蒲公英、虎耳草、苍耳子,配合双氧水局部病灶清洗为佳。

急性结膜炎,加菊花、夏枯草、木贼、大黄。

• 张润民(中医专家)

用龙胆草、黄芩、栀子、生地黄各9克,白芍、柴胡、半夏、甘草各6克,生龙骨、生牡蛎各15克,共治奔豚气30例,有29例痊愈。(摘自《浙江中医杂志》1989,(1):213)

• 吕凤祥(中医专家)

以龙胆泻肝汤加减(龙胆草、车前子、生地黄、泽泻、当归、虎杖各12克,黄芩、栀子、地龙各9克,柴胡、甘草各6克),共治疗坐骨

神经痛61例。治疗结果:显效23例,好转36例,无效2例。(摘自《浙江中医学院学报》1984,(1):26)

• 朱丽清(中医专家)

以龙胆泻肝片合西药,治疗100例阴道炎,以脓性带下,色黄味臭,外阴瘙痒,口干苦,舌红苔黄,脉滑数为其使用要点。治疗结果:症状3天内消失者62例,1周完全消失者90例。(摘自《福建中医药》1994,(3):9)

• 王桂珍(中医专家)

以龙胆泻肝汤为基本方化裁内服,结合外洗方,治疗湿热下注所致的外阴炎(阴痒、阴肿、阴蚀、阴挺),疗效满意。

内服药加减方法:热重于湿者加丹皮、大黄;湿重于热者,加茯苓、薏苡仁;阴痒加地肤子、白鲜皮;阴肿加紫草、赤芍、白芷、苍术;阴挺加升麻、五倍子。

外洗剂:黄柏、紫草、蛇床子、苦参、白鲜皮、百部。内服外洗药的用量视病情轻重而增减。(摘自《中医药学报》1983,(1):34)

• 肖美珍(中医专家)

以龙胆泻肝汤加减(生地黄、当归、白花蛇舌草、败酱草各15克,龙胆草、酒黄芩、车前子、柴胡、木通、泽泻、栀子各10克,甘草5克)为主方,治疗湿热下注所致的带下201例。其带下质稠色黄,量多,有臭味;或少腹绵绵作痛;或外阴瘙痒,苔黄腻。腹痛甚时加香附、延胡索;脾虚时加怀山药、薏苡仁。(摘自《湖南中医学院学报》1988,(2):26)

• 李邦本(中医专家)

以龙胆泻肝汤为基本方,有表证加荆芥、防风;热重加金银花、黄连、连翘;便秘加大黄。治疗肝火上炎型中耳炎36例。总有效率为94.44%。(摘自《山东中医杂志》1985,(3):39)

• 肖振球(中医专家)

以龙胆泻肝汤为基本方,腹胀加延胡索、川楝子;硬肿去生地,加橘核、桃仁、红花；血尿加虎杖、白茅根；小便频数加黄柏、石韦；有前列腺炎加萆薢、荔枝核；淋病性尿道炎者，去甘草，加土茯苓、碧玉散；局部用金黄散或 50% 硫酸镁溶液调金黄散外敷。治疗湿热下注或肝经血热郁结之急性睾丸炎 36 例，疗效满意。(摘自《黑龙江中医药》1988，(6)：44)

• 程聚生（中医专家）

以龙胆泻肝汤加减（生地黄、六一散各 15 克，栀子、泽泻各 10 克，龙胆草、生大黄各 9 克，木通 6 克），治疗遗精，多梦纷纷，心情有畏惧苦恼，口渴目赤，阴茎隐痛，小溲黄赤，大便燥结，3～4 日一行，腹部稍胀，舌苔薄稍腻，舌质红，脉象弦细稍数。(摘自《首批国家级名老中医效验秘方精选》)

• 禤国维（中医专家）

以龙胆泻肝汤化裁，药用生薏苡仁 30 克，生地黄、黄芩、车前子各 15 克，龙胆草、甘草各 9 克，延胡索 10 克，三七粉 3 克（冲服），珍珠层粉 1 支（冲服），清水 3 碗煎成 1 碗，上午服，再用清水 1 碗半，复渣煎成大半碗，晚上服。主治肝经湿热型带状疱疹，患处红斑，水疱明显，于肝胆经循行部位见成群成簇呈带状分布的疱疹，患处灼热，伴口苦咽干，小便黄赤，大便干结或稀烂不畅，舌质稍红，苔黄腻，脉弦滑数。

如湿盛者加苍术 9 克，茯苓 15 克，以化湿热中阻；胃寒者将龙胆草减为 6 克，加陈皮 6 克，苏梗 10 克，以温胃和中；热重者加板蓝根 15 克，连翘 10 克，以解毒消斑疗丹毒；皮损位于头部者，加菊花 15 克，蔓荆子 10 克，以祛风热，引药上行；皮损位于胸腹部者，加枳壳、郁金各 10 克，以宽中理气；皮损位于腰背部者，加葛根、桑寄生各 15 克，引药走腰背而调解病邪；皮损位于上肢者，加桑枝 15 克；下肢者加怀牛膝 12 克为引药，以加强疗效。(摘自《实用医学杂志》1986，2(3)：36)

• 日·大塚敬节（日本汉医学家）

龙胆泻肝汤用于膀胱及尿道炎症。如急性或亚急性淋毒性尿道炎、前庭腺炎、膀胱炎等症。见小便涩痛，带下脓尿，阴部肿痛，鼠蹊腺肿胀等时用之。即一般体力未衰、脉象与腹部相当有力者。

以上述适应证为目标，故可广泛应用于急性或亚急性淋病、尿道炎、膀胱炎、带下、阴部痒痛、前庭腺炎、子宫内膜炎、下疳、横痃、睾丸炎和阴部湿疹等。（摘自《汉方诊疗实际》）

（六）临床新用

• 病毒性肝炎

据(马有度.《医方新解》)介绍，以龙胆泻肝汤去泽泻、车前子、栀子，加土茵陈、红枣治疗急性病毒性肝炎172例，连服30~40剂，均获痊愈。

• 高原性红细胞增多症

据(《中西医结合杂志》1986年第10期)报道，邹构达等以龙胆泻肝汤治疗70例高原性红细胞增多症，疗效显著。

• 面瘫

据(《成都中医学院学报》1994年第1期)报道，夏时金以龙胆泻肝汤治疗急性面神经炎所致面瘫31例，结果治愈26例，好转5例。

• 腮腺炎

据(《浙江中医杂志》1992年第6期)报道，张进安以龙胆泻肝汤加夏枯草、牛蒡子、连翘等治疗腮腺炎129例，投药2~4剂，全部治愈。

• 中风

据(《中医杂志》1987年第8期)报道，陆书斌以龙胆泻肝汤治疗肝胆湿热型中风45例，症见猝然昏仆，半身不遂，遍身麻木，口眼歪斜，舌强语謇，烦躁易怒，夜卧不宁，纳呆口腻，恶心欲吐，面红目赤，口干口苦，口气臭秽，大便干结，小便短赤，舌红，苔黄腻，脉弦滑数有力等。结果治愈20例,显效9例,有效11例,无效5例,总有效率为88.89%。

• 甲亢

据(《科研通讯·龙胆泻肝汤研究专辑》1983年第2期)报道,陈如泉以龙胆泻肝汤加减治疗甲亢18例。结果治愈6例,显效11例,1例无效。

• 急性白血病

据(《中医杂志》1980年第4期)报道,周国雄以龙胆泻肝汤加减治疗急性白血病早期有肝胆湿热者26例。结果:获完全缓解者14例,部分缓解者10例,缓解率为92.3%。

• 卡他性角膜炎

据(《北京中医》1993年第1期)报道,余永鑫以龙胆泻肝汤治疗卡他性角膜炎50例。目痒加防风、谷精草、刺蒺藜;白睛充血加桑白皮,结果全部治愈。

3. 葛根芩连汤
《伤寒论》

(一)传统沿用

组成:葛根20克,黄芩9克,黄连3克,甘草3克。

用法:水煎,分2次服。

功效:解表清里。

主治:身热下利,胸腹烦热,口渴,尿短而赤,大便臭秽异常,肛门灼热,苔黄,脉数。

方解:本方为清泻里热而兼解表的方剂。方中重用葛根,能解表清热,表解则里和;芩、连清泄胃肠实热以止利;甘草清热解毒,和中益胃。合用故有解表清里功效。

加减:腹痛者,加炒白芍以缓急止痛;里急后重者,加木香、槟榔以行气而除后重；便脓血者，加半夏、竹茹以降逆止呕；挟食滞者，加焦山楂、焦神曲以消食。

（二）辨证要点

葛根芩连汤为里热下利、解表清里、表里同治之剂。临床以身热下利，苔黄，脉数为应用要点。

急性肠炎、菌痢、肠伤寒、胃肠型感冒等属表证未解，里热又甚者，均可治之。

（三）使用注意

下利而不发热，脉沉迟或微弱，病属虚寒者，不宜应用本方。

（四）鉴别应用

- 葛根芩连汤与芍药汤、黄芩汤

三方均可用治热痢，然而各方所治热痢之病机、用药各有特点。

芍药汤用治于湿热痢。症见便脓血赤白相间，且腹痛、里急后重较甚，故其治法以清热燥湿与调和气血并进，取"通因通用"为主，使"行血则便脓自愈，调气则后重自除"。

黄芩汤所治热痢为太阳与少阳合病，口苦，腹痛等症状较明显，其功效在清热止痢，和中止痛。

葛根芩连汤所治热痢是属兼有太阳表证，症见身热口渴，喘而汗出，下利臭秽，舌红，苔黄等表里俱热之象，有表里双解之功，尤以清里热为著。

（五）名医心得荟萃

- 恽铁樵（近代中医学家）

用葛根芩连汤主治病甚多，治疗肠炎下利作首选方剂，加白头

翁、秦皮治急性热痢；加象贝、橘红、枇杷叶之类治急性肺炎，并广泛地用于治疗四时温病，效验极佳。（摘自《伤寒论研究》）

• 聂惠民（北京中医药大学教授）

现代多用葛根芩连汤治疗菌痢、肠伤寒、乙脑、麻疹、肺炎、肠炎、结肠炎、口疮、小儿麻痹等。

笔者临床运用：①急性肠炎（症见发热口渴，泻下臭秽，肛门灼热，尿短而赤，苔黄腻，脉滑数等）可酌加金银花、马齿苋、黄芩、芍药等清热利湿之品。②菌痢，下痢脓血，里急后重，身热腹痛，苔黄脉数，酌加白头翁、秦皮、黄柏、黄芩、白芍等清热解毒之品。③小儿腹泻，稀便日行数次，口干苔黄，溲赤，指纹紫，可酌加白术、茯苓、薏苡仁等健脾利湿之品。（摘自《伤寒论与临证》）

• 曹颖甫（近代医学家）

小儿疹发未畅，下利而臭，舌质绛，苔白腐，唇干，目赤，脉数。宜葛根芩连汤加味。（摘自《经方实验录》）

• 陆渊雷（近代医学家）

方有里热，而病势仍未解者，皆葛根芩连汤所主。利与喘、汗皆非必具之证。（摘自《伤寒论今释》）

• 于世良、史定文（中医专家）

近贤岳美中教授在辨证论治的基础上，曾用葛根芩连汤加减治疗"乙脑"，收到显著效果。已故全国著名中医学家沈仲圭先生，主张在治疗急性细菌性痢疾时用葛根芩连汤加酒炒大黄、木香、滑石。编者验之于临床，屡收良效。（摘自《中国名方精释》第111页）

• 焦树德（北京中日友好医院教授）

我常用葛根芩连汤，加焦槟榔、炒白芍各12克，厚朴、马齿苋各10克，木香9克，用于急性菌痢，出现肠胃湿热证者，可收良好效果，请试用。

如下利带有脓血，血多脓少，腹痛腹坠，肛门灼热，里急后重，窘迫便频,舌苔黄腻,脉象滑数而弦者,可用葛根芩连汤加白头翁、秦皮、马齿苋、生地榆等,有佳效。(摘自《方剂心得十讲》第85页)

- 叶橘泉(中医药学家)

葛根芩连汤主治高热、气急、口渴、下痢为目标。

麻疹用葛根汤的机会多。但麻疹汗出后热犹高,喘咳频频而汗多脉促者,用葛根芩连汤。

又治小儿急性热性痢,平日项背拘急,肩凝,而有急性发热,口渴,下痢者;及口舌肿痛糜烂者。(摘自《古方临床之运用》第107页)

- 蒲辅周(名老中医)

以葛根6克,黄芩2克,甘草3克,黄连1.5克。蒲老发挥巧用其治疗小儿肺炎表实下利者,症见发热汗出而喘,下利黏臭,腹满,苔微黄,脉促。

若无汗加葱白1段6厘米长;虚烦加淡豆豉9克,栀子3克;营卫不调加生姜2片,大枣2枚。(摘自《蒲辅周医疗经验》)

- 罗笑容(中医专家)

以葛根芩连汤(葛根10克,黄芩7克,黄连、甘草各3克),加泽泻、茯苓各12克,厚朴7克,土治风寒夹热积泄泻,小儿肠炎。症见水样稀便,色黄气臭,腹痛即泻,暴注下迫,身热口渴;烦躁不安,小便短赤,舌质红,苔黄腻,脉细数。(摘自《广东中医院经验》)

- 赵明锐(名老中医)

外感表证失治、误治而成下利,因其表证未罢又现里证。临床上可以见到既有表证之发热、苔白、脉浮数,又可见纳呆、下利等里证。此单用解表则里证不除,单清里则表邪难去。故用表里双解的葛根芩连汤即愈。

婴幼儿消化不良腹泻,临床分为实热泻和脾虚泻两大类型。其中湿热泻,症见发热,暴注下迫,腹部热痛,泻下之物发黄臭秽,口干欲饮,舌红,苔黄,脉数。选用葛根芩连汤加减,解表清里,效

果良好。(摘自《经方发挥》第128页)

・日・有持常安(桂里)(日本汉医学家)

下痢初发,用桂枝汤、葛根汤之类后,表证虽解,脉益急促,热犹盛者,可用葛根芩连汤。小儿痢疾,热炽而不需下者,用此方多效。(摘自《校正方舆輗》)

・日・丹波元坚(亦柔)(日本汉医学家)

葛根芩连汤移治滞下有表证,而未要攻下者,甚效。(摘自《伤寒广要》)

・日・尾台元逸(榕堂)(日本汉医学家)

葛根芩连汤,治平日项背强急,心胸痞塞,神思悒郁不舒者,或加大黄。

又曰:项背强急,心下痞塞,胸中冤热,而眼目牙齿疼痛,或口舌肿痛腐烂者,加大黄其速效。(摘自《类聚方广义》)

(六)临床新用

・痢疾

据(《江苏中医》1960年第五期)报道,83医院用葛根芩连汤(葛根9克,黄连、黄芩、甘草各4.5克),治疗急性菌痢40例(其中:痢下赤白者38例,里急后重者39例,腹痛发热者34例)。疗程最短2天,最长12天,治疗结果36例症状完全消失。

・伤寒及副伤寒

据(《江西中医药》1992年第2期)报道,朱可奇等用葛根芩连汤(黄芩30克,黄连20克,葛根15克,甘草3克),治疗伤寒及副伤寒200例,用药后,实验室血培养检查转阴者143例,转阴时间6~22天;肥达氏反应转阴者128例,转阴时间11~25天。说明本方治疗伤寒及副伤寒,比一般抗生素敏感,疗效佳,未发现耐药现象,远期疗效较理想,治愈后很少复发,有实用和推广价值。

・胃肠炎

据(《湖北中医杂志》1990年第1期)报道,汪建国用葛根芩连汤加味治疗嗜酸性胃肠炎30例。全身有风疹块者加薄荷、蝉蜕各7克;午后及傍晚发低热者,加柴胡、青蒿各10克。结果:治愈27例,显效2例,无效1例。

4. 白头翁汤
《伤寒论》

(一)传统沿用

组成:白头翁20克,黄柏9克,黄连3克,秦皮9克。
功效:清热解毒,凉血止痢。
主治:热痢腹痛,下痢脓血,里急后重,肛门灼热,小便短赤,或伴有发热,心烦,口渴,苔黄,脉数等症。
方解:本方是治疗热痢的主要方剂。白头翁清血分之热,为热痢之要药;黄柏、黄连清热解毒,燥湿止痢;秦皮清热燥湿止痢。本方重在清热解毒凉血,肠道热毒清除,则下痢脓血可愈。
加减:腹痛较重者,加木香、青皮;兼饮食积滞者,加枳壳、槟榔、山楂;下痢鲜血较多者,加槐花、地榆、生地、丹皮等。

(二)辨证要点

白头翁汤主治热毒深陷血分之下痢。临床以下痢赤多白少,腹痛,里急后重,舌红苔黄,脉弦数为应用要点。
现代常用白头翁汤用治阿米巴痢疾、细菌性痢疾等属热毒较盛者。

(三)使用注意

虚痢、久痢者,忌用。

(四)鉴别应用

• 白头翁汤与葛根芩连汤

二方均可用治热痢。然而,二方所治热痢之病机、用药各有特点:

葛根芩连汤所治热痢是属兼有太阳表证,症见身热口渴,喘而汗出,下利臭秽,舌红,苔黄等表里俱热之象,有表里双解之功,尤以清里热为著。

白头翁汤所治热痢是热毒深陷血分证,症见下痢脓血,赤多白少,身热,苔黄,有清热解毒,凉血止痢之功。

• 白头翁汤与芍药汤

二方均同为治痢方剂。但二方的病机、病情轻重以及其功用则完全各异:

白头翁汤治热毒血痢,乃热毒陷入血分,治以清热解毒,凉血止痢。热毒血痢重于湿热痢,故白头翁汤"甚者独行",重在清理肠道热毒,组方用药较简捷。

芍药汤所治赤白痢,属湿热痢而兼气虚瘀滞证,故清热燥湿与调和气血并进,并反"通因通用"之法,以便"血行则便脓自愈,调气则后重自除"。湿热痢比热毒痢为轻,组方用药面面俱到。

(五)名医心得荟萃

• 尚志钧(皖南医学院教授)

擅长以白头翁汤(白头翁 15 克,黄连、黄柏、黄芩、甘草各 10 克)治疗肠炎、痢疾。

指征:大便中夹有赤白黏胨,或鱼脑状物,里急后重,日下数次,多则十多次,纳呆。

禁忌:舌淡,苔白,纯下白胨,腹冷痛者,禁用。

体会:本方一派苦寒药,极易挫伤胃气,必要时重用甘草,加炮姜5~10克,苍术、白术各5~10克,木香、当归各5克,白芍、焦三仙各10克。

农村中单用白头翁15克,配马齿苋30克,煎汤服。同样可治痢疾,可以推广。(摘自《方药传真》)

• 聂惠民(北京中医药大学教授)

白头翁汤化裁方法:①若菌痢身热恶寒者,加葛根、马齿苋等。②若后重甚者,加木香、槟榔、白芍等。③若食滞者,加焦三仙、炒枳壳等。④若下痢脓血甚者,加金银花、连翘等。

白头翁汤与葛根芩连汤均治热痢。临床上可将二者合方化裁,用治急性肠炎、痢疾,效果良好。(摘自《伤寒论与临证》第656页)

• 叶橘泉(近代医药学家)

白头翁汤,治急性肠炎,赤痢、热痢后重,身热口渴,心烦,目赤肿,心悸者。功效可靠而满意。(摘自《临证实用方剂》)

• 梅国强(湖北中医学院教授)

以白头翁汤去黄连(白头翁30克,秦皮、黄柏各15克),加大黄、苦参各30克,明矾15克(烊化),如湿热痒甚者,加蛇床子30克。水煎,外沈阴部或坐浴30分钟。

本方具有清热燥湿,解毒杀虫之功效。主治妇人湿热带下、阴痒之证,真菌性、滴虫性、细菌性阴道炎所致的赤、白、黄、绿带下。(摘自《名医名方录》第4辑第58页)

• 郝万山(名老中医)

近些年来,有大量的报道,用白头翁汤加减,治疗目赤肿痛、颈淋巴结炎、乳腺炎、带状疱疹、急性盆腔炎、急性泌尿系感染、前列腺炎、下肢丹毒、肝炎等等。显然是通过抓病机,扩大了白头翁汤的应用范围。

足厥阴肝经从足上行,抵少腹,络阴器,布胸胁,连目系。因此凡是肝脏或肝经湿热所导致的多种疾患,都可以用清利肝胆与肝

经湿热的白头翁汤来治疗。(摘自《中国中医药报》2001年7月2日,学术第3版)

• 日·尾台元逸(榕堂)(日本汉医学家)

热痢下重,渴欲饮水,心悸腹痛者,白头翁之主治也。又治眼目郁热赤肿、阵痛、风泪不止者,又为洗蒸剂亦有效。(摘自《类聚方广义》)

白头翁汤治肠风下血,妙不可言。(摘自《汉药神效方》)

• 日·吉益为则(东洞)(日本汉医学家)

白头翁汤,治热痢下重而心悸者。(摘自《方极》)

治热痢下重者,下痢欲饮水者,胸中热而心烦下痢者,白头翁汤兼用紫圆。(摘自《方机》)

(六)临床新用

• 急性胃肠炎、细菌性痢疾

据(《中国中药杂志》1989年第1期)报道,马明纯等将白头翁汤改为"白头翁灌肠液",药用白头翁15克,黄柏、秦皮各12克。每日4次,保留灌肠。共治急性肠炎49例,菌痢13例。结果:全部治愈。平均治愈天数2.62天。

• 溃疡性结肠炎

据(《中西医结合杂志》1985年第8期)报道,宋桂琴以白头翁汤加减内服,治疗溃疡性结肠炎属大肠湿热者17例,并用"青黛饮"水溶液保留灌肠,疗效显著。

• 滴虫性肠炎

据(《陕西中医》1989年第1期)报道,李立民以白头翁汤加减(生怀山30克,白头翁、生杭芍各12克,秦皮、生地榆、三七粉各10克,甘草6克,鸦胆子去皮60粒)。先将三七粉、鸦胆子用白糖水送服一半,再将余药煎汤至二煎时再服用。治疗18例痊愈。

• 传染性结膜炎

据(《国医论坛》1991年第1期)报道,王荷营等以白头翁汤加味(白头翁15克,黄柏、秦皮、木贼各10克),治疗传染性结膜炎87例,全部治愈。

第五节 清虚热剂

清虚热剂,适用于热病后期,邪热未尽,阴液已伤,热在阴分,暮热早凉等症。

青蒿鳖甲汤
《温病条辨》

(一)传统沿用

组成:青蒿9克,鳖甲18克,生地15克,知母9克,丹皮6克。
用法:水煎,分2次服。
功效:养阴退热。
主治:热病后期,阴液不足,余热未尽,形体消瘦,夜热早凉,热退无汗,舌红少苔,脉象细数。
方解:热病阴伤,余邪潜伏不出,故用青蒿清热透邪,鳖甲滋阴退热,知母、生地清热育阴,丹皮凉血泄热,共成养阴清热透邪的作用。本方一面养阴,一面清热透邪,以达到阴复邪去,则久热、虚热自退。故本方对上述各症,以及肺痨骨蒸为适宜。
加减:若暮热早凉,汗解渴饮,去生地,加天花粉以清热生津止渴;治疗肺痨骨蒸,阴虚火旺者,可加沙参、旱莲草以养阴清肺;对于小儿夏季热属阴虚有热者,酌加石斛、地骨皮、白薇等以退虚热。

(二)辨证要点

青蒿鳖甲汤最宜于温热病后期余热未尽,阴液不足之虚热证。

临床以夜热早凉,热退无汗,舌红少苔,脉细数为应用要点。

现代常用于各种传染病恢复期低热、原因不明之发热、慢性肾盂肾炎、肾结核等属阴虚内热、低热不退者。

(三)使用注意

青蒿不耐高温,用沸水泡服,余药煎服。

(四)鉴别应用

• 青蒿鳖甲汤与清骨散

清骨散即青蒿鳖甲汤去生地、丹皮,加秦艽、地骨皮、银柴胡、胡黄连、甘草而成。用于治疗骨蒸劳热,两颧潮红,口渴心烦的虚热较重证候。

二方虽是同治阴虚发热。其不同点在于:青蒿鳖甲汤以青蒿、鳖甲为君,配伍生地、知母,是养阴与透邪并进,治热病伤阴,邪伏阴分之证;而清骨散则以一派清虚热之品组方,治阴虚内热之骨蒸潮热。

• 青蒿鳖甲汤与秦艽鳖甲散

秦艽鳖甲散即青蒿鳖甲汤去生地、丹皮,加秦艽、地骨皮、银柴胡、当归、乌梅而成。用于治疗骨蒸劳热、自汗、盗汗等症。

二方虽系清虚热之剂,具有滋阴清热作用,同是主治虚热证。其不同之处:

青蒿鳖甲汤以鳖甲滋阴搜邪退热,青蒿芳香透热外出,生地、知母助鳖甲滋阴清热,丹皮配青蒿凉血清热,全方养阴和透热并用而偏重于养阴,多应用于热病后期,夜热早凉的邪伏阴分者。

秦艽鳖甲散以鳖甲、当归、知母滋阴养血清热,秦艽、青蒿、柴胡清泄阴分伏热,地骨皮除蒸,乌梅敛汗生津,全方养阴和泄热并用而偏重于退热,多用于阴虚血少,热邪伏于阴血的骨蒸潮热者。

• 青蒿鳖甲汤与当归六黄汤

当归六黄汤与青蒿鳖甲汤均系清虚热之剂,同具有滋阴清热作用,主治虚热证。但是二方的组成、病机、功效各不相同。前者当归六黄汤以当归、二地滋阴养血,黄芪补气强卫,固表止汗,三黄清热泻火。全方滋阴养血和清火泄热并用而偏重于养阴清热止汗,多用于阴虚火旺而盗汗者。

后者青蒿鳖甲汤以鳖甲滋阴搜邪退热,青蒿芳香透热外出,生地、知母助鳖甲滋阴清热,丹皮配青蒿凉血清热。全方养阴透热并用而偏重于养阴,多应用于热病后期,夜热早凉的邪伏阴分者。

(五)名医心得荟萃

• 何少山(杭州市中医院主任医师)

青蒿鳖甲汤:青蒿10克,炙鳖甲、生地各12克,知母6克,丹皮9克。

主治:妇科术后、产后、病后低热不退,夜热早凉,热退无汗,体温在37.5～37.8℃;经行发热、经行口糜,体温超过38℃,口腔糜烂;其他凡由阴虚内热而致的月经不调,久不受孕,夏季热,手足心灼热,口干便燥等。

指征:临床辨证须符合阴虚火旺,或热邪内扰阴分。以原因不明的低热,手足心灼热,口干便燥,舌质红绛,脉细数为辨证要点。尤其对不明原因的低热或虽体温不高,但感觉肤温高于常人,属阴虚者,使用本方必定有效。

禁忌:脾胃虚寒、食少便溏者以及孕妇,均应慎用或不用。(摘自《方药传真》)

• 贾镜环(著名老中医)

结核性腹膜炎之属阴虚发热者,症见午后烦热,口干喜饮,盗汗,纳呆,舌红无苔,脉细数,治当滋阴清热,方用青蒿鳖甲汤合地骨皮散加减。

口渴甚者,加天花粉、麦冬;盗汗者,加生龙骨、生牡蛎;纳呆食

少者,加炒谷芽、白扁豆、沙参、麦冬。(摘自《名医治病》第 266 页)

• 焦树德(北京中日友好医院教授)

我用清骨散治疗牙疼,口舌生疮,咽痛,龈肿,扁桃体炎,腮腺炎,舌炎,牙龈炎等。扁桃体炎可加玄参 15 克,连翘 12 克,射干、黄芩各 10 克;腮腺炎可加玄参 15 克,炒川楝子 12 克,板蓝根、牛蒡子各 10 克;舌炎溃烂,加连翘 12 克,青黛、木通各 6 克;牙龈肿痛,出血溃烂者,可加生石膏 30 克(先煎)、蒲公英 20 克,连翘 12 克,黄芩 10 克;兼出血者,再加白茅根、生藕节各 30 克。(摘自《方剂心得十讲》第 146 页)

秦艽鳖甲散、黄芪鳖甲散、秦艽扶羸汤三方均能滋阴清热,治骨蒸劳热。但秦艽鳖甲散则以驱逐深入骨间之风、热,以滋阴、敛阴为主,是主治风劳骨蒸。治疗午后壮热,颧红盗汗,咳嗽,肌肉消瘦很快,脉来细数为其特点。也是临床上常用的滋阴清热,治疗虚热劳伤的方剂。

我以秦艽扶羸汤去人参、半夏、姜、枣,加重紫菀,另加沙参、川贝母、百部、杏仁、麦冬、枇杷叶,治疗活动期肺结核下午出现颧红潮热、咳嗽少痰、骨蒸盗汗、身体消瘦、夜间口渴、舌红少苔、脉象细数等阴虚劳热之证者,配以口服抗痨药物,常收满意效果。

秦艽扶羸汤加青蒿 10~15 克,白薇、白芍各 10 克,丹皮、香附各 9 克,生地黄 15 克,用于查不出原因的"低热证候群"(本病以青年女子较为多见,男子虽有但较少),俗称"低热",常可取得良效。(摘自《方剂心得十讲》第 58 页)

(六)临床新用

• 阴虚感冒

据(《国医论坛》1991 年第 2 期)报道,梁文学用青蒿鳖甲汤治疗阴虚感冒,症见发热头痛,微恶风寒,烦渴头晕,手足心热,干咳少痰,舌红苔少,脉细数,极易感冒,难以速已者 75 例。无论单纯或合有他病的阴虚感冒,均服用青蒿鳖甲汤加桑叶、花粉为主方。气虚明显加太子参;咳甚加川贝、薄荷;阴虚甚加白薇、麦冬;痰中带血加藕节、生地炭。结果治愈55例,有效15例,无效5例,总有效率为93.3%。

• 麻疹后肺炎

据(《辽宁中医杂志》1981年第2期)报道,王树山等以青蒿鳖甲汤加减(青蒿、银柴胡、白薇、丹皮各10克,地骨皮6克),治疗麻疹后肺炎19例,服药2剂而退热者11例,3剂退热者2例,4～9剂退热者4例,结果全部治愈。

• 妇科术后低热

据(《浙江中医杂志》1981年第11期)报道,范光华等以青蒿鳖甲汤加味,治疗妇科术后低热患者100例。结果:治疗1～3天而体温恢复正常者70例,4～5天正常者23例,7例无效。

• 结核性盆腔炎

据(《山东中医》1982年第6期)报道,贾东鲁等以青蒿鳖甲汤去知母,加生龟板15克,丹参、猫眼草各30克,百部12克,麦冬、杭芍各9克。压痛明显加金银花、鱼腥草、野菊花;有包块加鸡内金、夏枯草、海藻、昆布。治疗结果10例全部有效。

第六章　清暑益气剂

凡能祛除暑邪，主治暑病的方剂，称为祛暑方剂。

暑病有单感暑邪；或兼湿邪；或兼表寒；或兼气虚的不同，临床根据不同的暑病，选用相应的祛暑方剂。

祛暑益气剂，适用于暑热伤气，津液受灼，见有汗出烦渴，脉虚身热，倦怠少气等症。

新订祛暑益气汤
《温热经纬》

（一）传统沿用

组成：西洋参 3 克（可用北沙参 20 克代替），石斛 9 克，麦冬 9 克，黄连 1.5 克，竹叶 9 克，荷梗 15 克，知母 6 克，甘草 3 克，粳米 15 克，西瓜翠衣 15 克。

用法：水煎，分 2 次服。

功效：清暑益气。

主治：暑热伤气，汗多烦渴，脉大而虚。

方解：方用黄连、竹叶、荷梗、西瓜翠衣清热解暑；西洋参、麦冬、石斛、知母、粳米、甘草益气生津。合用具有清暑益气，除烦止渴功效。

加减：暑热较盛加生石膏、金银花、连翘以清热；津气耗伤较重者,西洋参、石斛、麦冬加量,去黄连;小儿夏季热、久热不退、烦渴体倦,去黄连,加白薇、地骨皮以养阴退热。

(二)辨证要点

清暑益气汤用于感受暑热,气阴两伤之证。临床以身热多汗,体倦少气,口渴,脉虚数为应用要点。

现代常用于治疗中暑先兆、中暑、小儿及老人夏季热、功能性发热、肺炎及多种急性传染病的恢复期等属于气阴两伤者。

(三)使用注意

本方有滋腻之品,故暑病挟湿,舌苔厚腻以及暑证,高热烦渴而无气虚见证者,均不宜使用。

(四)鉴别应用

• 竹叶石膏汤与清暑益气汤

二方均能清解暑热,益气生津。均同用于感受暑热,气阴两伤者。但二者的用药配伍、功效、主治各不相同。

竹叶石膏汤以石膏、竹叶等清热,其清热和胃功能较强,属清热剂,多用于热病之后,余热未尽,气阴两伤,呕逆虚烦者。

清暑益气汤有西瓜翠衣、荷梗等治暑专药,其清暑养阴生津之力较强,属祛暑剂,常用于感受暑热,气津两伤,体倦少气,汗多脉虚者。

• 新订清暑益气汤与清暑益气汤

以上两清暑益气汤,组方虽不同,但均有清暑益气的作用,同是主治暑病兼气虚之证,实为补中益气汤化裁而成。但是,两方立法、主治同中有异,各有奥妙,均为良方,不可偏废。其不同点在于:

李杲的清暑益气汤是从正虚罹邪立论,为脾胃元气先虚,复感受暑湿之邪耗伤津气而设,药用人参、黄芪、黄柏、二术、陈皮等,性偏温燥,清暑生津之力不足,而健脾燥湿之力较强。临床若元气本虚,又感暑湿,或暑湿缠绵损伤中气,或湿温气阴两伤,当用李氏的清暑益气汤。

王士雄的新订清暑益气汤则从邪实伤正立论,为暑热之邪伤害肺胃,致气津两虚而设,药用西洋参、西瓜翠衣、荷梗、知母、石斛、麦冬之类。性偏凉润,清热养阴两擅长。临床若暑温邪热炽盛,津气两伤,则当用王氏新订清暑益气汤。

(五)名医心得荟萃

• 岳美中(中国中医研究院教授)

岳老曾用清暑益气汤控制 1 例逢夏即病重的心绞痛患者,经年未再发作。(摘自《名中医治病绝招(续集)》第 3 页)

(六)临床新用

• 中暑高热

据(《中医杂志》1992 年第 7 期)报道。沈万生以王氏清暑益气汤去粳米,荷梗易为荷叶,加藿香、佩兰,治疗中暑高热 45 例。结果:治愈 25 例,显效 8 例,有效 9 例,无效 3 例,总有效率为 93.33%。

• 老年人夏季热

据(《上海中医药杂志》1985 年第 6 期)报道。刘戎谊等以清暑益气汤加减,治疗老年人夏季热 26 例。结果全部治愈。

第七章 祛湿剂

凡能祛除湿邪,治疗湿邪为病的方剂,称为祛湿剂。

湿邪为病,有在里、在表、寒化、热化或湿热相兼的区别;在临床上应根据病情的不同,选用不同的祛湿方剂。比较常用的有以下几类:燥湿化浊剂、清热利湿剂、利水渗湿剂。

第一节 燥湿化浊剂

燥湿化浊剂,适用于湿阻中焦,脾胃不和所致的病症。见有胸膈痞闷,脘腹胀满,肢体倦怠,恶心呕吐,大便较稀,舌苔厚腻,脉濡等症。

1. 平胃散
《太平惠民和剂局方》

(一)传统沿用

组成:苍术9克,厚朴6克,陈皮9克,甘草3克,生姜3克,大枣3枚。

用法:水煎,分2次服。若为散剂,每服9克,每日2次。

功效:燥湿健脾,消胀除满。

主治:湿阻中焦,脾胃不和。症见脘腹胀满,不思饮食,呕吐恶心,噫气吞酸;或口中味淡;或大便溏薄,舌苔白腻而厚,脉象濡缓等。

方解:方用苍术燥湿健脾,厚朴行气消胀,陈皮理气化湿,甘草、大枣、生姜调和脾胃。凡脾胃有湿者,均可加减应用。

加减:①见湿热证,加黄连、黄芩,以清热燥湿。
②证属寒湿者,加干姜、草豆蔻,以温化寒湿。
③湿盛泄泻者,加茯苓、泽泻,以利湿止泻。

(二)辨证要点

平胃散为燥湿和胃的基础方,临床以脘腹胀满,舌苔厚腻为应用要点。

凡属湿滞脾胃之慢性胃炎、消化道功能紊乱、胃及十二指肠溃疡、胃肠神经官能症等病症,用之有效。

(三)使用注意

凡阴虚气滞,脾胃虚弱者以及孕妇均不宜使用,因平胃散辛苦温燥,易伤正耗气。

(四)鉴别应用

本方加木香、砂仁,名香砂平胃散,用于脾虚伤湿,痞满纳呆,食后腹胀,恶心呕吐,泄泻等症;本方与五苓散合用,名胃苓汤,用于停饮挟食,腹痛泄泻,小便短少;本方与枳术汤合用,名枳术平胃散,用于脾虚湿胜,气机阻滞,心下痞坚;本方与小柴胡汤合用,名柴平汤,用于湿疟,一身尽痛,手足沉重,寒多热少,脉濡;本方加藿香、半夏,名不换金正气散,用于湿浊内停,兼有表寒证,呕吐腹胀,恶寒发热,或霍乱吐泻,不服水土,舌苔白腻。

（五）名医心得荟萃

• 孙咸茂（名老中医）

胆囊炎胆石症的病机为湿阻中焦，肝胆郁热，治疗宜燥湿健脾，舒肝理气。方用平胃散，加姜半夏9克，大黄3～20克，郁金15～60克，白芍15克，金钱草、芦根各30～60克，白花蛇舌草15～30克，莪术6～15克，姜黄15克，甘草9克。常能收到较好疗效。（摘自《名医特色经验精华》第99页）

• 茹十眉（名老中医）

以平胃散（苍术9克，厚朴6克，陈皮6克），加制半夏、藿香、佩兰各9克，炒麦芽12克，具有燥湿健脾，芳香化浊，和中止呕之功效。主治水土不服，症见食欲不振，脘闷呕吐，腹胀腹痛，大便溏薄。如腹痛泄泻，加香连丸3克；腹胀不适，加大腹皮12克，木香9克。（摘自《袖珍中医处方》第9页）

• 李同华、张明沛（中医专家）

以平胃散加味（熟地黄25克，苍术、韭菜子各20克，陈皮、厚朴、肉桂各15克，熟附子、炙甘草各10克），治疗阳痿56例。

加减法：①阳痿病时间长者，加红花、蜈蚣。②性欲淡漠者，加仙灵脾。③阴虚者，去熟附子，加枸杞子、当归。④遗精者，加龙骨、牡蛎、芡实。⑤阴部潮湿者，加黄柏。⑥小便赤涩者，去附片、肉桂，加黄柏、白茅根。⑦心悸、失眠者，加酸枣仁、远志、柏子仁。⑧神疲乏力，饮食不香者，加党参、白术。⑨胸闷胁胀，烦躁易怒者，加香附。（摘自《实用中医内科杂志》1994，8(1)：32）

• 王怀义（名老中医）

平胃散燥湿运脾其用广。如伤食厌食，加莱菔子、神曲、木香、砂仁为宜；如慢性胃炎、胃或十二指肠溃疡，见脘腹胀痛，纳少气逆，食后加重，舌苔白厚者，加高良姜、香附、草豆蔻、川楝子、神曲颇有效验；如肠鸣腹泻，湿气下流，纳少腹胀，久病体倦乏力，舌淡苔厚,以慢性肠炎较为常见,加怀山、白术、姜炭或扁豆、薏苡仁;湿热腹泻,大便黄臭,肛门灼热,加黄芩、黄连、滑石;湿热黄疸,加柴胡、茵陈、大黄、栀子;肾炎水肿、身肿面浮,加苏叶、蝉蜕、生姜皮;小便不利,腹胀如鼓者,加黑白牵牛子、甘遂。以上对于胃肠湿滞均能收到较好的疗效。(摘自《医方妙用》第72页)

• 日·大塚敬节(日本汉医学家)

平胃散能消化宿食,除去胃内停水。自觉症状即食欲不振,腹部膨满,心下痞塞,食后腹鸣下痢,均在脉、腹不甚虚弱者用之。但腹肌极度弛缓者,不可用之。本方应用于急慢性胃炎、胃无力症、胃扩张等症。

产后胎盘残留时加芒硝。有平胃散之证再兼有外感者,加藿香、半夏。在急性肠炎(下痢、口渴、微热),可与五苓散合方。(摘自《汉方诊疗实际》)

2. 藿香正气散
《太平惠民和剂局方》

(一)传统沿用

组成:藿香9克,紫苏、白芷、大腹皮、茯苓各3克,白术、陈皮、半夏曲、厚朴、桔梗、甘草各6克。

用法:为末,每服6克,生姜、大枣煎汤送服;或为丸剂,每服9克;或水煎,分2次服。

功效:和中解表,理气化湿。

主治:外感风寒,内伤湿滞。症见寒热头痛,胸膈满闷,脘腹疼痛,恶心呕吐,肠鸣泄泻,口淡苔腻等。

方解:藿香芳香化湿,理气和中;苏叶、桔梗、白芷解表邪,利气机;厚朴、大腹皮燥湿除满;半夏、陈皮理气化痰;茯苓、白术、甘草和中健脾化湿。合用故有上述功效。对于四时感冒,外感风寒表证,寒热头痛;内有痰湿中阻,脾胃运化失常所致的上述证候,常用此方剂。

加减:如表邪偏重,寒热无汗,加香薷或加重苏叶用量,以增强祛风解表之力;若兼食滞,胸闷腹胀,去甘草、大枣之腻滞,加神曲、莱菔子、鸡内金以消食导滞;若偏湿重,苔厚垢腻,用苍术易白术,以增强化湿之力;如气滞脘腹胀痛者,加木香、延胡索,以行气止痛。

(二)辨证要点

藿香正气散是治疗外感风寒,内伤湿滞病症的要方。临床以寒热头痛,呕吐泄泻,脘腹胀满,舌苔白腻为应用要点。

现代常用本方加减治疗急性胃肠炎、胃肠型感冒,尤其是夏月时感,外客表邪,内伤湿滞而致肠胃失和之证,最为适宜。

(三)使用注意

若属湿热霍乱则非本方所宜;口渴而苔黄腻者慎用;阴虚火旺者忌用。

(四)鉴别应用

• 一加减正气散

藿香梗、厚朴、杏仁、茯苓皮、绵茵陈各6克,广陈皮、大腹皮各3克,神曲、麦芽各4.5克。功用:芳香化浊,行气导滞。主治:三焦湿郁,升降失司的脘腹闷胀,大便不爽者。

• 二加减正气散

藿香梗、茯苓皮、木防己、薏苡仁各9克,广陈皮、厚朴、大豆黄卷各6克,通草4.5克。功用:化浊利湿,行气通络。主治:湿郁三焦,以致脘闷便溏,身痛,舌苔白,脉象模糊者。

• 三加减正气散

藿香梗连叶、茯苓皮、杏仁各9克,厚朴6克,广陈皮4.5克,滑石15克。功用:化湿理气,兼以清热。主治:湿浊阻滞,气机不畅,久郁化热所致的胸脘满闷,舌苔厚腻者。

• 四加减正气散

藿香梗、茯苓各9克,厚朴、神曲各6克,广陈皮4.5克,草果3克,山楂15克。功用:化湿理气,温中消导。主治:秽浊湿阻在里,邪郁气分,脘腹胀满,舌苔白滑,脉右缓者。

• 五加减正气散

藿香梗、厚朴、苍术各6克,广陈皮、大腹皮各4.5克,茯苓9克,谷芽3克。功用:燥湿运脾,行气导滞。主治:秽浊湿邪阻滞在里,脘闷便泄者。

以上五方,皆由藿香正气散加减化裁而成,故均名曰"加减正气散"。然藿香正气散乃表里双解之剂,适用于外感风寒,内伤湿滞之证。而五个加减正气散,由于去解表散寒之紫苏、白芷,其治证在于里,以湿滞中焦为主。一、二、三加减正气散为治湿重于热之证的方剂,而四、五加减正气散之治证则为寒湿为患,故吴氏称其为"苦辛温法"。临证时,应区别运用之。

(五)名医心得荟萃

• 陈耀堂(上海中医学院教授)

对各种慢性腹泻通用方:赤白芍、谷麦芽各15克,茯苓12克,藿香梗、苏梗、大腹皮、通草、苍白术、厚朴、木香、炙甘草各9克。

本方为藿香正气散加减而成,但用于慢性腹泻,也有较好疗效。加减法如下:对于慢性非特异性结肠炎,常有血性大便,可在方中加入乳香、没药各9克,荠菜花炭、蚂蚁草各30克,并结合应用白头翁汤加锡类散灌肠;对用于慢性菌痢引起者,大便中常夹有脓液,化验见白细胞增多,常加用黄芩、黄连、秦皮等清化湿热,有时亦佐以白头翁汤方灌肠,以提高疗效;大便中黏液多者,系为结

肠过敏或肠功能紊乱,常加用痛泻要方之柴胡、炒防风。(摘自《名医特色经验精华》第52页)

• 苏君美(中医专家)

以藿香正气散(藿香12克,苍术、半夏、茯苓各10克,紫苏、厚朴、白芷各9克,白扁豆20克),随证加减治疗大棚综合征(此病是在塑料膜大棚内工作所致的一组症候群,临床表现为头痛,头晕,呼吸窘迫等)114例。结果全部治愈。(摘自《山东中医杂志》1995,14(12):541)

• 姜光华(中医专家)

以藿香正气丸可治各种病所引起的白苔、腻苔,且对各种病引起的黄苔、腻苔、焦黄苔的消退,也能取得满意效果。如胃炎、胃十二指肠溃疡、肝病、肾病、心血管病、内分泌病、哮喘、慢性支气管炎、肠炎等皆如此。(摘自《中成药》1991,(9):37)

• 丁正权(中医专家)

以藿香正气散加减治疗手术后肠胀气183例。如湿热甚去甘草,加滑石;头昏,舌质淡加党参、当归、川芎;汗多加浮小麦、黄芪、红枣;咳嗽加半夏、桔梗;胃阴不足加白芍。每日1剂,服用3~4日。忌食油腻、生冷、辛辣之食品。(摘自《江苏中医杂志》1994,15(5):18)

• 周玲(中医专家)

以藿香正气散治疗妊娠恶阻100例,症见舌淡,纳呆,恶心呕吐,头晕困倦。服药后效果显著,全部治愈。(摘自《中医杂志》1988,29(8):78)

• 梁学琳(中医专家)

以藿香正气散(藿香6克,厚朴、苏梗各3克,大腹皮、法半夏、炒白术各5克,茯苓10克)治疗婴幼儿腹泻83例。如伴呕吐者倍半夏,加生姜2片;暑热甚加葛根5克,黄芩、荷叶各3克,六一散10克;溲短尿少加车前子10克;夹食滞者加山楂肉、谷麦芽各

5克;脾虚者加太子参、炒扁豆各12克,湿重舌苔白腻者,以苍术易白术。治疗结果,全部治愈。(摘自《浙江中医杂志》1985年)

• 封万富(中医专家)

以藿香正气散(藿香20克,紫苏12克,大腹皮、白芷、茯苓、白术、半夏曲、陈皮、厚朴、桔梗、甘草各10克,姜枣为药引)治疗荨麻疹32例。忌食葱、蒜、酒等辛辣食品。治疗结果,均获痊愈。(摘自《吉林中医药》1982,(1):34)

• 日·大塚敬节(日本汉医学家)

在夏季,由于寒冷饮食物而致呕吐、腹泻、腹痛者,用藿香正气散有著效。(摘自《中医诊疗要览》第73页)

第二节 清热利湿剂

清热利湿剂,适用于湿热并重,或湿从热化,以及湿热下注所致的病症。如湿温、黄疸、下肢痿痹、石淋等。

1. 茵陈蒿汤
《伤寒论》

(一)传统沿用

组成:茵陈18克,栀子9克,大黄6克。
用法:水煎,分2次服。
功效:泄热,利湿,退黄。
主治:阳黄身热,面目、周身黄如橘色,小便黄赤短涩,大便不畅或秘结,腹微胀满,口渴胸闷,烦躁,或但头汗出,苔黄腻,脉滑数。
方解:本方是主治湿热发黄的常用方。方中茵陈苦微寒,既能清热除湿,又能利胆退黄;茵陈配合栀子,能引肝胆湿热由小便外泄;大黄苦寒泄热,荡涤胃肠,协同栀子、茵陈以泄郁热,并能通大便以泻热结。三药俱属苦寒泄降下行,能使湿热之邪从二便而解,故有上述功效,适用于湿热熏蒸的阳黄。

加减:若往来寒热,胸胁苦满,口苦呕吐者加黄芩、柴胡、半夏、生姜以和解少阳,和胃降逆;如兼有恶寒身痛无汗等症,加麻黄、杏仁、连翘以解表散邪;如胁痛较重者,加郁金、川楝子、延胡索等以疏肝行气止痛;若黄疸较重,热势较甚者,加板蓝根、黄芩、大青叶、虎杖、黄柏等以退黄除热;如湿热黄疸,病情恶化,出现高热,烦躁,甚则神志不清,抽搐,出血等,此乃热毒内陷,宜加牛黄、丹皮、赤芍、郁金、黄连、羚羊角等以凉血而解毒。

(二)辨证要点

茵陈蒿汤清热退黄作用强,为治阳黄的常用效方。临床以身黄如橘子色,小便不利,口中渴,舌苔厚腻,脉沉数为应用之要点。

现代常用茵陈蒿汤治疗急性黄疸型肝炎、乙型肝炎、胆结石、胆囊炎、钩端螺旋体病、肠伤寒、败血症、肺炎及蚕豆病的溶血性黄疸等偏于湿热内蕴者。

(三)使用注意

方中大黄为苦寒泻下药,量大久用易伤正气,应予注意。阴黄不宜用本方。大黄易引起流产,故孕妇慎用。

(四)鉴别应用

• 茵陈蒿汤与茵陈五苓散

茵陈五苓散系由五苓散2克,加茵陈末4克组成。功用:利湿退黄,适用于湿多热少,小便不利者。

茵陈蒿汤与茵陈五苓散,二方都是治疗湿热黄疸的常用效方。其主要功效均是清热利湿而退黄。但是,由于湿热之邪有湿重与热重的区分,二方用药不一,适应证亦不相同。

前者清热之力强,利湿之力小,有攻下作用。适用于湿热黄疸偏于热重者;而后者利湿之力强,清热之力小,无攻下作用。适用于湿热黄疸偏于湿重者。

- 茵陈蒿汤与栀子柏皮汤

栀子柏皮汤由栀子、黄柏、甘草组成。功用:清热祛湿退黄。主治:伤寒,身热发黄,心烦懊侬,口渴,苔黄。

茵陈蒿汤与栀子柏皮汤,二方均治湿热黄疸,身目俱黄,小便短少,色如浓茶为其共见之证,其不同点是:

前者因湿热均重,影响胃肠。故适用于脘痞,呕恶,腹胀,苔黄腻等症较重,且有大便秘结者。而后者以清热为主,宜用于热重于湿,故发热,心烦,口渴较甚者。

- 茵陈蒿汤与茵陈四逆汤

茵陈四逆汤即由四逆汤加茵陈组成。功用:温里助阳,利湿退黄。主治:阴黄,色黄晦暗无华,四肢不温,皮肤凉冷,身体沉重,神疲食少,舌淡,苔白腻,脉沉细涩。

茵陈蒿汤与茵陈四逆汤,二方同为治黄疸方,但所治的黄疸性质有所不同。

前者治湿热所致阳黄,黄色明亮光泽如橘子色;后者则治疗寒湿所致阴黄,黄色晦暗无华,如烟熏,多见于久病、慢性病。

(五)名医心得荟萃

- 焦树德(北京中日友好医院教授)

我在临床上常用茵陈蒿汤治疗传染性黄疸型肝炎呈现阳黄证者。因本病常兼有右胁胀痛或隐痛,恶心口苦,不思饮食等证,故常加车前子9~15克,炒川楝子、黄柏各9~12克,焦三仙、黄芩、半夏各9克,柴胡6~9克,疗效极佳。

对早期肝硬化或肝癌早期出现的黄疸,本方也有效。我常加柴胡、香附、黄芩、半夏、姜黄、郁金、厚朴、延胡索等。黄疸重者,还应加茯苓、车前子、白鲜皮;肝癌者,再加莪术、生牡蛎、炒枳实、小金丹或西黄丸(另吞服),随证出入。(摘自《方剂心得十讲》第132页)

• 邓启源(名老中医)

邓老利用茵陈蒿汤(茵陈50克,栀子15克,大黄10克)的清热利湿之功,以治湿热浊邪内盛之顽固性高血压病,获效验。(摘自《名医治病》第47页)

• 聂惠民(北京中医药大学教授)

茵陈蒿汤还用于胆石症、肝炎、胆汁性肝硬化、急性胰腺炎、蚕豆病等多种湿热黄疸,其用于范围已经大大超越了张仲景使用的范围,几乎应用于一切出现黄疸的病症,均能获得满意疗效。(摘自《长沙方歌括白话解》)

• 日·吉益为则(东洞)(日本汉医学家)

茵陈蒿汤,治疗一身发黄,大便难者。(摘自《方极》)

治发黄色,小便不利,渴而欲饮水,大便不通者;发黄色,小便不利,腹微满者;寒热不食,头眩,心胸不安者。(摘自《方机》)

• 日·浅田惟常(宗伯)(日本汉医学家)

此方治发黄之圣剂也。世医于黄疸初发,辄用茵陈五苓散,非也。宜先用此方取下,后与茵陈五苓散。茵陈以治发黄为专长,盖有解热利水之效。(摘自《勿误药室方函口诀》)

• 日·大塚敬节(日本汉医学家)

茵陈蒿汤主要用于单纯性黄疸之初期,但亦不仅用于黄疸。以腹部尤其上腹部稍膨满,心下胸中不爽,有胸塞感,口渴,大小便不利,头汗,发黄,时有黄苔,脉多沉实为其适应证。方中茵陈蒿,除消炎利尿外,尚有治黄疸之特效;栀子除消炎利尿外,亦能治黄疸;大黄有缓下消炎作用。

本方不仅用于单纯性黄疸,同时在脚气、肾炎、口内炎等任何疾患,如确有上述目标(指适应证)时用之亦宜。

但虽同为黄疸,如其发于肝硬变症、肝癌时,用之无效。(摘自《汉方诊疗实际》)

• 日·中神琴溪(日本汉医学家)

对顽固性子宫出血,虽用各种止血药均未能制止,最后应用本方获得速治之效,可称得运用之妙。(摘自《汉方诊疗实际》)

2. 三仁汤

《温病条辨》

(一)传统沿用

组成:杏仁9克,滑石18克,通草6克,竹叶6克,厚朴6克,薏苡仁18克,白蔻仁6克,半夏9克。

用法:水煎,分2次服。

功效:湿温初起,或暑温挟湿,湿邪偏重,逗留气分,头痛身重,面色淡黄,胸闷不饥,身热不扬,午后发热较显,汗出不透,口不渴或渴不多饮,舌苔白而厚腻,脉象濡缓等症。

方解:本方是治疗湿温邪在气分的方剂。方用苦温肃肺的杏仁宣降肺气;用芳香苦辛的蔻仁宣畅中焦;用甘淡渗湿的薏苡仁、滑石、竹叶、通草通导下焦;用半夏、厚朴化湿降逆。合用有宣通气机,清利湿热的功效。

加减:如热重可加青蒿、栀子、黄芩;湿重可加苍术、茯苓;胸痞闷甚者可加藿香、佩兰、郁金;湿温初起,卫分症未罢,有恶寒现象,可加藿香、香薷、佩兰以解表化湿;若热盛湿阻,高热汗多,心烦口渴者,去半夏、厚朴,加生石膏、知母、苍术以泻火兼除湿。若热盛伤津,口渴唇焦,苔黄,舌边尖红,去厚朴、半夏,加天花粉、麦冬以生津止渴。

本方可用于治疗肠伤寒初期的湿热夹杂而湿重热轻之证。现代常用本方治疗浅表性胃炎、胃窦炎、急慢性结肠炎、黄疸型肝炎、肠伤寒、肾盂肾炎、布氏杆菌病、关节炎等,症见湿热证候者。

(二)辨证要点

三仁汤主治湿温初起或暑温挟湿,湿重于热之证。临床以胸闷,午后身热,体倦身重,脘腹不适,舌苔白腻,脉濡为应用要点。

(三)使用注意

湿温初起,邪留气分,湿遏热伏,惟宜辛开苦降,清宣淡渗,芳香化浊,湿热分消,尤以湿甚与热证,最为恰当。若热已化燥,则本方不适用。

本方是宣、化、利并举之剂,中病即止,不宜久服,以免邪尽遂伤气阴。

(四)鉴别应用

• 三仁汤与藿朴夏苓汤

二方均有三仁、半夏、厚朴、通草,均可宣上、畅中、渗下以除湿热,皆治湿温初起,邪遏卫气,表里合邪,湿重热轻之证。而前者另有滑石、竹叶,清热之力略强,适用于湿渐化热者;后者尚配藿香、二苓、泽泻,解表之力较胜,适用于表证明显者。

• 三仁汤与黄芩滑石汤

二方均用蔻仁、通草、滑石以清热祛湿,治疗湿温。但三仁汤则用杏仁、薏苡仁、竹叶、半夏、厚朴,于化气利湿之中佐以清热,其祛湿作用优于黄芩滑石汤,适用于湿温初起,湿重热轻之证;而黄芩滑石汤尚配黄芩、二苓、大腹皮,为清热化湿并施之剂,其清热作用强于三仁汤,适用于邪滞中焦,湿热并重,胶着不解者。

(五)名医心得荟萃

• 尤松鑫(南京中医药大学教授)

《温病条辨》之三仁汤能渗利泄浊,主治湿热内蕴之证,症见身热有汗不解,苔白腻,脉濡数。临床急性尿路感染而见寒热表证不解者,收效颇捷。(摘自《方药心悟·名中医处方用药技巧》第35页)

• 朱秀峰(江苏省中医药研究所主任医师)

三仁汤主治湿痹、水肿及乙型肝炎等症的湿阻气机之证。症见头痛、身痛而重,胸闷不饥,低热,舌苔腻,脉濡。凡湿温初起,邪在气分,湿重于热者有效。(摘自《方药心悟·名中医处方用药技巧》第39页)

• 曹开镛(中医专家)

以三仁汤加减(滑石20克,薏苡仁15克,芡实14克,杏仁、桑螵蛸、肉苁蓉各12克,白蔻仁、五味子、竹叶各6克,柴胡9克)治疗各型早泄有效。

加减法:①偏于阴虚阳亢者,加旱莲草、女贞子各9克。②偏于肾气不固者,加锁阳、金樱子各10克。③偏于肝经湿热者,加龙胆草、栀子各9克。(摘自《男性性功能障碍治疗保健》第18页)

• 廖贵鑫(中医专家)

以三仁汤加减(薏苡仁15克,葛根12克,冬瓜仁、滑石、砂仁、法半夏、厚朴、雷丸、榧子、甘草各6克)。主治小儿疳积、虫积实证(婴幼儿营养不良)。症见面黄肌瘦,毛发枯黄,腹胀便干,不思饮食,烦躁多惊,脐腹疼痛者。(摘自《中华当代名医妙方精华》)

• 陈君(中医专家)

以三仁汤加茯苓、连翘为基本方。湿重加藿香、佩兰;热重加黄芩、苦参、金银花、金钱草;寒热往来加柴胡、黄芩;尿道涩痛加车前子、琥珀末、黄柏、小蓟;腰痛甚加杜仲、木瓜、狗脊;尿菌难消失,加马齿苋、金钱草、连翘。治疗湿热下结,气机不利的肾盂肾炎100例,平均住院28.5天,全部基本治愈。(摘自《云南中医杂志》1989,10(6):46)

• 陈昌(中医专家)

对13例白塞综合征患者,用激素治疗仍反复发作的病人,采用三仁汤,清热除湿,宣畅气机,并配合西药治疗。治疗效果为100%。(摘自《中国中医眼科杂志》1994,4(1):9)

• 陈庆英(中医专家)

以三仁汤为基本方,风热偏盛加金银花、连翘、蝉蜕;热毒偏盛加苍术、茯苓。治疗小儿水痘50例,平均治疗4天,痂落而愈。(摘自《江西中医杂志》1994,25(5):37)

(六)临床新用

• 伤寒、副伤寒

据(《江西中医药》1996年第6期)报道。温月新以三仁汤加减,治疗伤寒、副伤寒27例,患者伤寒血清凝集实验均为阳性。基本方:杏仁6~10克,白蔻仁3~4克,薏苡仁15~20克,厚朴3~6克,淡竹叶、山栀子各10~12克,滑石15~30克。

加减法:①有卫分表证者,加防风6~10克,

②湿重于热,午后热甚,脘痞便溏,苔白滑腻,脉濡滑者,选加藿香10克,法半夏、通草各6克。

③热重于湿,持续发热,烦渴腹胀,舌边红,苔黄微腻,脉滑数者,选加生石膏30克,知母10克,黄连5克。

④湿热并重,高热汗出不解,口苦咽干,脘闷不饥,大便不爽,苔黄腻,脉滑数者,选加柴胡10~15克,黄芩10~12克,连翘12~15克。

⑤大便隐血者,侧重清热凉血止血,加地榆炭15~30克,侧柏叶10~12克,银花炭12~15克。

⑥后期热伤气阴,用竹叶石膏汤加减以益气生津,清除余热。

治疗结果:服药3天内体温下降者20例,5天内体温正常者25例,消化道症状1周内完全改善者9例,3周内完全改善者5例,4周内完全改善者1例。

第三节　利水渗湿剂

利水渗湿剂,适用于气化不行,水湿内停所致的病症。见有小便不利,身重水肿等症。

1. 五苓散
《伤寒论》

(一)传统沿用

组成:茯苓9克,猪苓9克,泽泻9克,白术9克,桂枝3克。

用法:水煎,分2次服。

功效:健脾渗湿,化气利水。

主治:膀胱气化不利的蓄水证。症见头痛,微发热,渴欲饮水,水入即吐,小便不利;或水肿身重,微恶风寒;或痰饮,吐涎沫,头眩;或泄泻,苔白滑,脉浮弱等症。

方解:本方治疗水湿内停,膀胱气化不利,以致小便不利的蓄水证。方中茯苓、猪苓、泽泻渗利水湿;白术健脾燥湿;桂枝通阳,促进膀胱气化功能以通利小便,并能解除微热头痛等症。若无表证方中桂枝可改为肉桂,以增强温阳化气的作用。

加减:兼腹胀加陈皮、枳实以理气消胀;兼热去桂枝,加黄芩以清热;中暑霍乱泄泻加滑石,以利湿清热;水肿较甚加桑白皮、大腹皮、橘皮、车前子以行水消肿。

(二)辨证要点

五苓散重在渗湿利水,兼有化气健脾之功。临床凡见水饮内停,小便不利;或为蓄水;或为水逆;或为水肿;或为泄泻;或为痰饮等,证属脾虚不运,气不化水者,均可用本方加减治疗,但必须以小便不利,舌苔白,脉浮为应用要点。

五苓散可用于肾炎、心脏病等病的轻度腹水,小便不利,以及腹部手术后因排尿功能受抑制,膀胱括约肌痉挛引起的尿潴留和急性肠炎的水泻等病,具有水湿内停,舌苔白滑等症状,都可加减应用。

(三)使用注意

①脾气虚弱,肾气不足者慎用,以免过于渗利,引起眩晕,口淡不食反应。

②如系津液耗伤的口渴或小便不利,不宜使用本方,误用则津液更伤而引起变证。

(四)鉴别应用

• 五苓散与四苓散、茵陈五苓散、胃苓汤

后三方均以五苓散加减而成。四苓散即五苓散去桂枝,功专健脾利湿,主治脾胃虚弱,水湿内停,便溏泄泻,小便短少不利诸症。

茵陈五苓散即五苓散加入二倍茵陈。功专利湿退黄,主治湿热黄疸,湿多热少,小便不利者。

胃苓汤为五苓散与平胃散的合方,取五苓散利水渗湿,平胃散燥湿运脾,行气和胃,共奏祛湿和胃,行气利水之功。

• 五苓散与白虎汤

二方均可治疗烦渴证,但二者的病因病机与功能主治则完全不同。

五苓散的烦渴是由水湿停蓄,气化不利,津不上承而成,其主治是:渴而欲饮但不能饮,甚至水入即吐,兼有微热。

白虎汤的烦渴是由于阳明热盛,津液耗伤所致。其主治是:渴而引饮,饮水较多兼有大热。

• 五苓散与茯苓甘草汤

二方均有温阳化水之功能,均可治疗停饮蓄水证。二方同中有异的是:

五苓散重在温化膀胱以利小便;茯苓甘草汤重在温化胃阳以蠲水饮。前者主治水蓄于下,口渴,小便不利;而后者则主治水停于中,口不渴而心下悸。

(五)名医心得荟萃

• 邢月明(中医专家)

用葶苈生脉五苓散治疗 25 例慢性充血性心力衰竭,服药 3～7 剂见效。2～3 周心衰得到控制,疗效满意。(摘自《中西结合杂志》1983 年第 3 期)

• 刘渡舟(北京中医药大学教授)

老人往往脾肾阳虚,不能蒸气化津,以致水气凝结,蓄而不行,津液不布,不能濡润大肠,则可成为水聚津凝的大便秘结之证,颇能迷惑诊断,使医误作燥热来治,则贻患无穷。水蓄津液不布的大便秘结,常伴有口中干渴,但饮又不多,心悸,头晕,气短,胸腹发闷,或见轻度浮肿,惟其小便则短涩不利,面色青黯,脉见沉弦,舌苔水滑。此证水病似燥,全由津液不得流通而致,治以五苓散。服药后,俟其小便通利,津液以行,阳气以布,则大便自下。切不可误作燥热便秘而妄投苦咸寒等攻逐药物。(摘自《名医特色经验精华》第 34 页)

以五苓散(茯苓 30 克,猪苓 16 克,白术、泽泻各 10 克,桂枝

4克),加天仙藤20克,川楝子、木通各10克,青皮6克,小茴香3克,主治肝经湿热郁滞,膀胱气化受阻,睾丸疼痛上控小腹,小便不利,属古之"癃疝"证。本方疏肝利湿,通阳利水。服药1剂即痛减,3剂小便自利,服7剂即病瘳。(摘自彭建中主编的《中医古今医案精粹选评》)

• 焦树德(北京中日友好医院教授)

我常用五苓散加生地黄9~15克,黄芩、黄连、黄柏各9克,木通6克,治疗下焦湿热所致的小便频数、不利、尿道不痛,口渴但不欲多饮,舌苔厚腻,查尿常规阴性者。也常以上方去桂枝,加柴胡10克,用于治疗泌尿系感染属于下焦湿热证者。如小便时疼而带血者,再加小蓟炭、白茅根炭各30克,瞿麦15克,黄柏改为黄柏炭12克。

我也用五苓散合六味地黄汤,重用生地40~50克,改桂枝为肉桂,剂量为1~3克,加生石膏30~40克,葛根、天花粉各15克,用以治疗糖尿病消渴引饮者,不但能止渴,并能使血糖和尿糖降低。(摘自《方剂心得十讲》第129页)

• 聂惠民(北京中医药大学教授)

现代应用五苓散范围甚广,常用于治疗急慢性肾炎、传染性肝炎、肝硬化腹水、急慢性肠炎、泌尿系感染、心脏病浮肿等有效,但必见有本方证特点。

笔者临床应用经验:①肾炎:见水肿尿少者,加大腹皮、车前子、黄芪、怀山、金银花。②膀胱炎:见尿频、尿急、尿痛者,加木通、车前子、竹叶、炙甘草、生地黄。③神经性尿频:见小便频数、尿急,甚则伴有遗尿,但无明显尿痛,亦无明显阳性体征,尿常规阴性者,加覆盆子;若阴寒为重,宜本方加附子。④水疝:肾囊水肿,甚则肿势通明、疼痛,加薏苡仁、川楝子、橘核。⑤急性肠炎:水泻如注,小便少甚则小便全无,加葛根、黄芩、黄连、炙甘草、薏苡仁;若热重者,去桂枝为宜。慢性肠炎,稀水便者,加理中汤治之,效果为佳。

⑥产后尿潴留：见小便不利者,加乌药。⑦眩晕症:属水饮内停证,加葛根、甘草。⑧尿崩症:见多饮多尿,气化不利,水津不布者,宜之。(摘自《伤寒论与临证》第 109 页)

五苓散化气行水,健脾胜湿；茵陈蒿为清热利湿,除黄疸之良药。故用于黄疸之湿重于热者,合之甚效。(摘自《经方方论荟要》)

五苓散是治疗太阳蓄水证,小便不利的主方。蓄水证的病机为膀胱气化不利,水不下输,津不上布,表现为小便不利,烦渴,舌苔薄白而滑润。

小便不利,包括多种排尿异常症状,病变责之于膀胱及肺、脾、肾、三焦等脏腑功能失调。而五苓散具有综合调节之功能,用调治尿频(膀胱炎、神经性尿频)和调治癃闭(尿潴留)。可双向调治小便异常,疗效颇良。(摘自《中国中医药报·古方活用》2001 年 6 月 25 日学术版)

- 叶橘泉(名老中医)

余治霍乱吐泻,不拘急性胃肠炎或真性虎烈拉(即霍乱),于其病势顿挫后,烦躁,口渴,小便不利时,辄用本方煎剂,以防续发尿中毒,颇得良效,例不胜举。(摘自《古方临床之运用》第 84 页)

- 赵明锐(名老中医)

悬饮,是由于人体气化失常而致水湿停留于肋间所造成的疾患。颇似现代医学所论述的"渗出性胸膜炎"。该病既为三脏阳虚,运化失职所致,而水饮又为阴邪,在治疗方面需温运脾阳,健脾利水,临床上选用五苓散加减治疗,往往收到令人满意的效果。

腹胀的治疗方法丰富多端。而五苓散治疗范围仅限于气化失常,水湿停滞中焦所引起的腹部胀满。遂投以五苓散加重桂枝、白术量,以温阳化气渗湿,再加渗利湿热之薏苡仁、木通。

水肿病属于现代医学肾病综合征者,临床多见,尤其是儿科为常见。以全身高度浮肿,大量蛋白尿,低蛋白血症和高胆固醇症,

"三高一低"为其主要临床表现。用五苓散酌加健脾、温肾、利水之品,效果方好。

水逆病,症见胃中烦,呕吐清水;或渴欲饮水,水入即吐者,均以水逆称之。以五苓散加陈皮、半夏治之,效果较好。(摘自《经方发挥》)

• 林同鑫(中医专家)

以五苓散中的桂枝易官桂,加滑石、冬葵子、车前子、怀牛膝、黄柏,治疗产后尿潴留10例,平均服2剂即见通畅。(摘自《浙江中医杂志》1966,(9):31)

• 彭静山(著名中医专家)

用五苓散治疗脱发(毛根、毛囊破坏者除外),外用桑叶50克煎汤外洗,屡试屡验。如秃头发痒可加白矾、桑叶共煎洗之。(摘自《中医杂志》1986,(8):65)

• 司在和(中医专家)

以五苓散加减化裁,治疗斑秃、荨麻疹、多形性红斑等皮肤病,取效皆满意。(摘自《黑龙江中医药》1990,(1):19)

• 程剑华(中医专家)

以五苓散(猪苓、桂枝、泽泻、白术各15克,茯苓15克)加味治疗因化疗所致的药物性肾损害。若气血两虚加黄芪、党参各15克;浮肿加桑白皮20克,茯苓皮15克;便秘加大黄10克;腰痛加杜仲。(摘自《中医杂志》1993,(1):42)

• 张书林(中医专家)

以五苓散(猪苓、茯苓、白术各15克,泽泻18克,桂枝10克),加生黄芪15克,海金沙、海藻各18克,生地榆、生薏苡仁、白花蛇舌草各30克。主治膀胱癌(小便涩滞刺痛难忍,血尿,小腹痛,腰痛)。如血尿不止,加琥珀、仙鹤草;小便混浊,加萆薢、射干;小便淋漓不尽,加杜仲、菟丝子;小腹痛加延胡索、香附、乌药。(摘自《四川中医》1990,(4):26)

• 周慕新（中医儿科专家）

以五苓散去桂枝（茯苓、猪苓、泽泻、白术各6克），加白扁豆、怀山各15克，车前子10克。治疗小儿脾虚湿困泄泻、肠炎（症见长夏季节，感受暑湿之邪，脾被湿困，饮食不能运化，水湿停蓄在内，合污下降，而成泄泻）。

• 张介安（中医专家）

以五苓散去桂枝（白术、泽泻、茯苓、猪苓各10克）加车前子10克，木瓜6克，组成"家传六味止泻散"，加减治疗各型泄泻。但需根据病之因、性、时令的不同而随证加减。如腹泻兼外感风寒者，加苏叶、姜半夏；兼呕吐者，加砂仁、藿香；伴有发热口渴者，加葛根、柴胡；若泄泻后坠胀夹白色黏液，苔厚腻者，主方胃苓汤研末泡服；如遇夏季泄泻，口渴喜饮，苔薄白，舌质淡者，加鲜藿香、白扁豆；泄泻日久，大便绿色，四肢不温，脾肾阳虚者，宜参苓白术散化裁。（摘自王萍芬、周本善主编的《当代儿科名老中医经验集》）

• 陈泽霖（上海中医药大学教授）

乙型肝炎急性期，舌苔多白腻或黄腻，故应以清热利湿治疗，我常以胃苓汤加减治疗，一旦舌苔化净，肝功能好转，症状也渐改善，食欲增加。如舌苔不化，即使肝功能已正常，仍易复发，应须注意预防。

慢性乙肝活动期，一般都有热象，加龙胆草，疗效可提高，对长期转氨酶持续不降者，疗效更好。（摘自《名医特色经验精华》第67页）

• 日·青山重雄（日本汉医学家）

五苓散是以表有邪热，里有停水，口渴和小便不利的水逆呕吐为目标的方剂，对小儿的呕吐腹泻症非常适宜。而且，采用灌肠给药，对于恶心患儿即时给药是可能的，也未见不良反应，被认为是非常有效的疗法。

• 日·吉田政已（日本汉医学家）

五苓散用于口渴,小便不利,呕吐清水,特别在小儿疾病中,有明显疗效。(摘自杨晋翔翻译的《国外医学中医中药分册》1992,14(1):40)

・日・大宜见义夫(日本汉医学家)

在用五苓散治疗小儿感冒性胃肠炎时,见到伴有的哮喘得到改善。因此,以小儿支气管哮喘作为对象,观察五苓散的疗效。或能湿润干燥的呼吸道黏膜,有利于痰液的排出。(摘自许建华翻译的《国外医学中医中药分册》1993,5(2):38)

・日・前川二郎(日本汉医学家)

用五苓散及柴苓汤治疗11例乳腺癌术后慢性四肢淋巴水肿患者,平均17个月治愈。证明五苓散和柴苓汤治疗四肢慢性淋巴水肿有效。(摘自王国柱翻译的《国外医学中医中药分册》1993,15(1):24)

・日・雨宫修二(日本汉医学家)

以五苓散(猪苓、白术、茯苓各6克,泽泻8克,桂枝4克)治疗癌性腹膜炎腹水。当天尿量增加,腹水随着尿量增加而减少。(摘自常敏毅翻译的《国外医学中医中药分册》1994,16(6):29)

・日・关正威(日本汉医学家)

介绍胆石症或胆囊息肉手术的患者,如在术前服用五苓散,可以明显减轻术后低钠血症的程度和缩短持续的时间。(摘自《和汉医学会志》1989,6(3):482)

・日・丹波元简(廉夫)(日本汉医学家)

五苓散用薏苡仁煎汤调下,治外肾肤囊,赤肿通明,及女儿阴户肿胀,乃心热所传。(摘自《观聚方要补》卷十・小儿诸症)

・日・尾台元逸(榕堂)(日本汉医学家)

五苓散,治小儿阴头水肿及阴囊赤肿,而小便短涩者,有奇效。

霍乱吐下后,厥冷烦躁,渴饮不止,水药共吐者,严禁汤水果物,每欲饮水者,辄与五苓散。但1贴应服二三次为佳,不过3贴,

呕吐烦渴必止。吐泻俱止，则必厥复热发，身体惰痛，仍用五苓散则溱溱汗出，诸证脱然而愈。（摘自《类聚方广义》）

- 日·吉益为则（东洞）（日本汉医学家）

五苓散治消渴，小便不利，渴欲饮水，水入则吐者。（摘自《方极》）

大汗出而烦躁，小便不利，身热消渴者，正症也。发汗而脉浮数烦渴者，亦可用五苓散。（摘自《方机》

- 陈潮祖（成都中医药大学教授）

五苓散：泽泻20克，白术、茯苓各15克，桂枝、猪苓各10克。

主治：①外感风寒，内停水湿，头痛发热，渴欲饮水，水入即吐，小便不利，苔白脉浮。②水湿内停，水肿，身重，泄泻，小便不利及吐泻等。③痰饮，吐涎沫而头眩，舌淡而胖者。④便秘，面色无华，身软无力。⑤鼻塞流清涕，经久不愈。

指征：舌体淡胖有齿痕，但外感初起无此指征，舌淡即可。

禁忌：阴虚不宜使用，用此反耗其阴。

体会：本方加人参名春泽汤，治尿崩症有效；与平胃散合用治腹泻；也治肾阳虚衰之便秘。一方同治泄泻、便秘截然相反的病症而获愈，病机相同也。（摘自《方药传真》）

- 张瑞霞（陕西中医药研究院主任医师）

五苓散主治肾积水、胆囊积液、胆汁瘀积症、水肿、鼓胀。

脾虚水停加黄芪、党参、大腹皮、车前子。

肝脾瘀血（肿大）加桃仁、红花、丹参、穿山甲。

脾虚腹泻加苍术、扁豆、怀山、芡实。

黄疸加茵陈、桃仁、红花、山楂、桂枝。

肾积水合导赤散加桃仁、红花。

胆囊积液合四逆散加桃仁、红花、荜澄茄、金钱草、海金沙。

体会：我应用此方治疗肝硬化腹水（鼓胀）时，茯苓与猪苓的用量，一般为30～90克，取其淡渗利水之功，白术用量30～60克，以

加强健脾益气,运化水湿之功能。(摘自《方药传真》)

(六)临床新用

• 肾炎

据(《辽宁中医杂志》1985年第5期)报道,冯慕良用五苓散加白茅根、白花蛇舌草,并重用丹参、益母草治疗急性肾炎78例,治疗结果:痊愈61例,显效12例。

又据(《哈尔滨中医》1959年第12期)报道,孙英用五苓散治疗重症急性肾炎40例,除有明显水肿、高血压、血尿及肾功能减退外,部分病例还伴有腹水和肾性心衰,治疗结果全部有效。

• 尿潴留

据(《中国中西医结合杂志》1984年第7期)报道,章文亮用五苓散治疗癃闭6例,服药2～3剂后见效,结果全部治愈。

• 泌尿系结石

据(《浙江中医杂志》1998年第1期)报道,朱建祥等用加味五苓散(猪苓、茯苓、海金沙各15克,泽泻、金钱草、鳖甲各30克,白术、枳壳、乌药、鸡内金各10克,桂枝6克),随证加减。治疗泌尿系结石65例,结果:治愈51例,好转10例,无效4例。总有效率为93.85%。

• 咳而遗尿

据(《浙江中医杂志》1986年第2期)报道,蒋占明用五苓散(茯苓20克,白术15克,猪苓、泽泻、桂枝各6克),加人参6克,有表证者,加防风6克,生姜3克。治疗咳而遗尿症15例,均获痊愈。

• 流行性腹泻

据(《湖南中医杂志》1989年第1期)报道,陈良春等用五苓散加石榴皮15克,厚朴10克,炒焦米30克,治疗流行性腹泻112例,全部治愈。

- 梅尼埃病

据(《中国中西医结合杂志》1986年第5期)报道,王俭用五苓散加味(茯苓、桂枝、泽泻各20克,白术15克,猪苓12克)。治疗梅尼埃病,一般服药3~6剂,全部症状即可消失。

- 妊娠高血压综合征

据(《陕西中医》1993年第12期)报道,李智芬等用五苓散(茯苓15克,白术12克,猪苓、泽泻各9克,桂枝6克),加桑寄生、大腹皮各15克,木香30克,砂仁6克,每日1剂,10剂为一疗程。共治疗209例,均具有不同程度的水肿、蛋白尿、高血压。结果,总有效率为98%。治愈率为75%。

- 小儿鞘膜积液

据(《陕西新医药》1973年第5期)报道,用五苓散(炒白术、茯苓、猪苓、泽泻各12克,桂枝3克)加羌活、防风各4.5克,治疗小儿鞘膜积液6例。治疗结果:痊愈5例,1例减轻。一般3~10剂见效。

2. 防己黄芪汤
《金匮要略》

(一)传统沿用

组成:防己9克,黄芪15克,白术9克,甘草3克,生姜6克,大枣3枚。

用法:水煎,分2次服。

功效:益气健脾,利水退肿。

主治:风水,脉浮身重,汗出恶风,小便不利;亦治湿痹,重着麻木,汗出恶风,脉浮,小便不利。

方解:方中防己祛风利水,黄芪益气行水且能固表,白术、甘草健脾胜湿,生姜、大枣调和营卫。同时防己配白术,增强祛湿功效,黄芪配姜、枣,能使卫阳复振。而能益气健脾,以达利水退肿之效。

加减:兼腹痛,加白芍以柔肝理脾,缓急止痛;喘息加麻黄少许以宣肺平喘;气上冲者加桂枝以平冲降逆;水湿偏盛,腰膝肿者,加茯苓、泽泻以利水消肿。

(二)辨证要点

防己黄芪汤为治疗风湿、风水属于表虚证的常用方。临床以汗出恶风,小便不利,苔白脉浮为应用要点。

现代常用本方加减治疗急慢性肾小球肾炎、心脏性水肿、风湿性关节炎等属气虚湿盛者。

(三)使用注意

水肿实证,兼有恶心、腹胀、便溏等胃肠症状者;以及水湿壅盛,无汗,虽有脉浮、恶风者。均不宜使用本方。

(四)鉴别应用

· 防己黄芪汤与防己茯苓汤

前者去白术、姜、枣,加桂枝、茯苓而成后者。二方均有防己、黄芪、甘草,以益气利水,均为治水气在表所致水肿之常用方。但是两方的不同点是:前者以防己、黄芪为君,白术为臣,方中补益药偏多,故适用于风水表虚证,症见脉浮身重,汗出恶风者。后者以防己、茯苓为君,桂枝为臣,全方重在通阳利水,故适用于皮水而气虚之证,症见四肢皮肤肿盛,按之没指,不恶风,身肿而冷,四肢聂聂动者。

· 防己黄芪汤与五苓散、猪苓汤

三方皆有利水消肿作用,均可治疗水湿内停之水肿证,其不同点是:防己黄芪汤偏于益气利水,主治气虚而湿盛之风水证;五苓散偏于化气利水,主治水湿内停,气化不行之蓄水证;猪苓汤偏于滋阴清热利水,主治阴虚而水热互结之证。

(五)名医心得荟萃

• 吴生元(云南中医学院附院主任医师)

加味防己黄芪汤:黄芪30克,防己、桂枝、白术、茯苓、仙灵脾、苡仁、生姜各15克,羌活、独活、秦艽、牛膝、五加皮各10克,甘草5克,大枣3枚。

主治:风寒湿痹症(风湿性关节炎、类风湿关节炎属风寒湿型)。

指征:四肢关节疼痛,肿胀,屈伸不利,遇寒加重,脉象多紧,舌淡夹青,苔白腻滑。

禁忌:热痹、里实热证、阴虚燥热证、湿热下痢等证,不宜使用。(摘自《方药传真》)

• 李莹(吉林省中医研究院主任医师)

防己黄芪汤:黄芪50克,防己、白术各15克,甘草10克,生姜3片,大枣3枚。

主治:风水表虚证,症见汗出恶风,脉浮身肿者。如急慢性肾炎,初起有表证者。

指征:眼睑水肿,继之四肢及全身皆肿,来势迅猛,多有恶寒,发热,肢节酸楚,小便不利等。

禁忌:水肿不伴表证者不宜。

体会:使用上方时不可忽视生姜、大枣两味药,二者具有调和营卫之功,温服,取微汗出为佳。(摘自《方药传真》)

• 蔡友敬(福建泉州市中医院主任医师)

防己黄芪汤:防己15克,黄芪30克,白术10克,甘草3克,生姜2片,大枣4枚。

主治:风湿性心脏病、慢性肾炎。

指征:汗出恶风,四肢水肿,小便短少,肢体重着。

禁忌：小便通利、无水肿、无汗出心悸者，不宜使用本方。

体会：如气上冲者加桂枝6克；喘者加炙麻黄6克；下肢阵寒加细辛6克。（摘自《方药传真》）

• 赵明锐（名老中医）

防己黄芪汤，临床加减化裁，可以治疗一些湿邪内停，伴有气虚的病症，如慢性肾炎及肾病综合征的水肿，加党参、薏苡仁、茯苓。妇人带下加知母、茯苓、白术。湿痹疼痛加茯苓、薏苡仁、桂枝。（摘自《经方发挥》第155页）

• 时振声（中国中医研究院教授）

慢性肾小球肾病蛋白尿的治疗，以健脾益气，活血清利为要，方选防己黄芪汤合当归芍药散（生黄芪、汉防己、车前子、茯苓各20克，白术、泽泻、当归、川芎、赤芍、苏叶、牛膝各10克，焦山楂30克），而苏叶、山楂是时老治蛋白尿必用之药。（摘自《名医治病》第124页）

• 于格（江苏如皋市中医院副主任医师）

急性风湿热及风湿性关节炎反复发作者；慢性肾炎、肾病综合征反复浮肿，尿蛋白不消失；慢性心功能不全，经反复利尿，浮肿不消失者；"空调病"见全身肌肉酸痛乏力者，防己黄芪汤均有良效。试用于糖尿病浮肿、下肢麻木或疼痛、肢端青紫不明显，有良好的降糖、消肿、止痛效果。（摘自《方药心悟·名中医处方用药技巧》第11页）

• 日·吉益为则（东洞）（日本汉医学家）

防己黄芪汤，治水病身重，汗出恶风，小便不利者。（摘自《方极》）

• 日·尾台元逸（日本汉医学家）

防己黄芪汤，治风毒肿，附骨疽，穿踝疽，稀脓不止，或痛或不痛，身体瘦削，或见浮肿者；若恶寒或下利者，更加附子为佳。（摘自《类聚方广义》）

- 日·浅田惟常(宗伯)(日本汉医学家)

此方治风湿表虚症,故自汗久不止、表皮常有湿气者,用之有效。盖此方与麻黄杏仁薏苡仁甘草汤有虚实之分,彼汤为脉浮汗不出恶风者,用以发汗;此则以脉浮汗出者,表虚故也,故不用麻黄发表而用防己驱之。《金匮》治水治痰诸方用防己者,取气运于上,水能就下也。服后如虫行及腰以下冰冷,皆湿下行之微。(摘自《勿误药室方函口诀》)

- 日·吉田麻美(日本汉医学家)

对于内脏脂肪肥胖症型糖尿病患者,给予防己黄芪汤6个月,具有与运动疗法同等程度的减少内脏脂肪的效果,长期服用防己黄芪汤能改善肥胖,对于难以采用运动疗法的患者是较好的治疗药物。(摘自《中国中医药报》2001年5月30日第3版)

(六)临床新用

- 风湿性关节炎

据(《浙江中医杂志》1989年第2期)报道,赵富生用防己黄芪汤加减,治疗风湿性关节炎200例,病程多数在3～5年。药用防己、黄芪各15克,白术12克,甘草10克。湿热痹痛型65例,加银花、菊花、雷公藤、薏苡仁、丹皮、秦艽。寒湿痹痛型135例,加细辛、桂枝、附子、制川乌、制草乌、白芍、乌梢蛇,上肢重者加桂枝、姜黄;下肢重者加木瓜、威灵仙、牛膝。结果:缓解57例,显效55例,好转70例,无效18例。总有效率为91%。

- 肾积水

据(《陕西中医》1998年第8期)报道,张瑞霞以防己黄芪汤加减,治疗肾积水23例。药用:黄芪40克,防己、带皮茯苓、车前子、金钱草、海金沙各30克,白术、补骨脂、泽泻各10克,滑石、石韦各15克,附子、肉桂各6克。每日1剂,3个月为1疗程。结果痊愈4例,有效18例,无效1例,总有效率为95.65%。

• 狐臭

据(《贵阳中医学院学报》1985年第3期)报道,阮士军以防己黄芪汤加减,治疗狐臭12例。病程最长25年,最短1年,药用防己、黄芪各30克,炒白术15克,甘草6克,生姜9克,大枣20克。水湿甚加苍术、车前子;脾虚明显加茯苓皮、泽泻;伴有肥胖病者加茵陈、焦山楂。结果全部治愈。疗程最短2个月,最长6.5个月,平均3.5个月。

第八章 祛风湿剂

凡能祛除肌肉、经脉、筋骨间的风寒湿邪,以及活络通痹,以解除痹痛的方剂,称为祛风湿剂。适用于风寒湿邪乘营卫之虚,侵入肌肉、经络、筋骨间。以致气血不通所致的痹证。见有肢体疼痛,麻痹不仁,关节屈伸不利等症。

独活寄生汤
《千金方》

(一)传统沿用

组成:独活9克,桑寄生12克,秦艽、防风、当归、芍药、党参、茯苓、杜仲、牛膝各6克,熟地黄9克,细辛2克,川芎、桂枝、甘草各3克。

用法:水煎,分2次服。

功效:益肝肾,补气血,祛风湿,止痹痛。

主治:肝肾两亏,气血不足,风寒湿邪所致的痹证。症见腰膝冷痛,或伸屈不利,或麻痹不用,遇阴寒加剧,苔白润,脉弱等。

方解:方中重用独活为君,辛苦微温,善治伏风,除久痹,且性善下行;臣以细辛、防风、秦艽、桂心、细辛入少阴肾经,长于搜剔阴经之风寒湿邪,又除经络留湿,温经祛寒止痛;杜仲、牛膝、桑寄生补益肝肾,强壮筋骨;当归、熟地、芍药、川芎和营养血;党参、茯苓、甘草补气益脾,以上共为佐药为扶正而设,具有补肝肾,益气血之功;甘草调和诸药,兼使药之用。诸药相配,可使气血足而风湿除,肝肾强而痹痛止。标本兼顾,共成扶正祛邪之剂。

加减:对痹症疼痛较剧者,酌加制川乌、制草乌、白花蛇,以助搜风通络,活血止痛之效。寒邪偏盛,酌加附子、干姜,以温阳散寒。湿邪偏重,去地黄,酌加防己、薏苡仁、苍术,以祛湿消肿。肢体麻木,加天麻,白附子。关节肿痛,加防己、车前子。病程日久者,加丹参。

本方去桑寄生,加黄芪、续断,名三痹汤。治气血凝滞,手足拘挛,风寒湿痹等症。

(二)辨证要点

独活寄生汤是治疗风寒湿邪,病着筋骨,肝肾不足,气血亏虚为主要病机者。临床以腰膝冷痛,肢节屈伸不利,心悸气短,舌淡苔白,脉细弱为应用要点。

现代常用于治疗风湿性关节炎、类风湿关节炎、坐骨神经痛、颈腰椎骨质增生、肩周炎、腰椎间盘突出症、颈椎病、小儿麻痹症、隐性脊椎裂、新产腹痛及腰背痛等辨证属风寒湿痹日久,正气不足者。

(三)使用注意

痹症属湿热、实证者,忌用。

(四)鉴别应用

• 蠲痹汤与独活寄生汤

二方均具有祛风除湿止痛之功效,皆能治疗痹症,麻木不仁等;都是用防风、当归、芍药、甘草等组成加味方剂。二方施治鉴别的不同点是:

前者以羌活为君,配黄芪、姜黄以益气合营,主治风痹,营卫两虚。症见身体烦痛,项背拘急,肩臂肘痛等,适应于上部痹症为主。

后者以独活为君,配伍秦艽、细辛、肉桂、桑寄生、杜仲、牛膝、人参、茯苓、地黄、川芎等祛风散寒,补肾益肝,养血之品。主治痹症日久,肝肾两虚,气血不足。症见腰膝疼痛,畏寒喜温,心悸气短,适用于腰部以下痹症为主。

附方:蠲痹汤(《百一选方》)

组成:羌活、防风、当归、赤芍、姜黄、生姜各6克,黄芪15克,甘草3克。

功能:益气合营,祛风除湿

主治:风痹身体烦痛,项背拘急,手足麻痹等症。

(五)名医心得荟萃

· 秦亮甫(上海二医大教授)

以独活寄生汤加减,药用熟地15克,独活、寄生、秦艽、防风、防己、当归、川芎、白芍、牛膝、白花蛇、杜仲各9克,细辛、甘草各3克,麻黄、桂枝各6克。

主治:风湿性关节炎,坐骨神经痛。

禁忌:风湿性关节炎病人,发高热时不宜使用本方,误用体温更高,关节更痛。

体会:病人发高热时,应去熟地、桂枝、细辛、加黄柏、黄芩各9克。(摘自《方药传真》)

· 管遵惠(昆明市中医院主任医师)

独活寄生汤:独活、秦艽、熟地、当归、白芍、桂枝、茯苓、杜仲、牛膝各15克,桑寄生、党参各20克,防风10克,细辛5克,甘草6克。

主治:慢性风湿性关节炎,风湿性肌纤维织炎,增生性脊椎炎,慢性腰肌劳损,陈旧性软组织挫伤,退行性膝关节炎。

禁忌：风湿病急性活动期，痛风性关节炎急性期，或湿热内蕴，痰火壅盛患者，均忌用。

加减：痹症偏寒加附片、干姜；偏热加黄芩，熟地改生地，白芍改赤芍；脾虚便溏去熟地，加苍术、苡仁；气滞血瘀加桃仁、红花、郁金、香附。

体会：体弱、中老年患者的风寒湿痹，关节疼痛，腰膝酸软，屈伸不利必须用。（摘自《方药传真》）

• **李永康**（云南省中医院主任医师）

独活寄生汤加减：当归、丹参、牛膝、茯苓各15克，独活、羌活、桑寄生、杜仲、地龙各12克，红花、细辛、全蝎各9克，甘草6克。

主治：痹症日久，肝肾两亏。气血不足，腰膝疼痛，肢节屈伸不利或麻木不仁，心悸气短。

禁忌：本方对胃肠有一定刺激作用，宜饭后1～2小时服用。（摘自《方药传真》）

• **王春来**（黑龙江中医药大学主任医师）

独活寄生汤：独活、熟地、茯苓、桑寄生、杜仲、秦艽、当归、川芎、牛膝各15克，白芍、党参各20克，防风10克，甘草5克。

主治：颈椎病（包括颈椎间盘突出症），腰椎间盘突出症，慢性关节炎。

指征：颈、腰、四肢疼痛，肢节屈伸不利或麻木感，畏寒喜温，舌淡苔白，脉细弱。

禁忌：阴虚内热者禁用。（摘自《方药传真》）

• **焦树德**（北京中日友好医院教授）

独活寄生汤主治：

①治疗腰腿痛痹，喜暖怕冷，见寒加重，膝腿屈伸不利。包括坐骨神经痛、骨关节病、骨刺、风湿性关节炎等病症。

处方：桑寄生10～20克，独活9～12克，细辛3～5克，川续断、威灵仙、牛膝、桂枝各12～15克，防风、红花各10克，杜仲、生地黄、熟地黄各 12 克,制附子 10～12 克(先煎),制草乌 5～9 克(先煎),炙穿山甲 9 克,伸筋草 30 克。

加减:关节肿比较明显者,去生地黄、熟地黄,加生薏苡仁 30 克,汉防己 10 克,茯苓 15～30 克;脊柱疼痛明显者,加狗脊 20～30 克,地鳖虫、羌活各 6～10 克;下肢外后侧疼痛者,可加重牛膝至 15～30 克,加地龙 10 克,青风藤 20 克,槟榔 12～15 克;X 线检查见腰膝关节骨刺明显者,可去伸筋草、杜仲。加骨碎补 12～18 克,补骨脂 10 克,乳香、没药各 5 克,生龙骨 15～20 克(先煎)。

②治疗妇女素有腰腿疼痛,但又妊娠数月,腰腿疼痛加重者。

处方:桑寄生 30 克,独活、当归、防风、制附子、苏梗、炒黄柏各 10 克,白芍、炒白术各 12 克,生地黄、杜仲各 12～18 克,炒黄芩 6 克,川续断 20～25 克,络石藤 20 克,千年健 15 克。

③治疗膝、踝关节疼痛,膝喜暖怕冷,有时足跟亦痛,血沉快,抗链"O"滴度高者。

处方:桑寄生 30 克,独活、熟地黄、制附片、补骨脂各 12 克,杜仲 12～18 克,牛膝、泽兰、松节各 18 克,细辛 3～5 克,茯苓、威灵仙各 15 克,肉桂 5 克,槟榔、地龙各 10 克。(摘自《方剂心得十讲》第 112 页)

• 朱仁康(中医皮外科专家)

以独活寄生汤加减方(桑枝 15 克,桂枝、白术、桑寄生、羌活、独活、防风、防己、伸筋草、丹参、赤芍、牛膝各 9 克,白芥子、干姜各 3 克)。治疗风寒湿阻型弥漫性硬皮病,症见风寒湿邪,阻于经络,以致痹滞不行,营卫失和,阳气不能达于四末,以致肢端冰凉而发紫,脸、面、手、臂等皮肤发硬,舌质淡,苔白,脉沉细。

如肢端发绀发凉,宜重用温补肾阳之品,如巴戟天、仙茅、仙灵脾、葫芦巴、菟丝子等;后期病情稳定,或见肌肤萎缩,治宜补气活血,温经通络,加太子参、黄芪、熟地黄、熟附子。(摘自《朱仁康临床经验集》)

• 张林卿（名老中医）

颞颌关节功能紊乱综合征，在祖国医学中颞下颌关节病称之谓："颊车骱痛"，属于"痹症"范畴。以独活寄生汤去杜仲，加羌活，治疗效果好，共治疗 40 例，结果痊愈 38 例，显著好转 2 例。（《浙江中医杂志》1981,(3):115）

（六）临床新用

• 类风湿关节炎

据（《河北中医学院学报》1994 年第 4 期）报道，张淑云医师以独活寄生汤去芍药、甘草，加雷公藤、制川乌、制草乌为基本方。表虚自汗加黄芪；里寒加附子；血虚络痹加鸡血藤、鹿衔草、白芷；湿盛关节肿大加萆薢、泽泻、防己，去生地；有瘀血者加桃仁、红花、乳香、没药；疼痛拘急甚者加地龙、蜈蚣、全蝎、皂角刺。共治类风湿性关节炎 58 例，45 剂为 1 疗程。结果：近期控制 16 例，显效 14 例，有效 21 例，无效 7 例，总有效率 87.93%。类风湿因子转阴率为 61%。

• 强直性脊柱炎

据（《浙江中医杂志》1996 年第 4 期）报道，钱先以独活寄生汤加减。颈项疼痛、僵直者，加羌活、姜黄、葛根、白僵蚕；腰骶疼痛明显加狗脊、菟丝子，重用寄生、杜仲；阳虚明显加制附子、鹿角片（胶）；久病不愈，痰瘀交阻者，加白芥子、三棱、莪术。22 例中 6 例显效，14 例有效，2 例无效。

• 颈腰椎骨质增生病

据（《河北中西医结合杂志》1996 年第 2 期）报道，陈刚以独活寄生汤加莪术、鳖甲治疗颈腰椎骨质增生 65 例，最少服 20 剂，最多 58 剂。治愈 8 例，好转 20 例，显效 36 例，无效 1 例。

• 肩周炎

据（《新中医》1985 年第 10 期）报道，林中以独活寄生汤为主方。肩痛甚,加玄胡,或选用白花蛇、地龙、制川乌;寒甚加附子、干姜;湿盛加防己、薏苡仁,并结合按摩推拿。共治31例,结果:痊愈25例,显效3例,好转3例,无效1例。

• 腰椎间盘突出症

据(《浙江中医杂志》1994年第2期)报道,施超以独活寄生汤为主,共治疗腰椎间盘突出症28例。大便秘结加火麻仁或瓜蒌仁;胃脘不舒减秦艽用量;饮食不香易熟地为生地。结果:功能恢复4例,显效17例,有效6例,无效1例,总有效率为96.43%。

• 坐骨神经痛

据(《实用中医药杂志》1996年第2期)报道,何大宽以独活寄生汤加防己、海桐皮、乳香、没药,治疗坐骨神经痛105例,痊愈85例,显效17例,无效3例,平均治愈时间为20天。

• 输精管结扎术后痛性结节

据(《浙江中医杂志》1997年第3期)报道,欧元祥以独活寄生汤加桃仁、红花、仙灵脾、枸杞治疗输精管结扎术后痛性结节,5剂为1疗程,治疗12例,痊愈8例,显效3例,无效1例。

• 阳痿

据(《安徽中医临床杂志》1998年第2期)报道,孙风华用独活寄生汤加减(独活、寄生、秦艽、防风、细辛、川芎、当归、熟地、蛇床子、仙灵脾、阳起石、肉桂、甘草)。治疗阳痿20例,其中治愈15例,好转5例。

第九章 化痰止咳平喘剂

凡具备祛痰、止咳、平喘作用的方剂,为化痰止咳平喘剂。适用于湿痰、热痰、燥痰和咳嗽、哮喘等症。

临床根据上述疾病的性质和治法分为燥湿化痰剂、清热化痰剂、润燥化痰剂、轻宣止咳剂、止咳平喘剂。

第一节 燥湿化痰剂

燥湿化痰剂,适用于湿痰为病。湿痰的产生,由于脾阳不振,运化失职水湿留聚,湿胜生痰。见有痰白易咯,胸痞恶心,肢体困倦,或头眩心悸,舌苔滑腻,脉缓等症。

二陈汤
《太平惠民和剂局方》

(一)传统沿用

组成:半夏、陈皮各9克,茯苓12克,甘草6克。
用法:加生姜7片及乌梅1个水煎,分2次服用。
功效:燥湿化痰,理气和中。
主治:湿痰证。见咳嗽痰多,色白易咯,胸膈胀满,呕吐恶心,头眩心悸,肢体困重,舌苔白滑或腻,脉滑。

方解：本方是治疗湿痰为患的基本方剂。方中半夏辛温性燥，功能燥湿化痰，和中止呕，化痞散结为君药；气滞则痰凝，故用陈皮理气化痰为臣，使气顺则痰降，气化则痰亦化，二者皆以陈久者为良，无辛燥之弊，故名"二陈"；痰由湿生，湿祛则痰消，故佐以茯苓健脾渗湿以助化痰，以甘草为使益脾和胃，脾健则湿化痰消；生姜和胃止呕，少许乌梅以收敛肺气，散中兼收，防其燥散伤正；故有燥湿化痰，理气和中的作用。

加减：现代临床通过加减可以广泛应用于各种痰症。如风痰加南星、竹沥以熄风化痰；热痰加黄芩、胆南星以清热化痰；寒痰加干姜、细辛以温化痰饮；食痰加莱菔子、神曲以消食化痰；气痰加枳实、厚朴以理气化痰；皮里膜外之痰加白芥子以通络化痰；胃寒体虚呕吐加木香、砂仁以和胃止呕。

(二)辨证要点

二陈汤为治疗湿痰的常用代表方。临床以咳嗽痰多易咯，舌苔白腻或白润，脉缓滑为应用要点。

现代常用本方加减治疗慢性支气管炎、肺气肿、慢性胃炎、妊娠呕吐、神经性呕吐等证，属湿痰或痰阻气机者。

(三)鉴别应用

• 导痰汤与二陈汤

前者与后者同为治湿痰之效方。然而，前者所治之湿痰证，乃是痰浊中阻，气机不畅之痰厥证等。故在后者的基础上，加入天南星以助燥化痰之力，枳实以增行气之功。故导痰汤燥湿化痰与行气之效，均较之二陈汤为胜。

• 导痰汤与温胆汤

温胆汤与导痰汤都是在二陈汤的基础上加味而成。温胆汤加枳实下气，竹茹清热，治胆虚热痰上扰，虚烦不眠，惊悸，口苦呕涎等症。功能和胃涤痰,兼以止呕。方名温胆,实是清胆和胃。导痰汤加南星以助半夏祛痰,增枳实以行气消结,治顽痰胶结、痰厥、眩晕、痰嗽、胸脘痞塞等症。

• 导痰汤与涤痰汤

二方均由二陈汤化裁而成,皆具有燥湿化痰之功。

前者是由二陈汤去乌梅,加南星、枳实,燥湿化痰行气作用均较二陈汤为著,适用于痰厥及顽痰胶固的眩晕、咳嗽等。

后者在导痰汤基础上又加石菖蒲、竹茹芳香开窍,化浊和中；人参扶正,即为涤痰汤。具有开窍豁痰功效,用于中风痰迷心窍等痰厥症候。较之导痰汤又多开窍扶正之功,是治中风痰迷心窍的常用方。

附方：

①温胆汤(《三因极一病症方论》)

本方及二陈汤加枳实、竹茹而成。其辨证要点是治疗痰热证为湿痰化热而引起的虚烦不得眠,呕吐等证。现代常用于神经官能症、急慢性胃炎、慢性支气管炎、梅尼埃病、妊娠呕吐等属痰热内扰与胆胃不和者。

②导痰汤(《校注妇人良方》)

本方即二陈汤加南星、枳实而成。其辨治要点是治疗湿痰内阻,气机阻滞而引起的胸膜痞塞,头目眩晕,呕逆,苔厚,脉滑等证。现代常用于慢性支气管炎、内耳眩晕、胸膜炎等湿痰内阻者。

③涤痰汤(《奇效良方》)

本方即二陈汤加南星、枳实、石菖蒲、人参、竹茹而成。其辨治要点是主中风痰迷心窍,以舌强不能言等,现代常用于癫痫、眩晕等痰迷心窍、舌强不能言者。

④金水六君煎(《景岳全书》)

本方即二陈汤加熟地、当归而成,其辨治要点为主治肺肾不足,水泛为痰,临床以咳嗽、呕恶多痰、喘急等。

⑤半夏白术天麻汤(《医学心悟》)

本方即二陈汤加天麻、白术而成。其辨证要点是由于痰饮所致的头晕、头痛。亦可用于神经衰弱的头晕、头痛而又有胃肠症状者。

(四)名医心得荟萃

• 清·李用粹(清代医学家)

伤风(感冒)用药总法以二陈汤加桔梗、前胡、苏叶、桑白皮、杏仁主之。

身热加柴胡、黄芩;体痛加羌活、防风;头痛加川芎;胸满加枳壳;痰多加金沸草;气逆加苏子;内热加玄参;咳嗽加瓜蒌。

痰症用药以二陈汤主之。若口干面赤,心烦嘈杂等火证,加黄芩、黄连、栀子;便秘加玄明粉;痰湿加苍白术、羌活、防风;气虚加人参、白术。

伤酒初宜汗以二陈汤加葛根、苏叶、黄芩主之,继以四苓散加葛根、栀子、天花粉。

郁症以二陈汤加香附、川芎主之。如湿郁加苍术、白芷;热郁加黄芩、栀子;痰郁加枳壳、贝母;血郁加桃仁、红花;食郁加山楂、麦芽;气郁加枳壳、厚朴、乌药、木香。

寄生虫症以二陈汤加槟榔、木香、鹤虱、使君子主之。

痢疾以二陈汤合小柴胡汤主之。因寒加羌活、苏叶;因暑加黄连、香薷;因湿加苍术、厚朴;因瘴加石菖蒲、藿香;因食加山楂、麦芽;因痰加枳实、胆南星;头痛加川芎;胸满加枳壳;口渴加知母或加石膏而去半夏;呕吐加藿香。

眩晕之属外邪痰火者,以二陈汤加天麻、蔓荆子主之。挟风加荆芥、防风;挟寒加藁本、细辛;挟湿加苍术、厚朴。挟火加栀子、黄芩。

头痛之属外邪痰火有余者,以二陈汤主之。挟风加羌活、防风;挟寒加细辛、藁本;挟湿加苍术、白芷;挟火加栀子、酒黄芩;郁热加酒大黄、细辛;风热加天麻、蔓荆子;太阳头痛加藁本,阳明加白芷;少阳加柴胡;太阴加苍术;少阴加细辛;厥阴加吴茱萸。

头风之属痰者,以二陈汤加苍术、胆南星主之。痰热加酒黄芩、黄连、栀子。

咳嗽之属实证有余者,以二陈汤主之。挟风加羌活、防风、前胡、紫苏;挟寒加麻黄、杏仁、葱白、金沸草;挟热加黄芩、栀子、桑白皮;挟湿加苍术、防己、赤茯苓;食积咳嗽加山楂、枳壳;气滞咳嗽加苏子、桔梗。

喘病以二陈汤加桔梗、枳实、苏子;寒郁加麻黄、杏仁;风痰加胆南星;火痰加黄连、栀子;水气加猪苓、泽泻。

哮病以二陈汤加前胡、紫苏、枳壳、桔梗、杏仁、桑白皮主之。挟寒加细辛;挟火加石膏;挟表加麻黄。

呃逆以二陈汤加减:平人气呃加枳壳、莱菔子;食呃加山楂、麦芽;痰火呃加栀子、黄连;水气呃加猪苓、泽泻;胃虚加人参、白术;胃寒加丁香、炮姜。

呕吐以二陈汤加藿香、厚朴;因食者必嗳气吞酸加枳实、山楂、麦芽;因气者必痞满不舒加枳壳、苏梗、厚朴;胃热者必呕苦吐酸加黄连、炒栀子;胃寒者必呕冷不食,加炮姜、益智仁;湿痰者必呕绿水痰涎加苍术、香附;虫痛者必吐清水,能食加川楝根皮。

痞满,自觉满闷痞满,以二陈汤去甘草,加人参、白术、枳实、厚朴、黄芩、黄连、泽泻主之。如饮食痰积,去参术,加山楂、莱菔子、麦芽、青皮。湿热太甚,去参术,加苍术、黄柏;肥人痰湿加苍术、滑石。

噎嗝,以二陈汤加白术、枳壳主之。清痰加竹沥、姜汁;降火加竹茹、栀子;开郁加香附、川芎;抑肝加青皮、白术;如咽嗌阻格,此为血少,宜加当归、韭汁;如胸臆满闷,此为气逆,宜加诃子、昆布;食下心痛,吐出乃止,此胃中血瘀也,宜加韭汁、姜汁以润之;腹硬而大便闭结,食反上奔,此下焦实热也,加大黄、桃仁以下之。

反胃,加二陈汤加藿香、蔻仁、木香、砂仁、香附、苏梗主之。消食加神曲、麦芽;助脾加人参、白术;抑肝加沉香、白术;温中加炮姜、益智;壮火加肉桂、丁香;甚者用附子理中汤。

吞酸,以二陈汤加吴茱萸、黄连,以顺其性而抑之,佐以栀子、苍术、茯苓,以行湿热。

嘈杂,以二陈汤加黄连、栀子、苍术、枳壳。

狂症,以二陈汤加黄连、枳实、瓜蒌、胆南星、黄芩主之。如便实火盛加大黄下之。

癫症,以二陈汤加当归、生地黄、茯神、远志、枣仁、黄连、龙胆草、天麻主之。如风痰,加全蝎、白附子。

痫症,先以二陈汤加瓜蒌、黄连以探吐。吐后服朱砂安神丸,以降南方之火;当归龙荟丸以平东方之木。

腹痛,以二陈汤加香附、苏梗主之。如寒者加肉桂、木香,热者加黄连、芍药;痰多加枳实、苍术;食少加山楂、麦芽;血瘀加当归尾、玄胡索、桃仁、红花;气滞加厚朴、枳壳;虫痛加槟榔、使君子;气虚加人参、白术。

积聚,主以二陈汤加减。消痰加胆南星、枳壳、海浮石;去食加山楂、神曲、草果;追虫加槟榔、使君子、川楝根皮、花椒。破瘀加桃仁、红花、赤芍、玄胡索、当归尾;导饮加茯苓、泽泻;顺气加香附、砂仁;开郁加木香、白豆蔻;温散加肉桂、沉香;削坚加三棱、莪术;滋阴加鳖甲、知母;化热加黄连、栀子;平胃加苍术、厚朴;疏肝加青皮、柴胡;补气加人参、白术;养血加当归、川芎;癥加麦芽、神曲、山楂、枳实、厚朴;瘕加川芎、当归、丹皮、乌药、玄胡索、桃仁、红花、海浮石;痞加黄连、枳实、厚朴、山楂、瓜蒌;癖加肉桂、玄胡索。

胀满,以二陈汤加厚朴、木香、苏梗、大腹皮,去甘草主之。肥人多湿加苍术、木通。瘦人多火加黄芩、黄连、栀子;食积加山楂、神曲;蓄血加桃仁、莪术;郁气加香附、抚芎;怒气加柴胡、青皮;内寒凝滞者,加木香、炮姜;外寒郁束者,加升麻、葛根、苍术;便闭实热加大黄;溺短实结加木香、泽泻;凡腹胀初起,宜行气疏导之剂,加木香、槟榔、陈皮、青皮、枳壳、厚朴。

胁痛,以二陈汤加柴胡、青皮主之。气加香附、枳壳;火加龙胆草、赤芍;痰加胆南星、苍术;食加枳实、山楂;瘀加桃仁、红花;肝火旺加左金丸。

疝气,以二陈汤为主。寒疝加肉桂、小茴香、玄胡索、香附、吴茱萸、川椒;水疝加猪苓、泽泻、苍术、防己;筋疝加黄柏、山栀子、赤芍、甘草、龙胆草、大豆;血疝加赤芍、玄胡索、当归尾、香附、丹皮、牛膝;气疝加青皮、枳实、木香、台乌药、橘核、川楝子;狐疝加柴胡、升麻、葛根、苍术。(以上均摘自《证治汇补》)

• 李今庸(名老中医)

名医李今庸以二陈汤加减治疗附睾炎。

临床常见睾丸胀痛,或见睾丸坠痛或坠胀疼痛,或肿痛,其轻重程度,常与病人情志变化极为密切。此乃痰浊内停,肝郁气滞所致。法当疏肝理气,化痰去浊。治宜二陈汤加味(茯苓、陈皮、法半夏、青皮、橘核、荔枝核、小茴香、炙甘草各10克)。(摘自《李今庸临床经验辑要》第237~238页)

• 张锡纯(近代中医学家)

有其惊悸见发于夜间,每当交睫于甫睡之时,其心中即惊悸而醒。此多为心下停有痰饮……。治宜清痰之品与养心之药并用。方用二陈汤加当归、石菖蒲、远志。煎汤送服朱砂细末1.5克,有热者加玄参15~20克,能安枕稳睡而无惊悸矣。(摘自《医学衷中参西录·论心病治法》)

• 杨印坤(中医专家)

以二陈汤加百合30克,乌药12克,沉香3克,生姜3片为基本方,治疗慢性萎缩性胃炎120例,总有效率为93.3%。

加减法:胃出血加白及粉或加制大黄、血余炭、藕节炭、地榆炭；胃下垂加黄芪、升麻、白扁豆；气滞血瘀加乳香、没药、川芎、莪术、三棱；幽门螺杆菌感染加蒲公英、黄连。(摘自《四川中医》1995,(8):38)

• 鲁文明(中医专家)

以二陈汤加紫苏、白芍各 12 克，枳壳、焦三仙各 10 克，焦白术 15 克为主方，治疗慢性胃炎 30 例，总有效率为 93.33%。胃阴虚加枇杷叶、石斛；胃寒者加炮姜、官桂；气滞加香附、佛手。(摘自《实用中西医结合杂志》)

• 赵敦友(中医专家)

以二陈汤(陈皮 9 克，半夏、茯苓各 6 克，甘草 3 克)，加黄芩 3 克，黄连 2 克，薄荷 1 克，生姜 1 片。治疗口腔黏液囊肿 16 例。服药 5～9 日局部明显消肿，质地变软，无压痛，舌下皱襞充血明显减轻。(摘自《安徽中医学院学报》1992,(1):33～34)

• 伍觐麟(中医专家)

以二陈汤(法半夏 15 克，茯苓 12 克，陈皮 10 克，炙甘草 6 克)，加地龙 10 克，怀牛膝 8 克，蜈蚣 2 条。治疗阳痿 30 例，随证加减，15 天为一个疗程，一般治疗 1～6 个疗程。总有效率为 90%。(摘自《四川中医》1993,(3):32)

• 程门雪(上海中医学院教授)

程氏治疗咳喘痰多，舌苔光而痰有咸味，常用金水六君煎，效果甚佳。(摘自《名医特色经验精华》第 107 页)

• 张觉人(中医专家)

以导痰汤(姜半夏、茯苓、陈皮、胆南星各 10 克，枳实 9 克，甘草 5 克)加桑枝 20 克，竹茹、丝瓜络各 10 克，天竺黄、木瓜各 9 克，具有化痰通络之功效。主治风痰阻络所致的半身不遂，口眼歪斜症。(摘自《首批国家级名老中医效验秘方精选·续集》第 184 页)

• 李祖和(名老中医)

眩晕，无论美尼尔(梅尼埃)综合征，或链霉素中毒所致。若伴头痛、吐逆、胸痞、痰多、苔腻等症,其病机皆属风痰为患,单用导痰汤就可奏效,加柴胡、石菖蒲、钩藤,则效更佳。卡那霉素中毒引起耳聋,病机属于风痰者,加石菖蒲、柴胡,即可取效。(摘自《医方妙用》第108页)

• 岳美中(名老中医)

岳老治疗肝胆郁热挟痰,扰及心神,致使夜寐不宁,以清胆豁痰安神之温胆汤加味(法半夏、云茯苓、竹茹各9克,石菖蒲、炙甘草各6克,陈皮5克,炒黄连2克),用治有效。(摘自《名中医治病绝招·续编》第96页)

• 徐慧华(中医专家)

以温胆汤加味(茯苓16克,陈皮、姜半夏、枳壳各10克,姜竹茹6克,丹参15克),随证加减用于治疗男性更年期综合征,有效率为96.8%。(摘自《湖北中医杂志》1997,(2):24)

• 陈克忠(山东医科大学教授)

以温胆汤(茯苓12克,半夏、陈皮、枳实、竹茹、甘草各9克),加胆南星9克,大枣5枚,生姜3片,组成"涤痰安神汤",具有清痰和胃,除烦安神之功效。主治以多汗、心烦、头晕、失眠、多梦、四肢麻木等神经症状。(摘自《名医名方录》第4辑第194页)

心律不齐与祖国医学的"心悸"、"怔忡"相近似,多由阳虚心血不足,七情不和,或痰浊蕴结,瘀血阻滞等所致。

我对心律不齐属于痰浊凌心者,常以祛痰和胃的温胆汤加减(黄精24克,苦参、竹茹、枳壳各12克,茯苓15克,半夏、陈皮、胆南星各9克,甘草6克),临床用之颇佳。

失眠者加远志9克,龙骨、牡蛎各15克;心前区闷痛加丹参30克,川芎12克。(摘自《名医特色经验精华》第156页)

• 洪广祥(江西中医学院教授)

运用温胆汤(茯苓15克,法半夏、陈皮、枳实、淡竹茹10克,生甘草6克),加生龙骨、生牡蛎各20克,浮小麦30克,石菖蒲、柴胡各10克,黄连6克,红枣6枚。治疗痰热内扰之失眠症以降逆化痰安神。

洪老运用温胆汤化裁(全瓜蒌、茯苓、炒枳实各15克,生黄芪20克,熟附子、法半夏、陈皮、淡竹茹、生大黄、柴胡、白术、桃仁各10克,桔梗、生甘草各6克)。治疗阳虚不运,痰湿内阻之便秘,效佳。(摘自《名医治病》第94页、190页)

• 彭定寰(名老中医)

痰热蒙蔽心窍,扰乱神明,肝风内动所致的癫痫症,以温胆汤(枳壳、竹茹、茯苓、法半夏各9克,陈皮5克),加磁朱丸9克,粉甘草5克。痫止后继以六君子丸,以杜其根。(摘自《名医治病》第198页)

• 俞慎初(福建中医学院教授)

俞老治疗迁延日久的顽固性失眠,多以化痰清热和养心安神两法并施。认为本病常虚实夹杂,标实本虚。临床每以痰热扰心且兼心阴耗伤之候为多见。故常用清痰热、养心安神的加味温胆汤加减(太子参、干地黄各15克,五味子、陈皮各5克,茯苓、竹茹各10克,酸枣仁、远志、法半夏、枳壳各6克,麦冬12克,炙甘草3克)治疗,每获佳效。(摘自《名医治病》第188页)

• 赵金铎(名老中医)

以温胆汤(茯苓15克,半夏、陈皮、枳实、竹茹各9克,甘草6克),加桑寄生、钩藤各15克,具有清热熄风,化痰通络之功效。对于中风(脑卒中)先兆,中风(脑卒中)发作,复发中风(脑卒中),中风(脑卒中)后遗症,均可运用,无不效验。(摘自《首批国家级名老中医效验秘方精选·续集》第181页)

以温胆汤加减组成化痰通络汤(竹沥30毫升,丝瓜络、当归各12克,茯苓15克,陈皮、枳实、法半夏、桃仁、地龙各9克,胆南星6克,红花4.5克)。具有清热化痰,活血通络之功效。主治多发性硬化之属湿热内蕴,痰浊瘀阻脉络者。(摘自《河南中医》1985,

(5):34)

• 徐振华(中医专家)

以温胆汤(陈皮 12 克,枳实、竹茹、半夏、茯苓各 10 克,生姜、大枣、甘草各 6 克),加味治疗金黄色葡萄球菌肺炎 100 例,取得满意效果。如胸痛,咳吐脓血痰者加郁金 10 克,金银花、蒲公英、败酱草、白茅根各 30 克;口渴者加沙参、麦冬各 30 克;便秘者加瓜蒌仁、郁李仁各 10 克。治疗结果:治愈 85 例,好转 12 例,无效 3 例。

又用本方加苏子、白芥子、莱菔子、葶苈子、五味子为基本方,治疗证属痰浊阻肺,肺失和降的支气管炎,获效。(摘自《新中医》1994,(3):51)

• 许心纯(中医专家)

以温胆汤(陈皮 12 克,茯苓 20 克,枳实、竹茹各 10 克,法半夏 25 克,炙甘草 6 克),加制胆南星、石菖蒲各 10 克,制远志、煅龙骨、煅牡蛎、全瓜蒌各 20 克,黄连 6 克,琥珀末 4 克(冲服)。治疗证属胆虚痰热内扰引起的心前区疼痛之心脏神经综合征 35 例。治疗效果:治疗 30 天后,痊愈 29 例,占 82.86%,好转 6 例,平均服药 18 天。(摘自《新中医》1994 年第 1 期)

• 袁呈云(中医专家)

以温胆汤(茯苓 15 克,半夏、陈皮、竹茹、枳壳各 10 克,甘草 6 克)加僵蚕 10 克,地龙 15 克,谷精草 25 克,生姜 3 片,治疗美尼尔(梅尼埃)综合征 86 例。经 6~15 剂治疗,痊愈 52 例,好转 3 例,无效 1 例。(摘自《浙江中医杂志》1991,(3):110)

• 王淑波(中医专家)

以温胆汤去枳实、茯苓、甘草,加黄芩、白术各 10 克,泽泻、钩藤各 15 克,治疗 52 例内耳眩晕症。痊愈 48 例,好转 3 例,无效 1 例,总有效率为 98.08%。(摘自《广西中医药》1986,(2):20)

• 张学安(中医专家)

以温胆汤加生姜 3 片,大枣 3 枚为基本方。加味治疗有机磷农药中毒后遗症 42 例。如头痛眩晕加白蒺藜、蔓荆子、菊花、天麻;腹胀纳呆加藿香、厚朴、槟榔、木香;恶心呕吐加砂仁、白蔻仁、佩兰;失眠惊悸加柏子仁、酸枣仁、夜交藤、珍珠母、磁石;胸闷抑郁加柴胡、郁金、石菖蒲、全瓜蒌;痰热盛加黄连、黄芩、胆南星、天竺黄;便秘加生大黄。平均服药 14 天,治愈 34 例,有效 8 例。治愈率为 80.95%,总有效率为 100%。(摘自《中原医刊》1985,(3):28)

• 游开泓(中医专家)

以温胆汤加味,治疗胆汁反流性胃炎 21 例。连服 30 天,显效 15 例,好转 4 例,无效 2 例。(摘自《福建中医药》1987,(4):21)

• 王红岩(中医专家)

以温胆汤(竹茹、半夏、茯苓各 15 克,枳实 12 克)加黄芩、泽泻、玄胡索、龙胆草各 15 克,大黄 10 克,黄连 5 克,治疗慢性胆囊炎急性发作 66 例。治愈 52 例,好转 13 例,无效 1 例,总有效率为 98.5%。(摘自《安徽中医学院学报》1993,(4):18)

• 张娟(中医专家)

以温胆汤加减(黄芪 30 克,竹茹、枳实各 12 克,半夏、陈皮各 9 克,熟大黄 3～12 克,甘草、生姜各 3 克)为基本方,治疗糖尿病酮症 40 例。如神疲乏力加西洋参或太子参、白术;头晕头痛加钩藤、白菊花、天麻、夏枯草;烦渴多饮加天花粉、生地黄、麦冬;视物模糊加决明子、枸杞子;尿频加桑螵蛸、金樱子、肉桂;疮疡肿毒加蒲公英、紫花地丁、金银花。10 天为一个疗程。治疗结果:显效 70%。有效 20%,无效 10%,总有效率为 90%。(摘自《山东中医学院学报》1995 年第 4 期)

• 涂良钰(中医眼科专家)

以黄连温胆汤(茯苓、枳壳各 15 克,黄连、陈皮、法半夏、竹茹各 12 克,甘草 6 克)加石决明 30 克,莱菔子 15 克,治疗原发性开角型青光眼。症见头晕目痛,心烦而悸,食少痰多,胸闷恶心,口苦,舌质红,舌苔黄腻,脉弦滑或滑数。如头眩较甚者,加泽泻30克,白术15克;口苦甚,伴胁痛者加羚羊骨15克。(摘自涂良钰.《中西医结合治疗眼科常见病》)

• 于世良、史定文(中医专家)

常以温胆汤加川芎、菊花、珍珠母治神经性头痛。加代赭石、旋覆花治疗妊娠恶阻;加射干、桔梗治疗梅核气;合酸枣仁汤治疗重症癔症等。中医辨证属痰热内扰,胆气不宁者,均取得较好效果。(摘自《中国名方精释》第3辑第299页)

• 薛盟(浙江中医研究院主任医师)

以黄连温胆汤(半夏10克,陈皮、枳实各9克,茯苓12克,姜竹茹9克,黄连5克),加珍珠母30克,天麻10克,琥珀6克组成"进退黄连温胆汤"。具有清热除痰,利胆安神之功效。主治胆虚痰热壅阻,上扰神明,焦虑幻想,惊悸夜游,虚烦不得眠。(摘自《名医名方录》第3辑第168页)

• 谢昌仁(南京市中医院主任医师)

以黄连温胆汤(茯苓12克,姜半夏10克,陈皮、竹茹、枳实各6克,甘草3克,黄连2克)为基本方加减,具有苦降辛通,化滞和中之功能。主治慢性浅表性胃炎、萎缩性胃炎、胃窦炎,属痰热中困,胃失和降者。

如肝郁化火,嘈杂泛酸者,加吴茱萸;胃酸过少者,加吴茱萸、白芍;脘胀痞满加瓜蒌;肝胃不和,痛及胁肋加柴胡、白芍;酸多加海螵蛸、大贝;痛甚加玄胡索、白芍、川楝子;胃不和而失眠加秫米、夜交藤、合欢花;胃脘灼热者,重用黄连3克,加青木香、蒲公英;胃阴不足加沙参、麦冬、石斛;便秘加瓜蒌仁、火麻仁、郁李仁;脘痞烦热加栀子、黄芩;久痛入络,夹瘀血证者,加丹参、赤芍。

本方及其加味法临床使用多年,是治疗慢性浅表性萎缩性胃炎的代表方剂,尤能明显地改善痛、胀、嘈、热的临床症候。(摘自《首批国家级名老中医效验秘方精选》第67页)

- 温进之（名老中医）

金水六君煎（当归、熟地黄、陈皮各 15 克,茯苓 12 克,法半夏、甘草各 10 克),加枳壳、桔梗各 10 克,贝母 10 克,蜈蚣 1 条。具有化痰补肾,宣调气机,通利宗筋之功效。主治阴虚痰泛,阻遏宗筋所致的阳痿有效。（摘自《首批国家级名老中医效验秘方精选》第 400 页）

（五）临床新用

- 慢性支气管炎、肺气肿

据（《上海中医药杂志》1965 年第 3 期)报道,邰长荣以二陈汤合平胃散为主方,治疗慢性支气管炎、肺气肿。气急加麻黄、苏子;痰多加杏仁、南星;胸闷加瓜蒌、枳实。一周内可以改善。

- 晨咳

据（《浙江中医杂志》1982 年第 11 期)报道,赵振兴以二陈汤加山楂、神曲、麦芽,治疗晨咳 40 例,收效显著。

- 慢性支气管炎

据（《浙江中医杂志》1985 年第 1 期)报道,陈良华以二陈汤加当归,治疗慢性支气管炎 33 列,收效显著。

- 糖尿病

据（《浙江中医杂志》1994 年第 1 期)报道,张雪红以二陈汤加白术、苍术、草决明、丹参、葛根治疗 32 例糖尿病人,总有效率 93.75%。

第二节　清热化痰剂

清热化痰剂是用于热痰为病。热痰的产生,多由邪热内盛灼津炼液而成,甚者郁久化火,成为痰火,见有咯痰黄稠,面赤烦热,或发癫狂,苔黄,脉数等症。

1. 清气化痰丸
《医方考》

（一）传统沿用

组成：黄芩、瓜蒌仁、枳实、杏仁、陈皮、茯苓各30克，胆南星、制半夏各45克。

用法：姜汁为丸。每服6克，1日2次。若做汤剂，取20%用量，水煎，分2次服。

功效：清热化痰，下气止咳。

主治：痰热内结，咳嗽痰黄，稠厚胶黏，甚则气急呕恶，胸膈痞满，或发热，或惊悸，不得安寐，小便短赤，舌质红，苔黄腻，脉滑数。

方解：本方即二陈汤去甘草，加黄芩、瓜蒌、枳实、杏仁、胆星组成，为治热痰的主药。方中黄芩、瓜蒌清肺热，胆星长于清热化痰；半夏辛温与黄芩相配，一化痰散结，一清热降火，既相辅相成，又相制相成，枳实行气消痞满；杏仁下气止咳喘；陈皮理气化痰以畅中；茯苓健脾渗湿以杜生痰之源；使以姜汁为丸，用为开痰之先导。诸药合用，化痰与清热、理气并进，使用于热痰之证。

加减：肺热较甚。见身热口渴者，可加生石膏、知母以清热泻火；痰多气急者，加鱼腥草、桑白皮以清泻肺热；热结便秘尿黄者，可加大黄、芒硝、车前仁以清热通便利尿。

（二）辨证要点

清气化痰丸为清热化痰常用方，临床以咳嗽痰稠色黄，苔黄，脉数为应用要点。

现代常用本方加减治疗肺炎、支气管炎，症见痰稠色黄，尿黄便秘，辨证属痰热者。

(三)使用注意

辨证属脾虚寒痰者,忌用。

(四)鉴别应用

• 清金降火汤与清气化痰丸

二者均治痰热所致之咳嗽。但比较而言,前者以肺热咳嗽为重,用石膏清热泻火力增,并伍贝母、前胡、桔梗等意在止咳;而后者以咯痰黄稠为主,故以胆星为君,清化热痰之功独胜;更用枳实,则消痰行气之力亦强。

附方:清金降火汤(《古今医鉴》)

组成:陈皮、杏仁各5克,半夏、茯苓、桔梗、枳壳、贝母、前胡、黄芩、石膏、瓜蒌仁各3克,甘草1克。

功效:清金降火,化痰止嗽。

主治:热痰咳嗽。

(五)临床新用

• 慢性支气管炎

据(《北京中医杂志》1994年第1期)报道,杨大洪运用清气化痰汤加减(半夏、杏仁、陈皮、枳实、黄芩各12克,茯苓、瓜蒌仁各20克,胆南星10克)为基本方,治疗慢性支气管炎病人80例,病史最短3年,最长20年。痰热加金银花、连翘、鱼腥草;痰湿加附片;肺脾两虚加党参、黄芩、黄芪;喘促甚加苏子、前胡、桑白皮。结果:治愈7例,显效18例,有效47例,无效8例。总有效率为90%。

作者认为,清气化痰汤针对慢性支气管炎的"热"、"咳"、"痰"、"喘"主症,可荡涤痰浊,调理脾胃,标本兼治,切中病机,故疗效满意。

又体会鱼腥草在治疗慢性支气管炎肺感染时,无论何证皆可用之,其宣肺清热之力甚佳。

2. 礞石滚痰丸
《丹溪心法附余》

(一)传统沿用

组成:青礞石 30 克,沉香 15 克,大黄 24 克(酒蒸),黄芩 240 克。

用法:将礞石打碎,用火硝 30 克,同入瓦罐,盐泥封固,晒干,火煅,待礞石煅如金色为度,取出和诸药研细末,水丸如梧桐子大。每次 3~6 克,每日 1~2 次。

功效:降火逐痰。

主治:实热老痰,发为癫狂惊悸,或怔忡昏迷,或咳喘痰稠,或胸脘痞满,或眩晕痰多,大便秘结,舌苔黄厚而腻,脉象滑数有力。

方解:本方为实热老痰而设。方中礞石攻逐顽痰,力甚峻猛;大黄苦寒,荡涤实积,开下行之路;黄芩苦寒,泻上焦之火,消除热痰之源;沉香条达气机,为诸药开导。四药合用,称为降火逐痰之剂。

(二)辨证要点

滚痰丸为专治实热老痰之证的名方,临床治以癫狂惊悸等证,症见大便干燥,苔黄厚腻,脉滑数有力为应用要点。

湿热老痰,久积不去,可发生多种变证,凡兼大便秘结,苔黄厚腻,脉滑数有力的,即可使用本方降火逐痰,使痰积恶物,自肠道而下。

现代多用于治疗精神分裂症、神经官能症、癫病、慢性支气管炎、肺感染、慢性结膜炎、病毒性脑炎等,辨证属实热老痰为病者。

(三)使用注意

本方药力峻猛,对形体壮实、痰火胶固者,宜用之,然须除病即止,勿久服过用。

凡是中气不足,脾肾阳虚,脾胃虚弱水泻者,以及孕妇,均应禁用。

(四)鉴别应用

• 礞石滚痰丸与竹沥达痰丸

礞石滚痰丸纯为重坠攻逐老痰之品,而竹沥达痰汤(丸)是由礞石滚痰丸合二陈汤化裁而成。其意取礞石滚痰丸泻火逐痰,二陈汤去橘红,加白术以燥湿化痰,调和脾胃,又有竹沥清热化痰,姜汁和胃止呕,共助去痰之力,更佐人参益气扶正,使攻中有补,泻不伤正。故对老痰胶固,久积不去,正气已虚,不耐礞石滚痰丸峻攻者,用竹沥达痰丸为宜,堪称为攻补兼施之名方。

(五)名医心得荟萃

• 焦树德(北京中日友好医院教授)

我用礞石滚痰丸结合应证汤药,曾治愈多例癫狂之证。对西医诊断的癫痫病,如见痰热实者,也可随汤药服此丸,常取理想疗效。

但本丸不宜过久服用,一般服1～3周即可停服。过一段时间如认为症候需要,可再服用。我经过多年应用,认为本丸疗效可靠,并不十分峻烈。体会到礞石滚痰丸处方精炼峻利,开治老痰(顽痰)的一大法门,疗效可靠,为临床常用之品。凡久病顽痰、怪病难以名状者,只要不是虚症,皆可应用,往往收到满意的疗效,实为治老痰、顽痰所不可缺之药。(摘自《方剂心得十讲》第163页)

(六)临床新用

• 中风

据(《四川中医》1995 年第 2 期)报道,仲玉英用礞石滚痰丸治疗中风 24 例。中医辨证分为:风阳痰火型、风阳夹痰型、风阳上扰型。

①风阳痰火型 4 例,处方:礞石滚痰丸 30 克(包煎),生大黄(后下)、生枳实、芒硝(冲)、生甘草、双钩藤各 10 克,羚羊角粉 1 克(吞服)。

②风阳夹痰型 8 例,处方:礞石滚痰丸 30 克(包煎),生大黄(后下),生枳实、芒硝、生甘草各 10 克。

③风阳上扰型 12 例,处方:礞石滚痰丸 20 克(包煎),生地、玄参各 15 克,花粉、麦冬各 12 克。

疗效观察:显效 9 例(其中风阳痰火 1 例,风阳夹痰 2 例,风阳上扰 6 例);有效 13 例(其中风阳痰火 2 例,风阳夹痰 5 例,风阳上扰 6 例),总有效率为 91.67%。

• 精神分裂者

据(《天津中医》1991 年第 6 期)报道,鲍家宁用礞石滚痰丸加味,治疗 100 例痰火交结型精神分裂者。治愈 85 例,显效 8 例,有效 5 例,无效 2 例。方药:礞石、夜交藤各 20 克,陈皮、茯苓、枣仁、石菖蒲各 18 克,黄芩、瓜蒌仁各 12 克,胆星、制半夏、炒枳实各 9 克,沉香 6 克。

第三节　润燥化痰剂

润燥化痰剂,适用于燥痰为病。燥痰的产生,由于肺阴不足,虚火灼肺,炼液为痰。见有呛咳气促,咯痰不利,痰稠而黏,咽喉干燥,声音嘶嗄等症。

1. 贝母瓜蒌散
《医学心悟》

(一)传统沿用

组成:贝母12克,瓜蒌仁9克,天花粉9克,茯苓6克,桔梗6克,陈皮3克。

用法:水煎,分2次服。

功效:润肺清热,理气化痰。

主治:燥痰咳嗽,咳嗽呛急,痰黏稠,咯痰不爽,咽喉干燥,气短喘促,舌红少苔。

方解:燥热伤肺,浊液成痰,燥痰不化,肺失清肃,以致肺气上逆、咳嗽呛急,咯痰不爽,咽喉燥痛,上气喘促。方中贝母、瓜蒌清热润肺,化痰止咳,为润肺清热化痰的常用组合;天花粉生津润燥,开结涤痰;桔梗宣肺利咽;配伍少量茯苓、陈皮以益脾和中,理气化痰。综合诸药,着重清润,故宜用于肺燥有痰之证。本方采用清热化痰,润肺利气药物,使热清则痰清,肺润则气降,故能收到润肺止咳之效。

加减:兼风邪袭肺者,加桑叶、杏仁以疏风宣肺;喉中作痒者,加前胡、牛蒡子以宣肺利咽;肺火较盛者,加石膏、知母以清泻肺热;热重伤阴者,加沙参、麦冬以养阴生津;咳痰带血者,加元参、阿胶、仙鹤草以凉血止血,并去橘红之辛散,以免伤阴动血。

(二)辨证要点

贝母瓜蒌散为润燥化痰之代表方。临床以咯痰难出,咽喉干燥,苔白而干为应用要点。

对于肺结核、肺炎等,见有燥痰证者,可以用本方加减治疗。

(三)使用注意

虚火上炎,肺肾阴虚之干咳、咯血、潮热、盗汗之证,不宜使用本方。

(四)鉴别应用

• 贝母瓜蒌散与麦门冬汤、百合固金汤

以上三方的应用在于鉴别燥痰与阴虚燥咳的区别。阴虚者久病,症见干咳少痰或无痰,咽干口燥,甚则阴虚生内热,而有潮热盗汗,五心烦热等。治宜滋阴润燥之法,如麦门冬汤,百合固金汤等。而贝母瓜蒌散只是咳痰难出,未见明显的阴虚内热之象,故治宜清润化痰法,不可过用滋腻之品,以防助湿生痰,碍气生满。

• 贝母瓜蒌散与桑杏汤、清燥救肺汤

三方皆能润肺止咳,均可治疗燥证。贝母瓜蒌散主治燥痰之咳嗽,病位在肺,但以痰咳为主,故重在清润祛痰,润燥与化痰而相兼顾,令痰浊化而燥咳止。

而后二方重在清润宣散,均为温燥而设。桑杏汤适用于温燥外袭,肺燥津伤之轻证,其宣散之力大而清润化痰之力小;清燥救肺汤以清肺燥与养气阴的药物组成,重在养阴润肺,故适用于温燥伤肺、气阴而伤之重症。

(五)名医心得荟萃

• 清·程国彭(近代名医)

大抵痰以燥湿为分……湿痰滑而易出,多生于脾,脾实则消之,二陈汤、甚则滚痰丸;脾虚则补之,六君子汤,兼寒、兼热,随证加药。燥痰涩而难出,多生于肺,肺燥则润之,贝母瓜蒌散主之。(摘自《医学心悟·卷3》)

2. 清燥救肺汤
《医门法律》

(一)传统沿用

组成:桑叶9克,生石膏12克,人参3克,麦冬、胡麻仁、杏仁、枇杷叶各9克,甘草3克,阿胶6克(烊化)。

用法:水煎,频服。

功效:清燥润肺。

主治:温燥伤肺,头痛身热,干咳无痰,气逆而喘,咽喉干燥,鼻燥,胸满胁痛,心烦口渴,舌干无苔,脉象虚数等症。

方解:本方为治燥热伤肺的主要方剂。方中桑叶轻宣肺燥,石膏清肺胃燥热,二药合用,肺胃同治,阿胶、麦冬、麻仁润肺滋液。"损其肺者益其气",故用人参、甘草益气生津。"肺若气上逆,急食苦以泄之",故配杏仁、枇杷叶以泄降肺气。合用故具清燥润肺功能。

加减:若兼血虚的可加生地以养血清热,痰多的可去阿胶,加贝母、瓜蒌仁;热甚的可加黄芩、栀子。

(二)辨证要点

清燥救肺汤系温燥之邪伤肺重证的代表方。临床以身热不退,干咳少痰,气逆而喘,舌干少苔,脉虚大而数为应用要点。

现代常用于治疗肺炎、支气管哮喘、支气管炎、支气管扩张、肺癌、皮肤瘙痒等症,属燥热犯肺、气阴而伤者。

(三)使用注意

方中石膏以生石膏为宜,石膏用量避免过重而伤肺气。

（四）鉴别应用

• 清燥救肺汤与桑杏汤

清燥救肺汤与桑杏汤比较分析，可窥见二方之联系。桑杏汤中的君药桑叶、杏仁即取自清燥救肺汤；沙参、梨皮养阴生津，与清燥救肺汤麦冬、阿胶等意义相仿；栀皮清热，象贝化痰止咳，即清燥救肺汤中石膏，枇杷叶之配伍意义；香豉解表，可加强桑叶辛散之功。可见桑杏汤实则系化裁于清燥救肺汤，只是处方用药更加轻灵而已。

二方均同治温燥伤肺，具有润燥清肺功效。但是，燥邪有深浅，病情有轻重，故治法与用药亦同中有异。

桑杏汤证燥热较轻，邪在肺卫，故身热不甚，微有恶寒，咳血不喘，其脉浮数而右脉略大。因此，以桑叶配杏仁，轻宣燥热为主，稍辅沙参、梨皮以兼顾燥热所伤之津。

而清燥救肺汤证则燥热较重，邪已入气分，而且损伤气阴也较严重，故身热较甚而不恶寒，咳喘并作，胸满胁痛，口干鼻燥，舌干少苔，脉虚大而数。因此，用桑叶伍石膏清泻燥热为主。并用大队之麦冬、阿胶、胡麻、人参与甘草以救其虚。

（五）名医心得荟萃

• 焦树德（北京中日友好医院教授）

俞氏所创的清燥救肺汤，是对《内经》病机19条中有关治肺燥理论的补充，很受后人重视和尊崇，依法使用，确有疗效。

常用此方随证加减，治疗秋季干燥无雨而流行的外感咳嗽。此病多感受秋燥之邪所致。其特点是：干咳无痰，口鼻干燥，喉痒音哑，甚可痰中带血，口渴，脉涩或虚数。

本方可用于治疗急慢性气管炎和肺结核早期咳嗽痰少。证属肺燥伤肺者，确实有效。

治疗肺结核咳嗽久久不愈,干咳少痰,痰中带血丝者。我常用本方加生藕节 30 克,百部、炒苏子各 9 克,白及、川贝母 6~9 克,苓贝秋梨膏 2 匙(分冲);如有低热,可加秦艽 10~18 克,地骨皮 9~12 克,白薇、百部各 9 克;盗汗严重可再加煅龙骨、煅牡蛎各 30 克(先煎)。(摘自《方剂心得十讲》148 页)

(六)临床新用

• 失声

据(《中医杂志》1984 年第 4 期)报道,汤万团以清燥救肺汤加减,治疗失声 85 例(其中暴喑 57 例,久喑 28 例)。肺燥型单用本方;风寒型加荆芥、防风;痰热型加川贝、桔梗;实热型生石膏用至 30 克;便秘加大黄 12 克;咽痛加银花、马勃;肺肾虚沙参改用白参 6 克,石膏改石斛,再另加诃子、黄芪;肺气耗伤型加诃子。治愈 83 例,无效 2 例。

• 斑秃

据(《湖南中医杂志》1989 年第 2 期)报道,罗才盛用清燥救肺汤加减(人参、甘草各 5 克、枇杷叶、阿胶、胡麻仁、杏仁各 6 克,麦冬 10 克,石膏 15 克,桑叶 9 克),治疗斑秃 38 例。头痛加菊花,便秘者胡麻仁易火麻仁,加郁李仁。治愈 31 例,好转 7 例,总有效率 100%。

• 单纯性老年皮肤瘙痒症

据(《上海中医药杂志》1996 年第 10 期)报道,黄虹等采用清燥救肺汤治疗单纯性老年皮肤瘙痒症 18 例。痊愈 9 例,有效 7 例,无效 2 例。

• 咯血

据(《北京中医》1996 年第 1 期)报道,陆康福运用清燥救肺汤治疗咯血 38 例。木火刑金者,烦躁易怒,口苦胁痛,加黛蛤散、石决明以平肝阳;心火刑金者,心烦口渴,胸中热气上冲,加黄连、莲心以清心火；痰火灼伤肺络，咯黄稠痰，脉滑数，加陈南星、鲜竹沥以清火涤痰；大量咯血，急用西洋参益气固脱。结果近期治愈35例，占92%，显效、有效、无效各1例。近期总有效率97.4%。

3. 百合固金汤
《医方集解》

(一)传统沿用

组成：百合12克，生地6克，熟地9克，麦冬6克，贝母6克，当归6克，白芍6克，玄参6克，桔梗3克，甘草3克。

用法：水煎，分2次服。

功效：养阴清热，润肺化痰。

主治：肺肾阴亏，虚火上炎证。咽喉燥痛，咳嗽气喘，痰中带血，头晕目眩，午后潮热，手足烦热，舌红少苔，脉象细数。

方解：方中百合、麦冬滋阴清热，润肺止咳；玄参、二地清热，滋阴壮水，以清虚火，兼利咽喉；当归、芍药养血润燥；桔梗、贝母清肺化痰；甘草调和诸药。诸药配伍，可使阴液充足，虚火可清，肺润痰化，咳嗽自止。

(二)辨证要点

百合固金汤为治疗肺肾阴亏，虚火上炎而致咳嗽痰血证的常用方。临床以咳嗽，咽喉燥痛，舌红少苔，脉细数为应用要点。

本方是一个滋补剂。可用于肺结核、支气管炎的干咳无痰；或痰黏而不爽；或痰中带血而阴亏液耗者。咳血时亦可加入止血药，如仙鹤草、侧柏叶等。

(三)使用注意

本方药物多是甘寒滋润之品，对脾虚便溏，饮食减少证忌用。

忌食生冷、油腻。但全方药物滋腻,获效之后,即宜调理脾胃,以免滋腻碍胃。

(四) 鉴别应用

• 益气清金汤与百合固金汤

二方均有润肺清热之功。但在临床施治时,二者的功效补泻迥异,所治也有虚实之别。

如前者则重在清肺解毒,利咽化痰,散结消肿,兼以益气养阴,以清热解毒为主,适用于热毒痰滞结于咽喉之证。

而后者则重在润肺养阴,壮水制火,兼以宣肺化痰,以补肺益肾为主,适用于肺肾阴虚,咳嗽痰血之证。

附方:益气清金汤《医宗金鉴》

组成:桔梗9克,黄芩6克,浙贝母、麦冬、牛蒡子各5克,人参、茯苓、陈皮、栀子、薄荷、生甘草各3克,紫苏2克,竹叶30片。

功效:清肺利咽,化痰散结。主治:肺经郁热,多语损气之喉瘤。

(五) 名医心得荟萃

• 王文彦(辽宁中医学院教授)

加减百合固金汤:百合、生地、桔梗、何首乌、浙贝母、麦冬、甘草各20克,当归、百部各15克,白芍30克。主治脾胃阴虚所致的咳嗽,喘息而咳痰量少者。但腹泻者,不宜使用。

• 郑孙谋(福州市中医院教授)

以生熟地各12克,元参、百合、浙贝、桔梗、麦冬、白芍、百部各9克,当归6克,甘草3克。治疗外感风热之咳嗽,痰黄,或肺阴不足之咳嗽,咯血(包括支气管扩张、肝癌)。但虚寒之体慎用。

• 焦树德(北京中日友好医院教授)

我在临床运用百合固金汤时,常根据症状的不同而进行加减增损。例如:

①咽喉干燥疼痛明显者,生地黄加至 10~15 克,玄参加至 9~12 克,另加青果 6~9 克。

②喘咳明显者,百合的剂量加至 9 克,另加蜜炙紫菀 12~15 克,炒苏子 9 克,蜜炙枇杷叶 15 克,蛤蚧尾粉 1.2 克(装胶囊分二次,随汤药送服)。

③痰黄而多者,加瓜蒌 20~30 克,天竺黄、金沸草各 9 克,贝母的剂量改为 9 克。

④咯血明显者,生地黄的剂量加至 15~20 克,或更多些。我曾用此方治疗支气管扩张患者的大咯血,血止后,再服 10 余剂巩固疗效,然后去栀子、藕节,另加生白术、茯苓、半夏等健脾、利湿、化痰之药品,以杜生痰之源,每收理想之效果。

我曾用此方减熟地黄、当归、加瓜蒌、生石膏(先煎)各 30 克,加知母、苏子、沙参各 9 克,治肺阴虚咳嗽,口渴痰黄,痰中带血,X 线诊断为肺癌者,服 30 余剂症状消失。(摘自《方剂心得十讲》第 59 页)

(六)临床新用

• 自发性气胸

据(《中西医结合杂志》1986 年第 5 期)报道,曾瑞川等用百合固金汤治疗自发性气胸 15 例,每日 1 剂,10 剂为 1 疗程,连用 3~4 个疗程。结核性气胸 11 例的有效率为 90.9%。

• 支气管炎

据(《陕西中医》1993 年第 9 期)报道,任军芳以百合固金汤(百合 15 克、生熟地、元参、桔梗、麦冬各 9 克,川贝母、当归、白芍各 6 克,生甘草 3 克)为基本方。食欲不振加山楂、谷芽、麦芽;虚汗多加黄芪、生龙牡;有痰加陈皮、半夏;咳甚加紫菀、金银花、炙百部;久咳少痰加罂粟壳、诃子肉。治疗小儿久咳 42 例,痊愈 29 例,好转 12 例,无效 1 例。总有效率为 97.62%。

• 肺癌

据(《黑龙江中医药》1982年第4期)报道,乌伯亭等以百合固金汤加鱼腥草、半枝莲、白花蛇舌草为基本方加减,治疗中晚期肺癌属阴虚内热型者38例。其中22例症状获得改善,病灶稳定。

第四节 轻宣止咳剂

轻宣止咳剂,适用于外感咳嗽。见有寒热头痛,咳嗽等症。

1. 止嗽散
《医学心悟》

(一)传统沿用

组成:桔梗、荆芥、白前、紫菀、百部、陈皮各6克,甘草3克。
用法:水煎,分2次服。
功效:止咳化痰,兼解表邪。
主治:外感咳嗽,症见咳而咽痒,咯痰不爽,或微有恶风发热,舌苔薄白,脉浮缓。
方解:方中荆芥疏风解表;百部、紫菀理肺止咳;白前、陈皮、桔梗理气化痰;甘草协调诸药,与桔梗同用可以开上宣肺,又能清利咽喉。故有止嗽化痰,宣肺解表之功效。本方温而不燥,润而不滞,不寒不燥,故常用于伤风感冒的咳嗽,或表证已解而后遗的咳嗽。
加减:本方对新久咳,咯痰不爽的,可以加减运用。如风寒感冒初期咳嗽,可加防风、苏叶,以疏散表邪;若暑热伤肺,或兼有里热口渴,心烦尿赤,可加知母、黄芩、天花粉,以清其热;若属湿痰,可加半夏、茯苓,祛湿化痰;若干咳痰少,可加瓜蒌、贝母,以润燥化痰。

(二)辨证要点

止嗽散所治之咳嗽,是指外感咳嗽经服解表宣肺药后而咳仍不止者。临床以咳嗽咽痒,咳痰不爽,苔薄白为应用要点。

现代常用本方治疗上呼吸道感染、急慢性支气管炎、百日咳等属风邪犯肺之咳嗽。

(三)使用注意

①表邪重者,病重药轻,非本方所宜。
②阴虚劳咳或肺热咳嗽等,无表邪者,忌用本方。

(四)鉴别应用

- 止嗽散与杏苏散

止嗽散与杏苏散,二方均能治疗外感咳嗽,皆由解表宣肺,化痰止咳之品配伍而成。然而,二者解表之力均不足,临证时当鉴别应用。

前者主治外感风寒之咳,配桔梗、紫菀、百部、白前。止咳力优于杏苏散。

后者主治外感凉燥之咳,以二陈汤为基础,祛痰力优于止嗽散。

- 止嗽散与金沸草散

止嗽散与金沸草散,二方都为诊治风寒犯肺的常用方。

前者以紫菀、白前、百部、桔梗等利肺止咳药为多,而解表宣肺之力不足。故主治外邪将尽,肺气不利的咳嗽不止者。

后者则以旋覆花、麻黄、荆芥穗等宣肺解表药为主,而佐以化痰之品。故主治风邪犯肺初起,而咳嗽痰多者。

附方:金沸草散(《博济方》)

组成:荆芥穗12克,旋覆花、前胡、麻黄各9克,甘草3克,半夏5克,赤芍6克,共研末,每服6克。

功效:发散风寒,降气化痰。

主治:伤寒壮热,头痛,项筋紧急,时发寒热,皆类伤风,有寒气则出汗,如风盛则解利。

(五)名医心得荟萃

• 董秀芝(济南市第四医院主任医生)

止嗽散:炙百部、陈皮、紫菀、款冬花各12克,杏仁、半夏、前胡各9克,荆芥穗、甘草各6克。

主治:肺炎,肺部感染,支气管炎,肺气肿,支气管扩张,肺心病。

加减:肺炎咳嗽伴有发热者,加寒水石12克,生石膏30克,滑石10克;咳嗽伴咽喉炎者,加夏枯草、木蝴蝶各9克,玄参15克;肺气肿咳嗽痰多者,加炒莱菔子、苏子各12克,白芥子6克;支气管扩张咳嗽、吐血者,加白及15克,仙鹤草12克,白茅根30克;肺心病咳嗽,加沙参30克,茯苓15克,麦冬12克,远志10克。

禁忌:阳虚、无痰者不宜。

体会:咳嗽有痰者用本方,痰多者用本方效更佳。

• 王必舜(兰州医学院附院主任医生)

自拟"止嗽散加减方":炙百部、炙款冬花各15克,紫菀、前胡、杏仁、桑皮、桑叶各10克,桔梗6克,甘草5克。

主治:呼吸道感染,急慢性支气管炎、支气管扩张、肺炎等病引起的咳嗽。

体会:止嗽散为《医学心悟》程钟龄方。观其组成偏于温燥,适用于寒性咳嗽。但经以上加减后,就扩大了应用范围,亦可用于热咳。更妙在加入扶正之品,也可用于虚证久咳。如气虚加党参、太子参、黄芪、当归、百合;气阴两虚加沙参、麦冬、五味子。

• 吴震西(南通市中医医院主任医师)

擅长以止嗽散(紫菀、白前各10克,荆芥、桔梗、菊花、橘红、甘草各6克,百部15克),治疗感冒、咳嗽、肺胀、哮喘、百日咳。

应用特征:舌苔薄白,脉浮滑,咳嗽喉痒,微有恶寒发热。

止嗽散临床应用加减法:鼻塞流涕加苍耳子、辛夷花各10克;喉痒咽痛(喉源性咳嗽)加炙僵蚕12克,射干、炒牛蒡子各10克;阴虚痰火加南沙参、麦冬、桑白皮、瓜蒌皮各10克;发热口干,痰黄去荆芥、紫菀,加黄芩6克,银花15克,连翘、天花粉各10克;痰多加法半夏、大贝母各10克,茯苓12克;气喘加杏仁、旋覆花、苏子各10克;久咳加川贝末;百日咳去荆芥、加僵蚕、杏仁、地龙各10克。

禁忌:对于阴虚体质的舌红少苔、骨蒸潮热之痨嗽,均不宜使用本方。以防助热生火伤阴。

• 黄文东(上海中医药大学教授)

属风寒束肺之急性支气管炎,以止嗽散合三拗汤加减(炙紫菀12克,杏仁、苏子、蒸百部、前胡、炙枇杷叶各9克,生甘草5克,炙白前、炙款冬花各6克,炙麻黄3克)治疗。临床实践表明,止嗽散确是治疗咳嗽的有效方剂,对慢性咳嗽尤佳,无论有邪无邪均可应。并无留邪之弊。(摘自《黄文东医案》)

• 谢海洲(名老中医)

止嗽散可应用于治疗多种咳嗽,所以汤头歌诀曰:"一切痰嗽服之消",乃因本方温润平和,不寒不热,以此方为基本方,加减可用于风寒咳嗽、风热咳嗽、暑热犯胃、痰湿中阻所致的咳嗽等。

我用此方治疗外感咳嗽、小儿百日咳等兼有头痛、怕冷、胸痛、痰中带血、鼻出血均有疗效。有人研究表明本方与西药镇咳化痰药药效相当。所以,著名中医药学家朱颜先生非常欣赏此方,早在20世纪50年代就建议改进剂型,向国外推广。(摘自《谢海洲临床经验辑要》第328页)

• 岳美中(名老中医)

以止嗽散(百部、紫菀各 9 克,荆芥、白前、陈皮、桔梗各 6 克,甘草 3 克),加芦根 24 克,前胡、杏仁、贝母、连翘各 9 克,组成"锄云止咳汤"。具有疏风清热,祛痰止咳之功效。主治慢性支气管炎,见咳嗽痰多色白而黏,胸闷喉痒,日久不愈。岳老治寒热兼痰之证,反对强制其咳或兜涩其痰,而主用宣散,清热,祛痰之剂。其制"锄云止咳汤",诚为经验之得,临床用之,多有效验。(摘自《首批国家级名老中医效验秘方精选》续集第 92 页)

• 俞慎初(福建中医学院教授)

以止嗽散去紫菀、白前、桔梗(荆芥、百部、杏仁、浙贝母各 10 克,款冬花、陈皮各 6 克,甘草 3 克)。风热与桑菊饮合;风寒与防风、紫苏合;痰多与二陈汤合;痰喘咳与三子养亲汤合;肺热咳与桑皮、黄芩、枇杷叶合。灵活加减,疗效显著。(摘自《首批国家级名老中医效验秘方精选》续集第 50 页)

• 林琳(中医专家)

以止嗽散(白前、百部、紫菀各 12 克,桔梗 10 克,荆芥 8 克,甘草、陈皮各 6 克)加防风 12 克,前胡、白僵蚕各 10 克。治疗咳嗽,咳白痰或少痰,咽痒,舌红,苔白或微黄,脉弦。如风热盛者加连翘、黄芩各 12 克;风寒明显加紫苏 12 克,麻黄 6 克;伤阴加天花粉 15 克、麦冬 12 克。(源自广东省中医院)

• 王正公(中医专家)

以《医学心悟》止嗽散,加僵蚕 9 克,蝉蜕 6 克,组成"二虫止嗽散"。具有宣肺解表,化痰止咳之功效。主治小儿支气管炎,症见咳嗽痰多,鼻塞流涕者,或支气管哮喘因感冒而诱发者。

咳而喘者,加麻黄、杏仁;发热者加前胡、牛蒡子;有食滞者加莱菔子、山楂;风寒较重者,加防风、苏叶;痰湿甚者加半夏、茯苓。(摘自《首批国家级名老中医效验秘方精选》续集第 379 页)

(六)临床新用

• 外感咳嗽

据(《新中医》1989年第6期)报道,倪坤苑用止嗽散治疗外感咳嗽56例。外邪偏盛,头痛,鼻塞,流涕者,加防风、苏叶、桑叶、菊花;痰湿偏盛,痰多难咯,咳时欲吐,伴有胸闷不适,舌苔厚腻等,加茯苓、半夏、厚朴、杏仁;若有热象,口干喉痛,痰黄,脉略数者,加栀子、黄芩、瓜蒌。服药平均3剂有效。痊愈42例,好转11例,无效3例。

• 肺螨虫感染

据(《山东中医杂志》1994年第12期)报道,吴德广以止嗽散加减,药用百部、紫菀、桔梗、白前、桑白皮各10克,陈皮、桂枝各5克。治疗9例肺螨虫感染病,全部治愈。

• 顽固性咳嗽

据(《四川中医》1988年第4期)报道,何厚夫以止嗽散加减(前胡、杏仁、桔梗、川贝母各10克,百部、紫菀各15克,陈皮、荆芥、马勃各6克,芦根、仙鹤草各30克),治疗顽固性咳嗽。

风寒咳嗽,去马勃、芦根,加苏子、桔梗各10克,防风6克;风热咳嗽,去荆芥、陈皮,加桑叶10克,薄荷5克;燥热咳嗽,去陈皮、荆芥,加沙参、玄参、枇杷叶各10克;咽痛去荆芥、陈皮,加金银花、板蓝根各15克,牛蒡子10克;胸痛加鱼腥草30克,郁金、丝瓜络各10克;黄痰黏稠不易咯出者,加瓜蒌、桑白皮各15克,海浮石12克。治疗74例,痊愈64例,好转7例,无效3例,总有效率为95.95%。

• 咽痒咳嗽

据(《浙江中医学院学报》1995年第1期)报道,黄君曼等以止嗽散加减(炙百部、炙紫菀、牛蒡子、桔梗、荆芥、白前、薄荷、蝉蜕、木蝴蝶、杏仁、甘草)为基本方,治疗咽痒咳嗽。咽痛加板蓝根、金银花;痉咳加地龙、钩藤;痰多加浙贝、瓜蒌皮、黛蛤散;咯痰难出加天竺黄;胸痛加郁金、橘络;便结加莱菔子、桃仁;口干咽燥加玄参、芦根;舌红少苔加沙参、玉竹。服药3~10天。结果35例全部治愈。

• 干咳

据(《河南中医》1995年第6期)报道,王芳以加味止嗽散(桔梗、炙麻黄、炙甘草各6克;白前、炙紫菀、荆芥、陈皮、杏仁各10克,百部、木蝴蝶各12克),治疗难治性干咳240例。

若病程长,有咽干舌燥者,去麻黄,加北沙参12克,麦冬10克,五味子6克;夜咳甚,加当归15克;声嘶哑加蝉蜕10克。病程短,咳嗽剧,咽充血明显者,加金银花12克;痉咳者,加白僵蚕10克;痰多黄稠者,加浙贝、冬瓜子各10克,瓜蒌12克。勿久煎,忌生冷、油腻、腥臭。一般服4~8剂即可痊愈。

• 间质性肺炎

据(《湖北中医杂志》1995年第3期)报道,仲玉英以止嗽散加减(百部、紫菀、白前各10克,桔梗、陈皮各3克,甘草5克)为基本方,治疗间质性肺炎56例,全部病例以咽痒,阵咳,咯痰不爽,少痰为主症。

风热咳去陈皮、紫菀,加前胡、牛蒡子、竹茹、浙贝、天花粉、黛蛤散、黄芩、黑山栀、鱼腥草、杏仁;风燥咳去陈皮、紫菀、白前,加黄芩、桑皮叶、南沙参、玉竹、浙贝母、前胡、地骨皮、黑山栀;暑湿咳去甘草,加芦根、黄芩、豆卷、青蒿、滑石、苡仁、茯苓、浙贝母、枳壳、香薷、藿香。经治疗痊愈38例,显效17例,无效1例。

2. 杏苏散
《温病条辨》

(一)传统沿用

组成:杏仁6克,苏叶3克,桔梗3克,前胡6克,陈皮3克,茯苓6克,半夏5克,甘草1.5克,枳壳3克,生姜3克,大枣3枚。

用法:水煎,分2次服。

功效:轻宣凉燥,理肺化痰。

主治:外感凉燥证,恶寒无汗,头微痛,咳嗽痰稀,鼻塞咽干,苔薄,脉弦。

方解:方中苏叶辛温不燥、前胡轻宣达表,微发其汗,降气化痰;杏仁、桔梗、枳壳宣降肺气,润燥止咳;二陈汤理气化痰;生姜、大枣调和营卫。本方苦温与辛甘合用,故适用于外感凉燥的咳嗽。

(二)辨证要点

杏苏散是治疗凉燥的代表方。病发于深秋气凉之令。临床以恶寒无汗,咳嗽痰稀,咽干,苔白,脉弦为应用之要点。

现代常用于上呼吸道感染、慢性支气管炎、肺气肿等,辨证属外感凉燥(或外感风寒轻症),肺气不宣,内有痰湿者。

(三)鉴别应用

• 杏苏散与参苏饮

二方的名称、组成、功用和主治颇多相似之处,故应同中求异,分析区别。杏苏散乃是参苏饮去人参、木香,加杏仁而成。适用于凉燥袭肺,因正气不虚,故去人参,又恐香燥伤津,故去木香。加杏仁者,加强宣肺止咳之功也。如此,遂从益气解表之剂,一变而为轻宣凉燥之方。

而参苏饮则温而不燥,可益气扶正以解表,化痰除饮而止咳,适用于老幼体弱之人,外感风寒而内有痰湿之证。

按:凉燥性质近于风寒,又有"次寒"之称,故凉燥的治法基本与风寒表证相同,故二方配伍用药之所以相近相似也。

• 桑杏汤与杏苏散

二方均可轻宣外燥,用于治疗秋燥咳嗽。但桑杏汤所主是温燥证，用桑叶与杏仁辛凉宣肺为主，再配伍栀子、沙参、梨皮、象贝等以清热生津，润肺止咳，所谓辛凉甘润法，意在轻宣温燥，凉润肺金，务使燥热清而肺气宣，则诸证自除。

而杏苏散所治为凉燥证，病由凉燥外袭，津液分布所引起。与桑杏汤所治为温燥，病由温燥犯肺，津液受灼所引起不同。故本方用杏仁与苏叶辛温宣肺为君，在配以前胡、桔梗、枳壳与二陈汤等以宣肃肺气，化痰止咳。所谓苦温甘辛法，意在轻宣凉燥，宣肺化痰，务使肺气宣畅，津液布散，则肺燥自解。

（四）名医心得荟萃

• 李少川（天津中医学院教授）

李老师擅长运用杏苏散治疗小儿外感咳嗽，但热盛或阴伤者，不主张使用。

小儿肺卫不固，腠理不密，风邪尤易从口鼻、皮毛侵袭而犯肺卫，故小儿咳嗽多以风邪外袭为发病主因。凡小儿咳嗽初起，李老倡微苦微辛发散表邪之法，主用杏苏散化裁为治，每多奏效。方中以连翘易茯苓，取真味苦微寒以清散风热，体弱儿可加太子参、葛根、羌活、独活，仿人参败毒散意以扶正祛邪。

• 于世良、史定文（中医专家）

笔者常以杏苏散加僵蚕、蝉蜕，以疏风利咽化痰，百部润肺止咳，治疗四时外感咳嗽。包括现代医学急性支气管炎、支气管肺炎，表证未罢，咳嗽较重而未化热伤阴者，屡收良效。

近贤沈仲圭以杏苏散化裁，组成"蒌贝杏苏二陈汤"（瓜蒌皮、炒杏仁各 9 克，苏子、陈皮各 6～9 克，半夏、茯苓各 6 克，甘草 3 克，生姜 3 片，大枣 2 枚），对四时外感咳嗽颇有良效。

笔者从 20 世纪 70 年代初得此方依赖，随证加减用于外感咳嗽，屡经试验，疗效甚为显著。

若表邪较重，风寒加荆芥、防风；风热加连翘、薄荷；肺热甚，去姜枣,加生石膏、黄芩、黄连;若表证已罢,大便干燥者,用全瓜蒌;肺热伤阴加沙参、知母;咯血加丹皮、白茅根。(摘自《中国名方精释》第292页)

(五)临床新用

• 风寒咳嗽

据《《广西中医药》1985年第6期)报道,谢维朝运用杏苏散加减,治疗风寒咳嗽87例。方药以白前易方中的前胡,风寒较重加麻黄;气逆咳喘加旋覆花;肺气虚寒加党参;胸脘作闷,舌苔白腻加厚朴、苍术;恶寒发热,口渴咽痛,苔白,脉浮而数,加黄芩、连翘。经治疗,痊愈73例,好转12例,无效2例。服药剂量少则1剂,最多5剂。大多数2~3剂。

• 小儿咳嗽

据《《陕西中医》1996年第4期)报道,刘慧芳以杏苏散原方为基础方,风寒加荆芥、防风;寒邪重加麻黄;脾虚加白术、太子参;脾虚久咳加黄芪、炒白术。每日1剂。3天为1疗程。1疗程后,统计疗效。共治小儿咳嗽102例,痊愈44例(占43.1%),显效34例(占33.3%),好转20例(占19.6%),总有效率为96.08%。

3. 桑杏汤
《温病条辨》

(一)传统沿用

组成:桑叶9克,杏仁6克,沙参6克,贝母3克,香豉3克,栀皮3克,梨皮3克。

用法:水煎,分2次服。

功效:清宣凉润,止咳化痰。

主治:外感燥热证,头痛身热,口渴,咽干,鼻燥,干咳无痰或痰少而黄,舌红,苔薄白而燥,脉象浮数。

方解:方中桑叶、豆豉轻宣燥热,透邪外出;杏仁苦辛温润,润燥止咳,以利肺气;贝母清肺化痰;栀皮清泻上焦肺热;沙参养阴生津,润肺止咳。合用乃辛凉甘润之法,轻宣凉润之方,适于温燥外袭,肺阴受灼的咳嗽证候。使燥热除而肺津复,则诸证自愈。

加减:外感燥热,头痛、身热较甚,可加薄荷、连翘、蝉衣;咳痰不爽,可加桔梗。

(二)辨证要点

桑杏汤是治疗温燥初起,邪袭肺卫的代表方。临床以发病于秋令干燥温和气候,身微热,干咳无痰或少痰而黏,脉浮数为应用要点。

现代常用于治疗上呼吸道感染、急慢性支气管炎、百日咳等属温燥之邪犯肺卫者。

(三)使用注意

桑杏汤适用于温燥初起,邪在卫分之轻证。若温燥重证,邪入气分,燥热犯肺,肺阴灼伤较甚者,当用清燥救肺汤,如误用本方,则病重药轻,必延误病情。

桑杏汤意在轻宣,故药量宜轻,不宜过重。轻药不得重用,重用必过病所。

(四)鉴别应用

• 桑杏汤与桑菊饮

二方均有辛凉解表之功效,用于治疗表证属热者。其不同点是:

前者主治外感温燥证,方用桑叶与杏仁辛凉宣肺为君,再配沙参、梨皮、栀子等。意在加强生津与清泄燥热之力,是为清宣凉润之方。

后者主治风温犯肺初起之风热表证,方用桑叶与菊花辛凉解表为君,再合薄荷、桔梗、杏仁等,意在加强解表与宣肺止咳之功,为辛凉解表之轻剂。

• 桑杏汤与杏苏散

见本节"杏苏散"。

• 桑杏汤与清燥救肺汤

二方比较分析,可窥见二方之联系。桑杏汤中的君药桑叶、杏仁即取自清燥救肺汤;沙参、梨皮养阴生津,与清燥救肺汤麦冬、阿胶等意义相仿;栀皮清热,象贝化痰止咳,即清燥救肺汤中石膏,枇杷叶之配伍意义;香豉解表,可加强桑叶辛散之功。可见桑杏汤实则系化裁于清燥救肺汤,只是处方用药更加轻灵而已。

二方均同治温燥伤肺,具有润燥清肺功效。但是,燥邪有深浅,病情有轻重,故治法与用药亦同中有异。

桑杏汤证燥热较轻,邪在肺卫,故身热不甚,微有恶寒,咳血不喘,其脉浮数而右脉略大。因此,以桑叶配杏仁,轻宣燥热为主,稍辅沙参、梨皮以兼顾燥热所伤之津。

而清燥救肺汤证则燥热较重,邪已入气分,而且损伤气阴也较重,故身热甚而不恶寒,咳喘并作,胸满胁痛,口干鼻燥,舌干少苔,脉虚大而数。因此,用桑叶伍石膏清泻燥热为主。并用大队之麦冬、阿胶、胡麻、人参与甘草以救其虚。

• 桑杏汤与翘荷汤

桑杏汤与翘荷汤虽同治温燥,但翘荷汤所治为温燥化火,上扰清窍,临床以耳鸣目赤,龈胀咽痛等为主症,故用连翘伍薄荷,再合以栀皮、绿豆皮和桔梗之属,旨在清利上窍。而桑杏汤所治属温燥伤肺,邪在肺卫,临床以身热不甚,干咳等为主症,故用桑叶配杏仁,再合以豆豉、象贝和沙参之类,重在清宣燥热,利肺止咳。

附方:翘荷汤

组成:薄荷、连翘、黑栀皮各 4.5 克,生甘草 3 克,桔梗 9 克,绿豆皮6克。功能清泻燥热,宣利上窍。主治温燥化火,上扰清窍。发为耳鸣目赤,咽喉肿痛,牙龈肿胀。

(五)名医心得荟萃

· 茹十眉(名老中医)

以桑杏汤(梨皮12克,淡豆豉、北沙参、桑叶、杏仁、大贝母各10克,栀子皮6克,甘草3克),具有轻宣燥热,凉润肺金之功效。主治秋季温燥证。症见发热头痛,咽干鼻燥,干咳无痰或痰少黏稠,汗少口渴,苔薄白而干,脉浮大或浮数。

如咽干红肿,加牛蒡子10克,桔梗5克;大便干结,加火麻仁12克;燥气化火,去豆豉、贝母、梨皮,加生石膏30克,麦冬、枇杷叶各12克。(摘自《袖珍中医处方》第7页)

· 徐迪华(江苏常州市中医院主任医生)

桑杏汤系吴鞠通治疗秋燥的名方。本人临床运用,常喜加板蓝根、桑白皮、瓜蒌皮等药,治疗燥咳或热咳。若有黏痰加桔梗为宜。(摘自《方药心悟·名中医处方用药技巧》第302页)

(六)临床新用

· 百日咳

据(《新中医》1979年第3期)报道,薛经勋运用桑杏汤治疗百日咳72例,69例服1剂后,痉咳次数和时间减少,24例服3剂后,痉咳完全停止,33例服5~10剂后痊愈。

第五节　止咳平喘剂

止咳平喘方剂,适用于咳嗽气喘。见有咳吐痰涎,气逆喘促等症。

1. 定喘汤
《摄生众妙方》

（一）传统沿用

组成：白果9克，麻黄6克，苏子9克，款冬花9克，杏仁6克，桑白皮9克，黄芩6克，半夏9克，甘草3克。

用法：水煎，分2次服。

功效：宣肺平喘，清化热痰。

主治：风寒外束，痰热内蕴证。咳嗽哮喘，痰多气急，质稠色黄，或微恶风寒，舌苔黄腻，脉滑数者。

方解：本方所治的哮喘，为风寒外束，肺气壅闭，不得宣降，痰热内蕴之症。风寒外束，则肺气壅滞，失其清肃，郁热内生，于是肺中津液郁而为痰。痰浊壅滞，则肺气不能宣降。气机上逆，因而出现哮喘。方中麻黄、杏仁宣降肺气，定喘而祛痰；黄芩、桑皮清泻肺热，止咳平喘；苏子、半夏、冬花化痰降逆，止咳平喘；白果涤痰定喘，兼能敛肺，以防麻黄耗散肺气；甘草调和诸药。合用能使肺气宣降，痰热得清，风寒得解，则喘咳痰多诸症自除。

（二）辨证要点

定喘汤主要用治于痰热内蕴，肺失宣肃之咳喘常用方。临床以咳喘气急，痰多色黄，苔黄腻，脉滑数为应用要点。

现代常用于治疗支气管哮喘、慢性支气管炎等，辨证属痰热蕴肺而发咳喘痰多者。

（三）使用注意

若新感风寒，无汗而喘，内无痰热者则非本方所宜；如哮喘日久，肺肾阴虚，或气虚脉弱者，亦不宜使用本方。

(四)鉴别应用

• 定喘汤与苏子降气汤

定喘汤与苏子降气汤均为降气平喘之剂。但二方同中有异，各有侧重。

苏子降气汤是以苏子降气平喘为主，配以下气祛痰，温肾纳气之品，故有降气祛痰，止咳平喘，兼有温肾纳气之功。主治上盛下虚而以上盛为主之咳喘，症见咳嗽气急，痰多稀白，舌淡苔白腻者。

而定喘汤是用宣降肺气之麻黄、白果配伍清热化痰之黄芩、桑白皮为主，故具有宣降肺气，清热化痰，止咳定喘之功。主治痰热蕴肺，肺失宣肃之咳喘，症见咳喘气急，痰多稠黄，舌红苔黄腻者。

• 定喘汤与小青龙汤

二方均有宣肺解表，祛痰平喘之功效。皆可治疗外感风寒，内有痰浊之咳喘。是其相同之处。其不同之处是：前者是以麻黄、白果与黄芩、桑白皮配伍，功在宣肺降逆兼以解表，清泻肺热以平喘咳，用于治疗痰热内蕴，而表寒不著之咳喘；后者是用麻黄、桂枝配干姜、半夏、细辛，功在解表散寒，温化寒饮。适宜于内有寒饮，且表寒较重之咳喘。

(五)名医心得荟萃

• 钱远铭(湖北省中医药研究院研究员)

定喘汤加减：麻黄、黄芩各5克，射干、杏仁、桑白皮、苏子、僵蚕各15克，法半夏、降香、款冬花、白果各10克。

主治：慢性支气管炎反复咳喘，肺源性心脏病以及肺部感染为主者。

指征：痰气阻遏，肺气不宣，顽固咳喘等。以痰、咳、喘为其特征。

禁忌：表证甚重，如寒热较甚者不宜用。其副作用为纳差、脘痞、咳喘不畅。

体会：定喘丸运用于咳喘顽固者，尤其是痉挛性阵咳，乃气管痉挛所致。如有轻微表证者，尚可加入蝉蜕，无表证而咳喘不止者，可加入蜈蚣每日3条，研粉后吞服。

• 刘云山（中医专家）

以定喘汤去黄芩（冬花、白果、苏子、杏仁各6克，桑皮、半夏各5克，炙麻黄2克），加陈皮、茯苓各6克，白芥子、贝母各6克，桔梗、枳壳各5克，甘草3克。组成"加味定喘汤"。具有宣肺散寒，降逆平喘之功效。主治小儿肺炎、急性支气管炎。中医辨证属风寒犯肺者。（摘自《首批国家级名老中医效验秘方精选》续篇第384页）

（六）临床新用

• 哮喘

据（《湖北中医杂志》1997年第2期）报道，刘彦清以定喘汤加制南星、地龙、鱼腥草、棉花根、防风。治疗重证哮喘36例。显效24例，有效10例，无效2例，总有效率为94.44%。

又据（《甘肃中医学院学报》1995年第3期）报道，刘永霞用定喘汤加丹参、红花、厚朴、枳实、地龙组成"化痰定喘汤"，治疗重症高原哮喘38例。若发热加柴胡、银花、连翘；痰多而黏者加葶苈子、大贝、海浮石；气虚汗多加太子参、五味子、麦冬；便结加瓜蒌仁、桃仁。结果显效30例，有效7例，无效1例，总有效率为97.37%。

• 肺心病

据（《临床医学》1997年第4期）报道，路建军以定喘汤加泽泻、葶苈子、桂枝，配合肝素钠，治疗慢性肺源性心脏病35例，全部病例均无出血倾向。治疗结果：显效25例，占71.43%；有效8例，占22.86%；无效2例，占5.7%。总有效率为94.29%。血流动力学检验表明,治疗前后血小板粘附率和纤维蛋白血栓形成时间变化最为显著。

又据(《湖南中医药导报》1997年第5期)报道,胡兴华以定喘汤加丹参、桃仁、川芎组成"活血定喘汤"。治疗慢性肺心病56例。显效23例,有效28例,无效5例,总有效率为91.07%,平均纠正心衰时间5.7天,平均住院时间15天。

• 慢性前列腺炎

据(《实用中医内科杂志》1997年第1期)报道,于洪伟以定喘汤合止嗽散加大青叶、板蓝根为基本方,治疗慢性前列腺炎70例。

若前列腺液中白细胞明显增多,加黄柏、苍术各15克;卵磷脂小体明显减少者,加狗脊50克,川断25克;阳虚者,加巴戟天、仙灵脾各15克;阴虚者,加知母、黄柏、生地各15克;气虚者,加黄芪30克,党参20克;有血瘀者,加丹参、元胡各20克,经6~30天的治疗后,痊愈29例,好转37例,无效3例,中断治疗1例,总有效率为94.29%。

• 支气管炎

据(《浙江中医杂志》1981年第1期)报道,张宗昌以定喘汤治疗婴儿急性毛细支气管炎30例,处方以定喘汤为主。高热加生石膏15克,地骨皮7克;腹泻加茯苓,车前子各7克;痰多加竹沥15毫升,分3次服。所治病例均获痊愈。3天内哮鸣音消失。

又据(《浙江中医杂志》1992年第3期)报道,田明德以定喘汤加射干、桔梗、板蓝根为基本方,治疗喘息性支气管炎63例。59例治愈,3例好转,1例无效。总有效率为98.4%。

2. 苏子降气汤
《太平惠民和济局方》

（一）传统沿用

组成：紫苏子9克，半夏9克，前胡6克，陈皮9克，厚朴6克，当归6克，肉桂2克，甘草3克，生姜6克。（一方无肉桂，有沉香）

用法：水煎，分2次服。

功效：降气平喘，温化痰饮。

主治：肺气不降，上盛下虚，痰涎壅盛，咳嗽气喘，咽喉不利，胸膈满闷等症。

方解：本方是治疗上实下虚之喘咳的常用方剂。方中苏子降气平喘，半夏、前胡、陈皮、厚朴止咳平喘，理气化痰；肉桂温肾纳气；配当归养血润燥，制约大队燥药，防其辛燥伤阴；甘草调和诸药益胃气。合用具降气平喘，温化痰饮功效。

（二）辨证要点

苏子降气汤是治疗痰涎壅盛，咳嗽气喘的常用方。临床以咳喘气急，痰多稀白，胸膈满闷，舌苔白滑或白腻为应用要点。

现代常用于治疗慢性支气管炎、肺气肿、支气管咳喘等辨证属于痰壅于肺，气机上逆的多种肺系疾病。

（三）使用注意

苏子降气汤以降气祛痰，治疗上盛为主。若咳喘不甚而肾虚明显者，不宜使用。后期应适当温补下元为要。

（四）鉴别应用

• 苏子降气汤与定喘汤

见本节"定喘汤"。

（五）名医心得荟萃

• 岳美中（中国中医研究院教授）

中西医治疗咳喘和哮喘，一般是新咳治肺，痰咳治脾，虚喘治肾。支气管哮喘，痰气交阻，上壅于肺，痰多者，肺脾同治，可用苏子降气汤，虚者加人参；气逆短气息促者，可加沉香1克（冲服）；肾不纳气，可加五味子、冬虫夏草。以此方法曾控制过一些老年哮喘病，或使发作间隔延长。（摘自《岳美中老中医治疗老年病的经验》第25页）

• 于世良、史定文（中医专家）

自1982年来，以苏子降气汤倍用当归，加肉苁蓉15克，治疗老年习惯性便秘，又有咳嗽痰喘宿病，无热象可据者30余例，均收到显著效果。（摘自《中国名方精释》第188页）

（六）临床新用

• 哮喘

据（《实用中医内科杂志》1996年第3期）报道，连业顺以苏子降气汤去半夏，加旋覆花、鱼腥草、地龙、白芥子为基本方。痰热较盛，咳痰黄稠，舌红苔黄者去白芥子，加瓜蒌20克，桑白皮、黄芩各15克；寒热错杂、咳痰黄稠或白黏难咯，或恶寒身痛，烦急气促，面目浮肿者，去鱼腥草、前胡，加黄芩12克，葶苈子30克，丹参15克，泽泻10克；热盛者，加金银花、蚤休各12克；因季节变化，起居不慎，花粉过敏等诱发者，加路路通15克，徐长卿10克，蝉蜕6克；胸胁胀痛者，加柴胡、白芍各10克；下肢水肿者加车前子15克，共治哮喘130例。服35剂后，痊愈16例，临床控制48例，显效40例，有效12例，无效14例，总有效率为89.23%。

• 慢性支气管炎

据(《河北中西医结合杂志》1998年第10期)报道,张国伟等以苏子降气汤加白芥子、陈皮、黄芪,配合西药复方新诺明片,治疗慢性喘息性支气管炎32例。治疗6天后,显效22例,有效9例,无效1例,总有效率96.88%。

- 妊娠呕吐

据(《新疆中医药》1995年第4期)报道,乔圃等以苏子降气汤去肉桂、厚朴,加陈皮、砂仁、白术、旋覆花、黄芩、川断,治疗妊娠呕吐96例。痰湿重者,加重半夏用量为15克,并加茯苓10克;肝热者,加竹茹12克,白芍15克。96例患者,1剂呕吐减轻,3剂痊愈者68例,占70.83%;服3剂呕吐减轻,5剂痊愈者26例,占27.08%;无效2例,占2.08%。

3. 三子养亲汤
《韩氏医通》

(一)传统沿用

组成:炒紫苏子、炒莱菔子、炒白芥子各6~9克。
用法:水煎,分2次服。
功效:降气平喘,化痰消食。
主治:痰壅气滞证。症见咳嗽痰多,喘逆胸痞,不思饮食,舌苔黏腻,脉象滑。
方解:本方为治痰壅气逆,肺失肃降,气机不利所致的咳嗽喘满常用方。方中莱菔子消食化痰;紫苏子降气行痰;白芥子温肺利气,畅膈通络化痰。三者皆为治痰之药,合用则功效更强,痰消气顺则喘嗽可平。

(二)辨证要点

三子养亲汤主治痰壅气滞之方。临床以喘咳痰多色白,食少脘痞,苔白腻为应用之要点。

凡属寒痰壅盛,肺气不利之慢性支气管炎、支气管哮喘、肺气肿等,均可用本方化裁而治之。

(三)使用注意

三子养亲汤以温化降气消食为先,意在治标,加上莱菔子、白芥子开破之力较大,故体虚脾弱之人,不宜久服。俟症候稍解,即当标本兼治,转为调理脾胃,以免伤其中气。

(四)名医心得荟萃

• 焦树德(北京中日友好医院教授)

我把三子养亲汤与二陈汤相合,再加麻黄、杏仁,命名为"麻杏二三汤"(炙麻黄,如表证未解者用生麻黄5~9克,杏仁、半夏、炒苏子、炒莱菔子各9克,橘红9~12克,茯苓12克,炙甘草1.5克,炒白芥子6克)。咳甚者,加紫菀12~15克,枇杷叶12~15克,用于治疗风寒感冒,肺失宣肃,气逆作咳,痰白而多之证,每收良好效果,请试用。(摘自《方剂心得十讲》第160页)

• 陆芷青(浙江中医学院教授)

以三子养亲汤(炙苏子、莱菔子各9克,白芥子6克)加葶苈子12克,为四子,再加丹参15克,浙贝母、生地黄各12克,杏仁、制半夏各9克,陈皮、沉香、当归各5克,组成"四子平喘汤"。具有化痰止咳,纳气平喘之功效。主治肾虚失纳,痰饮停肺之咳喘。

四子平喘汤为陆芷青教授治疗肺实肾虚咳喘的常用方。经临床数十年应用,效验确实。对慢性支气管炎、支气管哮喘、肺气肿及慢性肺源性心脏病,症见咳嗽气急,痰多稀白及胸闷心悸者,用本方化裁即可控制病情而获康复。有效率可达90%以上。(摘自《首批国家级名老中医效验秘方精选》第128页)

(五)临床新用

• 顽固性咳嗽

据(《中药通报》1986年第8期)报道,沈顺琴以三子养亲汤治疗顽固性咳嗽40例。其中60岁以上老年人15例,14例病程达10年以上,每日1剂,7日为1疗程,3个疗程显效者25例(占62.5%),有效者15例(占37.5%),总有效率为100%。近期疗效确切,优于常用的中西成药止咳祛痰剂。

• 小儿支气管炎

据(《上海中医药杂志》1991年第10期)报道,何安健以三子养亲汤合三拗汤加味治疗小儿急性支气管炎88例,痊愈率为65.9%,显效率为30.68%,总有效率为96.6%,无效率为3.4%。

• 慢性支气管炎

据(《中国中西药结合杂志》1993年第1期)报道,陈友泉以三子养亲汤合二陈汤及三拗汤治疗慢性支气管炎迁延期患者300例,每日1剂,10日为1疗程。仅1疗程,对患者止咳、祛痰、平喘、消除哮鸣声音的疗效,分别为98.66%、98.33%、91.66%、25.33%。效果优于麻杏石甘汤加导痰汤化裁组。

• 梅核气

据(《黑龙江中医药》1992年第6期)报道,阎培峰以三子养亲汤,辨证加入清热解毒、理气宽胸、消痰除痞、疏肝解郁、通经活络诸药,治疗梅核气32例,显效15例,有效13例,无效4例,总有效率为87.5%。

第十章 消导剂

凡具有消食、化积、导滞、健脾等作用的方剂,称为消导剂。消导剂适用于饮食积滞为病。见有脘腹胀满,嗳腐吞酸,食欲不振,便秘或泄泻,舌苔厚腻等症。

1. 保和丸
《丹溪心法》

(一)传统沿用

组成:山楂180克,神曲60克,半夏、茯苓各90克,陈皮、炒莱菔子各60克,连翘30克。

用法:共研细末,以神曲糊为丸。每服9~18克,每日1~2次。

功效:消食化滞,清热利湿。

主治:食滞胃脘证。见胸脘痞满,腹胀时痛,嗳腐吞酸,恶食呕逆,或大便泄泻,舌苔厚腻而黄,脉滑等症。

方解:方中山楂、神曲、莱菔子均能消食,但其中各有特点。山楂善消肉食油腻之积;神曲善消谷积,长于化酒食陈腐之积;莱菔子不仅能消谷面之食积,且能化痰下气,消食除胀,宽胸肠膈。由于积滞不化,往往蕴湿化热,故方中配伍茯苓、半夏、陈皮和胃化痰利湿;连翘清热。诸药配伍,使食积得化,胃气得和,热清湿去,则诸证自除。为治食积滞的常用方剂。

加减：本方药力较缓，若食积较重者，可加枳实、槟榔；苔黄脉数者，可加黄连、黄芩；大便秘结者，可加大黄；兼脾虚者，可加白术。

（二）辨证要点

保和丸为消导平剂，是治疗一切食积轻证的常用方，临床以脘腹胀痛，嗳腐吞酸，厌食吐泻，苔腻为应用要点。

本方所治，是由饮食过度，消化不良所致的伤食证。若是饮食停滞在胃脘，胃痛较甚而又有上吐之势，宜用吐法，宿食吐出则病势缓解；若宿食停滞在肠胃，腹胀痛较甚而大便秘结或泄利不畅，则宜用下法，使宿食去而病自除。

现代常用本方治疗消化不良，急慢性胃肠炎等消化系统疾患属食积内停者。

（三）使用注意

本方消导之力较缓，一般适宜于食积不甚，正气未虚而偏热者。

（四）鉴别应用

· 保和丸与大安丸

大安丸较保和丸多白术一味，余药用量也较之减少。全方配伍消中兼补，即消食之中兼有健脾之功，故适用于食积兼脾虚者，对于小儿食积证尤良。

附方：大安丸（《丹溪心法》）

组成：山楂，白术各60克，半夏、茯苓、神曲各30克，陈皮、萝卜子、连翘各15克，为末，粥糊为丸。每服6～9克。

功效：消食健脾。

主治：食积兼脾虚证。饮食不消，脘腹胀满，大便泄泻，以及小儿食积。

(五)名医心得荟萃

• 郝宏奇(中医专家)

保和丸出自《丹溪心法》,由二陈汤去甘草,加莱菔子、山楂、神曲组成。笔者在临床上常用保和丸治疗饮食急症,每获奇效。

大凡暴饮暴食、醉酒之急症,包括胆囊炎、胰腺炎,皆以保和丸主之,无不见效。且未见副作用,实为饮食急症之要方。(摘自《方药妙用》)

• 何世英(天津市中医院主任医师)

以保和丸(焦山楂15克,焦神曲、茯苓、陈皮各9克,清半夏、连翘、莱菔子各6克),加鸡内金、焦槟榔各9克,焦麦芽、炒枳实、厚朴各6克,砂仁3克,组成"增食丹"。具有健胃、化食、导滞之功效。主治纳呆、食后胀饱、停乳、停食、嗳气、矢气、消化不良有腹泻及大便黏稠腥臭者。(摘自《首批国家级名老中医效验秘方精选·续集》第401页)

• 于世良、史定文(中医专家)

常以保和丸加夜交藤、珍珠母,治疗神经衰弱所致胸脘痞满,中医属"胃不和则卧不安者",每获显效。(摘自《中国名方精释》第310页)

(六)临床新用

• 据(《福建中医药》1958年第8期)报道,刘幼岩等用保和丸治疗幼儿消化不良症189例,其中属食积型者69例。久泻有虚象加白术,呕泻后,食欲不振者,加鸡内金、荷叶。经治疗痊愈61例,进步5例,无效3例。

• 小儿腹泻

据(《江西中医药》1959年第6期)报道,敖保世用保和丸治疗小儿消化不良腹泻313例。如大便恶臭加五谷虫、鸡内金;口渴去半夏,加花粉、麦冬;呕吐加砂仁、藿香。结果治愈280例,未愈33例。作者认为,夏令小儿腹泻,消化不良占多数,必须采用行滞消导之法,不可过早使用收敛之剂,否则会遗后患。

• 胆道感染

据(《浙江中医药杂志》1983年第10期)报道,应志华将保和丸改为汤剂(连翘15克、山楂、神曲、麦芽、茯苓、莱菔子各12克,半夏、陈皮各10克)随证加减,用治急性胆道感染20例。显效14例,好转5例,无效1例。本方不但能治胆道系统感染,而且亦可用于急性胰腺炎等病证。

• 胃石症

据(《山东中医药杂志》1993年第4期)报道,朱秀英等用保和丸合小承气汤(焦三仙30克、鸡内金、半夏、陈皮、厚朴、枳实各10克,生大黄8克),体壮者加三棱、莪术、槟榔。用治胃结石33例。经治疗20~30天,治愈29例,有效3例,无效1例。

• 小儿便秘

据(《湖南中医杂志》1992年第5期)报道,杨永芳用保和丸治疗小儿便秘35例。脾虚加党参、白术;脾胃阴虚加白扁豆、石斛;肠胃燥热加蒲公英、瓜蒌仁;气滞加桔梗、槟榔。每日1剂,5剂为1疗程,连服3个疗程。治愈21例,有效9例,无效5例,总有效率为85.71%。

2. 木香槟榔丸

《儒门事亲》

(一)传统沿用

组成:木香、槟榔、青皮、陈皮、莪术、黄连各30克,黄柏、大黄各90克,香附、牵牛各120克。(一方有枳实)

用法:共研细末,水泛为丸。每服9克,每日2~3次。若作汤剂,各取常规用量,水煎,分2次服。

功效:行气导滞,攻积泄热。

主治:积滞内停证。见脘腹痞满胀痛,大便秘结,或泄泻痢疾,里急后重,舌苔厚腻而黄,脉实有力等。

方解:方中木香、香附通行三焦气滞;青皮、陈皮梳理肝胃之气,黄连、黄柏清热燥湿,槟榔、牵牛下气导滞,莪术破血中气滞。大黄攻积通便。诸药配用则能通利气机,导其积滞从大便而出。

(二)辨证要点

木香槟榔丸是主治湿热积滞之重症的常用方。临床以下痢后重或便秘,苔黄腻,脉沉实为应用要点。

现代常用于菌痢、急慢性胃肠炎、急慢性胆囊炎等属湿热积滞者。

(三)使用注意

使用本方以外无表证,内有积滞者为宜。

虚人、孕妇均忌用,因本方行气破滞之力较强。误用则加重病情或坠胎。

(四)鉴别应用

• 木香槟榔丸与枳实导滞丸

虽然二方均为消下兼清、"通因通用"之剂,皆能治疗湿热积滞的痢疾或便秘。但是,同中有异的地方是:枳实导滞丸清热利湿之效果较佳,攻积作用较和缓,以用于湿热泻痢较为适宜;而木香槟榔丸则行气攻积之力较强。以用于积滞较重,气滞胀满较重者为适宜。

(五)名医心得荟萃

• 谢海州(中国中医研究院研究员)

临床上我治疗急慢性炎症,仅在木香槟榔丸的药味份量上调整,木香槟榔丸消食化滞,三棱、莪术活血化瘀缓痛,青陈皮行气消导,大黄、黑丑消食杀虫,知母、黄柏滋阴坚肾,吴茱萸、黄连行气制酸调和寒热,香附、芒硝行气消肿。斟酌损益是可以应用治疗多种胃肠病。疗效颇佳,可供试用。(摘自《名中医治病绝招》第42页)

3. 枳术丸
《脾胃论》

(一)传统沿用

组成:枳实30克,白术60克。
用法:共研细末,以荷叶裹烧饭后,与药末共捣糜为丸。每服9克,每日3次。
功效:健脾消痞。
主治:消化不良,饮食停滞,腹胀痞满等症。
方解:方中白术健脾燥湿,枳实行气消痞,荷叶煨饭为丸,以养胃气。法在消补兼施,脾胃健运,积滞自消,腹满亦除。

(二)辨证要点

枳术丸为治脾虚气滞食积证的常用方,亦是健脾消痞的基本方。临床以食少脘痞为应用要点。
本方现代常用于消化不良、慢性胃炎、胃及十二直肠溃疡等属于脾虚气滞食积者。

(三)鉴别应用

• 枳术丸与健脾丸

枳术丸与健脾丸,二方皆系消补兼施之剂,且补大于消,均用于脾虚食积证。而各有特点。

前者药仅二味,药简性平,对脾虚气滞食积证之较单纯者相适宜。而后者组成药物较多,照顾亦较全面。其补脾消食之力皆大于枳术丸,而且兼能渗湿止泻。其适应证又见便溏,苔腻微黄,余证较复杂者。

- 枳术丸与枳术汤

枳术丸与枳术汤,尽管其组成相同,均为消补兼施之剂。然而各有侧重。

枳术丸中白术用量倍于枳实,意在以补为主,功能健脾消痞,主治脾虚气滞食积证。

而枳术汤中枳实用量倍于白术,偏重于消,行气消痞之力较胜,主治气滞水停证。

此外,二方剂型亦不相同,所以功效缓急有异,补消各有侧重,可见制方之妙。

- 枳术丸与枳实消痞丸

枳术丸与枳实消痞丸,二方均属消补兼施之剂。但前者补大于消,适用于食少体倦等以脾虚为主者;而后者则消大于补,主治心下痞满等以气滞为主者。以此为鉴别。

(四)名医心得荟萃

- 黄保中(西安市中医院主任医生)

擅长以枳术汤(炒白术 15～60 克,枳壳 10～30 克),主治水肿、鼓胀、老年人便秘。

体会:治肾性水肿,可配合麻黄、杏仁、桂枝、茯苓;治肝硬化腹水,可配合疏肝活血软坚药,效果较好。(摘自《方药传真》)

第十一章 理气剂

凡以理气药为主组成,具有调理气机、疏理气机作用的方剂,称为理气剂。

理气剂运用于气分病变,证候表现有气滞、气逆和气虚的区别,所以在治法上就有行气、降气和补气的不同。本章主要介绍行气和降气两类方剂。至于补气方剂将在补益剂中介绍。

第一节 行气剂

行气剂主要是以调畅气机,解郁通结为主,适用于气机郁滞为病。见有胸膈痞闷,胁肋或脘腹胀痛等症。

1. 越鞠丸
《丹溪心法》

(一)传统沿用

组成:香附、川芎、苍术、栀子、神曲各等份。

用法:为末,水泛为丸。每服6～9克。若作为汤剂,各取6～9克,水煎,分2次服。

功效:行气解郁,和胃化食。

主治:气、血、痰、火、湿、食诸郁,引起胸膈痞闷,脘腹胀痛,吞酸呕吐,饮食不消等症。

方解:本方为理气解郁的代表方。方中香附行气开郁,治气郁胸腹胀满;川芎活血行气,治血郁刺痛;苍术燥湿健脾,治湿郁脾不健运;栀子清热泻火,治火郁嘈杂吞酸;神曲消食和胃,治食郁不思饮食。痰郁多因气、火、湿、食等互郁而生,治痰先治气,气顺则痰消,故不另用化痰药物,而其痰郁即自消。

加减六法:本方重在行气解郁,因行气则血行,气机通畅则痰、火、湿、食诸郁可解。所谓理气解郁,不过是其大法,临证应用时,还必须根据六郁的偏重,灵活运用,则更能切合病情。如气郁偏重,以香附为主,可加木香、槟榔;血郁偏重,以川芎为主,可加桃仁、红花;湿郁偏重,以苍术为主,可加茯苓、泽泻;火郁偏重,以栀子为主,可加黄芩、青黛;食郁偏重,以神曲为主,可加山楂、麦芽;痰郁偏重,可加陈皮、半夏;夹寒可加吴茱萸;痞闷重可加厚朴。总之,必须随证加减,方能提高疗效。

(二)辨证要点

越鞠丸为治六郁证的名方,临床以胸膈痞闷,脘腹胀痛,吞酸呕吐,饮食不消为应用要点。

本方现代常用于治疗胃肠神经官能症、胃肠功能紊乱、消化性溃疡、慢性胃气、胆道系统感染、胆石症、慢性肝炎、肋间神经痛、精神失调症、梅核气、痛经,以及偏头痛、顽固性继发性癫痫、低血钾、冠心病、脑血栓、闭经、盆腔炎等属郁证者。

(三)使用注意

使用理气剂时,必须辨清病情的虚实,如应补气而误用行气,则伤其正而致气虚;反之,当行气而误用补气,则助其壅而气更滞。若虚中夹实,又当在补气中少佐行气药物。此外,行气剂多属辛温香燥之品,如气虚、阴虚及火旺和孕妇等又当慎用。

(四)名医心得荟萃

• 屠揆先《江苏常州市中医院主任医师》

无急性胆囊炎史的慢性胆囊炎患者,大都由于肝郁气滞,气郁化火,气火困扰于胆腑,因而产生胁下胀痛,胸闷,口苦等症状。有过急性发作史的慢性胆囊炎,多数为中焦脾胃之湿热,逆传于胆。急性期的湿热壅盛,虽已衰减,但残余湿热,久郁不化,故脘胀胁痛,嗳气泛酸,口腻而苦,治疗用越鞠丸,随证加减,收效较为满意,凡慢性胆囊炎患者脾胃气虚,体质较弱者,可用六君子汤配合越鞠丸治疗。(摘自《名医特色经验精华》90页)

• 焦树德(北京中日友好医院教授)

我曾多次以越鞠丸加苏梗、茯苓各12克,厚朴、旋覆花各10克,半夏、金果榄各9克,乌梅3～5克。用于治疗梅核气,取得了满意效果。

妇女因气郁而致月经不调,行经腹痛等症者,可用本方加当归、白芍、元胡、川楝子、炒小茴香、吴茱萸等治疗。(摘自《方剂心得十讲》第79页)

(五)临床新用

• 消化性溃疡

据(《湖南中医杂志》1989年第1期)报道,阳怀来以越鞠丸加柴胡、白芍、罂粟壳治疗消化性溃疡50例。若气滞偏重者,加枳壳;痰湿偏重者加茯苓、法半夏;火郁偏重者加黄连;食积偏重者加麦芽;脾胃虚寒者去栀子,加党参、高良姜。20天为一疗程,隔5天再进行第二个疗程。结果:治愈19例(占38%),有效25例(占50%),无效6例,总有效率为88%。

• 偏头痛

据(《山东中医杂志》1991年第6期)报道,于书本等以越鞠丸为基本方。气郁加柴胡、白芍;血郁加丹参、延胡索、红花;痰湿食郁加天麻、羌活、炒蔓荆子、竹茹;火郁去苍术,加黄连、菊花、钩藤、石决明、白蒺藜、龙胆草;病久肝肾阴虚者,加枸杞子、炒枣仁、夜交藤。共治偏头痛 50 例。服药后,头痛消失,脑血流图回复正常者 45 例,病情好转者 5 例。

- 精神失调症

据(《江苏中医》1994 年第 6 期)报道,冯凌以越鞠丸治疗中学生精神失调症 72 例。湿郁明显加茯苓、白芷;火郁明显加青黛;痰郁明显加制半夏、制南星;血郁明显加桃仁、红花;气郁明显加木香、槟榔;食郁明显加山楂、麦芽、砂仁。在药物治疗过程中,贯穿精神治疗,使患者放下思想包袱。结果,治愈 51 例,好转 17 例,无效 4 例,总有效率为 94.44%。

- 梅核气

据(《云南中医杂志》1992 年第 5 期)报道,禹永明以越鞠丸为主方,痰多加二陈汤,咽干加麦冬、玄参;食少加鸡内金、麦芽;胸闷加厚朴、苏梗;心烦加淡豆豉、郁金。治疗 44 例梅核气,痊愈 19 例。总有效率为 95.45%。

2. 半夏厚朴汤
《金匮要略》

(一)传统沿用

组成:半夏 9 克,厚朴 6 克,茯苓 9 克,苏叶 3 克,生姜 6 克。
用法:水煎,分 2 次服。
功效:行气开郁,降逆化痰。
主治:气机郁结,痰涎凝聚所致的梅核气。其症咽中如有物梗阻,咯之不出,吞之不下,胸满喘急,或咳或呕,或胸胁攻痛等。
方解:本病多由气机郁结,肺胃宣降失常,以致气滞痰凝,咽中如有物梗阻,出现吞吐异物感为其特征。方中以半夏辛温入肺胃,散结化痰,降逆和胃;厚朴下气除满;紫苏芳香行气,宽中散郁;茯苓渗湿消饮;生姜降逆散寒,与半夏相配又能止呕,且制半夏之毒;合而用之,具有辛以散结,苦以降逆,行气化痰的功效。

(二)辨证要点

半夏厚朴汤为主治梅核气的常用方。临床以咽中如有物阻,但饮食吞咽无碍,胸满喘急,或咳或呕,或胸胁攻痛,苔白腻,脉弦滑为应用要点。

现代常用半夏厚朴汤治疗咽异物感、痰病、焦虑性神经症、抑郁症、顽固性失眠、慢性咽喉炎、梅尼埃病等。

(三)使用注意

本方药物多为苦辛温燥之品,易于伤阴助热,仅适宜于气郁痰结之偏寒证。故阴虚津亏或火旺者,如气郁化火,咽干颧红,舌红少苔,虽具有梅核气特征,亦不宜使用本方。

(四)鉴别应用

- 半夏厚朴汤与大七气汤、四七汤

须知后者二方,均由前者化裁而来。三方在组成上本无明显区别,只是生姜被移至用法中,剂量有所减轻。故后二方功用、主治亦与前方基本相同,唯辛散开结,降逆化痰之力较前方略弱,且四七汤因加入大枣而和胃之功能稍优。

附方:

①大七气汤(《三因极一病症方论》)

半夏150克,茯苓120克,厚朴90克,紫苏60克。为散剂,每服12克,食前服。功能行气开郁,降逆化痰,主治梅核气。

②四七汤《易简方》

半夏150克,茯苓120克,紫苏60克,厚朴90克,上父咀,每服12克,加生姜7片,大枣1个,功能行气降逆,化痰散结,主治梅核气。

(五)名医心得荟萃

• 张子义(青岛胶州中医院主任医师)

擅长以半夏厚朴汤(茯苓15克,半夏、厚朴、苏梗各10克,生姜3克),主治慢性咽炎。

指征:咽中有异物感,吐之不出,咽之不下,必用。

体会:用此方治疗慢性咽炎,必加木蝴蝶、山豆根各15克,橘红10克,取效方捷。(摘自《方药传奇》)

• 叶橘泉(中医专家)

据本人经验,半夏厚朴汤不仅治神经性气逆如球状哽噎,即用于胃弱消化不良。尤其因食鱼蟹而致恶心,呕吐,胸中闷,泛泛欲吐者,亦有良效。(摘自《古方临床之运用》第112页)

妇人咽喉梅核气,古称七情郁结,气填胸臆,痰涎恶心,气忧不安,心腹胀满,傍冲两胁,上塞咽喉,有如炙脔,吐之不出,咽之不下者,有佳效。(摘自《临证实用方剂》第35页)

• 洪竹书(名老中医)

洪老以半夏厚朴汤合逍遥散,治疗膈肌痉挛,药用法半夏12克,厚朴、当归、白芍、合欢皮、白术、茯苓各10克,柴胡6克,薄荷、甘草各3克,生姜3片。(摘自《名医治病》第81页)

• 日·中川修亭、吉益南涯(日本汉医学家)

中川问:平常患感冒,咳嗽声嘶者。吉益南涯答:平常风邪声嘶者,桂枝汤合半夏厚朴汤投之则效。(摘自《险症百问》)

• 日·长泽道寿(柳庵)(日本汉医学家)

《三因》七气汤(即半夏厚朴汤),诸气不调而作痛者非一,或手足疼痛,走注如痛风,或拘挛摇弱,或腹膈掣痛不可忍,或寒热交

作,或小便短赤如淋者,能审其证,皆可用之。(摘自《增广医方口诀集》)

• 日·吉益为则(东洞)(日本汉医学家)

半夏厚朴汤,治咽中如有炙脔、或呕、或心下悸者。雉间焕云:加桔梗、枳实益可也。又代苏叶以苏子,尤佳。(摘自《方极》)

若感冒桂枝之证,而有痰饮,有炙脔者,桂枝汤合半夏厚朴汤主之,屡所经验有效也。(摘自《方机》)

• 日·尾台元逸(榕堂)

此证,后世所谓梅核气也。加桔梗尤佳,兼用南吕丸。

又治妊娠恶阻极妙。且用苏子,其效胜苏叶。(摘自《类聚方广义》)

• 日·浅田惟常(宗伯)

半夏厚朴汤,局方名四七汤,气剂之权威也。故不但治梅核气,还可活用于诸气疾。金匮但用妇人,非也。妇人气郁者多,故血病多自气生者,亦可治,血病理气法。

东郭治水气,用此方加犀角,得奇效。又加浮石,治膈噎轻症有效。

雨森氏,治睾丸肿大如斗之人,诊其腹,必滞水阻隔,心腹之气不升降,因使服此方加上品犀角末,百余日,心下渐开,囊中蓄水亦消化而愈。又身体发巨瘤者有效。然不限于此二症。总之,凡腹形恶而水血之痼滞者,此方皆有奇效。(摘自《勿误药室方函口诀》)

• 日·大塚敬节(日本汉医学家)

半夏厚朴汤有开通精神郁塞之效用。适用于胃肠虚弱、皮肤肌肉薄弱弛缓、轻度鼓肠、腹部膨满感、胃内停水等,脉常浮弱或沉弱。以上体质者概多胆怯,容易郁闷。本方可治女子咽中如物堵塞之证(歇斯迭里球)(中医称梅核气),此症可认为神经症状(气疾),又可能由胃肠所影响。故本方所治之精神郁闷及胃肠症状,非彼此独立存在,乃互有密切关联。更进一步可想象,不仅胃肠症状,即其背景之全身状态亦为本方所适用。故本方应用于胃肠虚弱症、胃无力症等。平素腹部有膨满感,他觉得腹部充满气体,食后胃部有停滞感、恶心等用之有效。如用气疾,即有上述体质精神郁闷者,各种恐怖症、神经证等用之适宜。

本方广泛应用于各种疾病,如支气管炎、感冒后声音嘶哑、喘息、百日咳、妊娠呕吐、水肿等。(摘自《汉方诊疗实际》)

(六)临床新用

• 梅核气

据(《江西中医学院学报》1998年第1期)报道,陈困龙以半夏厚朴汤为基本方。气郁、善太息者,加郁金、代代花;胸胁痛甚者,加柴胡、香附;体弱者加党参;时时吐痰涎而量多者,加白芥子;胸闷痞塞者,加薤白、瓜蒌皮;睡眠不实者,加夜交藤;月经不调者,加丹参、当归。治疗梅核气68例。痊愈57例,好转9例,无效2例。认为情致条达,恬淡虚无,方能巩固疗效。

又据《时珍国医国药》1999年第4期)报道,黄运通观察表明,半夏厚朴汤对梅核气的疗效优于逍遥散,以该方去苏叶,加苏梗、薄荷、桔梗,治疗梅核气90例。治愈24例,显效38例,有效37例,无效1例。

• 慢性咽喉炎

据《实用医学杂志》1996年第7期)报道,王宗歧以半夏厚朴汤去生姜,加玄参、牛蒡子、甘草、郁金;若以声音嘶哑为主症者,加木蝴蝶、蝉蜕;喉部分泌物增多者,加桔梗、海浮石;以喉部干燥为主症者,加天冬、花粉;伴有声带小结形成者,加田七、浙贝母;舌质淡者,加桂枝。治疗慢性咽炎13例,慢性喉炎14例,慢性咽喉炎11例。其中19例符合梅核气症状。结果:显效18例,有效15例,无效5例。

• 呃逆

据(《内蒙古中医药》1997年第2期)报道,徐志刚以半夏厚朴汤加代赭石为主方,治疗呃逆48例,效果良好。处方:法半夏32克,厚朴16克,代赭石、生姜、苏梗各48克,茯苓24克,服1次即止者29例,占60.41%,服2次症状减轻者5例,占10.41%;服第二剂症状消失者12例,占25%;全部病例在4剂内治愈。治愈率100%。

• 化疗所致恶心呕吐

据(《辽宁中医杂志》1999年第4期)报道,梁耀君以半夏厚朴汤,治疗恶性肿瘤化疗所致恶心呕吐,具有较好作用。

3. 瓜蒌薤白白酒汤
《金匮要略》

(一)传统沿用

组成:瓜蒌15克,薤白9克,白酒30克(不能饮酒者可用米酒代替)。

用法:加水同煎,分2次服。

功效:通阳散结,豁痰下气。

主治:胸痹。喘息,咳唾,胸背痛,短气,舌苔白而黏腻,脉沉弦,或沉紧,寸部更为明显。

方解:本方为治胸痹的代表方剂。方中瓜蒌开胸散结,下气涤痰;薤白通阳宣痹;行气止痛;白酒助药上行,调畅气机。阳气宣通,痰结得化,则胸痹可除。

加减:神经性胸痛,可酌加枳壳、桔梗、郁金、丝瓜络等;心绞痛,可酌加丹参、当归、桃仁、郁金、五灵脂、田三七等。

(二)辨证要点

瓜蒌薤白白酒汤为治胸痹的代表方。临床以胸痹、喘息短气、咳唾痰沫等症状为应用要点。

现代常用于治疗慢性支气管炎的咳嗽；冠心病心绞痛等。

(三)鉴别应用

• 瓜蒌薤白白酒汤与瓜蒌薤白半夏汤、枳实薤白桂枝汤

胸痹的形成，主要是由胸中阳气不振，浊阴上逆。津液不能敷布，凝滞为痰，气机阻滞所致。中医历代相沿革，多以瓜蒌薤白白酒汤、枳实薤白桂枝汤、瓜蒌薤白半夏汤为代表方。因为三方均以瓜蒌配伍薤白为主，皆有通阳散结，祛痰宽胸之功，均为治疗胸痹的常用方。但是，三方同中有异，施治时应作鉴别。

瓜蒌薤白白酒汤以通阳散结，宽胸祛痰为主，适用于胸痹而痰浊较轻者，临床以胸痹，喘息，短气为应用要点。

瓜蒌薤白半夏汤，则由瓜蒌薤白白酒汤加半夏而成。则祛痰散结之力较胜，适用于胸痹而痰浊较盛者，临床以胸痛彻背，且不得安卧为应用要点。

枳实薤白桂枝汤，则由瓜蒌薤白白酒汤去白酒，加枳实、厚朴、桂枝而成。则擅长于消痞除满，下气降逆。适用于胸痹而气逆较甚，临床以胸中痞满，气从胁下，气逆上冲为应用之要点。

(四)名医心得荟萃

• 丁莲蒂(马鞍山市人民医院主任医师)

瓜蒌薤白白酒汤加减：全瓜蒌、薤白各30克，紫丹参、葛根各15克，桂枝、甘草各10克，白酒5～10毫升冲服。

主治：冠心病、各种原因引起的胸痛，心绞痛，病态窦房结综合征。

指征：心电图(ECG)有明显的 ST-T 缺血改变，胸痛，胸闷，气短症状明显，心律不足 60 次/分，脉结代或沉迟等；寒象症状明显者。

禁忌：有慢性胃肠道疾患者不宜使用；该方温阳化瘀药剂量较大。容易引起胃肠道反应或应激性消化道出血。

体会：服用该方贵在辨证施治，如系病态窦房结综合征，可重用红参为君，通心阳之效尤著。

• 郭文勤（黑龙江中医研究院主任医师）

擅长以瓜蒌薤白白酒汤合血府逐瘀汤（瓜蒌、当归各 25 克，薤白、桃仁、红花、川芎、赤芍、枳壳、柴胡、桔梗、牛膝各 15 克，甘草 10 克）。主治胸痹心痛，属胸阳不振合并血瘀型。

指征：舌质紫或有瘀斑，苔白厚腻，脉弦滑；胸闷疼痛，痛有定处，舌质紫暗，体胖。

禁忌：无瘀血、无痰湿内蕴者，不宜使用。

体会：血府逐瘀汤具有活血化瘀而不伤血，疏肝解郁而不耗气的特点。常加减用于治疗冠心病的绞痛，精神抑郁等症。胸痹心痛常常为血瘀痰浊交阻，故配以瓜蒌薤白白酒汤辛温通阳，宽胸祛痰，二方合用，每获良效。

• 陈耀堂（上海中医药大学教授）

陈老中医认为，心绞痛多发生胸前痛，胸部为阳气升发之处，若心阳不振，浊阴凝聚于胸，以致血行不畅，心血瘀阻，不通则痛。治宜温通心阳，宜瘀通络，常用瓜蒌薤白半夏汤及枳实薤白桂枝汤加减，药用丹参 30 克，全瓜蒌 15 克，枳实、半夏、桂枝各 9 克，薤白 8 克，桔梗 5 克，附片 1.5～30 克（先煎），一般无明显阳虚肢冷者，附子用 3 克左右，作为温通血脉之用，有阳虚者则附子用量加重，尤其对脉迟肢冷者（相当于今之病态窦房结综合征），则用量更大，常用 15 克以上，但须先煎 1 小时，以减其毒性反应。（摘自《名医特色经验精华》第 146 页）

- 焦树德（北京中日友好医院教授）

瓜蒌薤白白酒汤为《金匮要略》胸痹心痛短气篇的第一张药方。主治胸痹，症见喘息咳唾，胸背痛，短气，寸口脉沉而迟，关上小紧数（即"阳微阴弦"之意）者。以本方为主随证加减，治疗胸痹、心痛，确有疗效。故自汉至今，瓜蒌薤白剂已成为治疗胸痹的著名方剂。（摘自《方剂心得十讲》第13页）

- 姜春华（中医药学家）

冠状动脉硬化继发血栓形成（急性心肌梗死），往往像《金匮要略》所说的胸痛彻背，背痛彻心，出现心悸，气急，脉搏微弱，发绀等，用瓜蒌薤白白酒汤加重活血化瘀药（全瓜蒌15克，薤白、制半夏各9克），加桂枝、丹参、椒目、吴茱萸、细辛。（摘自《名医特色经验精华》第150页）

- 日·尾台元逸（榕堂）（日本汉医学家）

世所谓痰劳，咳嗽胸满而痛，或胁肋肩背挛痛，多黏痰，或唾血者，宜此方。

胸痹，心胸痛彻背者，非此二方（谓瓜蒌薤白白酒汤及瓜蒌薤白半夏汤也）不能治，而以下方（指瓜蒌薤白半夏汤）为胜。随证兼用姑洗丸（控涎丹也，甘遂、大戟、白芥子）。（摘自《类聚方广义》）

- 日·吉益为则（东洞）（日本汉医学家）

瓜蒌薤白白酒汤，治胸背痛，喘息咳唾者。同时必兼用姑洗丸或白散、或紫菀。（摘自《方极》）

4. 良附丸

《良方集腋》

（一）传统沿用

组成：高良姜、制香附各等份。

用法：上药共研细末，水与姜汁为丸。每服6克，每日2次。

或作汤剂,各用6克。

功效:疏肝行气,散寒止痛。

主治:肝郁气滞,胃寒脘痛,胸闷不舒,喜温喜按等症。

方解:胃脘疼痛,成因较多,本方所治属于肝郁气滞,寒凝气结之胃痛。方中用高良姜温胃散寒,香附疏肝行气,气行寒散,故其痛可止。

加减:根据寒凝与气滞的主次轻重,在用量上灵活掌握。

(二)辨证要点

良附丸为主治气滞寒凝之胃脘疼痛常用方。临床以胃脘疼痛,胸胁胀满,苔白,脉弦为应用要点。

本方可用于慢性胃炎及胃溃疡、十二指肠球部溃疡属于胃寒气滞之症。

(三)使用注意

孕妇虽患气滞寒凝之胃脘痛,运用本方亦应慎重,以防行气散寒走窜,损伤胎元,导致流产。若因肝胃火郁之胃脘痛则忌用。

(四)鉴别应用

- 良附丸与九气拈痛丸

九气拈痛丸系香附丸加味而成。方中香附、槟榔、青皮、木香、陈皮行气止痛,莪术、五灵脂、当归、郁金、元胡、姜黄活血止痛;高良姜温中驱寒,畅通气血;甘草缓急止痛兼调和诸药,九气拈痛丸较之良附丸,除行气之功较胜外更增活血之效。

因此,胃脘痛属单纯气滞寒凝者宜用良附丸,而属气滞血瘀者,则宜用九气拈痛丸。

附方:九味拈痛丸(《慈溪光绪医方选议》)

当归、高良姜、五灵脂、莪术、槟榔、青皮各120克,元胡、郁金、木香、陈皮、姜黄各 60 克,香附 150 克,甘草 45 克。功能行气活血止痛。主治气滞血瘀,心胃疼痛。

(五)名医心得荟萃

• 陈嘉庚(近代中医药学家)

从前陈嘉庚先生取经验方——良附丸,赠送病人治慢性胃炎、溃疡病胃痛,用之颇验。我下农村时见胃痛多为虚寒型,亦用此丸,颇获良效。(摘自《名医特色经验精华·姜春华——消化性溃疡证治》第 12 页)

• 焦树德(北京中日友好医院教授)

以丹参饮(丹参 30 克,檀香 9 克,砂仁 5 克),合良附丸(高良姜、制香附各 10 克),合百合汤(百合 30 克,乌药 12 克),组成"三合汤",具有温中和胃,散瘀化滞,调气养血之功效。主治各种慢性胃炎(浅表性、萎缩性、肥厚性胃炎)、胃及十二指肠球部溃疡、胃黏膜脱垂、胃神经官能症以及胃癌等所致的胃痛。(摘自《首批国家级名老中医效验秘方精选》续集第 77 页)

(六)临床新用

• 浅表性胃炎

据(《陕西中医》1994 年第 1 期)报道,李满庆以良附丸加味而成的柴胡香附煎(高良姜、香附、白芍、麦芽各 12 克,柴胡、枳壳、川楝子、青皮、元胡各 10 克,郁金 9 克,甘草 4 克),治疗浅表性胃炎 45 例,气滞甚者,柴胡、青皮用量增大;血瘀者加丹参、赤芍;湿热者加苍术、黄连;食滞者加莱菔子、神曲;胃阴虚者高良姜减量,加玉竹、石斛;大便隐血者加白及、大黄。治愈 30 例,好转 13 例,无效 2 例,总有效率为 95.56%。

• 胆汁反流性胃炎

据(《辽宁中医杂志》1985 年第 7 期)报道,李世德等用加味良附丸(香附、党参、茯苓、旋覆花、郁金各 20 克,高良姜、莪术、元胡、甘草各 10 克,黄芪、白芍各 25 克,柴胡、半夏、枳壳各 15 克)。治疗胆汁反流性胃炎 40 例。

溃疡加海螵蛸 15 克,儿茶、大贝各 5 克;食管炎加黄芩 15 克;出血加白及 15 克,三七粉 5 克。结果:痊愈 30 例,好转 8 例,无效 2 例。

5. 金铃子散
《太平圣惠方》

(一)传统沿用

组成:金铃子(即川楝子)、延胡索各等份。
用法:上药共研末,每次服 9 克,每日 2 次。或汤剂,各用 9 克,水煎服。
功效:疏肝泄热,活血止痛。
主治:肝郁化火证。肝火内郁的脘腹胁肋疼痛,时发时止,口苦,以及妇女经行腹痛,舌红、苔黄,脉数等症。
方解:方中金铃子清泄肝火,疏肝行气;延胡索行气活血,长于止痛,气畅血行,故疼痛可止。
加减:①若用于痛经,可酌加当归、益母草、香附,以增强行气活血之功。
②若用于疝气,可酌加橘核、荔枝核,以加强行气止痛之功。

(二)辨证要点

金铃子散主治肝郁化火所致的心胸胁脘腹诸痛。临床以疼痛与情绪波动相关。口苦,舌红苔黄,脉弦数为应用要点。
现代常用于治疗慢性肝炎、慢性胆囊炎、胆石症、慢性胃炎、消化性溃疡等属肝郁化火者。

(三)使用注意

不宜用于虚寒痛证,孕妇忌用。

(四)鉴别应用

• 金铃子散与延胡索汤

二方均可行气止痛。前者侧重于行气泄热,主治气郁化火之诸痛,而后者则侧重于活血调经止痛兼以行气,主治妇女血瘀气滞诸痛以及月经不调。

附方:延胡索汤(《严氏济生方》)

组成:当归、延胡索、炒蒲黄、赤芍、官桂各15克,片姜黄、乳香、没药、木香各90克,甘草7克。上父咀,每服12克,水煎服。

功能:活血,行气,止痛。

主治:妇女七情伤感,遂使气与血并,心腹作痛,或连腰胁,或引背脊,月经不调。

(五)名医心得荟萃

• 茹十眉(名老中医)

以金铃子散(炒玄胡索12克,川楝子9克)合左金丸(黄连3克,吴茱萸2克)合芍药甘草汤(生白芍10克,甘草3克)。主治胃脘疼痛,走窜不定,胁胀,嗳气,吐酸,食欲减退之肝气横逆犯胃证。

如食欲减退,加生熟谷芽各10克,嗳酸较频,加煅瓦楞子18克。(摘自《袖珍中医处方》第12页)

• 谢海洲(名老中医)

传统经验认为金铃子散是主治诸痛属肝郁气滞偏热者。临床上有人服用元胡止痛片(仅一味元胡),其疗效不如本方好。原因可能是金铃子行气分之热,元胡行血分之滞,气血兼治,比单一用药效好。

本方加味可用治妇女痛经；前人在此方基础上加丹参、木香、青皮、炙乳没、枳壳、柴胡、路路通，名为"理气止痛汤"，用于伤科。（摘自《谢海洲临床经验辑要》第 323 页）

• 王翘楚（上海市中医院主治医生教授）

擅长以延胡索 15 克，金铃子 10 克。用治胃炎、溃疡、肠炎、胃肠功能紊乱、慢性阑尾炎、肋间神经炎、肋软骨炎、盆腔炎、痛经。

指征：胃脘痛、或胸胁痛、或腹痛，非急腹症者。

禁忌：金铃子苦寒有小毒，剂量不宜过大，可用 10 克，以不超过 15 克为宜。剂量过大可能会引起恶心或呃逆等副作用。

体会：金铃子散虽以金铃子为名，实际上延胡索是主药。因延胡索疏肝理气止痛，兼有活血之功。现代药理研究也证明延胡索确有较好的镇痛作用，不仅可以治疗内脏疼痛，还可治外伤疼痛，且毒副作用较少。（摘自《方药传真》）

• 梁冰（河北廊坊市中医院主治医生）

擅长以金铃子、延胡索各 10~15 克，主治心腹胁肋疼痛之证属肝郁化火者。（摘自《方药传真》）

（六）临床新用

• 急性胃脘痛

据《长春中医学院学报》1994 年第 4 期）报道，汪天翔使用加味金铃子散（金铃子、延胡索、人参、黄芪、郁金、厚朴、陈皮、香附、枳壳、鸡内金、山楂、麦芽），治疗慢性胃炎和消化性溃疡所致的急性胃脘痛 32 例，疗效满意。外感风寒引发者，加苏梗、桂枝；寒湿中阻呕逆者，加半夏、草豆蔻；胃阴不足，口渴者，加麦冬、玉竹；大便秘结者，加火麻仁、生地；脾胃湿热者，加黄连、蒲公英；吐酸重者，加乌贼骨、煅瓦楞子。结果：服药 3 剂疼痛缓解者 18 例，占 56.25%，服药 6 剂疼痛缓解者 10 例，占 31.25%，无效 4 例，总有效率为 87.5%。

又据(《中西医药结合杂志》1991年第3期)报道,李方跃等用金铃子散加洗必泰,治疗幽门螺杆菌感染之慢性胃炎和溃疡病60例。方法是:川楝子粉、元胡粉各0.5克,醋酸洗必泰0.2克,混合均匀为1次量,1日3次,饭前口服,4周为1疗程。结果:其中20例溃疡面全部愈合,慢性胃炎40例,炎症消失28例,明显减轻12例,CP检查好转58例,好转率达96.67%。

• 结肠肝曲积气综合征

据(《黑龙江中医药》1991年第2期)报道,刘景贤等运用加味金铃子散(金铃子、延胡索、黄芩、陈皮)治疗结肠肝曲积气综合征53例。全部排除慢性肝炎、慢性胆囊炎、慢性胃炎、消化性溃疡和胰腺炎等器质性疾病,腹部透视可见结肠肝曲积气。肝气郁结明显,加香附、乌药、枳壳;气滞血瘀,加当归、川芎、制大黄。每日1剂,15天为1疗程。结果:近期治愈28例,显效16例,有效8例,无效1例,总有效率为98.1%。

6. 橘核丸
《济生方》

(一)传统沿用

组成:橘核、川楝子各15克,延胡索、木通各9克,肉桂3克,枳实、厚朴、桃仁、海藻、昆布、海带各6克,木香3克。

用法:共研末,酒糊为丸,每服6克,或水煎服。

功效:行气破滞,软坚散结。

主治:睾丸肿痛,偏坠;或坚硬;或引脐腹绞痛,甚则阴囊肿胀,或成疮毒,轻则流黄水,甚则成痈溃烂。

方解:本方证系由寒湿客于厥阴肝经所致。方中橘核、木香、川楝子入肝经气分以行气;桃仁、延胡索入肝经血分以活血;木通导下焦湿邪;肉桂疏肝暖肾;枳实、厚朴行气破滞;昆布、海藻、海带咸寒软坚,合用具有消肿软坚功效。

本方所治为㿗疝,以阴囊持续肿胀为特征。厥阴肝脉络阴器,故㿗疝和肝关系最密切。致病原因虽由寒湿,但经久亦可化热。方中除调和厥阴肝经气血为主外,配以苦辛药物行水破结,咸润药物泄热软坚,是治疗寒湿经久化热之方。

(二)辨证要点

橘核丸主治寒湿疝气。临床以睾丸肿胀偏坠,痛引少腹,按之坚硬为应用要点。

现代常用于治疗睾丸鞘膜积液、急慢性睾丸炎、睾丸结核、附睾炎等辨证属于寒湿侵犯厥阴,肝脉气血凝滞者。

(三)使用注意

睾丸偏坠肿胀而质地柔软者,不宜使用本方。

(四)鉴别应用

- 橘核丸与乌药散

二方均能入肝经,行气止痛,都是治疗疝气疼痛的常用方。

但是,前者兼有活血软坚散结之功效,临床适用于寒湿侵犯厥阴,肝经气血不和之㿗疝,以睾丸肿胀坚硬疼痛为特征;而后者,则功专行气散寒,而以行气止痛之功为胜,适用于寒凝气滞的小肠疝气,以少腹痛引睾丸,偏坠肿胀而时聚时消为特征。

二方的配伍特点也不同,前者专为治疗㿗疝而设,故其配伍特点是以大队行气活血之品配伍软坚散结药组方,较之一般能治疝方剂消肿散结之力更著。而后者,是以行气药为主,配伍散寒药,组成行气疏肝,散寒止痛之方。使气行寒散,肝脉调和,则疝气、痛经、瘕聚等病症自愈。

7. 天台乌药散
《医学发明》

(一)传统沿用

组成：天台乌药 12 克，木香、小茴香、青皮各 6 克，高良姜、槟榔各 9 克，川楝子 12 克（用巴豆 4 颗微打破，小麦麸 15 克同炒，至川楝子变黑色时，去巴豆、小麦麸，只用川楝子）。

用法：共研为细末。每服 3 克，温酒送下，每日 3 次。

功效：行气疏肝，散寒止痛。

主治：寒凝肝脉，气机阻滞所致的小肠疝气症的首选方剂。

方解：方中乌药辛温，入厥阴肝经，既疏肝行气，又散寒止痛为君药；青皮疏肝行气；木香理气止痛；小茴香暖肝散寒；高良姜散寒止痛，四味合用以加强乌药行气散寒之功为臣药；槟榔和川楝子，分别下气导滞和行气散结为佐药；川楝子与巴豆同炒，既可制川楝子之苦寒，又增行气散结之力，再去巴豆而用，可避免巴豆峻下之弊。故可行气疏肝，散寒止痛，使气行寒散，肝脉调和，则疝气、痛经、瘕聚等病症可愈。

(二)辨证要点

天台乌药散主治气滞寒凝之疝气的常用方。临床以少腹痛引睾丸，舌淡苔白，脉沉弦为应用要点。

现代常用于本方治疗腹股沟斜疝和直疝、睾丸炎、附睾丸、痛经、瘕聚、胃肠功能紊乱、肠痉挛和痛经等病症，辨证属气滞寒凝者。

(三)使用注意

若实热者慎用；湿热下注之疝痛者忌用。

(四)名医心得荟萃

• 胡肇基(名老中医)

肝气郁结,脾虚湿聚之水疝症(小儿睾丸鞘膜积液)。治宜疏肝理气,健脾利湿,先用天台乌药散合金铃子散加味治疗。阴囊肿胀开始消退,局部坠痛感减轻,后以补中益气汤收功。(摘自《名医治病》第452页)

8. 加味乌药汤
《济阴纲目》

(一)传统沿用

组成:乌药9克,砂仁3克,木香3克,延胡索6克,香附9克,甘草3克,生姜6克。

用法:水煎,分2次服。

功效:行气止痛。

主治:肝郁气滞型痛经。症见月经前或经行时少腹胀痛,胀甚于痛,或胸胁乳房胀痛,或胸闷泛恶,嗳气时作,舌苔薄白,脉象弦涩等症。

方解:本方为治妇女痛经方剂。痛经一证,病因甚多,见症不一。本方适于肝郁气滞。经行不畅,经前小腹胀痛,胀甚于痛者。故方用乌药、砂仁、木香、玄胡索、香附等疏肝行气止痛药物,配以甘草缓急,并调诸药,使气行血畅而经自调。惟方中多属香燥药物,如气滞血虚者,仍须加减运用。

(二)辨证要点

加味乌药汤主治妇科肝郁气滞之痛经。临床以经前少腹胀痛,胀甚于痛为应用要点。

本方现代常用于治疗妇科之月经后期、闭经、痛经等辨证属于肝郁气滞、血行失畅者。

(三)使用注意

经后腹痛,证属肝肾气血不足者,不宜使用本方。

(四)鉴别应用

• 加味乌药汤与逍遥散

逍遥散与加味乌药汤,二方均有疏肝解郁作用,均可治疗妇人经行腹痛或经前乳房胀痛,同中有异的是:

前者疏肝行气之力较弱,但可养血柔肝,健脾助运,宜于肝郁血虚,脾失健运之痛经。

而后者则疏肝行气止痛之力较强,宜于肝郁气滞,血行不畅之痛经。

• 加味乌药汤与正气天香散

二方均有疏肝行气止痛作用,同用于治疗妇科痛经。但前者兼能活血,适用于肝郁气滞,血行不畅之痛经;而后者则兼可温中,适宜于寒凝肝脉,气机不畅之痛经。

附方:正气天香散(刘河间方《医学纲目》)

组成:香附 240 克,乌药 60 克,陈皮、苏叶、干姜各 30 克。

用法:共研细末,每次服 9 克。

功能:行气温中,调经止痛。

主治:妇人一切诸气,气上撞心,心胸攻筑,胁肋刺痛,月经不调。

(五)临床新用

• 脾曲综合征

据《北京中医杂志》1984 年第 2 期)报道,伯运宽等以加味乌药散原方去生姜,加郁金、陈皮、厚朴,连服15天。治疗脾曲综合征患者60例。其中显效54例(占90%),有效4例(6.67%),无效2例(3%),总有效率为96.67%。且均未见不良反应。作者认为本方可能有调节内脏自主神经功能,使结肠排空加速,痉挛解除,使肠胃道平滑肌功能恢复正常的作用。

9. 启膈散
《医学心悟》

(一)传统沿用

组成:沙参、丹参各9克,茯苓、贝母、郁金各6克,砂仁壳3克,荷叶蒂2个(方中有杵头糠可以不用)。
用法:水煎,分2次服。
功效:理气解郁,润燥化痰。
主治:噎嗝证。自觉吞食时咽下梗塞不畅,甚则疼痛呕吐;或胸膈痞满隐痛,嗳气则舒;或大便干结,舌红苔白,脉弦细等症。
方解:噎嗝气结津枯,胃中干燥之症。方中沙参清胃润燥;贝母解郁化痰;茯苓益脾和中;郁金开其郁结;丹参凉血活血;荷叶蒂宣畅胃气。合用润燥解郁。

(二)辨证要点

启膈散主治用于噎嗝初起的痰气交阻证。临床以吞咽梗阻、嗳气稍舒、口干咽燥、苔白、脉弦为应用要点。
本方现代常用于治疗食管癌早期、食管炎、食管憩室等,辨证属于气郁痰阻,通降失司者。

(三)使用注意

若瘀血内结,饮食格拒不下,呕出物如赤豆汁;或阴津枯槁,形体瘦弱,舌质光红;或气虚阳微,形瘦神败者,不宜使用本方。

(四)临床新用

• 慢性咽炎

据《国医论坛》1993年第5期)报道,刘国旺等以启膈散加香附、半夏、厚朴、桔梗、甘草、生姜为主方,随证加减。治疗慢性咽炎117例,疗效满意。

若属痰热加竹茹、胆星、黄芩;咽部干燥明显,去半夏,加玄参、花粉、芦根;属寒痰加胆南星、干姜;胁肋胀痛加川楝子、元胡、柴胡;烦躁易怒,失眠多梦,加珍珠母、生龙齿、栀子;悲伤欲哭,情致异常加生百合、小麦、大枣;血虚心悸加党参、当归、枣仁;脾虚纳呆加党参、白术、焦三仙。治疗结果:临床治愈102例,占87.18%,好转12例,无效3例。总有效率为97.44%。

第二节 降气剂

降气剂主要是以和胃降逆为主,适用于胃气上逆为病。见有呕吐、呃逆等症。至于肺气上逆的咳喘,已在止咳平喘剂中介绍。

1. 旋覆代赭汤
《伤寒论》

(一)传统沿用

组成:旋覆花9克(布包),代赭石15克,党参6克,半夏9克,甘草3克,生姜9克,大枣4枚。

用法:水煎,分2次服。

功效:益胃降逆,化痰消痞。

主治:胃气虚弱,痰浊上逆,心下痞硬,嗳气频作(时时嗳气),

或恶心呕吐,或反胃,吐涎沫,或兼大便秘结,舌苔厚腻等症。

方解:本方为治胃气逆所致的嗳气呕逆等症。方中旋覆花下气消痰,代赭石重镇降逆;生姜、半夏降逆止呕,又能化痰;党参、甘草、大枣扶脾益胃,合用可有扶正降逆之效。

加减:如无气虚的可去党参;痰多可加茯苓。

(二)辨证要点

旋覆代赭汤主治胃虚痰阻,气逆不降之证。临床以心下痞硬,嗳气频作,呕逆,苔白滑,脉弦虚为应用要点。

现代常用于治疗胃神经官能症、慢性胃炎、胃扩张、胃及十二指肠溃疡、幽门不完全梗阻、神经性呃逆等辨证属于胃虚痰阻气逆的多种疾病,有一定的疗效。但必须是具有痞硬嗳气,舌苔厚腻的证候。

(三)使用注意

方中代赭石性寒沉降,有碍胃气。若胃虚较甚者,其用量不可过重。

(四)鉴别应用

- 旋覆代赭汤与半夏泻心汤

二方均有半夏、人参、甘草、大枣等,可治疗虚实错杂之痞证。半夏泻心汤以黄芩、黄连之苦寒泄热配伍干姜、半夏之辛温开结为主,以温清并用,辛开苦降为组方特点,故适用于寒热互结之痞证;旋覆代赭汤则以旋覆花、代赭石之降逆下气配伍半夏、生姜之和胃散结为主,以降逆和胃,治实顾虚为组方特点,故适用于中虚痰阻气逆之痞证。

(五)名医心得荟萃

- 王翘楚(上海市中医院主任医师)

擅用旋覆花（包煎）、代赭石（先煎）各10克。治疗慢性胃病。

应用指征：胃脘胀闷不适，嗳气频作，甚则连及两胁胀痛，咽喉有异物感，咯之不出，吐之不尽，而无咽红现象。多因情志不畅而诱发此病。

禁忌：急腹症、心脏病、心绞痛者不宜。

• 张发玉（中医专家）

旋覆代赭汤，原方系用于胃气虚弱，痰浊阻滞之心下痞硬，噫气不除。近年来，笔者将其用于慢性咽喉炎的治疗，效果较为理想。

慢性咽喉炎病人均有不同程度的咽喉干燥，咳嗽痰少，或咽部有异物梗阻感。用本方化裁施用，疗效甚好。方中人参性温，多易为党参。如急性发作，咽部充血明显，则加生地、天花粉、丹参；咳痰清稀加干姜、射干、桔梗；大便干结加番泻叶、腊梅花；体虚者重用党参，加五味子以益气养阴。经反复观察，旋覆花用量15～20克，代赭石用量24～30克，较为适宜，且入药均需另包先煎。

• 左季云（近代医学家）

旋覆代赭汤，兼治胃虚肝气上逆之疾，阳微浊逆之证。（摘自《伤寒论类方汇参·第七卷》）

• 张锡纯（寿甫）（近代医学家）

参赭培气汤，即本方（旋覆代赭汤）去生姜、甘草、大枣，加知母、天门冬、当归、肉苁蓉、柿饼霜，治膈食、吞咽哽噎不顺、饮食不下者。（摘自《医学衷中参西录》）

• 焦树德（北京中日友好医院教授）

后世医家也常用旋覆代赭汤，治疗由于胃失和降而致的气逆呕吐、反胃、呃逆等症。

我常用本方合大黄甘草汤，随证加减，治疗神经性呕吐。

我还常用本方配合半夏厚朴汤，随证加减，治疗梅核气病，对痰气郁结而咽中如有物粘阻，咳不出，咽不下，或兼胸脘满闷等症

有效。(摘自《方剂心得十讲》第 21 页)

• 聂惠民(北京中医药大学教授)

旋覆代赭汤治疗反胃、呃逆、急慢性胃炎、胃溃疡、梅核气等，皆有良好效果。

加减变化如下：

①慢性胃炎：兼疼痛者，加郁金、香附、元胡；兼胀甚者，加炒枳壳；兼纳差者，加山楂、神曲、鸡内金；兼痰多湿重者，加茯苓、陈皮、薏苡仁。

②梅核气：加柴胡、厚朴、苏子；兼胸闷心烦者，加栀子、豆豉；若兼不寐者，加龙骨、牡蛎等；若兼血瘀者，加白梅花、赤芍、当归等。(摘自《伤寒论与临证》第 265 页)

• 钱桐荪(中医专家)

以旋覆代赭汤为主方，治疗顽固性呕吐 10 例，获得满意效果。(摘自《江西中医药》1985,(6):47)

• 卢凯(中医专家)

以旋覆代赭汤加黄连合生姜，取辛开苦降之意。治疗中虚气逆夹饮之呕吐 14 例，西医诊断为幽门梗阻，经服药临床症状消失。

运用旋覆代赭汤加夏枯草、青皮、百部，治疗肠结核并发肠梗阻呕吐腹痛，服药 2 个月有余，获痊愈，随访 5 年未发。(摘自《湖北中医杂志》1981,(6):44)

• 王正公(名老中医)

以旋覆代赭汤为主方，治疗病后或高年呃逆不止。如属气阴两虚者，加党参、石斛、白芍、甘草、刀豆、柿蒂等；属胃气虚而夹有痰湿者，加刀豆、柿蒂、茯苓、陈皮、枳壳；偏于寒者，加丁香、桂枝；偏于热者，加左金丸、竹茹。(摘自《上海中医杂志》1984,(9):12)

• 日•大塚敬节(日本汉医学家)

(胃溃疡)胃部膨胀，胃痛轻微，但吞酸嘈杂甚者，用此方往往有显效。(摘自《中医诊疗要览》第 63 页)

•日·尾台元逸（日本汉医学家）

吞酸嘈杂,心下痞硬者,亦良。(摘自《类聚方广义》)

(六)临床新用

• 呃逆

据(《陕西中医》1994年第6期)报道,马旦琴以旋覆代赭汤去大枣,加枳实、厚朴,治疗出血热合并呃逆24例。若出血多者,加小蓟、侧柏炭;大便秘结者,加大黄、二丑;阴虚者,加太子参、知母。治疗结果:显效16例,有效7例,无效1例,总有效率为95.83%。

又据(《中医药研究》1998年第2期)报道,韩转英以旋覆代赭汤去大枣、甘草,加丁香、柿蒂、枳壳、莱菔子、郁金、良姜、厚朴、焦三仙治疗乙型肝炎合并顽固性呃逆20例。服药最短6天,最长10天,20例呃逆全部停止。

• 浅表性胃炎

据(《中医药函授通讯》1996年第2期)报道,秀琴艺以旋覆代赭汤加白花蛇舌草为基本方。治疗慢性浅表性胃炎98例。若脾虚加白术、茯苓、怀山药;胀甚加姜黄;寒甚加干姜、吴茱萸;食滞加焦三仙、鸡内金;痛甚加元胡、白芍;胃阴不足或属实热者,加蒲公英、百合;久病加丹参;有瘀血加鳖甲。结果:显效65例,好转30例,无效3例,总有效率为96.94%。

• 胆汁反流性胃炎

据(《河北中医学院学报》1996年第3期)报道,史志刚等以旋覆代赭汤去甘草、生姜、大枣,加陈皮、炒白术、茯苓、焦三仙、炒莱菔子、郁金,治疗胆汁反流性胃炎56例。若胃脘痛明显者,加川楝子、元胡、五灵脂;胃脘怕凉者,加肉桂、干姜;纳差者,加鸡内金、砂仁;腹胀者,加佛手、枳实;食管炎伴胸骨后烧灼者,加黄芩、冰片、硼砂;泛酸者,加乌贼骨、浙贝母。结果:治愈32例,好转14例,有效10例,总有效率为100%。

- 功能性消化不良

据(《浙江中医杂志》1996年第4期)报道,高之荣以旋覆代赭汤配合奋乃静,治疗功能性消化不良64例。脾虚加白术、谷芽、炒鸡内金、砂仁、蔻仁;胃气上逆加苏梗、丁香、柿蒂、佛手;肝郁气滞加柴胡、郁金、青皮;胃脘痛者加延胡索、白芍、海螵蛸、煅瓦楞子等。结果:显效34例,有效22例,无效8例。总有效率为87.5%。

- 胃脘痛

据(《辽宁中医杂志》1991年第1期)报道,胡顺金以旋覆代赭汤去生姜、大枣,加川楝子、玄胡索为基本方。痛甚加白芍、制乳香;呕吐泛酸去甘草,加厚朴、佛手、陈皮;饮食不香加山楂、炒谷芽、神曲;大便呈柏油样加白及、三七、仙鹤草;大便秘结加番泻叶、大黄;胃热盛者去党参、甘草,加蒲公英、白花蛇舌草、石膏、黄连;湿热中阻者去党参、甘草,加茵陈、藿香、砂仁、黄连。同时配合丹参注射液静滴,治疗胃脘痛(包括慢性胃炎、十二指肠球炎、胃及十二指肠溃疡等)30例。显效20例,有效8例,无效2例,总有效率为93.33%。

- 食管-贲门失弛缓症

据(《实用中西医结合杂志》1996年第2期)报道,顾崇斌以旋覆代赭汤加竹茹、公丁香、枳壳、郁金、荔枝核。治疗食管-贲门失弛缓症42例。基本治愈20例,好转14例,无效8例。

- 梅核气

据(《中国中西医结合耳鼻喉科杂志》1997年第2期)报道,吴文库等用旋覆代赭汤去人参、大枣,加厚朴、苏梗、陈皮、茯苓为基本方,治疗梅核气288例。若肝气夹痰,加白蒺藜、钩藤;肝胃不和,加佛手、枳壳、山药;阴虚火旺,去生姜、制半夏,加枸杞子、桑椹子、元参、石斛、当归;肺虚痰湿,加黄芪、炒扁豆、焦白术、泽泻;阳虚加附子、生姜;痰黏不畅加竹茹;咽部梅核样异物梗塞者,加八月札;咽喉干燥加元参、麦冬、生地;咽痒作咳、恶心,加炒荆芥、姜竹茹；眼花目眩耳鸣，加青葙子、枸杞子、甘菊花、当归；胸闷加香附、郁金、川芎；胁痛加玄胡索；失眠多梦加合欢花、夜交藤；心烦易怒加白蒺藜、钩藤；食欲不振加焦山楂、谷芽、鸡内金；嗳气泛酸加乌贼骨、煅瓦楞子；大便干燥加火麻仁。

结果：随访3个月痊愈216例，占75%，显效54例，占18.75%，无效18例，占6.3%，总有效率为93.75%。

• 脾虚湿阻型眩晕

据(《中医药信息》1998年第4期)报道，赵锡银等用旋覆代赭汤(人参改太子参)，去大枣，加葛根、茯苓、陈皮、川芎、砂仁为基本方。恶心呕吐加竹茹10克；耳聋耳鸣加菖蒲、蝉蜕各10克；烦躁、血压高加珍珠母20克，天麻10克；大便不畅加元参20克；睡眠不足加酸枣仁20克，黄连3克。共治脾虚湿阻型眩晕56例(服中药期间，停用全部西药)。显效46例，占82.14%，有效10例，占17.86%，总有效率为100%。

• 内耳眩晕

据(《陕西中医》1997年第1期)报道，孙大兴以旋覆代赭汤加磁石、泽泻，治疗内耳眩晕58例。若眩晕甚者，加天麻15克，白蒺藜12克；呕吐甚者，去党参，加吴茱萸、丁香各5克；耳鸣明显者，加炒枣仁12克，夜交藤30克；腹泻者，加炒白术、生苡仁各15克。每日1剂，3天为一疗程，显效40例，有效17例，无效1例。

2. 橘皮竹茹汤

《金匮要略》

(一)传统沿用

组成：橘皮9克，竹茹9克，党参6克，甘草3克，生姜9克，大枣5枚。

用法：水煎，分2次服。

功效：益胃清热，降逆止呃。

主治：胃虚有热之呃逆。多见久病虚弱，或呕泻以后，胃虚兼热，气逆不降而呕吐或呃逆不止等症。

方解：呃逆之证，有寒、热、虚、实之分。本方所治，为胃虚夹热之证。由于久病胃虚，气失和降所致。方中橘皮理气和胃，党参补益胃气，二味合用则行中有补；竹茹清热和胃，生姜降逆止呕，二药合用则清中有温；甘草、大枣与党参合用，补益胃气。诸药配伍成方，能补虚理气，和胃降逆，气顺热清，胃得和降，则呃逆、呕吐可止。

加减：若胃气不虚，可去党参、大枣；痰多，加茯苓、法半夏；胃阴虚，加石斛、麦冬。

（二）辨证要点

橘皮竹茹汤主治胃虚有热，气逆不降之证。临床以呃逆频作或呕吐，舌红嫩为应用要点。

本方现代常用于治疗妊娠恶阻呕吐、幽门不全梗阻之呕吐、腹部手术后呃逆不止等辨证属于胃虚有热，胃气上逆的多种疾病。

（三）使用注意

凡属虚寒或实热之呃逆、呕吐，不宜使用本方。

（四）鉴别应用

• 丁香柿蒂散与橘皮竹茹汤、旋覆代赭汤

三方均有降胃气，止呕逆，养胃气之功。同治胃虚气逆之证，故方中都用人参补中益气，生姜和胃止呕，不同的是：丁香柿蒂散治胃虚有寒的呃逆，橘皮竹茹汤治胃虚有热的呃逆，旋覆代赭汤治胃虚痰浊内阻的呃逆，三方功效各异，宜区别应用。

①丁香柿蒂散，用丁香、柿蒂散胃寒，降逆止呕为主，主治胃虚

呃逆偏寒者。

②旋覆代赭汤,用旋覆花降气消痰,代赭石重镇降逆为主,主治胃虚痰阻,气逆不降之心痞硬,反胃呕吐,嗳气不除者。

③橘皮竹茹汤,用橘皮理气和胃,竹茹清胃止呕为主,主治胃虚呃逆偏热者。

总而言之,三方皆有降逆益气之功。但丁香柿蒂汤以温胃降逆为主;旋覆代赭汤以重镇降逆为主;橘皮竹茹汤以清热降逆为主。

- 橘皮竹茹汤与新制橘皮竹茹汤

新制橘皮竹茹汤《温病条辨》与橘皮竹茹汤《金匮要略》均有理气和胃,清热降逆作用,均可治胃中有热,胃气上逆之呃逆证。但是新制橘皮竹茹汤无益气作用,适用于胃热呃逆而胃气不虚者;而橘皮竹茹汤兼有益气作用,适用于胃热呃逆而胃气虚弱者。

附方:新制橘皮竹茹汤(《温病条辨》)

组成:橘皮、竹茹各9克,柿蒂7枚,姜汁为引。功能和胃降逆,主治阳明湿温,气壅为哕者。

(五)名医心得荟萃

- 朱新太(苏北人民医院主任医师)

橘皮竹茹汤主治久病虚弱,呃逆不止,妊娠胃虚呕吐不已。本方对肝强胃弱,肝气犯胃引起的呕吐,必定有效。(摘自《方药心悟·名中医处方用药技巧》第31页)

- 于世良、史定文(中医专家)

常以橘皮竹茹汤加杭白芍15～30克,治疗顽固性呃逆,每收立竿见影之效。(摘自《中国名方精释》第193页)

(六)临床新用

- 顽固性呃逆

据(《河南中医》1995年第1期)报道,张新宽等以陈皮18克,党参、炒麦芽各15克,生姜、白术各12克,竹茹、甘草、大枣各10克,大黄6克为基本方。气郁甚者,加重陈皮之量,再加枳壳10克;中焦虚寒者,去生姜、大黄,加干姜10克,丁香6克;胃热盛者,加重大黄、竹茹之量,加辽参15克;食欲差者,加六曲15克,并加重麦芽之量,以本方治疗顽固性呃逆14例,均获疗效。

• 重症肝炎顽固性呕吐

据(《实用中医药杂志》1997年第4期)报道,易任德以橘皮竹茹汤加味(橘皮、竹茹、人参、甘草、枇杷叶、半夏、麦冬、茯苓各10克,柿蒂12克,生姜、大枣各5克)。若泛酸明显加龙牡各10克,治疗重症肝炎顽固性呕吐8例,除1例中途出院外,其余7例均痊愈。

• 反流性食管炎

据(《中医药信息》1988年第8期)报道,李少华等以橘皮竹茹汤(橘皮、竹茹各20克,党参、生姜各15克,甘草10克,大枣5枚)。治疗反流性食管炎34例。痊愈19例,好转11例,无效4例,总有效率为88.24%。

• 肾功能衰竭

据(《新中医》1996年第9期)报道,温水应以橘皮竹茹汤加味(橘皮、竹茹各10克,红参须、红枣各8克,炙甘草、生姜各5克,法半夏12克,黄芪25克),治疗以恶心呕吐,腹胀厌食,头晕嗜睡为主症的急慢性肾功能衰竭31例,疗效满意。若为糖尿病患者,去甘草,加怀牛膝15克;尿少者,加白术18克,茯苓12克;血压高者,加钩藤15克;大便秘结数日未解者,加生大黄8克。结果:治愈12例,好转17例,无效2例。

3. 丁香柿蒂汤
《证因脉治》

(一)传统沿用

组成:公丁香2克,柿蒂9克,党参6克,生姜6克。
用法:水煎,分二次服。
功效:温胃补虚,降逆止呃。
主治:久病气虚,胃寒呃逆。
方解:寒证呃逆,是由中阳不振,胃有虚寒所致。方中公丁香温中行气;柿蒂苦温降气;党参益气补虚;生姜温胃散寒。合而用之,能使寒气行,胃虚得补,则呃逆止。

(二)辨证要点

丁香柿蒂散主治胃气虚寒,气逆不降之呃逆,临床以舌淡苔白,脉沉迟为应用要点。

本方现代常用于治疗神经性呃逆、膈肌痉挛等胃中虚寒证者。

(三)使用注意

胃热呃逆者,不宜使用本方。

(四)鉴别应用

• 丁香柿蒂散与橘皮竹茹汤、旋覆代赭汤

见本节"橘皮竹茹汤"。

• 丁香柿蒂散与吴茱萸汤

二方皆有人参、生姜,同具有温中散寒,降逆止呃之功。但丁香柿蒂散证病机为胃中虚寒,逆气上冲,以呃逆为主症,治疗重点在于"降逆",以丁香柿蒂为君药,属于降气剂。而吴茱萸汤证病机为肝胃虚寒，浊阴上逆，以干呕、吐涎沫、巅顶痛为主症，治疗着眼点在于"祛寒"，以吴茱萸温肝暖胃，散寒降浊为君药，属于温中祛寒剂。

(五)名医心得荟萃

• 焦树德（北京中日友好医院教授）

老人久病、或大病后，突然发生呃逆，连连不止。中医认为，这是脾气欲败的一种危险症状，需要抓紧救治。对于这种情况，我常用丁香柿蒂汤合《金匮》橘皮竹茹汤，重用人参（20～30克）来进行抢救，屡屡取效。

急性脑血管病患者，也时常在经过抢救后，病情渐渐稳定时又出现频频呃逆（膈肌痉挛）的表现。我在这时常常用旋覆代赭汤合丁香柿蒂汤随证加减（生赭石30克先煎，旋覆花、半夏各10克，人参8克，竹茹6克，公丁香4克，柿蒂6个，生姜3片），以此为基础，再结合辨证论治的精神，加减药物，常可取得理想效果。我多次用此方加桃仁、红花、槟榔，治疗脑手术后，频频呃逆不止者，皆收疗效。（摘自《方剂心得十讲》第24页）

(六)临床新用

• 呃逆

据(《实用中医内科杂志》1997年第2期)报道，某女，呃逆频作3天，有胃病史1年。本次因受凉突然发作，呃逆频频，喉中吠吠声，影响劳动、睡眠、饮食，屡医无效。症见呃逆不止，舌淡苔白，脉弦滑，肢冷。处方：丁香、柿蒂、生姜、党参各10克，吴茱萸、肉桂各6克，2剂而愈。

• 输液所致呃逆

据(《实用中医药杂志》1996年第3期)报道，童刘章以丁香柿蒂汤（公丁香、柿蒂各5克，党参10克，生姜3片）治疗输液引起的呃逆20例，全部获愈。

第十二章 理血剂

凡以理血药为主组成,能调理血分,治疗血分病变的方剂,称为理血剂。

血分病变,有血虚、血热、出血、血瘀等病症。所以理血剂有补血、凉血、止血、活血等不同的理血方剂。其中补血剂将在补益剂中介绍,凉血剂已在清热剂中做过部分论述。本章主要介绍止血与活血两类方剂。

第一节 止血剂

止血剂,适用于各种出血证候,如吐血、咯血、尿血、便血以及崩漏下血等。由于出血病证,亦有寒热虚实的不同,若单纯止血,仅有治标之法,故使用止血剂时,必须探求病因进行施治。如急性出血,血色鲜红,有热象表现者,此为血热妄行,治当凉血止血,应选用清热凉血止血药同用。若慢性出血,反复不止,血色淡红或紫黯,有虚寒症状表现者,多为气虚不能摄血,治宜温补固摄,应用止血药须与补气温阳药配伍。此外,若出血而有瘀滞现象者,止血剂中须配以祛瘀药物,或选用具有祛瘀作用的止血药,以防血止留瘀之弊。

1. 十灰散
《十药神书》

（一）传统沿用

组成：大蓟、小蓟、荷叶、侧柏叶、茜草根、大黄、栀子、棕榈皮、牡丹皮、白茅根各等份。

用法：各药烧灰存性，研极细末，纸包后用碗覆盖于地上1～2夜，退其火热，每服9～15克，或用藕汁、萝卜汁调服。

功效：凉血止血。

主治：血热妄行证。如呕血、吐血、咯血、咳血等。

方解：本方为清热止血剂。方中大蓟、小蓟、茜草、柏叶、白茅根、栀子、荷叶凉血止血，棕榈皮收敛止血，丹皮凉血行瘀，大黄泄热下行，兼能化瘀。炒炭取其收敛之意，合用有止血作用。

（二）辨证要点

十灰散为主治热证出血方，临床以来势急暴之上部出血，血色鲜红，舌红，脉数为应用之要点。

现代常将本方用于消化道出血、支气管扩张及肺结核咯血等属于气火上逆者。

（三）使用注意

十灰散剂，需要先制备，使火气消退，方可使用，不能临时制用。配置时应注意"存性"，否则影响药效。

本方为急则治标之剂，只能暂用，血止后，应审证求因，以图治本，才能巩固疗效。

不宜多服、久服。虚寒型出血者忌用。

（四）名医心得荟萃

· 清·陈修园（清代医学家）

烧灰存性法，惟烧之初燃，即迅放于地上，以碗覆之，令灭其火，使各药一经火炼，色虽变异，而来之真性俱存，所以用之有效。人以为放地出火气，尤其浅焉者也。然余治证40余年，习见时医喜用此药，效者固多，而未效者亦复不少。推原其故，盖因制不如法，亦因轻药不能当此重任，必须深一步论治。（摘自陈修园·《十药神书注解》）

· 赵正山（名老中医）

十灰散为止血要药，是中医治疗血证的常规处方。《福建中医药》和《江西中医药》分别介绍治疗肺结核咯血，平均止血时间为5.3天。亦可应用于消化道内出血。（摘自赵正山·《十药神书注解》）

（五）临床新用

· 肺结核咯血

据(《江西中医药》1960年第4期)报道，李协和用十灰散加减，做汤剂冷服，治疗肺结核咯血21例。加减法：急暴咯血，量多，色鲜红，面赤，便秘，脉弦数，体质壮实，呈实热现象者，可重用熟大黄、栀子，加生地黄；若咳嗽，痰中带血，喉干心烦，体气虚弱，呈虚热现象者，可去熟大黄、栀子之苦寒，加麦冬、阿胶、百部之养阴镇咳；重镇固涩加代赭石、龙骨、牡蛎；调理气血加当归、白芍宁血善后。结果均获痊愈。

· 眼前房出血

据(《中医药结合杂志》1987年第3期)报道，沈兰河治疗10例外伤性继发性前房出血患者，口服十灰散加红花10克，每日1剂。用至前房出血完全吸收后停药，同时用1%阿托品眼膏点伤眼,1日1次,10例患者用药3天后继发出血减少,出血量为Ⅱ级者用药6天后完全吸收,出血量为Ⅲ级者平均用药9天出血完全吸收。出院时9例伤眼视力恢复至1.0,10例患者眼压均在正常范围内,治愈率100%。

2. 咳血方
《丹溪心法》

(一)传统沿用

组成:青黛、炒栀子、瓜蒌仁、海浮石、诃子各等份。

用法:共研细末,炼蜜为丸,嚼化服。亦可做汤剂,各取6~9克,水煎服。

功效:清火化痰,敛肺止血。

主治:肝火犯胃,咳嗽痰中带血,痰稠不易咳出,心烦口渴,胁痛,目赤,便秘,舌苔黄,脉弦数。

方解:本方证是肝火犯胃,肺气上逆而为咳,咳伤肺络,遂成咳血之证。方中青黛泻肝凉血,与栀子清心肺之热,合为主药。配瓜蒌仁、海浮石清热降火,润肺化痰,诃子敛肺,止咳。本方作用重在清肝火,肝火清则不致灼肺而为咳血,是治病求本的治法。

加减:如咳甚的可加杏仁;痰多而黏稠、色黄的可加贝母、黄芩;火盛伤阴的可加北沙参、麦冬。

(二)辨证要点

本方主要用于肝火灼肺的咳血证。临床以咳痰带血,胸胁作痛,舌红苔黄、脉弦数为应用要点。

现代常用于支气管扩张、肺结核等病的咳血而属肝火犯胃者。

(三) 使用注意

咳血方属寒凉降泻之剂,故肺肾阳虚及脾气虚弱之便溏者,均不宜使用。

(四) 临床新用

• 肺结核咯血

据(《四川中医》1988年第3期)报道,熊伟用咳血方加味(青黛、诃子各6克,瓜蒌仁、炒栀子各9克,白及、白茅根各30克,三七1.5克,阿胶、茜草各12克,仙鹤草9克),每日1剂。治疗肺结核咯血30例,治愈27例,显效3例。一般服药1~3剂,咯血即止。

• 支气管扩张咯血

据(《中国中医急症》1998年第4期)报道,董振龙等以咳血方加味,治疗支气管扩张咯血78例。药用诃子、瓜蒌仁、海浮石、黑栀子、旱莲草、白茅根、白及各10克,青黛粉4克(包煎),阿胶15克(烊化),藕节2枚,每日1剂,5天为1疗程。

加减法:反复咯血夹有血块者,加参三七以活血止血;伴发热,舌苔黄腻者,加金银花、连翘以辛凉解表;咳甚伴有大量浓痰,苔黄,脉弦滑者,加天竺黄、竹沥、川贝母、前胡等清热化痰之品;胸痛者,加郁金、陈皮以行气止痛;潮热颧红者,加龟甲、炙鳖甲、地骨皮等以清退虚热。

服药期间,需卧床休息,忌烟、酒、鱼、虾、大蒜、辣椒等辛辣刺激之品。

治疗结果:服用1疗程后,咯血停止为显效52例,占66.67%;咯血明显减少为有效17例,占21.79%;无效9例。总有效率为88.46%。

3. 四生丸
《妇人良方》

(一)传统沿用

组成:生荷叶、生艾叶、生柏叶、生地黄各15克。
用法:水煎,分2次服。
功效:凉血止血。
主治:血热妄行,吐血,衄血,血色鲜红,口干咽燥,脉弦数有力。
方解:方中柏叶清热凉血散瘀;生地凉血止血,泄热养阴;荷叶凉血止血;生艾叶和血止血。四药合用,以治血热妄行之证。

(二)辨证要点

四生丸为血热妄行的上部出血证而设,为凉血止血的有效常用方。临床以血色鲜红,舌红,脉数为应用要点。

(三)使用注意

四生丸对内热暴作之吐血、衄血疗效较好,然只可暂用,中病即止。因寒凉太过,若过用、久服,有使血凝成瘀之弊。故虚寒性出血者,则当忌用。

(四)鉴别应用

• 四生丸与小蓟饮子

二方均为凉血止血之剂,均用于治出血证。但是,二者功用各有侧重,主治病位上下不同,应加以鉴别。

前者于凉血止血中寓化瘀,泻火通淋中含养阴,并且善于利尿通淋,主要用于下焦热结,损伤血络之血淋、尿血。

后者以凉血止血为主,清中有滋,清中寓宣,长于治疗血热妄行,气火上逆之吐衄。

(五)临床新用

• 鼻衄

据(《甘肃中医》1992年第4期)报道,阚淑华等用四生丸加减治疗鼻衄40例,药用生地、侧柏炭、荷叶、白茅根、藕节炭、黄芩、仙鹤草、丹皮、沙参各10克,甘草3克。若邪热犯肺者,加桑叶、菊花、鱼腥草;胃火炽盛者,加石膏、黄连;腑气不通,大便秘结者,加大黄、芒硝;肝火偏亢者,加栀子、柴胡、青黛;阴虚者,酌加麦冬、元参;气血两虚者,酌加黄芪、太子参、阿胶;出血量多者,酌加旱莲草、贯众炭、血余炭;鼻渊者,加生苡仁、苍耳子、辛夷、桃仁,每日一剂,早、晚各服一次。结果:痊愈38例,无效2例,治愈率为95%。

• 血小板减少性紫癜

据(《北京中医杂志》1993年第3期报道,姜建珍以四生丸合归脾汤治疗原发性血小板减少性紫癜46例,处方:生黄芪、侧柏叶、仙鹤草各30克,当归、荷叶、炒槐花、阿胶各15克,山萸肉25克,生地25克,参三七粉4克(分吞),甘草10克。30天为一疗程,连服1~3个疗程。结果:显效11例,良效15例,好转11例,无效9例,有效率达80.43%。

4. 小蓟饮子

《济生方》

(一)传统沿用

组成:小蓟根12克,生地黄、滑石各15克,木通6克,淡竹叶、藕节、当归、栀子各9克,甘草3克,炒蒲黄6克。

用法:水煎,分2次,食前服。

功效：凉血止血，利水通淋。

主治：下焦热结，血淋，尿道涩痛等症。

方解：本方是治疗血淋的常用方。方中小蓟甘凉入血分，凉血止血，又可利尿通淋，尤宜于尿血、血淋之症，是为君药；藕节、蒲黄清热凉血止血，并能消瘀，共为臣药；木通、滑石、淡竹叶利水通淋，导热下行，栀子清泄三焦之火，当归养血活血，防诸药寒凉滞血，生地凉血养阴，合而为佐；甘草调和诸药为使，合用故具凉血止血，利水通淋的功效。

(二) 辨证要点

小蓟饮子是治疗血淋、尿血属实热证的常用方。临床以小便赤涩热痛，舌红，脉数为应用要点。

本方可用于急性泌尿系感染的尿血、尿道涩痛等症。

(三) 使用注意

本方药性属寒凉通利之品，不宜久服；血淋日久正虚，非本方所宜。孕妇忌用。使用本方时，必须结合辨病，排除肿瘤、结石、结核、丝虫、先天畸形及血液系统疾病。

(四) 鉴别应用

• 小蓟饮子与四生丸

见本节"四生丸"。

(五) 名医心得

• 焦树德（北京中日友好医院教授）

我除运用此方（小蓟饮子）治疗尿血、血淋外，也常以本方去栀子、滑石，加黄柏炭10～12克，白茅根20～30克，桑寄生30克，续断炭12～15克，治疗"镜下血尿"，屡收良效。如进行上述加减后，再去木通、竹叶,加仙鹤草、艾叶炭各30克,益母草15~20克,阿胶珠10克,用于治疗妇女崩漏不止证,属血热下元不固者,有效。(摘自《方剂心得十讲》第40页)

(六)临床新用

• 血精

据(《河北中医》1986年第1期)报道,某患者婚后每于性交时所射精液均为血性黏稠状,并感双侧睾丸胀痛,排尿有灼热感。西医诊断为"精囊炎"。诊时舌红,苔黄腻,脉弦有力。是为湿热蕴结精室,血络受伤,血随精溢,治宜清热利湿,凉血止血。以小蓟饮子合二妙散加减(生地、滑石各15克,小蓟、木通、当归、车前草各12克,黄柏、苍术、蒲黄、藕节、栀子各10克,甘草5克)。如小便深黄者,加泽泻10克。服10剂痊愈。

• 急性泌尿系统感染

据(《黑龙江中医药》1985年第3期)报道,任起芳用小蓟饮子合八正散治疗急性泌尿系统感染48例。其中急性肾盂肾炎30例,慢性肾炎急性发作10例,急性膀胱炎8例。热淋型以八正散为主;血淋型以小蓟饮子为主。尿道热涩疼痛加瞿麦、车前草;血尿多加丹皮、白茅根。治疗结果:痊愈28例,显效4例,好转10例,无效6例。

• 蛋白尿

据(《湖南医药杂志》1984年第6期)报道,肖才松用小蓟饮子加荷蒂,治疗蛋白尿35例,每日1剂,低盐饮食,避免风寒,禁行房事。治疗结果:痊愈19例,显效9例,好转6例,无效1例,总有效率为97.14%。

又据(《上海中医药杂志》1984年第12期)报道,吴洪龄治疗乳糜血尿183例,血热型者以小蓟饮子育阴清热,通淋止血,疗效显著。

5. 槐花散
《本事方》

(一)传统沿用

组成:槐花12克,柏叶9克,荆芥、枳壳各6克。
用法:水煎,饭前服。
功效:清肠止血,疏风理气。
主治:大便下血,或先血后便;或先便后血;或粪中夹血,血色鲜红者,舌质红,脉弦数。
方解:方中槐花清热凉血止血,柏叶止血而兼散瘀,荆芥疏风理血,枳壳理气宽肠。故能治疗由风热或湿热壅滞肠道,伤及血络所致的便血。
加减:出血多的可加地榆。

(二)辨证要点

槐花散是治疗热证便血的常用效方,临床以血色鲜红,舌红,脉数为应用要点。若便血日久,症见气血虚者,则非本方所宜。本方可用于痔疮出血。

(三)使用注意

槐花散药性寒凉,只能暂用,不宜久服。对中焦虚寒而大便下血者,则当慎用;对于原因比较单纯的大肠下部出血,确有疗效,但对原因复杂、病久不愈的便血,只能治标,不能治本,应进一步探查病因,寻求根治方法。

(四)鉴别应用

• 槐花散与槐角丸

二方均用槐花或槐角与行气的枳壳,疏风之荆芥或防风组成,都有清肠止血、疏风行气之功,均能用治便血。

槐花散则因用药精简,常只作为治疗便血的基础方加减使用。但槐角丸因配有黄芩、地榆、当归,不但清热止血之功效较著,且兼有养血活血之效,其作用较槐花散为全面,尤宜于痔疮出血。故临床医生喜用槐角丸。

附方:槐角丸《太平惠民和剂局方》

组成:槐角、地榆、当归、防风、黄芩、枳壳,除槐角用500克外,其余各药均为250克,为末,酒糊丸,每服9克,米饮送下。

功效:凉血止血,疏风利气。

主治:肠风下血,痔疮,脱肛。属风邪热毒或湿热者。

(五)临床新用

• 痔疮出血

据(《江西中医药》1989年第6期)报道,某患者自述痔疮出血20余年,近20天来大便下血较多,色鲜红,肛门肿痛,有异物感,伴见头晕目眩,肢软,纳食无味,舌质淡红,苔薄黄,脉濡数。肛诊为混合痔。从湿热论治,拟清肠健脾利湿,活血止血法。用槐花散合赤小豆当归散加味,药用赤小豆、薏苡仁各30克,地榆15克,当归、枳壳、防风、荆芥、槐花、侧柏叶、仙鹤草各10克,熟大黄3克。服12剂,便血止,肛门不适等症状消失。

• 过敏性紫癜

据(《吉林中医杂志》1987年第6期)报道,阎喜久用槐花散随证加减,治疗过敏性紫癜15例。脾虚加党参、白术、黄芪;实火者,加金银花、连翘;胃肠道出血加白及、地榆;阴虚者加玄参、沙参、旱莲草;血瘀加桃仁、红花;腹痛加当归、香橼;关节肿痛加鸡血藤、威灵仙、桑枝。每日一剂,一般服2~6剂。紫癜停止再发,原有紫癜消退。最多服28剂,最少服10剂,平均16剂,治愈12例,显效2

例,中途停止治疗1例。

6. 黄土汤
《金匮要略》

(一)传统沿用

组成:甘草9克,干地黄、白术各12克,炮附子9克,阿胶9克,黄芩9克,灶心黄土30克。

用法:将灶心黄土煎汤代水,再煎余药,分2次饭前服。

功效:温阳健脾,补血止血。

主治:脾不统血,大便下血、吐血、妇人血崩属于虚寒者。症见血色黯淡,四肢不温,面色萎黄,色淡苔白,脉沉细无力等。

方解:方中灶心黄土温脾止血;白术、附子、甘草温阳健脾;地黄及阿胶补血止血;为防止辛温药物耗血动血,又配黄芩苦寒以监制。

(二)辨证要点

黄土汤原为属阳虚不能统摄的便血而设。经验证明,其他部位出血属阳虚者亦可应用。临床以血色黯淡,四肢不温,色淡苔白,脉沉细无力为应用要点。

本方可用于胃十二指肠溃疡病之黑便及潜血而有上述见症者。如灶心黄土不易采集时,可用赤石脂代替。

(三)使用注意

有外邪表证以及实热者,均不宜使用,黄土汤所治属阳虚出血证。

(四)鉴别应用

• 黄土汤与归脾汤

二方都有健脾养血作用,均可治脾不统血之便血、崩漏,二方同中有异的是:

归脾汤用于脾气不足,气不摄血之证,以脾气虚为主,故以黄芪、人参等益气健脾药为主组方,功能健脾益气以摄血,为治病求本之剂。

黄土汤用于脾阳不足,阳虚失摄之证,以脾阳虚为主,故以灶心黄土、白术、附子等温阳摄血药为主组方,功能温阳健脾以摄血,为标本兼顾之方。

(五)名医心得荟萃

• 焦树德(北京中日友好医院教授)

我在临床上经常重用伏龙肝(灶心黄土)煎汤代水,煮应证汤药,治疗脾虚不能统血而致的呕血、便血,多收良效。

对于直肠癌患者出现的大便下血,我常在辨证论治的方药中,结合地榆槐角丸和黄土汤的主要药物,重用伏龙肝,也能收到止血效果,并能强壮身体。

黄土汤加桑寄生30克,艾叶炭15~30克,续断炭12~20克,可用于中焦虚寒,脾不统血而致的妇女崩漏病。

痔疮便血,属虚寒证者,可用黄土汤加地榆炭20克,槐花炭、槐角各10克,防风5克治疗,有良效。

近些年来,我常用此方随证加减,用于治疗溃疡出血、功能性子宫出血、溃疡性结肠炎便血、直肠癌便血、痔疮出血等,证属脾虚中寒证及脾失统血者。(摘自《方剂心得十讲》第42页)

• 刘继安(名老中医)

黄土汤是止血良剂。只要灵活加减,随证变通,就可用于多种血证。

便血,无分先血后便和先便后血,亦不论黏稠鲜红或清稀黯淡,本方均有良效。

咯血,无论肺血(血从肺来,随咯而出,色多鲜红,常夹痰涎而伴咳嗽)和胃血(血从胃来,随呕而出,色多黯淡,常夹食物残渣而伴胃痛)均有效。咯血者,生地黄宜重用30克以上,灶心土宜轻用30克,再加藕节、紫菀、大黄炭;呕血者,生地黄宜轻用15克以下,灶心土宜重用50克以上,再加侧柏叶炭、炮姜、黄连。

鼻出血,重用灶心土、生地黄,加怀牛膝、酒大黄。此方是止鼻血的神方。

尿血不止,加旱莲草、车前草、荷叶。

崩漏下血,加蕲艾炭、乌贼骨、炒升麻。

皮下出血,加荆芥炭、炒槐花、仙鹤草,疗效均相当可靠。(摘自《医方妙用》第233页)

• 赵明锐(名老中医)

虚寒性胃出血,症见胃脘痛,纳呆,消化迟滞,痛有定处或夜间痛甚,得食痛剧或痛如刀割,大便匿血或吐黑血;或手足厥冷,脉沉迟无力,颇似现代医学之"溃疡病"。黄土汤为比较理想的方剂,治疗效果较好。

崩漏属虚寒者,其见证为出血淋漓不止,血色黯淡,面色萎黄,气怯懒言,缠绵不愈,并兼有食欲不振,腹泻肠鸣,手足厥冷,唇淡口和,脉虚细迟缓等一派虚寒之象,皆因脾阳虚衰,不能统血所致。治疗宜用黄土汤,以温阳散寒,健脾补中,滋阴养血。

吐血属于虚寒者,多因脾虚气寒不能统摄,其中有的是因患吐血之证,过服寒凉之药,伤及脾胃之阳,气虚下陷证,不能提摄,复导致出血者,以黄土汤治疗,往往获效。

紫癜之甚虚寒者,多因脾阳亏虚不能统血摄血,络破血溢而现皮下出血。其斑点颜色紫黯,并伴有一系列脾胃虚寒之证,如面色苍白,神倦体乏,食欲不振,色淡苔白,脉沉迟虚弱,手足不温等,治疗宜用黄土汤温补脾胃之阳,阳复自愈。(摘自《经方发挥》第11~14页)

• 刘云鹏(中医专家)

以黄土汤去灶心土、熟附子(阿胶12克,黄芩、生地黄各9克,白术4克,甘草3克),加白芍12克,赤石脂45克,地黄炭9克,姜炭6克,组成"健脾固冲汤"。具有健脾坚阴,固涩冲任之功效。主治崩漏下血,量多色红,口干纳差,四肢无力,舌质红而干,苔黄,脉虚数。本方妙在健脾而不温燥,养阴而不碍脾,脾健冲固,血崩自止。(摘自《首批国家级名老中医效验秘方精选》第264页)

• 日·尾台元逸(榕堂)(日本汉医学家)

黄土汤治疗咯血、下血,久久不止,心下痞,身热恶寒,面青体瘦,脉弱,面色刷白,或腹痛下痢,或微肿者。

又治脏毒痔疾,脓血不止,腹痛濡泻,小便不利,面色萎黄,日渐瘦瘠,或微肿者。(摘自《类聚方广义》)

• 日·吉益为则(东洞)(日本汉医学家)

黄土汤治下血,四肢不仁,或冷而痛者,下血,手足烦热,心烦不得眠者。咯血出血亦有前证,则此汤主之。(摘自《方机》)

• 日·浅田惟常(宗伯)(日本汉医学家)

黄土汤治疗下血,陷于阴分(证)者,有收濇之意,不拘先便后血,以脉紧为用此方之目的。其咯血、出血,亦同此意。

又崩漏脉紧者有效。

又伤寒热入血分,暴下血(与桃核承气汤或犀角地黄汤证,出血不止者不同)陷于阴位(证)危笃者,往往得奇验。(摘自《勿误药室方函口诀》)

治一妇人,伤寒数日不解,一日下血数行,或如豚肝;或如漆黑,数块脱下,四肢厥冷,汗出喘鸣欲绝,余与黄土汤,下血止。(摘自《橘窗书影》)

据《用方经验》云：妇人崩血不止，男子下血久久不愈，面色萎黄，掌中烦热，爪甲干色，脉数胸痛，或见微肿，得效。是禁(止)血之剂也。(摘自《金匮要略今释·卷五》)

(六)临床新用

• 上消化道出血

据(《天津中医》1990年第2期)报道，蔡金伟用黄土汤(灶心黄土30克，炮附子、炒白术、阿胶、黄芩各10克，生地炭15克，炙甘草3克)为主方，治疗上消化道出血175例。兼有呕血者加半夏、旋覆花各10克，代赭石30克；出血量大者加海螵蛸15克，白及6克；气虚者，加党参10克，黄芪15克；倘若血红蛋白低于6克，或伴出血性休克，予适量输血及补液。治疗结果：3天内大便隐血试验转阴者89例，占50.86%；4～15天内转阴者74例，占42.28%，总有效率为93.14%。转阴时间平均4.17天。

• 崩漏

据(《云南中医杂志》1988年第4期)报道，瞿忠灿用黄土汤(灶心黄土30～60克，附子、炙甘草、熟地、炒白术、阿胶各10克)加味，治疗崩漏21例。如胃纳差者用阿胶珠、炒黄芩各10克，红参8克；如阳虚寒重加肉桂、炮姜；肝郁气滞加柴胡、香附、郁金、元胡；兼瘀血者加焦山楂、蒲黄炭、五灵脂，一般以血止后，改服丸药调理善后，结果：治愈18例，占85.71%，无效3例。

• 咯血、衄血

据(《吉林中医药》1991年第1期)报道，王延周等用黄土汤治疗多种虚寒性出血疾病118例，其中肺出血18例，消化道出血57例，鼻出血8例，子宫出血15例，痔疮出血9例，尿血5例，紫癜6例。气虚甚者加党参15克，出血多者加乌贼骨、益母草各12克。结果：有效86例，好转28例，无效4例。

第二节 活血剂

活血剂,有促进血行,消散瘀血的作用。适用于瘀血内停所致的病症。如腹中胁下有瘀块、创伤瘀肿、妇女血瘀经闭、产后恶露不行等。

由于气为血之帅,气行则血行,气滞则血滞,故活血剂常配以适当的理气药同用。

活血剂一般对孕妇禁用,以免损胎。

1. 桃核承气汤
《伤寒论》

(一)传统沿用

组成:桃仁9克,大黄12克(后下),芒硝(烊化)、桂枝、甘草各6克。

用法:水煎,分2次服。

功效:破血下瘀,引热下行。

主治:下焦蓄血证。少腹胀满,见有肿块疼痛而拒按,大便色黑,小便自利;或谵语烦躁,夜间发热,以及血瘀经闭、经痛等症。

方解:本方即调胃承气汤加桂枝、桃仁组成。桃仁苦甘平,能破蓄血,大黄苦寒可泻下瘀热,二者瘀热并治为君;芒硝咸苦寒,泻热软坚,助大黄下瘀泻热,桂枝甘温,通经活血,既助桃仁通行血脉,活血化瘀,又防硝、黄寒凉之弊,共为臣;炙甘草护胃安中,并缓诸药之峻烈,为佐使药。诸药合用,共奏破血下瘀泻热之功,使蓄血除,瘀热清。谓之邪有出路,诸症自平也。

(二)辨证要点

无论何处的瘀血证,只要具备"瘀"、"热"互结这一病机,均可以本方化裁使用。临床以少腹急结,小便自利,脉沉实或涩为应用之要点。

(三)使用注意

如表证未解者,当先解其表,而后再用本方;因本方功能破血下瘀,对孕妇忌用。

本方可用于:①胸、腰椎骨折早期出现疼痛、腹胀、尿闭、便闭,具有瘀血者;②妇女的月经不调、胎盘残留不下的出血、经闭、子宫内膜炎及附件炎等,见有瘀血、便秘里热者。

(四)名医心得荟萃

• 陈益群(苏州市中医院主任医师)

桃核承气汤:制大黄、芒硝、桂枝各10克,生甘草、桃仁各6克。

擅长用此方主治胸腹部内伤,瘀血内结作痛(伤后麻痹性肠梗阻)。

指征:伤后胸满闷而腹胀,大便秘结,腹部压痛,伴有发热,苔黄腻,脉洪。

禁忌:体虚便溏者禁用,否则可伤正气,伤津液。有内脏损伤和穿孔时禁用。

体会:本方具有破瘀泻下功能,对外伤后腹胀便秘、肠满烦闷者,使用可达立竿见影之效果。在骨科胸腹内伤时可辨证加减使用。

• 孟宪杰(洛阳正骨医院主任医师)

擅长运用桃核承气汤(芒硝20克,当归、大黄各15克,厚朴、延胡索各 12 克,川芎、桃仁、红花、枳壳各 10 克,甘草 5 克)。

主治:脊柱骨折、脱位初期,伴有或无脊髓损伤,腹部胀满者。

指征:损伤合并有空腔脏器损伤而出现的腹胀满,不宜用此方。

体会:使用该方应严格观察病情变化,不能多服,一般 1~2 剂,服后大便通利则停药,重新调整方剂。

• 赵明锐(中医学家)

肩痛,即肩关节痛、肩关节周围炎。症见肩关节或肘关节疼痛难举,伸屈不便,或痛如针刺,或日轻夜重,或麻木憋胀。由于瘀血阻滞造成的肩关节痛,瘀必发热。桃核承气汤既能攻瘀导滞通络,并兼攻邪热,所以用之效果非常理想。于是,凡遇此病,即以此汤投之,大部分患者在短时间内能够治愈。疗效既速,药价又廉,应当广泛运用。

酒渣鼻古名鼻赤,因瘀血、热邪郁于经脉,循经上冲面部所造成的酒渣鼻,临床颇为多见。这种证候多见于青壮年妇女患者,症状的特点是凡月经前比较严重,月经过后就自然好转。仲景用本方治下焦蓄血,缘于此证也多由于下焦瘀血导致,故用本方解郁活血,使瘀血热邪不致上冲。

顽癣,初见皮肤发痒,后起淡褐色粟样丘疹,病损逐渐扩大,互相融合,形成肥厚性皮损,瘙痒明显,反复发作,痛苦难忍。笔者用活血化瘀的桃核承气汤加减治疗,获得一定的疗效。

隐疹,与西医的荨麻疹颇为相似,其疹形高起皮肤,时隐时现,疹形大小不等,丘疹初期鲜红、剧痒、灼热,属风热蕴于血分。患者日轻夜重,瘙痒难忍,并见口干舌燥或身热,脉证皆实,一般消风祛湿止痒之品,鲜有效验。用桃核承气汤以清热、活血、化瘀,每获显效。

胬肉攀睛,即翼状胬肉。症见胬肉蕴肿,由眦角发出,似昆虫翼状,横贯白睛,渐侵黑睛,甚至掩及瞳孔,自觉沙涩不适,影响视力,治疗用药除了清热泻火,还需活血化瘀,以桃核承气汤清热凉血,祛瘀导下,效果良好。

血淋,症见尿时茎中痛如刀割,血色紫黯有块,小腹硬满。临床上血淋属瘀血类型的,比血虚、血寒、血热3种见症要多。血淋之治疗,实者宜清热泻火,解郁化瘀;虚者宜滋阴降火养血。所以,桃核承气汤治疗血淋,是适用于实热类型的。

妇女经来狂言谵语。以热与瘀血相搏而引起的经期发狂更为多见。治宜清泻火热之邪,破血下瘀,瘀热去而心神得安。用桃核承气汤治疗此病有良好的效果,如在经前服用,效果更佳。(摘自《经方发挥》第3~8页)

• 叶橘泉(中医药学家)

桃核承气汤不仅奏效于上部充血性诸症,对于胎盘残留、子宫出血不止,亦有卓效,并可免去手术之痛,产妇科专家不妨一试。(摘自《古方临床之运用》第136页)

• 于世良、史定文(中医专家)

曾用桃核承气汤加代赭石30克,菊花15克,川芎9克,治疗外伤性脑震荡,一剂便通神安,二剂头痛呕恶、烦躁不安基本消失。

加蒲公英30克,赤白芍各15克,川楝子、延胡索各10克,治疗阑尾炎,不过3剂,腹痛若失,免去手术之苦。

当代中医专家连建伟指出:"本方泻实热,化郁凝,不但能治下焦蓄血,并能消除半身以上瘀血。由于火旺而血瘀于上,而致头痛脑胀、目赤齿痛者,可用本方釜底抽薪,引血下行,从而使症状得以缓解"。此论颇有见地,值得借鉴。(摘自《中医名方精释》第198页)

• 聂惠民(北京中医药大学教授)

桃核承气汤治血瘀头痛、头晕、腹痛、便秘;热性病少尿证;妇科痛经、闭经、产后恶露不绝、癥瘕积聚、胎死腹中;外科脑外伤后遗症、跌打损伤。此外,用于精神分裂症,亦有很好疗效。

笔者临床应用：①瘀血性闭经，加当归、川芎、赤芍、红花、香附。②痛经，加当归、赤白芍、香附、元胡。③瘀血头痛，加白芷、元胡、当归、川芎、赤芍。④慢性阑尾炎，加丹皮、冬瓜仁、薏苡仁。⑤血淋，加滑石、车前子、木通、金银花等清热渗利之品。（摘自《伤寒论与临证》第118页）

• 施引娣（中医专家）

以桃核承气汤加石菖蒲、黑栀子、丹参、赤芍为基本方。加味治疗年龄在20岁左右的癫狂病人30例（其中周期性精神病17例，精神分裂症13例）。血瘀明显加三棱、莪术；痰迷心窍加白芥子、半夏；烦躁不安加黄连；口干舌燥加石斛、麦冬；大便秘结重用大黄；小便短赤加木通、泽泻；月经失调加当归、香附；痛经加延胡索、泽兰、益母草；惊恐加珍珠母、龙齿。治疗结果：治愈6例，显效17例，改善4例，无变化者3例。（摘自《江西中医药》1984，15（6）：32）

• 杨景福（中医专家）

以桃核承气汤为基本方，加味治疗10例精神分裂症。如神志不清，舌苔厚腻者加远志、石菖蒲；气郁不舒者加香附、郁金；外感表证未尽者，先应解表。结果全部治愈。（摘自《陕西中医》1983，4（3）：14）

• 刘启明（中医专家）

以桃核承气汤加丹皮、白芍为基本方。加味治疗肝性血卟啉病100例。腹痛甚加延胡索、川楝子；瘀血甚加土鳖虫、丹参；腹胀甚加枳壳、厚朴；大便燥结加麻仁、番泻叶；体质弱者加党参、黄芪。用药6~24剂，全部治愈。（摘自《中医药学报》1993，（1）：24）

• 游开泓（中医专家）

以桃核承气汤加白芍为基本方。加味治疗肝性血卟啉病35例。均以腹痛为突出症状。证属瘀热蓄血，腑气不通，治宜清泄瘀热。如腹痛甚加延胡索、失笑散；瘀血甚加土鳖虫、丹参；呕吐加半夏、藿香；腹胀加枳实、厚朴；黄疸者加茵陈、栀子；谵妄者加珍珠母、琥珀；贫血加当归、川芎；烦躁加天麻、钩藤；血压高者加石决明、夏枯草。治疗结果：治愈 31 例，好转 3 例，无效 1 例。总有效率为 97.14%。(摘自《中医杂志》1987,28(5):36)

• 王尧（中医专家）

以桃核承气汤去桃仁，加当归，煎汤口服或鼻饲或灌肠。治疗 13 例阿托品中毒病人。治疗结果：13 例均在 1～5 天内痊愈。服药后二便通利，其神昏谵妄、躁动不安、幻觉和视物不清等症状消失。(摘自《江苏中医杂志》1986,7(6):21)

• 周庆端（中医专家）

以桃核承气汤去桂枝为主方，随证加减，治疗胆囊炎 100 例。治疗结果：治愈 87 例，好转 7 例，无效 6 例，总有效率为 94%。(摘自《山东中医杂志》1993,12(3):28)

• 李贞（中医专家）

以桃核承气汤加减方（桃仁 20 克，桂枝 15 克，枳实、黄连、黄芩、大黄各 10 克，甘草 6 克）为主方。加味治疗胆囊炎 108 例。如痛剧加芍药、延胡索；发热加栀子、金钱草。治疗结果：治愈 53 例，好转 49 例，无效 6 例，总有效率为 94.44%。(摘自《山西中医》1995,11(3):22)

• 胡炜昌（中医专家）

以桃核承气汤加木香、生山楂、益母草、丹参、细辛、乌药。治疗经期前后精神紊乱。于月经前 6～10 天开始服药，用至经血来潮，症状消失。(摘自《北京中医学院学报》1988,11(4):33)

• 王广见（中医专家）

以桃核承气汤加青蒿、柴胡、丹皮为基本方。加减治疗经行发热 80 例。治疗结果：总有效率为 100%。(摘自《山东中医杂志》1996,15(1):19)

• 日·田中源一（日本汉医学家）

以桃核承气汤丸剂治疗痤疮9例。第一周每晚睡前服2.5克,以后视大便及皮疹的情况逐渐加大药量,最大值增至7.5克。4周后治疗效果好。(摘自怡悦翻译的《国外医学中医中药分册》1995,17(1):32)

• 日·大塚敬节(日本汉医学家)

桃核承气汤乃是调胃承气汤加配桂枝、桃仁之方剂。在有调胃承气汤证及血证者用之。即在有秘结倾向、下腹部呈急结状、下血、咯血、出血等时应用之。下腹部急结即在此部可证明有条索状物,用指轻微擦过状,触按时觉有疼痛,如证明有此症状,即使无咯血、下血等亦可应用本方。

本方广泛应用于月经时神经异常兴奋、月经困难、胎盘残留出血不止、胎儿死于母体内不能娩出、产后发狂,因月经不调之各种疾患、齿痛、齿龈出血、眼疾、痔核、骨盆腹膜炎、会阴部打扑等。

子宫内膜炎,如有桂枝茯苓丸诸症(妇女小腹宿有癥块,疼痛,腹肌挛急)更剧烈发热、炎症、充血显著者,可用此方。左下腹部触之有索状物,按之有急迫性疼痛者,用此方有特效。(摘自《汉方诊疗实际》第210页)

• 日·尾台元逸(榕堂)(日本汉医学家)

桃核承气汤,治产后恶露不绝,少腹凝结,而上冲急迫,心胸不安者。凡产后诸患,多恶露不尽之所致也,早用此方为佳。又治经水不调,上冲甚,眼中生厚膜;或赤脉怒起,睑泡赤烂;或龋齿疼痛,小腹急结者。又治打扑损伤眼。又治经闭,上逆发狂;或咯血出血,及赤白带下,小腹急结,腰腿挛痛者。又治痢疾,身热腹中拘急,口干咽燥,舌色殷红,大便脓血。又治淋家,少腹急结,痛连腰腿,茎中疼痛,小便点滴不通者,非利水剂所能治也,用此方则二便快利,痛苦立除,小便癃闭,少腹急结而痛者,疼痛不能转侧,二便闭涩者亦良。(摘自《类聚方广义》)

(五)临床新用

• 急性坏死性肠炎

据(《新中医》1984 年第 2 期)报道,肖旭辉以桃核承气汤加红花、黄芩治疗急性坏死性肠炎 22 例,疗效显著。其中治愈 19 例,死亡 2 例,转外科 1 例,有效地降低了死亡率。

• 肝性血卟啉病

据(《中医药学报》1993 年第 1 期)报道,刘启明以桃核承气汤加丹皮、白芍为主,治疗肝性卟啉病 100 例。腹胀加枳壳、厚朴;大便燥结加麻子仁、番泻叶;腹痛重者,加元胡、川楝子;瘀血重者加丹参、土鳖虫;体弱加党参、黄芪。平均服药 12 剂,全部治愈。

• 出血性脑血管病

据(《陕西中医》1993 年第 3 期)报道,权晓理以桃核承气汤为主方,治疗出血性脑血管病 24 例。呕恶加姜半夏、竹茹;头痛剧烈加天麻、白芷;痰涎壅盛加胆南星、川贝。治疗结果:痊愈 15 例,显效 4 例,好转 3 例,无效或恶化死亡 2 例。认为本方具有促进颅内血肿吸收,降低颅内压的作用。

• 急腹症

据(《湖南中医杂志》1997 年第 5 期)报道,郑卫群用桃核承气汤治疗阑尾炎、肠梗阻、肠粘连、前列腺肥大引起之癃闭、血阻胞宫等症,收到良好效果。若属实热阻肠,伤津耗液者,加玄参、生地以增水行舟;热毒急重者,加金银花、连翘、蒲公英以清热解毒;瘀热阻滞肠道者合抵挡汤以行瘀活血。

• 急性咽炎

据(《广西中医药》1984 年第 2 期)报道,王继仙用桃核承气汤治疗急性咽炎 47 例,年龄在 10~40 岁,全部治愈。服药 2~5 剂,平均治愈时间为 2.8 天。认为本病属中医之风热喉痹,多由风热邪毒侵犯与气血相搏,气滞血瘀,热毒搏击不去,极易成为腑实。

清热解毒,祛除瘀滞,莫过于桃核承气汤。

• 伤后腹胀

据(《中医药研究》1998年第1期)报道,王春江以桃核承气汤临证加减,治疗伤后腹胀148例,疗效满意。

又据(《江西中医药》1986年第2期)和(《陕西中医》1984年第7期)分别报道,涂文辉和吴绍用桃核承气汤治疗胸腰椎压缩性骨折初期,瘀血凝滞;后腹膜血肿刺激或挤压肠管,造成功能紊乱,大便秘结,小便困难等症,均可获得良效。从而为骨折的愈合创造了有利条件。

2. 桂枝茯苓丸
《金匮要略》

(一) 传统沿用

组成:桂枝、茯苓、丹皮、桃仁、芍药各等份。

用法:上药共研细末,炼蜜为丸。每服3~9克,每日2次,饭前服。

功效:活血化瘀,缓消癥块。

主治:瘀阻胞宫证。妇女小腹宿有癥块,按之疼痛,小腹挛急,脉涩;或血瘀经闭,或胞衣不下,或产后恶露不尽而有腹痛拒按等症状者。

方解:本方是化瘀通经剂,用以治疗妇女宿有癥块,而漏下不止的证候。因为此种漏下由于癥块不消,则漏下不止,本方重在缓消癥块,乃治病求本的意思。本方桂枝温通血脉;茯苓益脾扶正;芍药调营;丹皮、桃仁破血化瘀;白蜜为丸,目的在于缓和药力。合用为祛瘀化癥的方剂,使消癥而不伤正。

(二)辨证要点

本方为缓消癥块之剂。临床以妇人小腹宿有癥块,腹痛拒按,或下血色晦暗而夹瘀块,舌质紫黯,脉沉涩为应用要点。

现代常用本方治疗子宫内膜炎、附件炎、子宫肌瘤、卵巢囊肿、功能性子宫出血、习惯性流产、宫外孕及前列腺肥大、甲状腺肿、肝脾肿大等瘀湿滞者。

(三)使用注意

对于妊娠而有癥块的证候,有必要使用本方时,必须加以注意,慎重使用,应从小剂量开始。中病即止,不可过服。

(四)名医心得荟萃

• 蔡小荪(上海第一人民医院主任医师)

以行气通阳,活血祛瘀之"桂枝茯苓丸"(茯苓12克,桃仁、赤芍、丹皮各10克,桂枝5克),加功专于血分,善治妇人血气瘀结之皂角刺、鬼箭羽各20克,石见穿15克,组成"内异Ⅲ号方"。具有消癥散结之功效,专治癥瘕。

以桂枝茯苓丸(茯苓12克,赤芍、丹皮、桃仁各10克,桂枝5克),加鬼箭羽20克,夏枯草12克,海藻、三棱、莪术各10克,水蛭5克,组成"消坚汤",具有消癥散结之功效。主治子宫肌瘤,经净后服,3个月为1个疗程。此为蔡小荪医师治疗子宫肌瘤经验方,运用临床数十年,效果颇佳。(摘自《首批国家级名老中医效验秘方精选·续集》第326页)

• 郭仲权(名老中医)

桂枝茯苓丸善治妇科瘀血证,确能收到良好的效果。

凡瘀阻经脉,气血不畅之闭经、痛经、经行过期不止,均可用本方治之。月经后期的痛经,宜加丹参、当归、香附;阳虚内寒血瘀之顽固性痛经,于经前合艾附暖宫丸;经闭不行,加茜草根、三七。

功能性子宫出血,加益母草、生蒲黄,疗效满意。

不孕症之属气血瘀滞,慢性盆腔炎等,加淫羊藿、菟丝子、苍术、香附;如输卵管阻塞之不孕症,加丹参、穿山甲、延胡索、路路通;如子宫肌瘤而不孕,加夏枯草、茜草、昆布。

盆腔炎之属气滞血瘀,加香附、当归、延胡索;寒凝血滞,加小茴香、丹参、香附。

子宫肌瘤之属瘀阻气机,加三棱、莪术、大黄、丹参、牡蛎。(摘自《医方妙用》第 211 页)

• 赵明锐(名老中医)

在临床上反复试验的结果,以桂枝茯苓丸合当归芍药散使用,疗效既高,治疗范围又为广泛。笔者将此合方广泛运用于妇女的各种疾病,诸如痛经、闭经、月经不调、崩漏、癥瘕积聚等病症,只要确是寒凝血滞,瘀血内阻,或湿滞血瘀者,其主要症状为:少腹痛,拒按,下血紫黯,血中有块,下血块后疼痛减轻,遇寒则甚,得热痛减,或白带过多,腰困,下肢浮肿等皆有卓效。其可以使闭者通、崩者止,实属奇妙。又将此方试用于因上节育环后,有腹痛出血、白带多反应者,也屡用屡效。(摘自《经方发挥》第 72 页)

• 于世良、史定文(中医专家)

笔者认为:桂枝茯苓丸不独用于妇女之子宫肌瘤、息肉、卵巢囊肿、宫外孕、盆腔炎。男子下腹部瘀血性病症亦可用之。近 10 年来,加海金沙、蒲公英、白茅根等治疗急慢性前列腺炎,均取得显著效果。(摘自《中国名方精释》第 206 页)

• 张天(中医专家)

阳痿、前列腺炎之属肾气不足,痰湿瘀阻者,治宜化痰祛瘀,益肾通阳。以桂枝茯苓丸合二陈汤加味(阳起石、青礞石、车前子、淫羊藿、赤芍各 15 克,牡丹皮、浙贝母、当归、桃仁、姜半夏、桂枝、茯苓各 10 克,陈皮、甘草各 6 克)。服药 2 周,会阴作胀消失。但阳事举而不坚,去青礞石,加菟丝子、巴戟天各15克,继续服2周后,小便爽利,阳事已举,诸症皆愈。(摘自《中医杂志》1997,38(8):468~469)

• 杨百茀(中医专家)

以桂枝茯苓丸(白芍15克,桃仁、丹皮、桂枝、茯苓各10克)合四物汤(当归、赤芍、生地黄各15克,川芎10克),加黄芪30克,具有益气活血,逐瘀通络之功效。主治脑卒中,半身不遂,口眼歪斜,语言蹇涩,口角流涎,脉迟缓或浮弱,舌苔薄白。对脑卒中后遗症属气虚者有良效,脑卒中初期实证不宜之。(摘自《首批国家级名老中医效验秘方精选》第188页)

• 金季玲(中医专家)

以桂枝茯苓丸(桂枝、茯苓、桃仁、丹皮、赤芍各10克)加夏枯草15克,党参、延胡索各12克,三棱、莪术、川楝子各10克,山慈菇6克。主治子宫内膜异位症之瘀血凝滞型,症见痛经、异位结节、包块。使异位之子宫内膜形成的包块体积缩小或萎缩。

如月经量多者,在月经期用上方去三棱、莪术、山慈菇、桃仁,加五灵脂、蒲黄炭、茜草各10克,乌贼骨20克,三七粉7克。(摘自《辽宁中医杂志》1994,21(6):271~272)

• 王希知(重庆市中医研究所主任医师)

不孕症之属卵巢囊肿所致者,王老以活血化瘀之桂枝茯苓丸合金铃子散化裁(茯苓30克,赤白芍、柴胡、泽泻、白术、牡丹皮、丹参、延胡索各15克,桂枝、桃仁、制香附、川芎、川楝子各9克),以疏肝理气,活血化瘀,利水消癥(痃癖)。经水通调,而能摄精成孕。(摘自《名医治病》第346页)

• 张季高(名老中医)

属血瘀经行腹痛,方用桂枝茯苓丸加味(茯苓、赤芍、桃仁、延胡索、五灵脂各10克,桂枝、牡丹皮、蒲黄各5克),以活血化瘀,理气止痛而获愈。

产后恶露不绝,表现为一派瘀血见证者,选用桂枝茯苓丸(桃仁、茯苓、赤芍各 10 克,桂枝、牡丹皮各 5 克),加益母草 15 克,蒲黄 10 克,以活血化瘀而止血。(摘自《名医治病》第 331、363 页)

• 杨升山(中医专家)

以桂枝茯苓丸加牛膝、牡蛎、丹参为基本方。加味治疗子宫肌瘤 100 例。如肝郁加柴胡、青皮、香附、川楝子;出血多加椿根皮、地榆炭;白带多加白薇、椿根皮;便秘加大黄、芒硝;小便不利加泽泻、车前子;瘀血重加田三七、五灵脂、蒲黄、乳香、没药、水蛭、红花;软坚散结加三棱、莪术、昆布、海藻、鸡内金、鳖甲、天葵子。服药最少者 36 剂,最多者 200 剂。治疗结果:46 例子宫肌瘤完全消失,34 例子宫肌瘤缩小 1/2 以上,20 例无效。(摘自《浙江中医杂志》1984,19(4):180)

• 吴富成(中医专家)

以桂枝茯苓丸加橘核、牛膝、海藻、土鳖虫、黄芪,治疗前列腺肥大 31 例。治疗结果:治愈 7 例,好转 21 例,无效 3 例,总有效率为 90.32%。(摘自《辽宁中医杂志》1993,20(2):35)

• 李武忠(中医专家)

以桂枝茯苓丸治疗男扎或痛性结节 25 例,均获痊愈。(摘自《四川中医》1990,8(12):36)

• 日·有地滋(日本汉医学家)

以桂枝茯苓丸合大柴胡汤,治疗慢性乙型活动性肝炎(肝功能不良、乙肝表面抗原阳性、脾脏肿大)。坚持服以上方剂 1 年,肝功能恢复正常,脾脏未触及,诸症消失。(摘自《汉方临床》1982,26(4):3)

• 日·寺泽捷年(日本汉医学家)

以桂枝茯苓丸治疗有雷诺病现象的胶源性疾病患者。服药当天即感手指发热,1 月后手指冷感渐消,数月而愈,至次年冬季并未复发。(摘自《东洋医学杂志》1985,35(2):5)

- 日·镰野俊彦(日本汉医学家)

以桂枝茯苓丸治疗持续腰痛2周以上者20例,服药2~8周。治疗结果:显效4例,中等改善6例,轻度改善6例。总有效率为80%。认为桂枝茯苓丸对外伤性腰痛效果佳。(摘自《新药与临床》1980,29(9):1493)

- 日·尾台元逸(榕堂)(日本汉医学家)

桂枝茯苓丸治经水不调,时时头痛,腹中拘挛,或手足麻痹者,或每至经期而头重、眩晕、腹中、腰腿疼痛者;又治经闭上冲头痛,眼中生翳,赤脉纵横,疼痛羞明,腹中拘挛者。又妊娠跌扑,胎死腹中,下血不止,少腹挛痛者,用之胎即下。又适于血淋、肠风、下血皆效。以上诸症,加大黄煎服为佳。又产后恶露不尽,则诸患错出,其穷至于不救,故治以逐瘀血为至要,宜此方。(摘自《类聚方广义》)

- 日·大塚敬节(日本汉医学家)

在流产后刮子宫内膜以后发生静脉炎。左右脚浮肿经久未能治愈,但用此方(桂枝茯苓丸)即迅速获得痊愈。

结核性腹膜炎,下腹部硬结,尤在左腹直肌位置者,用之有效。疼痛者用之亦佳。

汗疱,由于妇人卵巢功能障碍之手掌角化证,用此方加薏苡仁有著效。如病人稍有贫血倾向并体质虚弱者,可用当归芍药散加薏苡仁,有效。

面皰(痤疮)较轻症时,用桂枝茯苓丸加薏苡仁有显效。

可以认为,桂枝茯苓丸为桃仁承气汤中去甘草、大黄、芒硝,加牡丹皮、茯苓、芍药代替之方剂。故适应证虽如桃仁承气汤,但无便秘倾向。一般症状亦缓和,在下腹部有肿块,触之有抵抗压痛,但不能证明有桃仁承气汤腹证之急结。

本方广泛应用于妇科疾患,尤其在子宫炎及附件炎等。如子宫内膜炎、子宫实质炎、子宫周围炎、卵巢炎、输卵管炎、月经不调

之各种障碍、月经困难、流产后出血不止、子宫肌瘤、腹膜炎、打扑症、痔核和睾丸炎等。(摘自《汉方诊疗实际》)

• 日·有持常安(桂里)(日本汉医学家)

①桂枝茯苓丸用于产前则催生,用于产后则治恶露停滞,心腹疼痛,或发热憎寒者。又出死胎,下胞衣,胎前产后诸杂症,功效不可具述。②产后气喘为危证,方书称:"败血上攻,其面色紫黑者,急用'桂苓黄汤'(即本方加大黄)"。(摘自《古方临床之运用》第24页)

(五)临床新用

• 无症状性心肌缺血

据(《江苏中医》1998年第8期)报道,李承功以桂枝茯苓丸治疗无症状性心肌缺血32例。结果:显效12例,有效18例,无效2例,总有效率为93.75%。

• 皮肤变应性结节性血管炎

据(《湖北中医杂志》1988年第2期)报道,刘顺俊应用桂枝茯苓丸(茯苓15克,赤芍12克,桂枝、丹皮各10克,桃仁9克),气虚加黄芪60克;血瘀加三棱、莪术各6克;热重加黄柏10克;下肢浮肿加冬瓜皮15克,防己12克;面部浮肿加羌活6克;兼有表证加防风15克,结节大而不易消退者,加当归尾15克,丹参12克。治疗皮肤变应性结节性血管炎30例,结果:痊愈23例,好转5例,无效2例。

• 慢性肾炎

据(《河南中医》1986年第2期)报道,祝建华以桂枝茯苓丸(桂枝、茯苓各12克,桃仁、丹皮、赤芍各9克)加减,治疗慢性肾炎98例。结果:痊愈71例,有效18例,无效9例。疗程在1～3个月。

• 宫外孕

据(《湖北中医杂志》1996年第5期)报道,范道远以桂枝茯苓丸(桂枝、茯苓、丹皮、赤芍、桃仁各12克)加制乳香、制没药各12克,丹参40克,昆布、海藻各15克,生蒲黄10克,疗程15~90天。治疗宫外孕40例,结果:治愈39例,无效1例,治愈率97.5%。

• 卵巢囊肿

据(《中医杂志》1994年第6期)报道,王惠兰运用桂枝茯苓丸(桂枝、丹皮、赤芍、桃仁各15克,茯苓10克),加黄药子30克,鸡内金、水蛭(研末)、荔枝核、乌药各15克,同时加服大黄䗪虫丸1丸,早晚各1次。3个月1疗程。治疗卵巢囊肿300例。结果:经1~2个疗程后,痊愈255例,好转30例,无效15例,总有效率为95%。

又据(《国医论坛》1995年第5期)报道,刘昭坤运用桂枝茯苓丸(桂枝12~30克,茯苓30~60克,桃仁、丹皮、赤芍各10克)加香附、泽兰各15克为主方,每日1剂,15天为1疗程。治疗卵巢囊肿98例。寒证重用桂枝15~30克,甚者加附子10克;热证加蒲公英、紫花地丁各30克;气虚加黄芪30克。如经过2个疗程,卵巢囊肿不缩小者加三棱、莪术、炮山甲各10克,水蛭3克。结果:痊愈71例,显效19例,有效6例,无效2例,总有效率为97.96%。

• 子宫肌瘤

据(《山东中医杂志》1993年第2期)报道,杜文华应用桂枝茯苓丸(茯苓、丹皮各30克,桂枝、桃仁、赤芍各20克)加夏枯草、莪术、三棱、山慈姑、海藻各30克,穿山甲、鳖甲各20克。月经干净3天后,开始治疗,30天为1疗程,每日1剂。第一遍浓煎至100毫升,药液温度38~39℃,保留灌肠,第二遍煎至300毫升,分早、晚二次口服。治疗子宫肌瘤40例,结果治愈4例,显效14例,有效18例,无效4例,总有效率为90%。

又据(《甘肃中医学院学报》1991年第3期)报道,华占福等应用桂枝茯苓丸(桂枝、桃仁、丹皮各 10 克,茯苓、赤芍各 15 克)加浙贝母、夏枯草、鳖甲、牡蛎各 20 克,治疗 60 例子宫肌瘤患者。结果:痊愈 8 例,好转 47 例,无效 5 例。

- 盆腔瘀血综合征

据(《新中医》1991 年第 6 期)报道,陈定生等以桂枝茯苓丸为基本方,若血瘀伴血热加大黄 10 克;伴气滞加柴胡 9 克,青皮、川朴花、佛手各 10 克;伴气虚加熟地、党参、黄芪各 30 克,当归 15 克。结果:痊愈 18 例,显效 11 例。

- 附件炎

据(《湖北中医杂志》1987 年第 5 期)报道,彭景星应用桂枝茯苓丸(桂枝 8 克,丹皮、桃仁各 7 克,白芍、茯苓各 20 克)加芦根、冬瓜子各 20 克,治疗附件炎 30 例。皆以少腹疼痛为主症。结果:痊愈 16 例,有效 12 例,无效 2 例,总有效率为 93.33%。

- 子宫内膜异位症

据(《中草药》1998 年第 4 期)报道,杜瑞玲以桂枝茯苓丸(桂枝、茯苓、丹皮、桃仁、赤芍各 10 克)为主方,治疗子宫内膜异位症 32 例。有炎症且又有血瘀者加夏枯草、三棱、莪术各 20 克,益母草、白花蛇舌草各 30 克,皂角刺 10 克;腹痛甚者加全蝎、水蛭各 10 克,蜈蚣 6 条;肝郁气滞加丹栀逍遥散;寒湿凝滞加温经汤。每日 1 剂,10 剂为 1 疗程。结果:痊愈 7 例,显效 15 例,好转 8 例,无效 2 例,总有效率为 93.75%。

又据(《湖南中医杂志》1992 年第 6 期)报道,罗建华应用桂枝茯苓丸(桂枝 9 克,桃仁、茯苓、丹皮、白芍各 10 克)加元胡 10 克,大黄 9 克,治疗子宫内膜异位症 50 例。结果:痊愈 29 例,显效 21 例,总有效率为 100%。

- 人流后恶露不尽

据(《湖北中医杂志》1986 年第 2 期)报道,程琼壁应用桂枝茯苓丸和失笑散为主方,治疗人工流产后恶露不尽 42 例。血虚加当归、阿胶;脾虚加党参、白术;肾阴虚加山萸肉、女贞子。结果:除1例无效外,其余41例均愈。

• 盆腔炎性包块

据(《江苏中医杂志》1997年第6期)报道,刘怀敏以桂枝茯苓丸(桂枝、赤芍、茯苓各15克,桃仁、甘草、丹皮各10克),加三棱、莪术各10克,炒桂枝、金银花各30克,连翘20克为主方,治疗子宫直肠窝积液20例。带下量多,舌质红,苔黄腻,脉濡数,加土茯苓、白花蛇舌草各30克;赤白带下加茜草10克,炒黄芩12克;腹痛明显,伴有大便欲坠或大便秘结,舌质紫黯,苔薄黄,脉弦者,去金银花、连翘,加白芍18克,元胡、炒枳壳、槟榔各10克,桃仁加至18克;胀痛明显加乌药10克,香附18克或小茴香10克;月经量多,色紫,有血块,或流血不止者,加生地炭15克,石韦30克,三七粉3克冲服。每日1剂,结果:痊愈12例,显效7例,无效1例。

• 经期综合征

据(《国外医学·中医中药分册》1980年第4期)报道,石丸忠将桂枝茯苓丸制成散剂,日服5克,治疗经期综合征20例。患者以腰痛和下腹部痛为主症,结果有效6例,好转10例,无效4例,总有效率为80%。

• 崩漏

据(《国医论坛》1995年第3期)报道,王明惠等运用桂枝茯苓丸加味(茯苓20克,赤芍15克,桂枝、丹皮、桃仁各10克),治疗崩漏48例。瘀血重者加水蛭、红花各5克;气虚加黄芪、党参各15~20克;血虚加当归、熟地各15~20克;肾虚加炒杜仲、续断、怀牛膝各15~20克;偏寒者去丹皮,加艾叶、吴茱萸各5克,姜炭10克。治疗结果:痊愈42例,好转4例,无效2例,总有效率为95.83%。

• 前列腺肥大

据(《国医论坛》1998年第3期)报道,李国甫应用桂枝茯苓丸

(桃仁、赤芍、茯苓各15克,桂枝、丹皮各12克),加车前子、白茅根各30克,益母草24克,牛膝15克,红花、泽兰各12克为主方,15天为1疗程。治疗前列腺肥大症38例。结果:显效21例,好转15例,无效2例,总有效率为94.74%。

又据(《辽宁中医杂志》1993年第2期)报道,吴富成等应用桂枝茯苓丸加橘核、牛膝、海藻、土鳖虫、黄芪。治疗前列腺肥大症31例,结果:治愈7例,好转21例,无效3例,总有效率为90.32%。

• 慢性前列腺炎

据(《云南中医学院学报》1998年第3期)报道,梅进才以桂枝茯苓丸(桂枝、茯苓、丹皮、桃仁、赤芍各15克),加生牡蛎、王不留行、荔枝核各30克,川楝子、夏枯草、浙贝母、炙元胡、白芷各20克,甲珠15克。治疗慢性前列腺炎36例。有尿频尿痛者,去甲珠、生牡蛎、桃仁、炙元胡、川楝子,加马鞭草、半枝莲、白花蛇舌草各30克,冬葵子20克;尿后有白色分泌物自尿道流出者,加萆薢、土茯苓各30克;腰酸困痛,性功能障碍者,加服金匮肾气丸。结果:除1例因病程长达31年,年龄74岁因并发前列腺癌治疗失败外,其余35例全部治愈。

3. 温经汤
《金匮要略》

(一)传统沿用

组成:吴茱萸、桂枝、芍药、半夏、丹皮、麦冬各6克,党参、当归、生姜、阿胶各9克,川芎、甘草各3克。

用法:水煎,分2次服。

功效:温经散寒,养血祛瘀。

主治:冲任虚寒,瘀血阻滞,月经不调,逾期不止,或经期腹痛,或小腹冷痛,久不受孕等。

方解:方中吴茱萸、桂枝温经散寒,通利血脉,共为君药;当归、川芎活血祛瘀,养血调经;丹皮既助诸药活血散瘀,又能清血分虚热,共为臣药;芍药、阿胶、麦冬调经养血祛瘀,滋阴润燥,且清虚热,并制吴茱萸、桂枝之温燥;党参、甘草益气健脾,以资生化之源,半夏、生姜益气和胃,通降胃气,以上均为佐药。甘草尚能调和诸药,兼为使药。诸药合用,共奏温经散寒,养血祛瘀之功。

加减:若寒甚的可加艾叶。

(二)辨证要点

温经汤为妇科调经常用方,主要用于冲任虚寒而有瘀滞的月经不调、痛经、崩漏等。临床以月经不调,小腹冷痛,经血夹有瘀块,时有烦热,舌质黯红,脉细涩为应用要点。

(三)使用注意

本方以温为主,故瘀热、虚热明显者慎用。

(四)鉴别应用

- **温经汤与生化汤**

均为妇科经产疾病的常用方,二方都具有养血温经祛瘀之功效,而均宜于血虚寒凝血滞之证。二方不同之点是:

温经汤重在温养而不在攻瘀,并有益气清热之效,属温清消补并用之剂,主治冲任虚寒,瘀血阻滞所致的月经不调,是调经常用方。

生化汤重在温通,以生新化瘀为特点,多用于产后恶露不行,腹痛属虚寒兼瘀者,是产后常用方。

（五）名医心得荟萃

• 高忠英（北京联大中医学院主任医师）

擅长用温经汤加减（吴茱萸、肉桂各 6 克，白芍或赤芍 15 克，当归、川芎、党参、半夏、阿胶各 10 克，丹参 20 克），治疗月经不调，宫寒不孕等。

指征：子宫寒凝，血瘀停蓄所致的月经不调，量少色黑，少腹冷痛，胸闷烦躁，寐少梦多，唇干口燥，五心烦热，暮时身热，经闭不孕，面黯花斑等。

禁忌：气滞为主或阴虚内热者不可用，误用必口干咽燥疼痛，目涩燥热。

加减：少腹冷痛加小茴香、橘核；经闭或量少，血块多者，加三棱、莪术或桃仁、红花；经前加化瘀药；经后加温补气血药。

体会：寒凝血瘀，血失濡润，故见烦热，唇干口燥，身热诸症，不可误认为阴虚内热，而用甘寒之品。

• 赵国章（营口市中医院主任医师）

擅长应用加减温经汤：黑附片、官桂、当归、川芎、赤芍、阿胶、炙甘草各 10～15 克，吴茱萸 5～10 克，香附 15 克，红参 5～10 克，生姜 3 片为引。

主治：痛经，月经不调。

指征：少腹冷痛，经量涩少，色黯有块，舌质带紫或舌淡，面色不华，脉细弱者。

禁忌：热证忌用。

体会：温经汤加减，主治冲任虚寒，瘀血阻滞之痛经及月经不调。临床可酌加桃仁、红花、三棱、莪术、延胡索、五灵脂。

• 李炳文（海军总医院主任医师）

擅长以温经汤主治冲任虚损，血虚有寒所引起的各种妇科疾病。包括月经不调，崩漏，带下，不孕，痛经等。属西医功能性子宫出血、子宫肌瘤、慢性盆腔炎、功能性闭经及子宫发育不良,或卵巢功能低下性不孕等。

指征:妇女经、带及产后诸疾而见月经色淡量少,腰腹不温,舌质黯淡或有瘀点瘀斑。脉虚细或细涩者。凡属冲任虚损,血虚有寒之妇科诸症,使用温经汤必定有效。

禁忌:属湿热下注、阴虚火旺或气滞血瘀所引起的妇科诸疾,不宜使用本方。

体会:调冲任即调肝肾,故妇人之用温经汤犹男子之用肾气丸。温经汤所治之证,可出现上热下寒,真寒假热之象而见唇干口燥,烦热及傍晚发热等。临证之时应详察之,不可因之辨为阴虚火旺或血瘀证。带下病加紫石英;不孕加荔枝核,则效果更佳。

• 聂惠民(北京中医药大学教授)

温经汤为温经散寒、养血祛瘀之剂。适用于冲任虚寒兼有瘀血所致的崩漏证。

温经汤即散冲任之寒,又补冲任之虚,故凡此所致的月经不调、痛经、不孕,皆可以此方加减治之。(摘自《经方方论荟要》)

• 焦树德(北京中日友好医院教授)

我曾用《校注妇人良方》温经汤去川芎、人参、牛膝,加艾叶炭20～30克,续断炭15克,炒五灵脂10克,桃仁9克,红花6克,三棱5克,用于治疗子宫肌瘤,常收到良好效果,瘤体可缩小。无大量出血者,可去艾叶炭。反之,如伴有子宫出血者,可再加棕炭20～30克,赤石脂12～15克,阿胶珠10克。

我曾用《金匮要略》温经汤去人参、半夏,加艾叶炭30克,续断炭15～30克,赤石脂12克,治疗妇女已50多岁,月经仍来潮,且量多者,经服上方3剂,经量即减少,7剂则愈。

我也曾用本方去人参、半夏、麦冬,加炮姜、桂枝各5克,紫石英12克,香附9克,治疗中年妇女子宫寒冷,月经不调,久不受孕之证。(摘自《方剂心得十讲》第205页)

●日·大塚敬节(日本汉医学家)

子宫后屈,手足易冷,下腹痛,腰痛,月经异常者,用此方常有效。(摘自《中医诊疗要览》)

●日·浅田惟常(日本汉医学家)

温经汤以胞门虚寒为目的。凡妇人血室虚弱,月水不调,腰冷腹痛,头痛下血,有种种虚寒证者用之。(摘自《勿误药室方函口诀》)

(六)临床新用

●功能性子宫出血

据《浙江中医杂志》1993年第7期)报道,廖爱民以吴茱萸、当归、桂枝、炙甘草各6克,炒白芍、丹皮各10克,制半夏、炮姜炭各6～10克,川芎5～6克,党参15～30克,麦冬15克,阿胶12克为主方。

如苔白滑腻,舌淡或经血黯淡质稀者,去丹皮、麦冬,重用半夏、炮姜各10克,加艾叶炭3～24克,恶心呕吐或纳呆泛恶者,重用半夏10克,炮姜炭易生姜3～5克,加茯苓15克,砂仁4～6克;经血量多而无腹痛、无血块者,加党参30克,续断15克,陈棕炭10克;若有血块伴腹痛者,另加生炒蒲黄各10克;经血淋漓不断者,去阿胶,加生蒲黄、制香附各10克,若兼见舌尖红者,减半夏、炮姜炭,加茜草炭6克,煅乌贼骨12克。

以上均为经前3～5天及经期方药,每日1剂,治疗功能性子宫出血104例。经2～6个月经周期的治疗。结果:治愈38例,显效40例,有效22例,无效4例,总有效率为96.15%。

●不孕

据《湖南中医药学刊》1998年第1期)报道,范林等以温经汤治疗不孕症50例,均经妇科检查确诊为子宫发育不良并排除输卵管疾病,排除盆腔内肿块或子宫肌瘤,男方经检查生育功能正常。

本组年龄 20～40 岁,共 50 例,其中结婚十年以内者 42 例,十年以上 8 例。中医辨证属肾阳虚证 24 例,肾阴虚证 6 例,肝郁证 7 例,血瘀证 10 例,痰湿证 3 例。治疗措施,分经前和经后两步用药。

①经前基本方:温经汤加减,党参 15 克,麦冬 12 克,泽兰、当归、赤芍、阿胶、丹皮、半夏、桂枝、甘草各 9 克,吴茱萸、川芎各 6 克,生姜 3 片为引。肾阳虚者,去丹皮,加仙灵脾、巴戟天;肾阴虚者,去桂枝,吴茱萸减量,加枸杞、何首乌。

②经后基本方:温经汤合八珍汤、寿胎丸化裁,阿胶、菟丝子各 12 克,吴茱萸、当归、熟地、寄生、白芍、党参、白术、川芎、甘草各 6 克,大枣 3 枚,生姜 3 片为引。

肾阳虚加紫石英、仙灵脾;肾阴虚加何首乌、枸杞子;肝郁者去熟地,加柴胡、佛手;经前经后各方服 5 剂为 1 疗程。结果:50 例患者中,经治疗怀孕 38 例,总有效率为 76%。

又据《内蒙古中医药》1995 年第 2 期)报道,王维臣以温经汤辨证论治原发性女性不孕症 77 例,结果治愈 68 例,治愈率 88.31%。

• 子宫内膜异位症

据《福建中医药》1995 年第 2 期)报道,朱兰应用温经汤加莪术、怀牛膝、鸡血藤、牡蛎、小茴香、醋鳖甲、菟丝子为基本方。治疗子宫内膜异位症 60 例。呕吐加吴茱萸;肾虚加仙灵脾;阴虚明显、四肢厥冷加附子;经血淋漓不断者加炒蒲黄、炒地榆,且加大牡蛎用量(一般用 30～40 克);经血多似崩者,经色黯或夹有血块,脉细无力者,加人参、三七。疗程最短 2 个半月,最长 4 个月。结果:显效 23 例,有效 29 例,无效 8 例,总有效率为 86.67%。

又据《中国中医药科技》1998 年第 4 期)报道,张永洛等应用温经汤(吴茱萸、麦冬、清半夏、生姜、甘草各 6 克,当归 20 克,赤芍 15 克,党参 12 克,桂枝、川芎、阿胶各 10 克),3 个月为 1 疗程。治疗子宫内膜异位症 45 例,痊愈 7 例,显效 14 例,有效 17 例,无效 7

例,总有效率为 84.44%。

• 虚寒血瘀型月经不调

据(《实用中西医结合杂志》1998 年第 9 期)报道,郭士全以温经汤加减,治疗虚寒性血瘀型月经不调 236 例,治疗结果:痊愈 143 例,显效 79 例,无效 14 例,总有效率为 94.07%。

又据(《实用中西医结合杂志》1998 年第 9 期)报道,林珍莲治疗痛经 100 例,属寒凝胞宫者,用温经汤(吴茱萸、川芎、丹皮各 6 克,桂枝 3 克,当归、党参、白芍、阿胶、制半夏各 10 克,生姜 3 片为引)。寒盛者去丹皮,加重桂枝用量;如带下无,阴道干涩者,去半夏;腰痛加怀牛膝 10 克。于经前 3 天开始服,每日 1 剂,汤液内服,再取药渣用布包热敷少腹,用至月经来潮而腹痛止后停药,3 个月经周期为 1 疗程。结果:治愈 46 例,显效 38 例,有效 8 例,无效 8 例,总有效率为 92%。

• 崩漏

据(《上海中医药杂志》1997 年第 2 期)报道,张志兰以加减温经汤(乌贼骨 30 克,熟地、麦冬各 15 克,阿胶、鹿角胶各 12 克,当归、白芍、丹皮各 10 克,川芎 8 克,桂枝、吴茱萸、三七粉、甘草各 6 克)为主方,治疗血瘀肾虚型崩漏 42 例。偏肾阳虚者加仙灵脾、肉苁蓉、肉桂;偏肾阴虚者加女贞子、旱莲草、山萸肉;出血量多者加血余炭、陈棕炭、鹿角霜;少腹痛甚加五灵脂、元胡、蒲黄。结果:痊愈 22 例,好转 16 例,无效 4 例,总有效率为 90.48%。

• 慢性阑尾炎

据(《广西中医药》1994 年第 3 期)报道,王乐湖应用温经汤(吴茱萸、牡丹皮、川芎、党参、半夏、白芍各 10 克,当归 15 克,生姜、桂枝、甘草各 6 克),加川楝子 15 克,台乌药 10 克,治疗慢性阑尾炎 18 例。每日 1 剂,7 日为 1 疗程,连续治疗 2～3 个疗程。结果全部有效。

4. 生化汤

《傅青主女科》

(一)传统沿用

组成:当归24克,川芎、桃仁各6克,炙甘草、炮姜各2克。
用法:水和黄酒同煎,分2次服;或加童便煎服。
功效:活血化瘀,温经止痛。
主治:产后恶露不行,或行而不畅,夹有血块,小腹疼痛。
方解:当归、川芎行血和血;桃仁活血化瘀;炮姜温经止痛;甘草调和诸药;酒与童便,活血行瘀。方名"生化汤",即具有化瘀生新的意思。

(二)辨证要点

生化汤为妇女产后的常用方剂。临床以产后恶露不行,小腹冷痛为应用要点。

本方对于产后有一定的调理作用,不但能加强子宫收缩,缓解宫缩腹痛,促进乳汁分泌,且能预防产褥感染。

(三)使用注意

生化汤应以产后受寒而致瘀滞者为宜。若产后血热而有瘀血者,则非本方所宜。

(四)名医心得荟萃

• 张文阁(陕西中医学院教授)

凡血瘀所致产后腹痛、产后恶露不绝、产后发热、人流术后出血等,可辨证应用生化汤(当归9克,桃仁、川芎、炮姜各6克,甘草5克)治疗。

但是,人流术后出血,不可概用生化汤加减治疗。因此病并非由瘀血引起,要辨证施治。

注意,孕妇及无瘀血者不能使用。

• 夏桂成(江苏省中医院主任医师)

用生化汤治疗子宫复旧不良及宫缩痛、胎盘残留所引起的腹痛出血病症,产后调理。临床新用于治疗痛经、子宫肌瘤、不孕症,辨证属于瘀血阻滞,冲任不畅或冲任失养者有效。(摘自《方药心悟·名中医处方用药技巧》第383页)

• 焦树德(北京中日友好医院教授)

生化汤诚为治疗产后儿枕痛(产后下腹痛)、血块、恶露不行等最合适、最常用的方剂。临床上应用很广,目前常用本方随证加减,治疗产后子宫收缩痛、产后胎盘残留、产后子宫复旧不良、慢性子宫内膜炎等病症。

加减法:①如下血块痛甚者,加肉桂2克。②渴者加麦冬5克,五味子10粒。③汗多加麻黄根3克,如下血块不痛,加炙黄芪3克。④伤饭食、面食,加焦神曲3克,焦麦芽1.5克。⑤伤肉食加山楂5个,砂仁1.5克。⑥若下血块疼痛未止,不可加黄芪、白术;若恶露已行,腹痛已止,去桃仁。

我在治疗与产后有一定关系的内科杂病时,也常在应证汤药中,结合生化汤意加减用药,常收佳效。(摘自《方剂心得十讲》)

(五)临床新用

• 产后子宫复旧不全

据《《四川中医》1989年第12期)报道,叶蒲初以生化汤(当归15克,川芎、桃仁各10克,炮姜3克,甘草6克)为主方,治疗子宫复旧不全100例。宫缩痛者加蒲黄、五灵脂;子宫复旧不全或恶露量多,时间长者加益母草;贫血重者加党参、黄芪;有胎盘胎膜残留者配合清宫术。产后1~3天服用,每日1剂。结果:服药后,宫底每日下降1～3指,恶露3～4天转为浆液状,未再出现晚期产后出血、子宫复旧不全及宫缩痛者,亦未发现产后感染,乳汁分泌正常。

又据(《新中医》1977年第4期)报道,郝志光用生化汤加红花,治疗产后子宫复旧不良59例,产后收缩痛41例。结果:服用本方者有子宫收缩感,近半数病人服药后阴道有血块排出。

- 产后胎盘胎膜残留

据(《中医杂志》1992年第3期)报道,赵开元等以生化汤(当归20克,川芎、桃仁各10克,炮姜6克,炙甘草3克),加益母草30克,治疗胎盘胎膜残留56例。如气血虚弱者,加黄芪、生地各20克,党参、龟板胶各15克,白术10克;瘀块留阻,腹痛甚者,加蒲黄、五灵脂、元胡各10克;血虚较甚,下腹冷痛者,加附片4克或肉桂8克;血虚发热,口干口苦者,减炮姜,加生地、赤芍各10克,丹参15克;如属虚热,加青蒿、鳖甲各10克。结果:有效51例,无效5例,无效者改用清宫术治愈。

又据(《湖南中医杂志》1998年第2期)报道,李惠群以生化汤(当归9克,桃仁8克,炮姜炭、川芎各6克)加益母草35克,败酱草6克,每日1剂,连服7天。治疗50例产后胎盘残留,显效43例,无效7例。

又据(《河南中医》1993年第4期)报道,汪艳荣等以生化汤(当归、川芎、桃仁、炙甘草各10克,炮姜6克),加枳壳10克为基本方。气虚血瘀加黄芪15～30克,党参、白术各20克,枸杞15克;子宫触痛,恶露不尽,有炎症表现者,加败酱草、蒲公英各15～20克;少腹觉冷,隐痛者,加台乌药、小茴香各6～10克,治疗胎盘、胎膜残留34例,服药3剂后,有效32例,无效2例。

又据(《湖北中医杂志》1990年第2期)报道,谢靳应用生化汤(当归24克,川芎、桃仁各10克,炮姜3克)为基本方,治疗中期引产后胎膜残留125例。于产后当天或第二天开始服药,待胎膜排出后停药。结果:除1例再次清宫外,124例,全部治愈。

• 产后腹痛

据(《中西医结合实用临床急救》1991年第4期)报道,徐广益等以生化汤(当归15克,川芎、桃仁各9克,炮姜、炙甘草各6克),治疗产后腹痛72例。血瘀腹痛加人参、熟地、续断;寒凝腹痛加艾叶、益母草、川芎、红糖。治愈70例,无效2例,治愈率为97.2%。

• 产后缺乳

据(《广西中医药》1998年第3期)报道,马培江等自拟通乳生化汤(当归20克,川芎12克,炮姜6克,炙甘草5克,王不留行30克,通草15克,炮山甲10克),治疗产后缺乳30例,一般服1剂有效,最多服5剂,30例乳汁量如常,有效率为100%。

• 放环后阴道出血

据(《浙江中医杂志》1982年第1期)报道,李志峰以生化汤加益母草15克,治疗放环后阴道出血50例。血瘀者加红花;血热夹瘀者去炮姜、炙甘草,加丹皮、栀子、生甘草;气虚挟瘀者加生黄芪、党参、茯苓。结果:服药2～6剂获愈者48例,无效2例。

• 药流后阴道出血

据(《江苏中医》1997年第4期)报道,丁惠芬等以生化汤(当归15克,川芎、桃仁、炮姜各6克,炙甘草3克),加益母草15克,红花6克。治疗药流后阴道出血30例。少腹痛加失笑散、延胡索各10克。每日1剂,5天为1疗程。结果:服药5天,治愈16例,显效11例,无效3例。

又据(《南京中医药大学学报》1996年第3期)报道,卢基兰以生化汤加益母草、红花、山楂,治疗药流后阴道出血98例,结果75例出血停止,诸症消失。

• 刮宫术后阴道出血

据(《湖南中医药杂志》1990年第4期报道,刘弟贵以生化汤(当归10克,川芎3克,炮姜2克,桃仁3克,炙甘草3克),加红花3克,益母草3克,泽兰3克,山楂6克,治疗刮宫术后阴道出血35

例。以黄酒15克,加水同煎,每日1剂。腹痛明显者,加失笑散;若腹痛重,阴道流血多者,加炒蒲黄;有瘀血低热感染者,去炮姜,加黄柏;腰痛者加续断、杜仲、桑寄生;气虚乏力者,加党参、黄芪。结果:痊愈28例,基本治愈5例,好转1例,无效1例,总有效率为94.3%。

• 宫外孕

据(《新中医》1984年第11期)报道,郭燕文用生化汤加味,治疗宫外孕21例,其中,休克型2例,不稳定型10例,包块型9例。全部治愈,住院天数最短7天,最长75天,平均为48天。

• 不孕症

据(《湖北中西结合杂志》1998年第2期)报道,于先美以生化汤(当归15克,川芎、桃仁、炮姜各10克,炙甘草5克),加益母草30克,山楂20克,续断15克,香附10克,治疗不孕症60例。从月经来潮第一天开始,连服5剂,如未孕,下个月经周期再服,连服1~3个月经周期。结果治愈(包括治疗后获孕)50例,好转(症状消失,输卵管调肠)6例,无效4例。

• 子宫肌瘤

据(《山西医药杂志》1980年第6期)报道,周辕等以加味生化汤(当归、川芎、益母草、桃仁、炮姜、炒荆芥、炙甘草)为主方,治疗子宫肌瘤及子宫肥大症70例。如有结节加三棱、莪术、肉桂。经期正常或出血量多者,剂量可减轻。30天为1疗程。其中子宫肌瘤24例,治愈8例,有效13例,无效3例;子宫肥大46例,治愈25例,有效18例,无效3例。总有效率为91.4%。

又据(《山西中医》1988年第1期)报道,张玉芬以生化汤加益母草、炒荆芥,治疗子宫肌瘤110例,经净后第3天服药,每日1剂,30天为1疗程,经期停服,结果:有效95例,无效15例。

• 子宫内膜炎

据(《赤脚医生杂志》1977年第6期)报道,谢剑南以生化汤加乳香、田三七为主方,治疗慢性子宫内膜炎,均有较好疗效。气虚加党参、黄芪、白术;血虚加党参、阿胶;阴虚血热加丹皮、生地、栀子;肝郁气滞加柴胡、香附、乌药;肾虚加补骨脂、益智仁、续断;少腹痛加失笑散。

5. 失笑散
《太平惠民和剂局方》

(一)传统沿用

组成:五灵脂、蒲黄(生熟各半)各等份。

用法:共研细末,每服9克,黄酒冲服。入汤剂各用9克,水、酒同煎。

功效:活血行瘀,散结止痛。

主治:血瘀气滞,心胃腹痛,妇女月经不调,小腹疼痛,以及产后恶露不行,瘀血腹痛等症。

方解:方中五灵脂行血,蒲黄破血,酒煎则加强活血化瘀功效,直入肝经血分以行其滞,故能活血行瘀,散结止痛作用。

(二)辨证要点

失笑散是治疗血瘀作痛的基础方。以肝经血瘀为宜。临床以心腹刺痛,或月经不调,少腹急痛为应用要点。

以本方为主,加入乳香、没药(减半量)、丹参等,可用于心绞痛而属于瘀血内阻者。

(三)使用注意

五灵脂败胃气,故脾胃虚弱者慎用,因本方具有活血祛瘀作用,故孕妇忌服。

(四)名医心得荟萃

• 焦树德(中医学家)

以失笑散(五灵脂 12 克,蒲黄 10 克)合丹参饮(丹参 30 克,檀香 9 克,砂仁 5 克)合良附丸(高良姜、制香附各 10 克)合百合汤(百合 30 克,乌药 12 克)组成四合汤。具有温中和胃,活瘀散滞,理气养血之功效。主治各种慢性胃炎(浅表性、萎缩性、肥厚性)、胃及十二指球部溃疡、胃黏膜脱垂、胃神经官能症以及胃癌等属于中焦寒凝气滞兼有瘀血者。确是治疗胃脘痛非常有效的经验方。(摘自《首批国家级名老中医效验秘方精选·续集》第 80 页)

• 奚彩昆(名老中医)

用活血化瘀法,拟失笑散合当归补血汤加味,治疗顽固性牙龈出血 20 例,阳虚加炮姜、肉桂。治疗结果:治愈 16 例,好转 4 例。(摘自《江苏中医杂志》1984,(3):21)

(五)临床新用

• 冠心病心绞痛

据(《江苏中医杂志》1988 年第 3 期)报道,韩英祥以失笑散加党参、黄芪为基础方,随证加减。治疗急重(血瘀为主)或久治不愈(气虚为主)心绞痛病人 30 例,每日 1 剂,7 天为 1 疗程,休息 2 天后,再服下一疗程。用药 2~10 个疗程,多为 4 个疗程。结果:显效 16 例,有效 13 例,无效 1 例,总有效率为 96.7%。

又据(《方剂学》广州中医学院主编)介绍以失笑散加川芎、桃仁为基本方,治疗冠心病心绞痛 46 例,总有效率为 89.13%。

• 高脂血症

据(《天津中医学院学报》1996 年第 4 期)报道,苏文弟以加味失笑散(茯苓 30 克,蒲黄、五灵脂、生黄芪、泽泻各 15 克),每日 1 剂,早晚服药,30 天为 1 疗程,治疗高脂血症。

①对高胆固醇血症的疗效:治疗44例,显效15例,有效22例,无效7例,总有效率为84.1%。

②对高甘油三酯症的疗效:治疗37例,显效11例,有效20例,无效6例,总有效率为83.8%。

③对高、低密度脂蛋白胆固醇的疗效:治疗23例,显效12例,有效5例,无效6例,总有效率为73.9%。

- 病毒性肝炎

据(《湖北中医杂志》1985年第5期)报道,赵炽鑫用失笑散合茵陈蒿汤治疗病毒性肝炎200例,临床治愈率70%,总有效率为95%。基本方为:五灵脂、炒蒲黄各10~15克,茵陈30~60克,栀子10克,大黄10~30克。

加减如下:①急性黄疸型加黄柏、薏苡仁、茯苓、蒲公英、郁金、金钱草等。

②急性无黄疸型加龙胆草、丹皮、泽泻、茯苓、薏苡仁、车前子、木通、赤芍等。

③慢性迁延型加郁金、延胡索、白芍、当归、川芎、白术、鸡内金、薏苡仁等。

④慢性活动型加赤芍、丹皮、龙胆草、醋柴胡、郁金、蒲公英、枳壳、延胡索、白花蛇舌草等。

⑤肝脾肿大型加当归、白芍、川芎、郁金、延胡索、枳壳、鳖甲、三棱、莪术、白花蛇舌草等。

治疗结果:①急性病毒性肝炎139例,治愈112例,好转27例。②慢性肝炎61例,治愈28例,好转23例,无效10例。

- 胃及十二指肠溃疡

据(《中医杂志》1980年第9期)报道,成都部队总医院治疗胃及十二指肠溃疡55例。其中气滞血瘀型19例,用失笑散(蒲黄、五灵脂各15克)加香附、台乌药各10克,乳香、没药、甘草各6克,败酱草、藕节、五香藤、蒲公英各30克。临床治愈15例,好转2

例,无效 2 例。

- 宫外孕

据(《实用妇产科杂志》1987 年第 1 期)报道,王瑞美以失笑散(五灵脂、蒲黄炭各 10 克),加金银花、半枝莲各 20 克,香附 10 克,茜草炭、元胡、丹皮、赤芍、黄芩炭、炒黄柏各 9 克。治疗宫外孕 26 例,患者均获痊愈,平均治疗 4.5 天。

- 药流后子宫出血过多

据(《浙江中医学院学报》1998 年第 5 期)报道,汪绿英治疗早孕者 80 例,在服米索前列醇 24 小时以后,加服失笑散(五灵脂、蒲黄各 15 克)合生化汤(当归、川芎、桃仁各 10 克,益母草 20 克,炮姜、甘草各 5 克)每日 1 剂,连服 5 天,药流后在第 7、15、30 天复查。结果:少于月经量者 36 例,与月经量基本相当者 39 例,多于月经量者 5 例。出血持续时间:80 例中,7 天以内干净者 50 例,8～15 天干净者 28 例,16～30 天干净者 2 例。

- 人流后恶露不尽

据(《湖北中医杂志》1986 年第 2 期)报道,程琼壁以失笑散和桂枝茯苓丸加减。血虚者加当归、阿胶;脾虚者加党参、白术;肾阴虚者加山萸肉、女贞子。治疗人工流产后恶露不尽 42 例。其中刮宫后就诊者 24 例,中期妊娠引产术后就诊者 18 例。结果除 1 例无效外,其余 41 例服本方 1～2 剂痊愈,治愈率达 97.6%。

- 子宫内膜异位症

据(《江苏中医杂志》1990 年第 8 期)报道,林君玉用失笑散(五灵脂 12 克,炒蒲黄 8 克),加当归 10 克,血竭 3 克,三七粉 1.5 克为基本方。治疗子宫内膜异位症 30 例,于经前 3 天开始服,每日服 1 剂。经血过多加阿胶 10 克,京墨 8 克;经血过少加益母草 15 克,青皮 5 克;伴见盆腔炎症而有热象者加金银花 12 克,丹皮 10 克;病程过久而有虚寒见症加党参 15 克、白术、巴戟天各 10 克。结果:痊愈 12 例,显效 16 例,无效 2 例,总有效率为

93.33%。

• 痛经

据(《新疆中医药》1986年第1期)报道,印玉琪以失笑散(五灵脂15克,蒲黄10克)加当归、赤芍、川芎、泽兰、牛膝各10克,红花、丹参、元胡各12克,治疗痛经108例,于经前2~3天服用,5~7天为1疗程,服3~6周。结果:显效72例,有效34例,无效2例。

又据(《福建中医药》1993年第6期)报道,丁秀贝用失笑散(蒲黄30克,五灵脂12克)加白术、山楂各12克,没药、川楝子各10克,青皮、血竭各5克为主方,加减治疗膜样痛经80例。出血多者,蒲黄、山楂用炭剂;小腹痛甚加元胡;肛门坠胀加大黄炭、牛角腮;胸胁胀痛加柴胡;合并盆腔炎者加刘寄奴。于月经前3天开始服药至经行第二天停药,每日1剂,早晚分服,连服3个周期。结果:痊愈65例,好转11例,无效4例。

又据(《湖北中医杂志》1997年第1期)报道,张丽君用失笑散胶囊治疗原发性痛经86例。从经期前2天开始服药,每日2次,1次3粒,连服7~10天,经净停服,3个月经周期为1疗程。结果:痊愈26例,显效30例,有效21例,无效9例。

• 月经过多

据(《国医论坛》1998年第1期)报道,陈建宗以失笑散(蒲黄、五灵脂各9克)加仙鹤草60克为基本方。治疗60例放置宫内节育环后月经过多者,伴有腰酸痛,小腹坠胀冷痛者,加白芍20克,元胡、杜仲、续断各15克;经色鲜红,口渴喜冷饮等血热之象者,加丹皮12克,栀子、黄芩各9克;面色萎黄,气短懒言,经水淡等气血虚弱者,加黄芪30克,当归15克。每日1剂,10天为1疗程,一般治疗2~3个疗程。结果:痊愈49例,好转7例,无效4例,总有效率为93.33%。

• 崩漏

据(《山东中医杂志》1983 年第 3 期)报道,常丽雪以清经失笑散(生蒲黄、茯苓、丹皮、黄柏、桃仁、红花各 10 克,炒五灵脂、地骨皮、青蒿、白芍、续断各 12 克,熟地 24 克,益母草 30 克,黄连 6 克),共治疗崩漏 113 例。结果:治愈 93 例,好转 15 例,无效 5 例,总有效率为 95.58%。

又据(《湖北中医杂志》1990 年第 4 期)报道,周柏魁应用失笑散(炒五灵脂 10 克,生蒲黄 6~9 克)加当归 9 克,川芎 6 克,桃仁 10 克,赤芍、生地、丹参、续断各 12 克为基本方,治疗 59 例妇科出血症患者。结果:显效 43 例,有效 7 例,无效 9 例,总有效率为 84.75%。

又据(《四川中医》1994 年第 7 期)报道,刘建英以失笑散合佛手散加味(当归 15 克,白花蛇舌草、黄柏、益母草、丹参、炒蒲黄、五灵脂各 10 克),每日 1 剂。治疗人流术后阴道出血 100 例,结果:痊愈 94 例,无效 6 例,总有效率为 94%。

· 肋软骨炎

据(《江苏中医》1988 年第 6 期)报道,张长顺应用失笑散(生蒲黄、五灵脂各 20 克),研粉,加米醋调成糊状,每日 1 剂,分二次外敷患处。治疗非化脓性肋软骨炎,全部治愈。

6. 复元活血汤
《医学发明》

(一)传统沿用

组成:柴胡、当归、花粉、桃仁各 9 克,大黄、红花、炮山甲各 6 克,甘草 3 克。

用法:水煎(加适量酒),分 2 次服。

功效:疏肝通络。活血祛瘀,消肿止痛。

主治:跌打损伤,瘀血凝聚,胸胁疼痛等症。

方解：本方主治跌打损伤，瘀血停滞，胸胁疼痛等症。胸胁是肝胆经脉循行的部位，方中柴胡疏肝胆之气；当归入肝活血养血；山甲破瘀通络；桃仁、红花去瘀生新；大黄既能荡涤瘀血，引血下行，又可增强上药活血祛瘀的作用；天花粉润燥散结消肿；甘草缓急止痛。数药相配，使瘀去新生，血行气畅，则瘀肿胁痛可除。

加减：凡跌打损伤，不仅血瘀，其气亦滞，运用时，酌情加入香附、青皮等行气药物，使气行血活，则疗效更好。

（二）辨证要点

复元活血汤临床以胸胁部跌打损伤，瘀肿疼痛，痛处固定不移，痛不可忍为应用要点。

本方可用于各种损伤肿痛，软组织损伤，以及肋间神经痛，肋软骨炎，或轻度内出血等具有瘀血内阻症状者。

（三）使用注意

服药后以利为度，不必尽剂，免伤正气。孕妇忌服。

（四）鉴别应用

• 复元活血汤与血府逐瘀汤

二者共同点是，均为治疗胸胁瘀积疼痛之要方，均为气血同治之方，活血化瘀配疏肝理气，以祛瘀为主，理气为辅。同中有异的是：

前者以祛瘀止痛为主，以治跌打损伤，瘀留胁下者，亦用于各种外伤、软组织损伤所致的积瘀疼痛。

后者以活血化瘀为主，主治血瘀气滞，留结胸中之胸中血瘀证，亦用于其他神经系统和心血管系统瘀血证。

(五) 名医心得荟萃

• 宋贵杰 (甘肃中医学院教授)

擅长应用复元活血汤 (当归、柴胡各12克,瓜蒌、甘草各10克,桃仁9克,大黄、穿山甲、红花各6克) 治疗诸疾。

主治:跌打损伤,骨折早期,肢体肿胀,疼痛较重者。

禁忌:跌打骨折中晚期、关节不利,不宜使用此方。

体会:跌打损伤(闭合性损伤),骨折初期,肢体肿胀疼痛,且伴有发热,便秘时用此方最宜。疼痛甚加三七、川芎;肿甚加白芷、赤芍、白茅根。

• 陈益群 (苏州中医院主任医师)

擅长运用复元活血汤 (天花粉12克,炮山甲、大黄各10克,桃仁8克,柴胡、红花、生甘草各6克),治疗胸部疼痛之证。

主治:胸廓部损伤,肋骨骨折,胸闷作痛,上腹损伤亦可应用,即上焦范围损伤均可应用。

指征:胸部损伤致气滞血瘀作痛,肠满腹胀者用后效果明显。

禁忌:体虚者慎用,大便正常者,生大黄改制大黄,用量适当,副作用少。

• 孟宪杰 (洛阳正骨医院主任医师)

擅长应用复元活血汤 (当归15克,瓜蒌、延胡索、大黄各12克,柴胡、红花、桃仁、没药、陈皮各10克,甘草5克) 治疗骨科疾病。

主治:跌打损伤初期,瘀血内阻,肿胀疼痛。

禁忌:损伤初期因开放性骨折;或有复合性伤;或内脏有出血而致失血性休克;或严重瘀血者忌用。

• 周福贻 (南京中医药大学教授)

复元活血汤为骨伤科内治法的主方。有较好的活血行气,消肿止血的功效。主治躯干部损伤合并血气胸,胸肋软骨炎等。躯干部损伤早期,见低热,胸胁腹痛,咳嗽或咯血,转侧深呼吸掣痛,胸胁软骨肿痛。(摘自《方药心悟·名中医处方用药技巧》第458页)

- 雍履平(安徽天长市中医院主任医师)

余取复元活血汤(瓜蒌根30克,当归10克,柴胡、甘草、红花、炮山甲各6克,桃仁10克),加虫类搜风逐瘀通络之品,如僵蚕、地龙各10克,全蝎、蜈蚣各1~3克,水蛭、土鳖虫各3~6克,又加三七粉3克,增强祛瘀血生新血之力,磁石30克,以镇静安神,组成"头痛蠲伤汤"。使瘀去络通,气血调畅,宁神止痛,即所谓"蠲伤"也。用其治疗外伤后头痛,疗效良好。(摘自《临证验方治疗疑难病》第136页)

(六)临床新用

- 胆囊炎、胆结石

据(《陕西中医》1998年第2期)报道,钱菊芬应用复元活血汤加减,治疗胆囊炎、胆结石20例。处方:酒大黄30克,当归20克,柴胡、车前草、枳壳各15克,桃仁、红花、郁金、炒白芍、青皮、泽泻各10克,甘草4克。伴呕吐者,加姜半夏15克,竹茹、陈皮各10克;发热重者加黄芩10克,连翘12克,焦栀子15克;胁痛甚加川楝子、延胡索各10克;伴黄疸加茵陈30克,虎杖20克;伴结石者加海金沙20克,金钱草60克。结果:显效14例,有效4例,无效2例,总有效率为90%。

- 眩晕

据(《新疆中医药》1997年第2期)报道,唐世球以复元活血汤加减:威灵仙30克,葛根20克,瓜蒌根、当归各15克,甘草、柴胡、炮山甲、桃仁、红花各10克。呕吐重者加白术20克,姜半夏10克,治疗眩晕(美尼尔病、颈椎病、椎基底动脉供血不足)38例。治疗结果:治愈26例,好转7例,无效5例,总有效率为86.84%。

- 肝脓肿

据(《中国中西医结合杂志》1993年第8期)报道,杨香生应用复元活血汤加减:瓜蒌根15克,柴胡、当归、红花、炮山甲、大黄、桃仁各10克,甘草6克,治疗肝脓肿38例(其中:阿米巴肝脓肿8例,细菌性肝脓肿13例,混合性肝脓肿17例)。病程6天～5年。治疗时间13～145天,结果痊愈14例,基本痊愈17例,好转7例。

- 冠心病

据(《新中医》1987年第11期)报道,涂华中等从脏腑相关理论推理,认为冠心病可从肝论治,并结合临床实践,用复元活血汤加制乳香、制没药、田三七、沉细末、麝香,治疗气滞血瘀型冠心病,取得较好疗效。

- 外伤性胸胁痛

据(《山东中医杂志》1998年第4期)报道,魏荣友以复元活血汤加味(制大黄15克,柴胡12克,天花粉、当归、红花、桃仁各10克,炮山甲、甘草各6克),治疗外伤性胸胁痛56例。病程短加土鳖虫6克,病情长加夏枯草15克。结果痊愈50例,好转6例,总有效率为100%。

- 肋软骨炎

据(《山东中医杂志》1994年第1期)报道,程远军用复元活血汤加减(酒大黄30克,柴胡15克,天花粉、当归、桃仁各9克,炮山甲、红花、甘草各6克,治疗肋软骨炎100例,病程15天～3年半,平均65天。结果:治愈72例,有效28例,总有效率为100%。

- 血栓性静脉炎

据(《新中医》1983年第12期)报道,陈诚以复元活血汤为主方,随证加减,治疗血栓性静脉炎。兼胸痛,肝气郁滞较重者,加枳壳、青皮、香附;湿热夹杂者,加龙胆草、黄芩、丝瓜络;索条坚硬者,结节明显,疼痛剧烈,舌质紫暗或瘀斑重者,加夏枯草、乳香、水蛭、地龙;伴下腹、腿部引痛,腋下及腹股沟淋巴结肿大,或白细胞增高者,加连翘、川楝子、延胡索。水煎每次滤汁400毫升,每日2次,早晚服。所治38例全部治愈。

• 乳腺增生病

据(《陕西中医》1994年第2期)报道,张艳以复元活血汤加味(全瓜蒌、当归各20克,醋柴胡、炙山甲、肉苁蓉、制首乌、丝瓜络各15克,香附、酒大黄、红花、甘草各10克),治疗乳腺增生病80例,痊愈44例,显效23例,有效10例,无效3例,总有效率为96.25%。

又据(《浙江中医杂志》1985年第8期)报道,刘浩江以复元活血汤为基本方,治疗乳腺增生92例,治愈51例,显效18例,好转14例,无效9例。

7. 活络效灵丹
《医学衷中参西录》

(一)传统沿用

组成:当归、丹参、生乳香、生没药各15克。
用法:酒、水同煎,分2次服。
功效:活络祛瘀,消癥止痛。
主治:气虚瘀滞,疼癖癥瘕。症见心腹疼痛,腿痛臂痛,内外疮疡,一切脏腑积聚,经络瘀塞等症。
方解:方中当归、丹参均能活血祛瘀,通络止痛,兼以养血;配伍乳香、没药以增强活血行气,消肿止痛之效。合用则能活血通络,祛瘀消癥,是骨伤科活血止痛常用的基础方。
加减:血瘀重的可加三棱、莪术、五灵脂等;兼气滞的可加香附、青皮等;兼寒的可加桂枝、吴茱萸等;兼热的可加丹皮、大黄等;气虚的可加党参、黄芪;血虚的可加白芍、熟地黄。

(二)辨证要点

临床以疼痛拒按,其痛固定或呈刺痛,舌质紫暗,脉弦或沉涩为应用要点。

常用于冠心病、宫外孕、脑血栓形成、坐骨神经痛、脑震荡后遗症之属气血凝滞证。

(三)临床新用

• 缺血性中风

据(《陕西中医》1986年第6期)报道,韩金华用重剂活络效灵丹治疗缺血性中风77例。药用生乳香、没药、丹参、当归各24克,发病后急煎,缓缓灌服,每日1剂。颅内压高者,可用20%甘露醇静滴,待病情有所好转后再辨证论治。结果:基本痊愈40例,显效22例,有效12例,无效2例,死亡1例。总有效率为96.1%。

• 血栓闭塞性脉管炎

据(《山东中医杂志》1991年第5期)报道,孙建华应用活络效灵丹合四妙勇安汤(丹参50克,当归、金银花各30克,乳香、没药各10克,玄参20克,川牛膝、甘草各15克),每日1剂,共煎3次,分3～4次温服。共治疗血栓闭塞性脉管炎17例。结果:痊愈11例,显效2例,无效4例。

又据(《中医药学报》1989年第1期)报道,王占忠以活络效灵丹(丹参、乳香、没药、当归各15克,桃仁、红花各10克)为基本方,随证加减,并结合中药外治,治疗血栓闭塞性脉管炎45例。结果:痊愈8例,显效14例,好转17例,无效6例,总有效率为86.67%。

又据(《河北中医》1990年第1期)报道,武风义采用活络效灵丹内服外洗,治疗血栓闭塞性脉管炎12例,疗效显著。内服以当归、丹参各30克,乳香、没药各10克,牛膝15克,三七粉3克,每日1剂。偏于寒湿者加附子、肉桂、炮姜、细辛;热毒炽盛者加金银花、丹皮、连翘、玄参;气滞血瘀偏重者加红花、鸡血藤。外洗时,将内服药渣加水复煎,熏洗患处,每日2次,结果:治愈7例,有效5例。

• 深部静脉炎

据(《河北中医》1994年第6期)报道,赵淑惠采用加味活络效灵丹药汁内服,药渣外敷,共治疗深部静脉炎32例。方药组成:丹参、金银花各30克,当归、乳香、没药、川牛膝各15克,赤芍、穿山甲各12克,川芎、枳壳、地龙各9克,甘草6克。结果:痊愈23例,显效5例,有效3例,无效1例,总有效率为96.88%。

• 萎缩性胃炎

据(《四川中医》1994年第1期)报道,王明义用活络效灵丹(当归、丹参各90克,生乳香、没药各60克)为基本方,治疗萎缩性胃炎95例。胃气虚弱加黄芪、炒白术、茯苓、砂仁各60克;肝胃不和加柴胡60克,川楝子45克,黄芩30克;胃阴不足加麦冬、生地、枸杞子各60克,白芍45克;气滞血瘀加黄芪60克,川芎、生蒲黄各30克,肉桂25克。共研细末,每日3次,每次15克。经3个月的治疗,痊愈24例,好转64例,无效7例,总有效率为92.63%。

• 顽固性胃脘痛

据(《实用中西医结合杂志》1992年第12期)报道,宫茂曾用活络效灵丹随证加减,治疗顽固性胃脘痛22例,平均服药20剂,全部病例症状减轻或消失。

• 胆囊结石

据(《浙江中医杂志》1985年第2期)报道,王润生用活络效灵丹(当归15克,丹参30克,乳香、没药各12克),加柴胡15克,金钱草、海金沙、鸡内金、枳实各30克,随证加减,治疗胆囊结石60例,效果满意。痊愈5例,显效8例,有效45例,无效2例。

• 秦齐氏病(非化脓性肋软骨炎)

据(《浙江中医杂志》1991年第11期)报道,徐斯科用活络效灵丹(当归、丹参各20克,乳香、没药各15克)加桂枝、香附、桃仁、红花各12克,赤芍、川芎、延胡索各15克,每日1剂,5剂为1疗程。治疗秦齐氏病48例,结果:痊愈45例,显效3例。服药最短3天,最长者10天,平均5天。

• 不宁肢综合征

据《浙江中医杂志》1992年第11期)报道,安俊义以活络效灵丹(当归20克,丹参、制乳香、制没药各15克)加川牛膝30克为基本方,治疗不宁肢综合征39例。大部分均有双腿受凉或精神刺激史,症状表现为双下肢或单侧肢体酸、胀、麻、疼不适,休息或人静时尤为明显,揉按或热敷稍减等。病史1年以上加土鳖虫10克;受凉加威灵仙12克,桂枝9克。结果:33例痊愈,6例好转。

• 足跟痛

据《浙江中医杂志》1993年第8期)报道,李国忠用活络效灵丹(当归、丹参各15克,乳香、没药各10克)加牛膝、威灵仙、鹿角霜、续断、五加皮各15克,木瓜10克为主方,治疗足跟痛60例。阴虚加石斛、生地各15克,黄柏12克;气虚加党参、黄芪各12～15克。结果:治愈45例,显效14例,无效1例。总有效率为98.33%。

• 痹证(各种类型关节炎)

据《湖北中医杂志》1986年第5期)报道,姚道珊应用活络效灵丹随证加减,治疗痹证(风湿及类风湿关节炎)123例,结果治愈102例,好转17例,无效4例。一般服药5剂见效,10剂明显好转,多数病例服20～40剂病愈。

• 牙疼

据《时珍国医国药》1999年第2期)报道,朱富虎应用活络效灵丹(当归、丹参、生乳香、生没药各20克)加连翘、蒲公英各30克,大黄20克,每日1剂,5剂为1疗程,治疗牙疼31例。结果:痊愈18例,有效10例,无效3例,总有效率为90.32%。

- 宫外孕

据(《北京医科大学学报》1994年第2期)报道,袁巍使用活络效灵丹(丹参15克,当归10克,乳香、没药各8克)加益母草12克,天花粉15克,牛膝、香附各10克,蜈蚣2条。治疗宫外孕50例。结果:痊愈16例,显效30例,无效4例,总有效率为92%。

又据(《江苏中医杂志》1985年第3期)报道,周嘉媛应用活络效灵丹去当归(丹参15克,乳香、没药各5克)加赤芍、桃仁各9克,花蕊石15克,槐花10克为主方,随证加减,治疗宫外孕149例。结果:治愈140例,失败9例,有效率为93.96%。

山西医学院用中西医结合的方法,以此方去当归,加桃仁、赤芍(丹参15克,赤芍、桃仁各9克,乳香、没药各6克)为基本方,治疗宫外孕取得显著成效。

- 子宫肌瘤

据(《陕西中医》1997年第11期)报道,袁震东应用活络效灵丹(当归、丹参、乳香、没药各15克)加三棱、莪术、川芎、桃仁、红花各10克,大黄、牛膝各6克为主方。治疗子宫肌瘤29例,每日1剂,30天为1疗程。结果:痊愈17例,显效6例,有效4例,无效2例。

- 经行吐衄

据(《上海中医药杂志》1989年第6期)报道,贾美华应用活络效灵丹(当归、丹参各15克,乳香、没药各9克)加生地、熟地、茺蔚子各15克,红花6克,肉桂3克。治疗经行吐衄30例。每月月经来潮前7天服药,7天为1疗程,每月服1疗程。结果:全部治愈。随访6个月未见复发。

- 男扎术后精索肉芽肿

据(《浙江中医杂志》1987年第5期)报道,陈宗治应用活络效灵丹(当归15克,丹参30克,乳香、没药各10克)加土鳖虫、醋炙水蛭、地龙各15克,蜈蚣2条。治疗男性结扎术后精索肉芽肿40

例。治愈28例,显效8例,好转4例。

• 慢性前列腺炎

据(《北京中医杂志》1992年第6期)报道,罗亦戎以活络效灵丹去丹参(乳香、没药、当归尾各30克)加大活血50克,续断30克,水煎2次,再浓缩成200毫升,药液温度控制在41℃左右,保留灌肠,治疗慢性前列腺炎84例。结果:显效48例,改善28例。

• 骨髓炎、骨膜脓肿

据(《中级医刊》1964年第11期)报道,王建一应用活络效灵丹加味,并辅以槐榆膏(槐枝、地榆粉制成)外用,共治骨髓炎5例,骨膜脓肿2例。服药15～20剂痊愈者3例,服药20～30剂痊愈者2例。观察2～5年,均未见复发。

• 坐骨神经痛

据(《四川中医》1993年第9期)报道,王仁群应用活络效灵丹加味,治疗坐骨神经痛61例。风寒者加独活、秦艽、防风各10克;寒湿者加独活、泽兰各10克,伸筋草20克;实热者加黄柏15克,知母10克,木防己12克;痛甚加制马钱子0.3～0.9克(研细末冲服),徐长卿、松节各15克,白芷10克;足弱无力者加千年健、桑寄生各20克,狗脊、续断各15克;阳虚者加补骨脂、仙灵脾各15克;阴虚者加知母12克,龟甲10克;气血偏虚者加熟地、黄芪各20克或合八珍汤,少量黄酒或白酒为引。药渣再加透骨草50克,川椒适量,水煎熏洗局部。也可作散剂,每服20克,每日4次,黄酒送下。5天为1疗程,3～4个疗程后。痊愈43例,显效12例,有效4例,无效2例,总有效率为96.7%。

• 颈椎病

据(《湖北中医杂志》1993年第5期)报道,王仁群应用活络效灵丹(生乳香、生没药,当归尾、丹参各15克)加葛根、威灵仙、白芍各20克,狗脊、骨碎补各15克,川牛膝、川芎各10克为基本方,治疗颈椎病50例。偏寒者加羌活10克,桂枝、细辛各5克;偏热者加地龙、菊花、升麻各10克;痰湿者加白芥子、茯苓、苍术各10克;疼痛甚者加马钱子0.6～0.9克(研末冲服),白芷12克,松节15克;麻木甚者加羌活、桑枝各10克,豨莶草15克;气血亏虚者加熟地、黄芪各15克;肝肾不足者加熟地、补骨脂、仙茅各10克;阴虚者加天麻、龟甲各10克,煅龙骨、煅牡蛎各20克。黄酒少许为引,服后药渣加透骨草50克,川椒适量水煎热敷局部,用药5剂为1疗程,一般服4～7疗程。结果:痊愈23例,显效17例,有效8例,无效2例,总有效率为96%。

- 肋间神经痛

据(《浙江中医杂志》1965年第12期)报道,蒋其学应用活络效灵丹(当归、丹参、乳香、没药各12克)加柴胡、郁金各6克,瓜蒌皮12克,薤白9克为基本方,治疗肋间神经痛36例。痛在右胸右胁者,加枳壳、陈皮各6克;痛在左胸左胁者,加桃仁、红花各6克;口苦,咽干,目眩者,加龙胆草9克,川楝子6克;胸胁胀满,咳嗽不畅者,加杏仁、牛蒡子各9克;恶心呕吐,酸水上泛者,加生代赭石15克,清半夏9克;心悸怔忡,多梦纷纭者,加生龙牡各12克。服药3～5剂,治愈12例;服药6～8剂,治愈14例;服药6～10剂,显著好转者10例。

- 急性腰扭伤及外伤后遗症

据(《中级医刊》1964年第11期)报道,王建一用活络效灵丹治疗急性腰扭伤36例,原有肥大性脊椎者加白芍、木瓜;体质偏寒者加补骨脂、细辛、小茴香。治愈34例,好转2例。

- 蛇串疮

据(《国医论坛》1997年第2期)报道,何彩云应用活络效灵丹(丹参30克,当归12克,生乳香、生没药各10克)随证加减,治疗蛇串疮83例。肝火型加龙胆草、车前子、延胡索各10克,栀子15克,柴胡6克,板蓝根、金银花各30克;脾湿型加苍术、陈皮各10克,厚朴12克,神曲15克,板蓝根30克;血瘀型加赤芍、柴胡、白术、香附、延胡索、桃仁各 10 克,茯苓 20 克,田三七 6 克(研末冲服)、板蓝根 30 克。结果:5 天内治愈 24 例,10 天内治愈 31 例,15 天内治愈 22 例,18 天内治愈 6 例。总有效率为 100%。

8. 血府逐瘀汤
《医林改错》

(一)传统沿用

组成:当归、生地、牛膝、红花、桃仁、赤芍各 9 克。柴胡、枳壳、桔梗、川芎、甘草各 5 克。

用法:水煎,分 2 次服。

功效:宽胸理气,活血祛瘀。

主治:胸胁部瘀血内阻证。见胸胁针刺样疼痛,内热烦闷,心悸怔忡,呃逆干呕,急躁易怒等症。

方解:方中桃仁破血行滞而润燥,红花活血祛瘀以止痛,共为君药。川芎、赤芍活血祛瘀,牛膝活血祛瘀,并能引血下行,共为臣药;生地、当归养血益阴,清热活血,桔梗、枳壳,一升一降,行气宽胸,柴胡疏肝解郁,升达清阳,均为佐药;甘草缓急,调和诸药为使药。方中尤以柴胡能疏肝解郁,川芎为血中气药,又能止痛而显配伍精当。全方特点有三:一为活血与行气相伍,二是祛瘀与养血同施,三为升降兼顾,诸药合用,故为治胸中血瘀证之良方。

(二)辨证要点

血府逐瘀汤以治疗瘀阻胸部之证为主。临床以胸痛,痛有定处,舌暗红或有瘀斑,脉涩或弦紧为应用要点。

神经官能症以及脑震荡后遗症的头痛眩晕等病见有血瘀证候者,可用本方。

(三)使用注意

因方中活血祛瘀药物较多,故孕妇忌服。

(四)鉴别应用

- 补阳还五汤与血府逐瘀汤

二方均为理血剂之名方。同为王清任所制,二方所用活血化瘀药物皆有桃仁、红花、当归、赤芍、川芎。其同中有异之处在于:

①病机不同。前者病机是气虚血瘀证,因虚致瘀,因瘀而滞,瘀热上扰;后者以血瘀为主,气滞次之,不兼气虚。

②组方原则不同。前者以益气固摄为主,化瘀通络为辅,故重用黄芪为主,辅以小剂量活血药物;而后者以化瘀为主,理气解郁为辅,故用活血化瘀药物为主,佐以柴胡、桔梗、枳壳疏肝理气解郁,并以牛膝引血下行。

③扶正固本侧重点不同。前者重在补气故重用黄芪,方中当归尾兼能养血;而后者则侧重养血,故以当归合生地养血润燥,甘草兼能益气和中。

- 血府逐瘀汤、通窍活血汤、膈下逐瘀汤、少腹逐瘀汤、身痛逐瘀汤

王清任善于运用活血化瘀药物,创制了一系列活血化瘀的名方,血府逐瘀汤、通窍活血汤、膈下逐瘀汤、少腹逐瘀汤、身痛逐瘀汤,常称为"五逐瘀汤"。各逐瘀汤均以川芎、当归、桃仁、红花、赤芍为基础药物。具有活血祛瘀止痛作用。

但"五逐瘀汤"同中有异,五者的鉴别分述如下:

①血府逐瘀汤配有行气开胸的枳壳、桔梗、柴胡,以及引血下行的牛膝,故宣通胸胁气滞,引血下行之力较好,主治胸中瘀阻之证。

②通窍活血汤配有通阳开窍的麝香、老葱、生姜等,故辛香通

窍作用较好,主治瘀阻头面之证。

③膈下逐瘀汤配有香附、延胡索、乌药、枳壳等疏肝行气止痛之品,故行气止痛作用较好,主治瘀阻膈下,肝郁气滞之两胁及腹中胀痛。

④少腹逐瘀汤配有温里祛寒之小茴香、肉桂、干姜,故温经止痛作用较优,主治血瘀少腹之月经不调、痛经等。

⑤身痛逐瘀汤配有通络宣痹胀痛之秦艽、羌活、地龙等,故多用于瘀血痹阻经络所致的肢体痹痛或周身疼痛等。

(五)名医心得荟萃

• 蔡华松(山东中医药大学主任医师)

擅长用血府逐瘀汤(桃仁12克,红花、当归、生地、川芎、赤芍、川牛膝、枳壳、柴胡各9克,生甘草6克)。

主治:眼底出血、水肿,眶内假瘤,麻痹性斜视等之属于气滞血瘀者。

其临床指征是:视网膜中央静脉阻塞,见出血、色紫暗;或眶内假瘤见球结膜血管充盈明显,色素暗,眼痛明显。

使用注意:虚火上炎所致的眼底出血,或出血早期,病情尚不稳定者不宜。

体会:该方有扩张血管,降低血黏度的作用,对于实验室检查血脂、血黏度增高者,可参考用之。

• 关国华(广州中医药大学附院教授)

擅长用血府逐瘀汤(生地18克,赤芍、柴胡、枳壳、桃仁、牛膝各12克)。主治视网膜动脉阻塞、视网膜静脉血栓。

其临床指征:舌质暗或有瘀斑,苔薄白,脉弦或涩。

禁忌:视网膜或脉络膜新生血管引起的出血,如高度近视黄斑出血、老年性黄斑变性之出血,或糖尿病眼底出血之早期,均不宜使用,误用会加重出血。

体会：使用本方宜适当加入利水渗湿，软坚散结药物，以助积血的吸收。病程较长者，可加大当归、川芎用量，并配炮姜等，以加强活血通络之力。

• 张丽蓉（天津中心妇产科医院主任医师）

擅长运用血府逐瘀汤（生地、牛膝各15克，当归12克，桃仁、红花、枳壳、赤芍、柴胡、桔梗各10克，川芎、甘草各6克）治疗妇科疾病。

主治：月经不调，闭经，功能性子宫出血，抗精子抗体阳性所致不孕症，更年期综合征。

指征：头痛或胸腹疼痛，经闭不行或有血块，且多伴有精神症状，如烦躁易怒、失眠等，舌紫暗或有瘀斑瘀点，舌下静脉曲张，甲皱微循环提示瘀血。

但是，无血瘀证者不宜使用该方；孕妇及月经过多时当慎用，体虚者也慎用。

• 石学敏（天津中医学院一院主任医师）

擅长运用血府逐瘀汤（当归15克，桃仁、川芎、红花、生地、牛膝、枳壳各12克，赤芍、桔梗各10克，柴胡、甘草各6克）治疗诸病。

主治：冠心病、卒中、高黏血症、神经官能症以及妇科病。

禁忌：活血祛瘀药有改善微循环，抑制血小板聚集的作用。有出血倾向或血小板低下的患者，一般不宜使用该方。

体会：本方有活血祛瘀之作用，临床对脑梗死急性期患者治疗效果显著。还可以将其制成静脉注射剂，有抗凝血抑制血小板聚集的作用。

• 李永康（云南省中医院主任医师）

擅长用血府逐瘀汤加减（当归、党参、茯苓各15克，柴胡12克，枳实、红花、生地、川芎、赤芍、桂枝、细辛各9克，甘草6克）。主治胸部软组织损伤，胸中血瘀，血行不畅，胸痛及头痛日久不愈。

应用指征为胸部挫伤与肋软骨炎之胸痛。

· 洪郁文（辽宁中医学院附院主任医师）

擅长运用加减血府逐瘀汤（黄芪25克，牛膝20克，桃仁、红花、当归、生地、川芎、赤芍、桔梗、枳壳、丹参各15克，柴胡10克），治疗冠心病、风湿性心脏病、脑血栓。

指征：疼痛以刺痛为主，夜间加重。

禁忌：原发性高血压，月经过多及孕妇不使用。

体会：活血化瘀药物易伤正气。因此，应注意不能逐瘀过猛，或酌情佐以扶正之品。

· 张文泰（长春中医学院附院主任医师）

擅长运用血府逐瘀汤加减方（桃仁、川芎、当归、牛膝、赤芍、三七、乳香、没药、续断各15克，大黄、红花、甘草各10克），治疗骨折及软组织损伤的初、中期。

指征：以跌打闪挫，瘀血积聚，肿胀疼痛为应用指征。尤以胸胁部损伤效果尤佳。

禁忌：对血虚及血证无瘀者应慎用。对伴有胃脘痛者应与健脾益胃药配伍应用。

体会：使用本方宜中病即止，不可久服。

· 陈益群（苏州市中医院主任医师）

擅长应用血府逐瘀汤加减方（当归、马兜铃、生地、枳壳、桔梗、川芎、牛膝各10克，桃仁、红花、柴胡、生甘草各6克），治疗腹部损伤。

指征：损伤后腹满稍压痛及腹壁血肿，大便秘结者适用。

禁忌：体虚者慎用，有腹部内脏损伤出血及穿孔者禁用。

体会：该方除作为专方，骨伤科疾患常用外，内科也有使用者。主要作用是活血逐瘀，对血管和微循环系统是否具有加速修复作用及改善局部血运作用，尚待进一步研究。

· 任义（承德医学院附院主任医师）

擅长应用血府逐瘀汤(当归、桃仁各15克,红花、生地、川芎、赤芍、牛膝、枳壳各10克,桔梗、甘草各5克)。

主治:冠心病、风心病、心肌炎所致心绞痛,心脏神经官能症,血管神经性头痛,急慢性肝炎,肝脾肿大,胁软骨炎,肠动脉缺血性疾病。

指征:胸腹胀闷疼痛,肝脾肿大触痛,舌紫暗,瘀斑,肝掌等属气滞血瘀者。

禁忌:非气滞血瘀者不宜。

• 张崇鄢(张家口市中研所主任医师)

加味血府逐瘀汤(当归12克,生地15克,赤芍、桃仁、红花、柴胡、枳壳、桔梗、牛膝、桂枝各10克,川芎、甘草各5克)。

主治:瘀血性肝脾肿大,肝炎综合征,冠心病心绞痛,肋软骨炎,肋间神经痛,血管神经性头痛,头外伤后遗症,乳腺增生,坐骨神经痛,缺血性肌肉及关节痛,痛经等。

禁忌:凡诊断不明确的疼痛,不能盲目使用该方。以感染为主的病变伴疼痛者,亦非本方所宜。

• 姚希贤(河北医大二院主任医师)

擅长以血府逐瘀汤加减方(丹参60克,当归15克,桃仁、红花各12克,丹皮、青皮、陈皮各9克,枳壳8克,木香、柴胡、厚朴各6克),治疗肝病。

主治:慢性肝炎,肝硬化。

指征:胸胁刺痛或胀痛不适,舌质紫暗有瘀斑,脉弦。

禁忌:胁肋隐痛之证属肝阴不足主治慎用,以免进一步耗伤阴血。

体会:本方治慢性肝炎、肝硬化有一定疗效,具有抗肝纤维化作用。笔者在此理论基础上研制的"益肝冲剂"可以有效地降低ALT,有退黄、恢复肝功能、回缩肝脾、抗肝纤维化的作用。

• 郭文勤(黑龙江中研院主任医师)

擅长用血府逐瘀汤合瓜蒌薤白白酒汤(瓜蒌、当归各 25 克,薤白、桃仁、红花、川芎、赤芍、枳壳、柴胡、桔梗、牛膝各 15 克,甘草 10 克)。

主治:胸痹心痛。属胸阳不振合并血瘀证型。

指征:舌质紫暗或有瘀斑,苔白厚腻,脉弦滑;胸闷疼痛,痛有定处,舌质紫暗,体胖。

体会:胸痹心痛常常为血瘀痰浊交阻,故二方合用,每获良效。

• 林朗晖(福建省医院主任医师)

临床应用血府逐瘀汤的体会:王清任创立此方,主上部瘀血,而下焦瘀血亦能运用。瘀在上,少腹硬满,腹部青筋显露,下肢酸痹,这些都可用本方加减治疗。

久病怪病、痼疾顽症多生于瘀,用本方治之也有效。临证尚可配合丹参、泽兰、延胡索、香附以加强理气活血之力,配黄芪兼以扶正。

• 刘瑞祥(山东朐县医院主任医师)

血府逐瘀汤加减应用可治疗各系统的疾病。如加紫石英、蛇床子治疗肾虚血瘀之性功能低下、遗尿、不孕症;加磁朱丸、露蜂房,治疗顽固性失眠、血管神经性头痛;加桑白皮、鱼腥草治疗肺脓肿等疗效极为显著。

• 康相彬(内蒙古中蒙医院主任医师)

擅长运用血府逐瘀汤随证加减,治疗全身瘀血证。

①血瘀在头者,重用川芎 15 克,加白芷 10 克。

②血瘀在胃脘者,加香附 10~15 克,郁金 15 克。

③血瘀在少腹者,加炮姜、没药、延胡索、生蒲黄各 10 克,小茴香 12 克,川楝子 15 克。

④血瘀在肢体经脉者,加姜黄、地龙各 15 克,白芷、没药、秦艽、羌活各 10 克。

此外,本方加减尚可治疗黄褐斑、遗精、水肿、慢性腹泻而有瘀血者。

还需指出的是,痰瘀常相互影响,故本方合二陈汤,常会取得出奇制胜的效果。

• 谢远明(陕西中医研究院主任医师)

病程较长,顽固不愈;手足心热,状若阴虚,而投以滋阴药不效者;痛有定处,口渴不欲饮,舌多紫暗、淡红或深红,舌边尖尤明显,脉多弦涩、沉涩或沉细等。符合上述症状及体征者,用之必有效,但是,无瘀血证者及孕妇忌用。

• 谢海洲(名老中医)

我认为血府逐瘀汤可以通治一切气滞血郁证。本方用于宣通胸胁气滞,重在活血化瘀,部位重点在胸中。辨证的特点是:①疼痛;②胸中异常感;③情志的改变;④睡眠的异常;⑤发热等。(摘自《谢海洲临床经验辑要》第324页)

• 范文虎(近代中医学家)

血府逐瘀汤由当归、生地、桃仁、红花、牛膝各9克,炒枳壳、赤芍各6克,桔梗、川芎各5克,柴胡、炙甘草各3克组成。

吴涵秋说,先师(范文虎先生)用此方治顽固性头痛、失眠、胸痛,凡病久服诸方无效者,常以此方去桔梗加气分药。又咯血、吐血,应用附子理中或生熟地仍时发时止者,投以本方,血证常获根治。(摘自《近代中医流派经验选集》第142页)

• 陈国华(名老中医)

胸廓瘀血,本方重用赤芍、川芎,加青皮、延胡索,收效甚速。

男性输精管结扎后,伤口已愈,仍局部肿胀,疼痛拒按,甚则牵引少腹及睾丸作痛者,肝脉血滞也,以血府逐瘀汤去桔梗、枳壳,酌加蒲黄、五灵脂、小茴香、艾叶,可迅速消肿止痛。(摘自《医方妙用》第117页)

• 支同寿(名老中医)

如脑动脉供血不足而见眩晕或头痛,用血府逐瘀汤加味治疗。

头痛加白芷、川芎加大用量（20 克以上）。

冠心病心绞痛，加丹参 30 克效果较佳。若系痰瘀阻络，合瓜蒌薤白桂枝汤化裁，痛甚者，加三七粉、延胡索。

肋间神经痛、肋软骨炎、胸膜炎或不明原因的胸痛，属气滞血瘀、脉络阻痹，加郁金、地龙，疗效亦佳。

慢性胆囊炎右上腹疼痛，加郁金、威灵仙（30 克）；痛甚加金铃子散。

汗证，只要有瘀血见症，加龙骨、牡蛎，兼有气虚者，加黄芪 30～60 克，疗效亦很显著。

过敏性紫癜，肌肤出血，斑点色紫黯，去桔梗、枳壳、牛膝，加阿胶。若兼气虚者，加黄芪、党参颇有良效。（摘自《医方妙用》第 122 页）

• 雍履平（安徽天长市中医院主任医师）

余制活血宁神汤，独取血府逐瘀汤去川芎、桔梗（熟地黄、当归各 30 克，赤芍、桃仁、红花、怀牛膝各 10 克，柴胡、炙甘草各 9 克），意在活血疏肝解郁为用；重用熟地黄配紫石英、代赭石各 20 克，补肾益肝，镇冲调任为使；加陈皮、制半夏各 10 克行气化痰，入茯神 20 克，生龙骨、生牡蛎各 20 克镇逆安神，车前子 10 克引湿下行为佐；尤加茺蔚子 10 克，香附 9 克疏肝，以直入冲任引诸药共奏益肾疏肝、活血宁神之效。若咽塞明显可加玫瑰花、绿萼梅；肉瞤甚加全蝎、蜈蚣；白色黏液便多可加甘遂、白芥子。余临证用此方治疗女性绝育术后综合征，屡建奇功。

以血府逐瘀汤（熟地黄、赤芍各 30 克，当归、川芎、桃仁、红花、川牛膝、甘草各 10 克，柴胡、桔梗、炒枳壳各 6 克），加香附、牛蒡子、僵蚕各 10 克，泽泻、连翘、蔓荆子各 30 克，磁石 20 克，具有活血通窍，泄热散结之功效。定名为通窍聪耳汤，治疗慢性卡他性中耳炎而每获佳效。（摘自《临证验方治疗疑难病》第 568 页）

• 颜德馨（上海铁道医学院教授）

以血府逐瘀汤(桃仁12克,红花、牛膝、当归、生地黄各9克,柴胡、枳壳、赤芍各6克,川芎、桔梗、甘草各5克),加紫石英30克,蛇床子、韭菜子各9克,具有活血化瘀,温肾通窍之功效。主治青壮年不射精之血瘀者。(摘自《首批国家级名老中医效验秘方精选》第419页)

•邹桃生(名老中医)

以血府逐瘀汤加减治疗久治无效的顽固性便秘,2～7剂即通,15～40剂可获痊愈。其方药是:当归、生地黄各30克,赤芍(血虚用白芍)18克,地龙15克,桃仁12克,枳实、牛膝、杏仁各10克,红花9克,酒大黄(后下)8克,甘草、川芎各6克。血虚加阿胶、红枣;气虚加生白术、党参、黄芪;津伤选加玄参、白木耳、麦冬、玉竹等;气滞加麦芽、佛手;消化不良加鸡内金、山楂、神曲;阳虚加肉苁蓉、附片;湿胜去生地黄,加陈皮、法半夏。(摘自《中国肛肠病杂志》1989,9(1):40)

•陈泽霖(上海市中医药大学教授)

有部分慢性萎缩性胃炎,系由自身免疫所致,血化验中常有抗壁细胞抗体,则重用活血化瘀。我习用王清任之血府逐瘀汤加减常服,有部分病例可见病变停止发展,血中抗壁细胞抗体消失。(摘自《名医特色经验精华》第2页)

•祝谌予(北京中医药大学教授)

出现结脉必还有其他症状,如胸闷,憋气,心悸,自汗,畏寒或怕热,气喘,咳嗽,胸痛,肢麻,舌质有淡、有暗、有瘀。从而可辨证为阴盛气结、气虚血虚、气滞血瘀、心阳不振等证候。个人的经验是:……气滞血瘀者,用血府逐瘀汤加生脉散为基本方。(摘自《名医特色经验精华》第153页)

•翁充辉(名老中医)

渗出性胸膜炎低热,经用链霉素、利福平、雷米封,以及中药沙参麦冬汤、百合固金汤、清骨散、六味地黄丸等均无效,仍有面部烘热、骨蒸潮热,以午后与晚上为甚,口干不喜饮,溲赤。翁老察其舌暗,苔薄,脉弦。辨证为阴虚血瘀发热,用血府逐瘀汤从瘀血论治,仅加丹皮、青蒿各20克,效果显著。(摘自《名医治病》第4页)

• 陆乾人(中医专家)

以血府逐瘀汤(赤芍30克,生地黄、当归各20克,川芎、桃仁、枳壳、牛膝各12克,红花10克,柴胡、桔梗、甘草各6克),治疗冠心病84例。气虚加黄芪;血瘀加丹参、三七粉;气滞痰阻加檀香、沉香、降香、竹沥、半夏、瓜蒌。改善63例。对心痛、憋气、乏力、心悸等症状有显著疗效。(摘自《中国中西医结合杂志》1995,15(1):44)

• 陈定生(中医专家)

以血府逐瘀汤配合化痰药治疗脑动脉硬化性精神障碍40例。痰浊中阻加二陈汤、泽泻、车前子;痰郁化火加黄芩、黄连;痰气郁结加远志、郁金、石菖蒲、二陈汤;神志恍惚,心悸易惊,肢体困乏加天竺黄、僵蚕、党参、黄芪、远志、柏子仁、酸枣仁;痰火上扰加服礞石滚痰丸;火盛伤阴加麦冬、玄参、贝母、茯神。治疗结果:痊愈24例,好转15例,无效1例,总有效率为97.5%。(摘自《中西医结合杂志》1989,9(12):753)

• 方毅(中医专家)

以血府逐瘀汤(当归、生地黄、牛膝、桃仁、赤芍各10克,川芎15克,枳壳、柴胡、桔梗各6克,甘草5克),加白芍、熟地黄、天麻、钩藤各10克,全蝎5克。加减治疗脑动脉硬化所致的头痛、眩晕32例。每日1剂,2个月为1疗程。本疗程服完后,再服毛冬青片、复方丹参片。治疗结果:显效12例,有效17例,无效3例。(摘自《湖北中医杂志》1983,5(5):17)

• 崔金戈(中医专家)

以血府逐瘀汤加柿蒂,治疗脑卒中并发呃逆证,服药1～3剂,能治愈。(摘自《中医杂志》1985,26(12):47)

• 来合计（中医专家）

以血府逐瘀汤加味，治疗自发性气胸12例。合并有渗液者加白芥子；合并肺结核配合西药抗痨；胸痛不止加延胡索。治疗结果：12例均在2～4周内治愈，胸腔空气吸收，被压缩的肺脏复张。（摘自《河南中医》1990，10(1)：33）

• 夏发铺（中医专家）

以血府逐瘀汤加白芥子、旋覆花为主方，加减治疗胸腔积液（结核性渗出性胸膜炎、悬饮）52例。若呼吸气粗，不能平卧加葶苈子、黄芪；高热加蒲公英、黄芩；大便秘结加大黄。治疗结果：52例全部治愈，积液完全吸收，临床症状消失，且无1例留有胸胁痛的后遗症。（摘自《湖南中医杂志》1991，7(1)：17）

• 杨俊修（中医专家）

以血府逐瘀汤加地龙活血化瘀，加减治疗顽固性哮喘10例。咳痰黄稠加瓜蒌、法半夏、黄连、炙麻黄；咳痰清稀加白芥子、莱菔子、炙麻黄；脾虚加党参、白术；肺肾不足加红参、蛤蚧（研粉吞服）。服30剂后，完全控制7例，好转2例，无效1例。（摘自《上海中医杂志》1984，(11)：9）

• 李继功（中医专家）

李氏认为：呃逆多与气机运行不畅有关，气滞则血瘀。以血府逐瘀汤去赤芍。治疗呃逆病37例。治疗结果：36例治愈，1例无效。（摘自《山东中医杂志》1991，11(6)：18）

• 喻伟和（中医专家）

以血府逐瘀汤去生地黄，加细辛、白芷为基本方，随证加减，治疗脑震荡79例。治疗结果：痊愈52例，好转26例，无效1例。（摘自《甘肃中医》1993，6(2)：22）

• 王作林（中医专家）

以血府逐瘀汤去赤芍、甘草，加乳香、没药、土鳖虫为基本方，加减治疗脑损伤后遗症38例。气虚加黄芪；有颅骨骨折或行开颅手术者,加自然铜。10剂为1疗程。治疗结果:痊愈33例,显效2例,有效2例,无效1例。一般服药2~3个疗程,服药4个疗程以上未愈者视为无效。(摘自《辽宁中医杂志》1987,11(1):9)

• 胡杰生(中医专家)

以血府逐瘀汤加太子参、生黄芪、黄药子、夏枯草、生牡蛎、浙贝母、玄参、连翘为基本方,治疗甲状腺功能亢进20例。气郁痰阻去生地黄,加郁金、半夏、陈皮、茯苓、昆布、海藻;心肝阴虚加枸杞子、炒枣仁、麦冬;阴虚火旺加沙参、玉竹、生石膏、黄连;阴虚阳亢加生白芍、龟板、鳖甲、生石决明。2个月为1疗程。治疗结果:治愈9例,显效6例,好转3例,无效2例。(摘自《山东中医杂志》1993,12(2):21)

• 汪益荣(中医专家)

以血府逐瘀汤加减,治疗胸部损伤126例。气滞去桃仁、红花,加延胡索、香附、郁金、川楝子、青皮;血瘀加田三七、乳香、没药、土鳖虫;咳嗽加瓜蒌、杏仁、苏梗;发热、咳黄痰加川贝母、鱼腥草、黄芩;大便秘结加大黄、枳实、厚朴。治疗结果:平均治疗6天,全部患者自觉症状消失。(摘自《江西中医药》1990,21(6):31)

• 金毅(中医专家)

以血府逐瘀汤加减,治疗胸部软组织挫伤28例。若患处肿痛甚重者,加延胡索、三七粉(冲服);胸痛重者加薤白、瓜蒌;年老体弱,中气不足者减桃仁、红花的用量,加党参、黄芪。另外,用药渣加入适量的酒、醋煮沸,熏洗患处。(摘自《广西中医药》1984,7(2):54)

• 樊素琼(中医专家)

以血府逐瘀汤去桔梗,加肉桂、穿山甲为基本方,加味治疗输卵管阻塞不通50例。气虚加党参、黄芪;兼郁热加栀子、丹皮;兼痰湿加半夏、苍术,每日或隔日1剂。月经过多者,经期停药。治疗结果:已通的有43例,有效率为86%。(摘自《新中医》1991,23

(5):41)

• 张丽蓉(中医专家)

以血府逐瘀汤治疗更年期综合征152例。治疗结果:总有效率为97.37%(摘自《中西医结合杂志》1988,8(10):624)

• 赵棣华(中医专家)

以血府逐瘀汤治疗更年期综合征142例。治疗结果:痊愈70例,显效45例,有效23例,无效4例。总有效率为97.18%。(摘自《山西医学杂志》1989,(1):23)

• 刘浩江(中医专家)

以血府逐瘀汤去生地黄、牛膝、桔梗,加三棱、莪术、丹参为基本方。加味治疗乳腺增生病104例。胸闷胀痛加川楝子、延胡索;多疑善虑加磁石、代赭石;失眠多梦加夜交藤、合欢皮。治疗结果:治愈68例,好转27例,无效9例,总有效率为91.35%。(摘自《天津中医》1986,3(5):18)

• 沈志忠(中医专家)

以血府逐瘀汤去桔梗,加萹蓄、瞿麦、丹参为基本方。加减治疗前列腺增生症46例。尿频、尿急、尿痛加萆薢、金银花、龙胆草;心悸失眠去牛膝、柴胡,加穿山甲、三棱、莪术;腰痛加续断、杜仲、狗脊;肝郁气滞加青皮、香附、木香;壅塞尿闭加泽泻、猪苓、附片;兼湿热加木通、栀子、土茯苓;尿道滴白加龙骨、牡蛎、芡实、潼蒺藜。治疗结果:显效19例,好转17例,无效10例。

• 李新存(中医专家)

以血府逐瘀汤去牛膝,治疗慢性咽炎64例。咽干疼痛加玄参、花粉、炙枇杷叶;咽痒加射干、薄荷;咽中有梗塞加苏梗、半夏。治疗结果:痊愈52例,显效11例,无效1例,总有效率为98.44%。服药最少的8剂,最多的20剂。(摘自《北京中医》1993,(6):48)

(六)临床新用

• 冠心病

据(《中国医药学报》1990年第6期)报道,赖世隆用血府逐瘀汤合瓜蒌薤白半夏汤治疗冠心病48例,大部分于1周内见效好转。

又据(《中国医药学报》1990年第4期)报道,吴启富用血府逐瘀汤合瓜蒌薤白白酒汤治疗稳定型心绞痛53例,服药后3天内见效,胸闷,心前区隐痛消失。

又据(《中国中西医结合杂志》1995年第1期)报道,陆乾人用血府逐瘀汤加味,治疗冠心病84例,对胸痛、憋气、胸闷、乏力、心悸有效。

• 老年性心肌缺血

据(《浙江中医杂志》1997年第10期)报道,袁聿文用血府逐瘀汤加味,治疗老年性心肌缺血84例,每3周为1疗程,经1~3个疗程后,其中29例显效,46例有效,9例无效,总有效率为89.29%。

• 慢性心率

据(《浙江中医学院学报》1992年第3期)报道,钱荣江用血府逐瘀汤加减,治疗慢性心率28例,治愈14例,好转12例,无效2例。

• 瘀血性高血压头痛

据(《北京中医杂志》1985年第6期)报道,邓世发以血府逐瘀汤加味,治疗高血压病50例,包括原发性及继发性。总有效率为92%。

• 慢性支气管炎

据(《山东中医杂志》1997年第2期)报道,陈华琴用血府逐瘀汤加味,治疗慢性支气管炎72例,10剂为1疗程,服药3~5个疗程后,痊愈 21 例,显效 28 例,好转 19 例,无效 4 例,总有效率为 94.44%。

• 哮喘

据(《黑龙江中医药》1991 年第 3 期)报道,高建华用血府逐瘀汤治疗哮喘 66 例,其中包括支气管哮喘、慢性肺气肿、肺心病、癔病性哮喘,治疗 1~3 周。结果:痊愈 47 例,好转 13 例,无效 6 例,总有效率为 90.91%。

• 慢性肝炎

据(《四川中医》1997 年第 1 期)报道,胡金弟以血府逐瘀汤加味,治疗慢性肝炎 50 例。结果:基本治愈 36 例,显效 9 例,有效 4 例,无效 1 例,总有效率为 98%。

• 肝硬化腹水

据(《四川中医》1987 年第 3 期)报道,骆玉华以血府逐瘀汤加红花、丹参为基本方。临证化裁,治疗肝硬化腹水 18 例,服药半年,治愈 7 例,好转 10 例,无效 1 例。

• 慢性萎缩性胃炎

据(《吉林中医药》1994 年第 6 期)报道,李秀兰以血府逐瘀汤加减,治疗慢性萎缩性胃炎 88 例,结果:治愈 54 例,好转 30 例,无效 4 例。

• 顽固性呃逆

据(《山东中医杂志》1992 年第 6 期)报道,李继功以血府逐瘀汤治疗顽固性呃逆 37 例,服药 3~9 剂,治愈 36 例,无效 1 例。

又据(《四川中医》1998 年第 9 期)报道,嵇明亚以血府逐瘀汤治疗顽固性膈肌痉挛 19 例,取得了良好疗效。

• 遗尿、尿崩症

据(《新中医》1993 年第 10 期)报道,张光瑷用血府逐瘀汤治疗 2 例顽固性遗尿达 17 年之久的病例,加桑螵蛸、韭菜子,用药 32 剂治愈。

又据(《辽宁中医杂志》1990年第5期)报道,王建国用血府逐瘀汤加五味子治疗1例顽固性遗尿达20年者,15剂痊愈,随访2年未复发。

又据(《新中医》1991年第8期)报道,任昌伟用血府逐瘀汤加黄芪、桑螵蛸、益智仁治疗患尿崩症2年的病人,服45剂治愈,随访1年未复发。

• 肾病综合征

据(《浙江中医杂志》1993年第3期)报道,余鉴用血府逐瘀汤加黄芪,治疗38例肾病综合征,获得满意疗效。

• 乳糜尿

据(《江苏中医》1994年第3期)报道,桑健用血府逐瘀汤治疗乳糜尿30例,10天为1疗程,服药2~3个疗程。结果:痊愈12例,显效10例,好转6例,无效2例,总有效率为93.33%。

• 脑血栓形成

据(《广西中医药》1998年第3期)报道,陈戎用加减血府逐瘀汤治疗脑血栓形成100例。结果证明,在肌力恢复程度上,明显优于对照组,$P<0.01$。

• 脑动脉硬化症

据(《河南中医》1994年第2期)报道,杨鲁一用血府逐瘀汤加味,并配合针刺风池、百合、曲池,治疗脑动脉硬化症所致眩晕有瘀血者,故用血府逐瘀汤加丹参、天麻随证加减,治疗31例,痊愈率80.65%,好转率19.35%。

• 头痛

据(《新中医》1984年第6期)报道,刘选清用血府逐瘀汤治疗血管神经性头痛55例,痊愈38例,好转15例,无效2例。

又据(《吉林中医药》1986年第6期)报道,韩忠林用血府逐瘀汤加减,治愈偏头痛,服药15剂而愈。

又据(《浙江中医杂志》1983年第9期)报道,王烈以血府逐瘀汤治疗儿童无外感内伤诸症之日久头痛 100 例,服药 4～28 天后,治愈 76 例,好转 20 例,无效 4 例。

• 带状疱疹后遗神经痛

据(《山东中医杂志》1998 年第 4 期)报道,李政敏用血府逐瘀汤合金铃子散治疗带状疱疹后遗神经痛 174 例,并与 63 例服消炎镇痛药对比,结果:治疗组总有效率为 94.25%,而对照组仅为 76%。两组痊愈率卡方检验,有显著性差异($P<0.01$)。

又据(《北京中医》1998 年第 4 期)报道,陈青云以血府逐瘀汤加味,治疗带状疱疹后遗神经痛 39 例,服药 7 天为 1 疗程。结果:用药 1～6 个疗程治愈 34 例,有效 2 例,无效 3 例,总有效率为 92.3%。

• 三叉神经痛

据(《中西医结合杂志》1985 年第 8 期)报道,张家驹用血府逐瘀汤合止痉散治疗三叉神经痛 14 例,治愈 5 例,显效 4 例,有效 3 例,无效 2 例,总有效率为 85.71%。

• 血瘀性失眠

据(《江西中医药》1992 年第 2 期)报道,赵富顺以血府逐瘀汤治疗血瘀性失眠 40 例,结果:治愈 20 例,显效 16 例,总有效率达 100%。

• 血瘀型精神分裂症

据(《中西医结合杂志》1993 年第 7 期)报道,张继志以血府逐瘀汤加减,治疗血瘀型精神分裂症 35 例。结果:治愈 9 例,显效 16 例,好转 10 例,总有效率为 100%。

又据(《河南省 1975 年精神神经科交流会资料汇编》1976 年第 1 期)报道,张小钦以血府逐瘀汤合礞石滚痰丸治疗精神分裂症 43 例。结果:痊愈 16 例,显著进步 1 例,进步 22 例,无效 4 例。

又据(《中西医结合杂志》1989 年第 12 期)报道,陈定生用血府逐瘀汤合化痰法,治疗脑动脉硬化性精神障碍 40 例。平均治疗时间36.4天,结果:痊愈29例,好转11例。

又据(《河南中医》1997年第10期)报道,郭建新以血府逐瘀汤加减,治疗焦虑症40例,每日1剂,10天为1疗程,连续服3个疗程。结果:痊愈16例,显效16例,好转4例,无效4例。

• 高脂血症

据(《中国中西医结合杂志》1998年第10期)报道,余冬严用血府逐瘀汤治疗血瘀气滞型高脂血症20例。结果:显效11例,改善8例,无效1例,总有效率为95%。

• 甲状腺功能亢进

据(《山东中医杂志》1993年第2期)报道,胡杰生用血府逐瘀汤加味治疗甲亢20例。结果:治愈9例,显效6例,好转3例,总有效率为90%。

• 脑损伤后颅内血肿

据(《江西中医药》1998年第3期)报道,唐秀凤用血府逐瘀汤加味,治疗脑损伤后颅内血肿24例。结果:治愈10例,显效7例,有效6例,无效1例,总有效率为95.83%。

• 脑损伤后综合征

据(《山东中医杂志》1997年第3期)报道,柴富勋以血府逐瘀汤加减,治疗脑损伤后综合征30例,治疗时间1~2个月。结果:治愈13例,好转15例,无效2例,总有效率为93.33%。

• 外伤性头痛

据(《陕西中医》1991年第6期)报道,刘华用血府逐瘀汤治疗外伤性头痛40例,治愈4例,显效27例,有效4例,无效5例,总有效率为87.5%。其中20例经治疗后复查甲皱微循环,有明显改善。

• 肋软骨炎

据(《陕西中医》1987年第1期)报道,张惠贞用血府逐瘀汤加减,治疗肋软骨炎36例。痊愈32例,好转4例,服药最多12剂,最少8剂。

· 气胸

据(《中医杂志》1993年第11期)报道,沈男应用血府逐瘀汤治疗月经性气胸6例。经前服药7~15剂,每日1剂,气体完全吸收,均获痊愈。

又据(《河南中医》1990年第1期)报道,来合计用血府逐瘀汤治疗自发性气胸12例,均在2~4周治愈,胸腔气体吸收,肺脏复张。

· 静脉炎

据(《浙江中医杂志》1997年第3期)报道,吴逢旭以血府逐瘀汤加味,治疗静脉炎38例,病程2~10年。结果:显效8例,有效29例,无效1例。

· 血栓闭塞性脉管炎

据(《辽宁中医杂志》1992年第3期)报道,张玉芳用血府逐瘀汤加温经通络之品,治疗30例血栓闭塞性脉管炎,经2~4个月的治疗,痊愈15例,好转14例,无效1例。

· 乳腺增生病

据(《天津中医》1986年第5期)报道,刘浩江以血府逐瘀汤去生地、桔梗,加三棱、莪术为基本方,随证加减,治疗乳腺增生104例,临床治愈68例,好转27例,总有效率为91.34%。

· 创伤后急性肾衰

据(《新中医》1991年第11期)报道,刘明武以血府逐瘀汤去生地、川牛膝,加白茅根、大腹皮、丹参、瞿麦、大黄,治疗36例创伤后急性肾衰,服药6~10剂后,均获痊愈,随访3年,均无复发及后遗症。刘氏认为:本方有以下特点:①恢复肾功能独特,一般服2~3剂后,尿量增加,很快恢复正常;②泄浊降氮效果明显;③能提高治愈率。本组病例无1例截肢和死亡。

· 颈椎病

据(《陕西中医学院学报》1993年第3期)报道,钟清治用血府逐瘀汤加减,治疗神经根型颈椎病25例,10天为1疗程。经治1~3个疗程,显效11例,有效12例,无效2例,总有效率为92%。

又据(《新中医》1993年第10期)报道,庄纪平用血府逐瘀汤加葛根、姜黄,治颈椎病,服药24剂治愈。

- 阴囊血肿

据(《河南中医》1997年第1期)报道,吴兆玉等用血府逐瘀汤加减,治疗输精管结扎术并发阴囊血肿18例,疗程1~3个月。痊愈12例,好转5例,1例因血肿较大手术切开、引流后,服中药治愈。

- 阳痿

据(《陕西中医》1992年第11期)报道,林中慈用血府逐瘀汤以生地易熟地,加续断,菟丝子、紫石英,治疗阳痿21例,服药20~45剂,痊愈19例,好转1例,无效1例。

- 痛经

据(《浙江中医杂志》1984年第6期)报道,田中立以血府逐瘀汤随证加减,治疗痛经70例,痊愈34例,好转31例,无效5例。

- 子宫内膜异位症

据(《上海中医药杂志》1993年第2期)报道,马敏珠用血府逐瘀汤化裁结合中药灌肠治疗子宫内膜异位症83例,治愈41例,显效27例,好转10例,总有效率为93.98%。

- 宫外孕

据(《新中医》1991年第7期)报道,武天立用血府逐瘀汤加泽兰叶、生蒲黄治疗宫外孕,服药10剂而愈。B超显示包块完全吸收。

- 视网膜静脉阻塞

据(《湖北中医杂志》1994年第3期)报道,李明桂用血府逐瘀汤治疗视网膜静脉阻塞42例,每日1剂,30日为1疗程,经2~3

个疗程后,显效26例,进步11例,无效5例。治疗后血流动力学6项指标降至正常水平。

• 眼科血证

据(《云南中医杂志》1998年第3期)报道,宋云娟用血府逐瘀汤化裁,治疗各种眼底出血(包括视网膜静脉阻塞、视网膜静脉周围炎、外伤性眼底出血、高度近视眼底出血、玻璃体积血、黄斑变性)共35例40只眼。治愈17只眼,显效6只眼,有效11只眼,无效6只眼,总有效率为85%。

• 干燥性喉炎

据(《新中医》1994年第11期)报道,邵宏业用血府逐瘀汤加减,治疗干燥性喉炎20例,10天为1疗程,治1～2个疗程,治愈18例,好转2例,全部有效。

• 银屑病

据(《四川中医》1993年第11期)报道,王佩茂以血府逐瘀汤加三棱、莪术、蝉蜕、乌梢蛇为基本方。关节肿痛加羌独活、秦艽、鸡血藤;热象明显加黄芩、黄柏、黄连。治疗银屑病23例,全部治愈。随访半年未复发。

• 自汗、盗汗

据(《四川中医》1994年第4期)报道,陈华章用血府逐瘀汤治疗顽固性自汗,加煅龙骨、煅牡蛎、浮小麦,6剂治愈。

又据(《湖南中医杂志》1993年第11期)报道,陈维初用血府逐瘀汤加酸枣仁、浮小麦,服8剂治愈盗汗。

9. 膈下逐瘀汤
《医林改错》

(一)传统沿用

组成:当归、赤芍、桃仁、五灵脂、香附各9克,川芎、丹皮、红花、延胡索、枳壳、乌药、甘草各6克。

用法：水煎(加酒)，分二次服。

功效：理气活血，祛瘀止痛。

主治：膈下瘀血内阻，腹中有积块，腹痛而有定处等症。

方解：方中当归、川芎、赤芍养血活血，与逐瘀药同用，可使瘀血祛而不伤阴血；桃仁、红花、五灵脂、延胡索皆能破血逐瘀以消癥块；丹皮清热凉血，活血化瘀；枳壳、乌药、香附利膈行气以止疼痛。尤其川芎不仅养血活血，更能行血中之气，增强逐瘀之力；甘草调和诸药。气行则瘀血易祛，瘀血祛则癥块可消而痛亦可止。

(二)辨证要点

膈下逐瘀汤是主治瘀血郁积膈下成块的常用方。临床以膈下积块，肚腹疼痛，痛处不移，口燥咽干，肌肤甲错，舌紫暗，脉细涩为应用要点。

(三)使用注意

虚证慎用，孕妇忌用。

(四)鉴别应用

• 血府逐瘀汤、通窍活血汤、膈下逐瘀汤、少腹逐瘀汤、身痛逐瘀汤

见本节"血府逐瘀汤"。

(五)名医心得荟萃

• 范文虎(近代中医学家)

擅用膈下逐瘀汤治疗腹痛、癥瘕、鼓胀等症有瘀血征象者，或以此方与血府逐瘀汤间服，常服至数十剂而病得除者。(摘自《近代中医流派经验选集》)

• 谢仁敷(中医专家)

以膈下逐瘀汤加黄芪 15 克,延胡索 10 克,雄黄 1 克,青黛 8 克。共研末,每服 3 克,每日 3 次。主治骨髓纤维化证。(摘自《中西医结合杂志》1992 年第 2 期)

10. 少腹逐瘀汤
《医林改错》

(一)传统沿用

组成:小茴香、川芎各 6 克,当归、延胡索、没药、五灵脂、蒲黄、赤芍各 9 克,肉桂 3 克,干姜 2 克。

用法:水煎,分 2 次服。

功效:温经祛寒,活血止痛。

主治:血瘀寒滞少腹。少腹积块疼痛;或月经不调、痛经;或赤白带下而夹有紫黑色血块等。

方解:方中小茴、肉桂、干姜温散肝经寒滞;川芎、赤芍、当归、蒲黄、五灵脂活血祛瘀;延胡索、没药祛瘀止痛。合用故具温经祛寒,活血止痛功效。

(二)辨证要点

本方是主治瘀血所致的少腹痞块、月经不调、痛经等的首选方剂。故临床以少腹瘀血积块或有疼痛,经水或紫或黑或夹有瘀块为其应用要点。

现代常用本方治疗妇女不孕症,属于血瘀寒滞者。

(三)使用注意

若见实热伤阴,阴虚血燥者,不宜使用。

(四)鉴别应用

• 血府逐瘀汤、通窍活血汤、膈下逐瘀汤、少腹逐瘀汤、身痛逐瘀汤

见本节"血府逐瘀汤"。

(五)名医心得荟萃

• 张子义(青岛市胶州医院主任医师)

少腹逐瘀汤:丹参20克,小茴香15克,当归12克,赤芍、川芎、蒲黄、延胡索、没药、炒五灵脂、炮姜各10克,肉桂3克。

主治:经前期紧张综合征,蜕膜样痛经。

指征:经前少腹痛加重,发凉较著者必用。

禁忌:痛经属实热者不宜用。

• 范国梁(长春中医学院教授)

少腹逐瘀汤:小茴香20克,干姜、延胡索、白芍各15克,五灵脂、当归、没药各10克。

主治:女性少腹疼痛属虚寒者;宫寒胎动不安、精冷等下焦虚寒证。

• 李夫道(青海红十字医院主任医师)

少腹逐瘀汤:当归15克,延胡索、川芎、五灵脂、赤芍各12克,生蒲黄9克,小茴香、炮姜、没药各6克。

主治:慢性附件炎,功能性子宫出血,痛经,不孕症。

禁忌:湿热毒邪、痰浊化热、胞宫壅塞证。如盆腔炎急性期,出现尿频、尿急、尿痛,带下色黄,舌红苔黄,脉弦数者,勿用。

体会:更有奇者,此方种子如神,月经初见之日起服用,连服5剂,不过4个月必存胎。结合临床可分为:①肾虚不孕;②气血不足不孕;③阴虚血热不孕;④肝郁气滞不孕;⑤痰湿瘀阻不孕;⑥血瘀不孕。此方加减均有效。

- **范文虎**(近代中医学家)

少腹逐瘀汤:当归、蒲黄各9克,炒五灵脂、赤芍、川芎、没药、延胡索各6克,炮姜、肉桂各3克,小茴香2克。

吴涵秋等说,先师(范文虎先生)用本方治妇人痛经,在经临时或先一二日服之,至经净为止,如是续服三五周,常使多年痛经痊愈。王清任氏谓:"更出奇者,此方种子如神"。我等在侍诊时,亦屡见先师用于不孕症,颇有奇验。(摘自《近代中医流派经验选集》第143页)

- **颜德馨**(上海铁道医学院教授)

经期腹痛为经血不通之候……少腹为厥阴之界,厥阴为寒热之脏。肝失疏泄,气滞血瘀,其痛随作矣。治疗之法以通为主,多用温经逐寒,祛瘀止痛。王清任之少腹逐瘀汤独擅胜场,每于经前投此,多应手而效。曾以治痛经达10余年缠绵不愈者,或痛甚则厥,或剧痛需以度冷丁方得小安等顽固病例,亦有殊效。投药方法,每次月经来潮前连服5~7剂,一般连续治疗3个月即获痊愈。经治病例中不乏因之而得孕,王清任称此方能"令人有子",乃经验之谈。(摘自《名医特色经验精华》第231页)

- **林庆祥**(名老中医)

运用活血通络的少腹逐瘀汤合黄芪赤风汤(黄芪20克,生地黄15克,延胡索、五灵脂、蒲黄、桃仁、赤芍、当归各9克,没药、小茴香各5克),治疗小脑萎缩,每用通络法奏效。(摘自《名医治病》第193页)

- **董廷瑶**(中医专家)

小儿肠套叠,治以少腹逐瘀汤(五灵脂、蒲黄各9克,延胡索、当归、赤芍各6克,小茴香、干姜、肉桂、川芎、没药各3克),具有活血利气通络止痛之功效。主治小儿肠套叠,痛如针刺,痛处固定不移或有包块,按之则痛,遇冷痛加重,得温则较舒,口唇紫暗,舌有瘀点,脉象细涩者。

如寒甚必重用姜、桂；气滞血瘀需选用木香、乳香、桃仁、红花、枳壳、川楝子等；腹部有包块可加三棱、莪术、炮山甲。随证而施，疗效显著，且可根治。(摘自《首批国家级名老中医效验秘方精选》第341页)

• 王毓瑛(名老中医)

笔者以少腹逐瘀汤为主方加减，治疗月经失调的不孕症，每每获效。王清任在《医林改错》上说："……更出奇者，此方种子如神"。

如不孕症，见经期少腹疼痛属寒者，重用小茴香、炮姜；经至腹痛、量少而色淡者，重用肉桂、生蒲黄；经至腹痛、量多而色深，用炒蒲黄；经期有血块，血块大用没药、乳香起破瘀之功；血块小则改用丹参化瘀；经至气血虚少、腹痛，重用赤白芍、延胡索；刺痛、量少则重用延胡索、生蒲黄、五灵脂；经期出现血热现象，需加入栀子、生地黄、酒黄芩，并少量使用小茴香、炮姜，以防寒凉；肾虚阴亏腰痛，加入续断、桑寄生、杜仲、狗脊；白带多，食欲不振，脾虚湿盛加入苍白术、焦三仙；经期胸胁胀满，肝气郁滞而腹痛，加香附、郁金、陈皮。(摘自《医方妙用》第39页)

• 林育樵(中医专家)

以少腹逐瘀汤治疗寒凝血瘀型的子宫内膜异位症25例。有效率为96%。(摘自《中西医结合杂志》1988,8(10):639)

• 扶春秀(中医专家)

以少腹逐瘀汤加减为基本方(当归、川芎、赤芍、肉桂、没药、五灵脂、小茴香、桃仁、香附、艾叶)治疗不孕症50例。若输卵管积水加茯苓皮、大腹皮、木通；输卵管闭锁、粘连加三棱、莪术、王不留行。输卵管炎症、附件增厚压痛加紫花地丁、蒲公英、川楝子或败酱草。1个月为1个疗程。经期停服。治疗结果：治愈43例，无效7例，有效率为86%。(摘自《湖南医药杂志》1983,(4):19)

• 周淑英(中医专家)

治疗不孕症 46 例,以少腹逐瘀汤为主方,兼输卵管炎症加荔枝核、车前子、金银花、川楝子、蒲公英。每于经期服 3～5 剂,1 个月经周期为 1 个疗程。治疗结果:1 个月经周期受孕者 11 例,2 个月经周期受孕者 6 例,3～4 个月经周期受孕者 28 例。45 例受孕,1 例无效者为无排卵性不孕。(摘自《中医杂志》1985,26(8):39)

• 赵延楼(中医专家)

以少腹逐瘀汤为基本方,经色紫黑色有血块者加川楝子、茜草炭、香附、艾叶等;血暗红无血块者加艾叶等;湿邪较重者加苍术、黄芩。治疗滑胎(习惯性流产)共 212 例,滑胎次数少则 3 次,多则 9 次,均为血瘀型滑胎。服药后临床诸症消除,足月分娩者 178 例,症状不能控制而流产者 22 例。(摘自《辽宁中医杂志》1986,10(9):26)

• 刘德久(中医专家)

以少腹逐瘀汤去干姜,加败酱草、黄芪为基本方,加味治疗慢性盆腔炎 42 例。湿热型加酒大黄、蒲公英、黄柏;寒凝气滞型加三棱、莪术。每日 1 剂,4 周为 1 个疗程,连服 2 个疗程。痊愈 26 例,有效 9 例,好转 4 例,无效 3 例,总有效率为 92.86%。(摘自《湖北中医杂志》1993,15(3):23)

• 周容华(中医专家)

以少腹逐瘀汤去干姜、赤芍,加桃仁、红花、三棱、莪术、生卷柏、益母草为主方。治疗经检查确诊为子宫肌瘤的患者 14 例。服药 1 个月为 1 个疗程。治疗结果:痊愈 8 例,显效 4 例,有效 1 例,无效 1 例。随访获效病例,疗效巩固。(摘自《北京中医》1987,(5):34)

11. 通窍活血汤
《医林改错》

(一)传统沿用

组成：赤芍、桃仁、红花各9克，川芎、生姜各6克，老葱3根，麝香0.15克，大枣7枚。

用法：水、酒(黄酒或白酒或米酒)同煎，麝香冲服，或将他药先煎去渣，然后将麝香用绢包入煎数沸，临卧时服。

功效：通窍活血。

主治：瘀血阻滞头面的头痛头晕，耳聋日久，目赤疼痛，头发脱落，面色青紫，或酒渣鼻，或白癜风，以及妇人干血痨，小儿疳积，紫癜等。

方解：方中赤芍、川芎、桃仁、红花等皆为活血祛瘀药物，合用则药效较强，麝香开通诸窍，活血通络，共奏通窍活血功效。

加减：眼底出血(视网膜静脉周围炎)加当归，不论初发或复发，均可应用。为了使出血更好地吸收，可加花蕊石；有热象时可加大黄、牛膝。

(二)辨证要点

临床以头面部官窍疼痛，皮肤瘀黯或紫色，舌质暗红，脉弦涩为应用要点。但孕妇忌用。

本方可用于脑震荡后遗症的头痛头晕。外伤性眼底出血，单用通窍活血汤或适当加减，一般效果均较好。

(三)鉴别应用

• 血府逐瘀汤、通窍活血汤、膈下逐瘀汤、少腹逐瘀汤、身痛逐瘀汤见本节"血府逐瘀汤"。

(四)名医心得荟萃

• 董建华(北京中医药大学教授)

董老治疗头痛有独到经验,在长期临床实践中重视气血理论,灵活变通运用通窍活血汤(当归、川芎、生姜各 10 克,桃仁、赤芍、红花、葱白各 6 克,麝香 0.3 克)。对久治无效的顽固性头痛,无论是血管性头痛、神经性头痛、损伤性头痛,或是偏头痛、额顶头痛等,以本方为主治疗,每能获著效。(摘自《名医治病》第 180 页)

• 雍履平(安徽天长市中医院主任医师)

余制通窍宁络汤,方取通窍活血汤、桃红四物汤、补阳还五汤合方(炙黄芪 40 克,生地黄、川芎、当归、桃仁各 10 克,赤芍 30 克,红花 6 克,地龙 12 克),加土鳖虫 6 克,丹参、天花粉、泽泻、茯神各 10 克,旱莲草 30 克,甘草 28 克,三七粉 3 克组成。具有通窍宁络,化瘀止痛之功效。主治脑震荡,疗效颇佳。(摘自《临证验方治疗疑难病》第 138 页)

12. 身痛逐瘀汤
《医林改错》

(一)传统沿用

组成:桃仁、红花、当归、川牛膝各 9 克,川芎、甘草、没药、五灵脂、地龙各 6 克,秦艽、羌活、香附各 5 克。

用法:水煎,分 2 次服。

功效:活血行气,祛瘀通络,通痹止痛。

主治:痹证而有瘀血闭阻经络所致的肩痛、腰痛、腿痛,或周身疼痛,经久不愈。

方解:川芎、当归、桃仁、红花活血祛瘀;秦艽、羌活、地龙通络宜痹止痛。

（二）辨证要点

临床以肢体痹痛，经久不愈，舌质暗红边有瘀点，脉弦涩为应用要点，孕妇忌用。

凡属气血瘀阻之风湿性关节炎、痛风、类风湿关节炎、腰椎骨质增生等病症，用治有效。

（三）鉴别应用

- 血府逐瘀汤、通窍活血汤、膈下逐瘀汤、少腹逐瘀汤、身痛逐瘀汤

见本节"血府逐瘀汤"。

（四）名医心得荟萃

- 雍履平（安徽天长市中医院主任医师）

术后综合征，属中医"痹病"、"郁病"范畴。余从本病多痛为突破口取身痛逐瘀汤（当归、怀牛膝各20克，川芎、没药、羌活各6克，桃仁、红花、五灵脂、醋香附、地龙、秦艽各10克，甘草30克），以化瘀为主，加三七3克；增强去瘀生新之功，加石菖蒲、黄柏、炒苍术各10克，生龙骨、生牡蛎各30克。诸药组成"术后和调汤"共奏活血通络，调和脏气之功。余以其治疗术后综合征，屡用屡验。

外伤性多极痛是由跌扑、撞击等外伤后，引起肩、臂、腰、腿或周身同时多处疼痛的一种病症，乃瘀血阻络形成"瘀痹"。余取身痛逐瘀汤之意化裁成为"活血舒络汤"（生黄芪、鸡血藤各30克，桃仁、红花、川芎、当归、威灵仙、秦艽、丹参、五灵脂、香附、牛膝、地龙、甘草各10克，没药、土鳖虫各6克，全蝎2克），活血舒络，调气止痛。临床每获良效。

余取身痛逐瘀汤合补中益气汤（炒白术、当归、甘草各30克，

炙黄芪、党参各 15 克,秦艽、川芎、桃仁、红花、五灵脂、制香附、川牛膝、地龙各 10 克,陈皮、柴胡、升麻各 6 克,土鳖虫 5 克,大戟 3 克),组成"腰肌强健汤"。具有补脾强肌,活血通络之功效。主治慢性腰肌劳损,后期用酒剂宣通气血,缓缓进服,以收全功。(摘自《临证验方治疗疑难病》第 456 页)

13. 补阳还五汤
《医林改错》

(一) 传统沿用

组成:生黄芪 60～120 克,当归尾 9 克,赤芍 6 克,川芎、桃仁、红花、地龙各 3 克。

用法:水煎,分 2 次服。

功效:补气活血,行瘀通络。

主治:中风之气虚血瘀证。见半身不遂、口眼歪斜、语言蹇涩、口角流涎,或大便干燥,小便频数或失禁等症,舌暗淡,苔白,脉缓。

方解:本方为治疗气虚而瘀血阻滞经络的常用方剂。方中重用黄芪以补气,气足则有利于血行,气旺则血行,祛瘀而不伤正;当归尾长于活血,兼能养血,有化瘀而不伤血之妙;川芎、赤芍、桃仁、红花均为活血行瘀药物,合用则效力更强;地龙长于通经活络。诸药合用,故有气旺血行,瘀消脉通之功效。一般宜久服始能见效。

本方配伍用药特点有三:一是重用生黄芪四两(即 120 克),量大力专,既可资生脾胃化源又能顾护经络真气,使营卫之气充足,方能鼓动血脉;二是活血通络之药用量较小,六味药的总量仅为黄芪的五分之一,使祛瘀而不伤正,正体现了补气为主,化瘀为辅的立法宗旨;三是在黄芪量的运用方面,不仅量重,还要求渐增,愈后继服、久服,以补"阳"还"五"。

（二）辨证要点

补阳还五汤是治疗气虚血瘀证的常用方。常用于中风后的治疗。临床以半身不遂，口眼㖞斜，苔白，脉缓或细弱无力为应用要点。

本方可用于脑溢血所引起的半身不遂，属于气虚瘀血阻滞经脉者。初起可加防风9克。

（三）使用注意

①用于中风治疗，应以病人清醒，体温正常，出血停止，而脉缓为宜。

②本方需久服缓治，方显疗效。愈后还应继续服用一段时间，以巩固疗效，防止复发。

③高血压患者用之无妨。但阴虚血热证忌服。

（四）鉴别应用

- 补阳还五汤与血府逐瘀汤

见本节"血府逐瘀汤"。

（五）名医心得荟萃

- 贾占清（宁夏自治区中医院主任医师）

擅长以补阳还五汤（黄芪60～100克，当归、赤芍、地龙各15克，川芎、桃仁、红花各10克），治疗卒中风。

指征：半身不遂，口眼㖞斜、语言謇涩，口角流涎、下肢废痿，小便频数或遗尿不禁，苔白，脉缓，属正气亏虚，瘀血阻络者。

禁忌：阴虚阳亢者，忌用。

体会：本方补气活血通络，还可治疗耳鸣及暴聋，过敏性鼻炎，声带小结，冠心病，心绞痛。加白芍、怀牛膝、木瓜各30克，桂枝、甘草各10克。治疗不安腿综合征尤效。

• 张鸣鹤（山东中医药大学附院主任医师）

补阳还五汤：黄芪30克,赤芍20克,当归15克,川芎、地龙各12克,桃仁、红花各10克。

主治：脑卒中后遗症坐骨神经痛,骨关节炎,骨坏死,多发性大动脉炎,血栓闭塞性脉管炎,深静脉炎,结节性红斑,结节性脂膜炎。

禁忌：血小板明显减少,各种血证,有明显出血倾向者,均不宜。

体会：此方重用黄芪,意在益气以鼓动血脉的运行,如气虚明显者,黄芪用量还可增至60～90克,对于血脉闭塞或骨坏死等患者,此方活血化瘀之力尚嫌不足,应加虫类活血药以增强活血化瘀之力,如水蛭、土鳖虫、蜣螂等。

• 刘亦选（广州中医药大学教授）

补阳还五汤：黄芪50克,丹参30克,赤芍、川芎各15克,三七12克,桃仁、红花、地龙各10克。

主治：气虚血瘀型卒中,卒中后遗症,冠心病,心肌梗死。

指征：气虚血瘀证。

禁忌：阴虚内热者不宜使用,误用则有咽干、发热、烦躁不安、心悸失眠等燥热表现。一般停药后可自行缓解。

体会：方中黄芪作为主药需重用。最大用量我用至100克。但如常规量无效时,重用亦无效。若服黄芪后有燥热表现,可改用五爪龙,但药效较低,亦可加菊花15克。

曾治彭某,女,CT提示"腔隙性脑梗死",中医诊为卒中气虚血瘀证。即予上方,配合复方丹参注射液静滴,每日1次,2周后痊愈,至今未见复发。

• 何炎燊（东莞市中医院主任医师）

擅长用加减补阳还五汤：黄芪150克,熟地25克,鸡血藤、杜仲、肉苁蓉、巴戟天各20克,当归、川芎、赤芍、地龙、山萸肉、牛膝各15克,土鳖虫10克,三七6克。

主治:卒中后遗症。

指征:卒中后遗症日久不愈,半身不遂,言语謇涩,脉沉细或弦涩,舌质暗晦不华,边有瘀斑,属气虚挟瘀,兼下焦亏损者。

禁忌:卒中早期,风火交炽,痰瘀壅阻之实证忌用,误用则危及生命。

体会:本方由王清任补阳还五汤去桃仁、红花之峻破,易以鸡血藤、三七于活血中带有补益作用者,再加土鳖虫佐地龙透络,熟地黄、山萸肉、牛膝、杜仲、肉苁蓉、巴戟天峻补下焦而成。上述痼疾,药无近功,须长年累月调治,始渐生效。此外,还须根据平时体质之变异,加减化裁。

• 梁贻俊(北京中日友好医院主任医师)

加味补阳还五汤:黄芪40～80克,赤芍10～20克,川芎、当归、地龙、丝瓜络各10克,桃仁、红花各6～10克,牛膝、桑枝各15克,水蛭4～6克。

主治:心血管疾病(原发性高血压、心绞痛、心动过缓、传导阻滞),神经系统疾病(脑供血不足、脑出血、脑血栓恢复及后遗症期、头痛、颜面神经麻痹、坐骨神经痛),特发性水肿,慢性深部静脉炎,原发性血小板增多症。

指征:凡气虚血瘀证,均可用此方,具体表现有:神疲乏力,气短懒言,纳少,便溏,唇甲色暗,体内癥积,偏瘫麻木,痛有定处,以刺痛为主,舌暗有瘀点或瘀斑,脉涩、结代或无脉。

禁忌:不具备气虚血瘀证候者,如血实证之类出血,痰热内盛等,均不宜使用。

体会:临床可用补阳还五汤原方,也可随证加减。黄芪在本方中重用,活血药则宜从小剂量开始。方旨在补气为主,活血通络是在补气为前提而用;若活血药量大,可使患者乏力,肌肉疼痛;若必用大量活血药时,应相应地加大补气药量。如属血小板增多,黄芪宜少用,活血药量宜大,可防血小板再增形成血栓。

• 周继曾(天津中医学院附一院主任医师)

补阳还五汤加减方:黄芪 25 克,赤芍、川芎、桃仁各 15 克,当归 20 克,地龙、红花各 10 克。

主治:治疗外伤性截瘫,痿证,卒中后遗症。

指征:半身不遂,语言謇涩,饮水呛咳,二便障碍,肢体痿废不用,舌淡苔白,脉缓,证属气虚血瘀证。

禁忌:痿证,卒中证属阴虚阳亢者,不用。

体会:临床可用治脑血管意外后遗症,小儿麻痹后遗症,或其他原因引起的偏瘫,面神经麻痹,感染或外伤导致的截瘫。本方加蜈蚣、全蝎等虫类药可提高疗效。

• 刘宝厚(兰州医学院二院主任医师)

补阳还五汤加减(生黄芪 50 克,赤芍、白茅根、益母草各 30 克,全当归 20 克,地龙 15 克,蜈蚣、红花各 10 克)。

主治:各种原发性和继发性肾炎、肾病综合征。

指征:①气虚证:面浮肢肿,面色萎黄,少气乏力,易感冒,舌淡边有齿印,苔白润,脉细弱。

②血瘀证:面色晦暗,腰痛固定或呈刺痛,肌肤甲错或肢体麻木,舌色紫暗或有瘀斑瘀点,脉象细涩。

凡具备上述任何一项者,即可确定。

禁忌:阴虚热瘀证,阳虚寒瘀证及湿热血瘀证,皆不宜使用本方。否则,会引起热邪留滞。

体会:气虚血瘀是肾脏病常见的一种证型,补阳还五汤是益气活血的代表方剂。如能谨守病机,化裁得当,往往收效明显。

• 陈向明(长春中医学院主任医师)

擅长用补阳还五汤加减(黄芪 20 克,地龙、鹿角霜、牛膝、杜仲各 15 克,当归、赤芍、川芎、桃仁、红花、甘草各 12 克,附子、肉桂各

10克,蜈蚣2条),主治脊髓型颈椎病。

指征:C4~C6棘突压痛,X片示:C4~C6颈椎关节增生,双下肢痿软,走路双足如同踩棉花一样,尤其伴有双下肢血运差,双足发凉。

说明:颈椎病必须辨证分型,非本型不宜用,否则,影响疗效。

• 尹莲芳(安徽蚌埠医学院主任医师)

补阳还五汤:黄芪50克,地龙20克,赤芍15克,当归、川芎、红花、桃仁各10克。

主治:脑血管意外、卒中后遗症气虚血瘀之痹证;面神经麻痹、外伤所致的全身瘫痪、截瘫;老年性尿频、多尿、便秘;感染性多发性神经炎,血栓闭塞性脉管炎,闭经。

指征:半身不遂,口眼歪斜,语言謇涩,肢体痿软无力,气虚之便秘、闭经,苔白脉缓。

体会:本方黄芪用量宜大,可以从30克开始酌情加至120克,高血压患者量宜小,不宜过大,祛瘀药宜轻。

• 赵忠仁(安徽濉溪中医院主任医师)

补阳还五汤:黄芪30克,赤芍、川芎各10克,当归尾6克,桃仁、红花各9克,甘草4克,地龙3克。

主治:缺血性卒中及卒中后遗症引起的半身不遂,口眼歪斜,语言謇涩,口角流涎,下肢痿废,大便干或小便频数,苔白,脉缓。

禁忌:出血性卒中不宜使用。

体会:患病初期,应立即服药,此时服药,疗效快而捷。因患者虽气虚成病,但体内仍有抵抗力。黄芪用量需从30~50克,逐渐递增至120克。

• 徐木林(湖北中研院研究员)

补阳还五汤:黄芪18~45克,地龙10~15克,当归、赤芍各12克,川芎10克。

主治:脑梗死急性期和气虚血瘀其他病症。

禁忌：肝阳亢盛或痰湿重时，不宜用。

体会：脑梗死恢复期加三棱、莪术各 12 克；后遗症期再加水蛭 6～12 克。

• 李炳文（海军总医院主任医师）

补阳还五汤：生黄芪 30 克，赤芍、当归尾、地龙、桃仁、红花各 10 克。

主治：脑血栓，脑出血，冠心病，高血压，面神经麻痹，小儿缺钙所致手足抽搐症。

指征：舌质淡暗，苔薄白，脉浮虚或虚涩无力。凡属气虚血瘀引起的半身不遂，肢体麻木，口眼歪斜等，用之必定有效。

禁忌：阴虚火旺，痰火内盛，气滞湿阻者，不宜使用。

体会：黄芪的用量，要因人制宜，一般多从 30 克开始，逐渐加大剂量。黄芪小于 15 克可升血压，大于 30 克则有降血压作用，所以血压高时，用量宜大，血压低时，用量宜小。另外，夏季气候炎热，用量不宜太大，而冬季气候寒冷时，可适当加大剂量。

• 金振堂（中医专家）

以补阳还五汤（黄芪 30 克，当归、赤芍各 15 克，地龙 10 克，川芎、桃仁、红花各 6 克），加何首乌 20 克，草决明 15 克，泽泻 10 克，水蛭 3 克，组成"通栓汤"。具有益气活血，祛痰通络之功效。主治气虚血瘀，血脂增高，血黏度增高所致的血栓性的中风先兆、中风、复中风、中风后遗症等。（摘自《首批国家级名老中医效验秘方精选》续集第 192 页）

• 顾维超（江苏淮阴市中医院主任医师）

王清任先生用补阳还五汤主治中风后遗之半身不遂，口眼歪斜，语謇，口角流涎，大便干燥，小便频数，遗尿不禁等。本人临床除用于上述病症外，近年尤其喜用本方治疗冠心病，并取得了满意的疗效。方中黄芪我最多用于 150 克。治中风后遗症，采取逐渐加量的方法，不可以一步到位。应用本方当在病愈后逐步停药，不宜即停,亦可间断服之,以求巩固疗效。

• 吴燊荣(中医专家)

以补阳还五汤加减,治疗慢性风心病,顽固性心力衰竭 15 例。亡阳欲脱加人参、附子;阴虚血燥加女贞子、旱莲草;热咳加车前子;夜寐不安去赤芍、地龙,加熟地黄、枣仁、知母。治疗结果:15 例心功能恢复到Ⅰ级。服药最少者 15 剂,最多者 25 剂。(摘自《中西医结合杂志》1988,8(2):300)

• 岳美中(名老中医)

高血压,老年高血压病人其舒张压常较难降,不易控制。此类患者以气虚多见,可有肾气虚及中气虚之不同。用苦寒泻肝或二仙汤之类不起效用。用王清任《医林改错》中的补阳还五汤(重用大量黄芪并配陈皮)有一定的效果。但有"火热"者不宜用。

老年人脑动脉硬化引起震颤麻痹综合征的并非少见。中医治疗可以使症状减轻。岳老认为:本病病机和中风前驱相似,为气虚血瘀,肝风内动的表现,可用益气活血通络法治疗。如上下肢震颤,"假面具",头前倾,躯干俯屈,走路呈"慌张步态",一举步就下蹲,脉浮大,经用补阳还五汤治疗,1 周后好转。2 周后举步下蹲动作消失,走路"慌张步态"显著减轻。(摘自《岳美中老中医治疗老年病的经验》第 33 页)

• 祝谌予(北京中医学院教授)

出现结脉必还有其他如胸闷,憋气,心悸,自汗,畏寒或怕热,气喘,咳嗽,胸痛,肢麻,舌质有淡、有暗、有瘀之不同。从而可辨证为阴盛气结;或气虚血瘀;或气滞血瘀;或心阳不振等证候。个人经验是:气虚血瘀者用补阳还五汤加生脉散为基本方。(摘自《名医特色经验精华》第 153 页)

• 于世良、史定文(中医专家)

补阳还五汤治疗脑卒中后半身不遂,证属气虚血瘀证,确有可靠疗效。但必须舌淡少苔;或舌淡苔薄白。脉缓无力;或脉沉细无力者用之。

笔者应用此方治疗半身不遂症。每黄芪用量减半,余药用量加倍。若上半身偏重者,加桂枝、姜黄各 6 克;下肢偏重者,加金毛狗脊、桑寄生各 15 克,川牛膝 9 克;病程较长者,加丹参 15 克,土鳖虫 9 克,比原方疗效更佳。(摘自《中国名方精释》第 211 页)

• 池连信(中医专家)

以补阳还五汤治疗高血压合并肢麻、跛行 31 例。属气虚血瘀,经络阻塞型。治疗结果:痊愈 25 例,显效 4 例,有效 2 例。(摘自《内蒙古中医药》1988,8(3):10)

• 刘炯(中医专家)

以补阳还五汤治疗高血压中风后遗症 21 例。治疗结果:完全控制 10 例,显效 7 例,有效 4 例。控制病情平均疗程为 1 月余。(摘自《陕西中医》1987,8(9):418)

• 何保仪(中医专家)

以补阳还五汤加味,治疗高黏血症 64 例。肢体麻木不仁,舌紫暗甚加益母草;失语加九节石菖蒲、郁金;面瘫重加全蝎 3 克,蜈蚣 1 条(研末冲服);便秘加番泻叶;头痛加菊花、钩藤。60 剂为 1 个疗程。治疗结果:血浆黏度、血沉均较治疗前显著下降,并已恢复正常;全血黏度显著下降。(摘自《河南中医》1991,11(3):23)

• 王林有(中医专家)

以补阳还五汤去红花,加石菖蒲、郁金、胆南星、水蛭粉(冲服)为基本方,加味治疗 48 例高黏血症。肢体麻木不仁加全蝎、蜈蚣、鸡血藤;口眼歪斜加牵正散;头晕、头痛、腰膝酸软加何首乌、决明子、泽泻、菊花、枸杞子。连服 2 个月。结果:显效和有效共 45 例,无效 3 例。总有效率为 93.75%。(摘自《黑龙江中医药》1994,(3):18)

• 贺惠礼(中医专家)

以补阳还五汤加牛膝 40 克,白芷 8 克,甘草 5 克为主方,加味治疗血瘀性头痛 26 例。若头痛剧烈影响睡眠者加石决明、酸枣仁;烦躁不寐者加五味子、龙齿。治疗结果:痊愈 16 例,好转 9 例,无效 1 例。(摘自《广西中医药》1985,8(2):14)

• 胡光志(中医专家)

以补阳还五汤重用黄芪 100 克为基础方,加味治疗颅脑外伤后遗症 41 例。血瘀甚加王不留行、丹参、穿山甲;气虚加党参、刺五加;病情日久,肢体瘫痪麻木加仙灵脾、骨碎补、怀牛膝;眩晕失眠,惊悸加珍珠母、代赭石、远志、天麻。每日 1 剂,30 天为 1 疗程。治疗结果:痊愈 18 例,好转 20 例,无效 3 例。总有效率为 92.68%。(摘自《实用中国中西医结合杂志》1991,4(3):166)

• 杨代勇(中医专家)

以补阳还五汤治疗颅脑外伤后遗症 36 例。头痛甚加全蝎;头晕重加天麻;失眠多梦加龙骨、牡蛎;气虚重用黄芪,加党参;语言謇涩加石菖蒲、郁金;偏瘫、肢麻加桑枝、鸡血藤。治疗结果:痊愈 26 例,显效 9 例,无效 1 例。(摘自《山东中医杂志》1993,12(3):21)

• 李治瀚(中医专家)

以补阳还五汤合牵正散为主方,加味治疗面神经麻痹 20 例。年轻体壮、病情重、病程长者加白花蛇或蜈蚣;阴虚阳亢者加石决明、天麻;血瘀重者加丹参、鸡血藤;痰浊盛者加半夏、陈皮;伴头痛加羌活、白芷。治疗结果:治愈 18 例。(摘自《云南中医杂志》1985,6(5):64)

• 赵斌(中医专家)

以补阳还五汤合玉屏风散,治疗面瘫 49 例,10 天为 1 个疗程。用药最多 2 个疗程。治疗结果:治愈 32 例,显效 15 例,有效 2 例,总有效率为 100%。(摘自《陕西中医》1989,10(11):496)

• 秦有学(中医专家)

以补阳还五汤加海风藤、制附子、蜈蚣、全蝎为基本方。加味治疗肌肤、肢体麻木 56 例。血瘀重者加丹参;血虚重者加何首乌;痰多湿重加半夏、茯苓;肝阳偏亢加牛膝、龙骨、牡蛎。治疗结果:痊愈 25 例,好转 30 例,无效 1 例,总有效率为 98.21%。(摘自《陕西中医》1995,16(9):394)

• 牛永昌(中医专家)

以补阳还五汤加水蛭为基本方,治疗 40 例陈旧性子宫外孕,用药 3~6 个月。治疗结果:用药 3 个月治愈 25 例,用药 4 个月治愈 7 例,用药 5 个月治愈 5 例,用药 6 个月治愈 1 例,无效 2 例。疗效满意。(摘自《上海中医杂志》1991,(6):20)

• 李保泉(中医专家)

以补阳还五汤加味治疗瘀血型腰椎管狭窄症 31 例。血瘀偏湿加萆薢、木通、薏苡仁、防己、泽泻;瘀阻络凝加牛膝、丹参、制乳香、制没药、鸡血藤、桂枝;瘀阻经络,阴虚阳亢加天麻、蜈蚣、钩藤、鳖甲、知母、黄柏、生地黄。治疗结果:痊愈 11 例,显效 16 例,有效 2 例,无效 2 例。(摘自《中国中西骨伤科杂志》1992,8(1):43)

• 郑跃进(中医专家)

以补阳还五汤加苍术、白术、桂枝、丹参、薏苡仁。治疗骨折后期肢端肿胀 56 例。同时抬高伤肢,肢体远端按摩,局部配合药酒揉擦。服药 5~35 剂,56 例痊愈。(摘自《中国骨伤》1994,7(5):35)

• 蔡立忠(中医专家)

以补阳还五汤加味治疗骨折后期肢端肿胀 58 例。气血不足加牛膝、木瓜;气虚倍用黄芪;脾胃虚弱加党参、白术;肝肾不足偏阳虚加熟附片、杜仲、补骨脂;偏阴虚加熟地黄、枸杞子、何首乌;肿胀甚加泽泻、薏苡仁、汉防己;疼痛加乳香、没药;类风湿加独活、防风。治疗结果:治愈 56 例,好转 2 例。(摘自《中国骨伤》1995,8(2):35)

• 牛振华(中医专家)

以补阳还五汤加味治疗放环后月经失调（包括月经先期、月经延长、经间期出血、经量增多等）76 例。气虚加炒白术、党参、升麻；肾虚加续断、杜仲；血热加丹皮、生地黄；出血不止加仙鹤草、茜草炭、阿胶、三七粉。经前 7 天开始服，服至月经干净为 1 个疗程。治疗结果：痊愈 16 例，显效 38 例，好转 18 例，无效 4 例，总有效率为 94.74%。（摘自《陕西中医》1995，16(12)：535)

• 陈晓平（中医专家）

以补阳还五汤治疗子宫内膜异位症 70 例。每日 1 剂，2 个月为 1 个疗程。治疗结果：痊愈 16 例，显效 24 例，有效 19 例，无效 11 例。（摘自《中国中西医结合杂志》1995，15(11)：677）

• 陈国兴（中医专家）

以补阳还五汤加枸杞子、车前子、路路通为基本方，加味治疗精索静脉曲张合并精液异常 38 例。如有腰痛加续断、巴戟天；睾丸冷加肉桂、小茴香；睾丸热加黄柏、木通。连续服药 3 个月为个疗程，一般治疗 1～2 个疗程即可。治疗结果：显效 14 例，好转 18 例，无效 6 例，总有效率为 84.21%。（摘自《新中医》1991，23(9)：39）

• 王林珍（中医专家）

以补阳还五汤加鸡血藤、丹参为基本方。加味治疗动脉硬化性眼底出血 35 只眼。如血压高选加黄芩、牛膝、杜仲；血脂高选加制何首乌、山楂、泽泻、郁金；头痛项强加葛根；便秘加生大黄或草决明；血黏度高，舌质紫暗有瘀点或球结膜血管粗张迂曲有瘀点，选用田三七、泽兰、生蒲黄、丹皮。治疗结果：痊愈 27 只眼，显效 5 只眼，进步 2 只眼，无效 1 只眼。（摘自《湖北中医杂志》1995，17(1)：16）

• 李贯彻（中医专家）

以补阳还五汤加味，治疗中期引产后胎膜残留 50 例。如血虚加阿胶；偏寒小腹冷痛加炮姜；虚热加黄柏、青蒿；腹痛加白芍、延胡索;感染邪毒加金银花、鱼腥草、败酱草;气滞腹胀加木香。治疗结果:治愈42例,有效7例。总有效率为98%。(摘自《辽宁中医杂志》1995,19(12):548)

• 李珍英(中医专家)

以补阳还五汤加丹参为基本方,加味治疗慢性盆腔炎64例。如气虚甚加党参;血虚加熟地黄、何首乌,阴虚加沙参、麦冬,阳虚加熟附片、炮姜;兼热毒加金银花、连翘。治疗结果:临床痊愈21例,好转37例,无效6例。总有效率为90.63%。

• 邹世光(中医专家)

以补阳还五汤加王不留行、牛膝、皂角刺、夏枯草、生牡蛎、琥珀末(3克分冲)。加味治疗老年性前列腺增生症41例,均见有尿多、尿频,排尿无力,尿流变细甚或失禁,前列腺肥大(＋＋～＋＋＋)。若小便灼热疼痛加滑石、木通、石韦;若大便干结加大黄;若小便黏渣有脓细胞加白花蛇舌草、蒲公英;若见阳虚加肉桂、仙灵脾、鹿角胶;若腰痛酸软加杜仲、续断、熟地黄。服15剂为1疗程,连服1~3个疗程。治疗结果:临床治愈14例,显效18例,有效7例,无效2例。(摘自《浙江中医杂志》1993,28(2):57)

(六)临床新用

• 冠心病

据(《新中医》1997年第5期)报道,毛心宽等用补阳还五汤加味治疗冠心病84例。阴寒凝滞加桂枝、薤白;痰浊壅塞加瓜蒌皮、半夏;阳气虚弱加仙灵脾、山萸肉;阴液亏耗加麦冬、石斛;偏气虚加党参、白术;偏血瘀加丹参、三七;伴高血压加决明子、夏枯草;低血压加玉竹、五味子;心动过缓加桂枝、甘草;房室传导阻滞加白芍;房颤加仙灵脾;室性早搏加苦参。结果:①心绞痛32例,显效20例,改善9例,无效3例;②心电图异常者72例,显效25例,改善37例,无效10例;③心肌梗死11例,经2年以上随访,仅1例再度发生急性心肌梗死。

• 脑血栓

据(《四川中医》1998 年第 10 期)报道,黄保楠以补阳还五汤加味治疗脑血栓 58 例。结果:显效 43 例,有效 15 例,总有效率为 100%。

• 脑出血

据(《福建中医药》1997 年第 3 期)报道,郑劲松用补阳还五汤治疗脑出血 30 例。结果伴有高血压者,治疗 1 周内即稳定降至正常;血肿吸收平均 19.1 天。

• 老年性眩晕

据(《中医研究》1997 年第 5 期)报道,潘建伟用补阳还五汤加减治疗老年性眩晕 47 例,每日 1 剂,10 天为 1 疗程。结果:治愈 24 例,有效 20 例,无效 3 例,总有效率为 93.62%。服药最短为 1.2 个疗程,最长为 21 个疗程,平均为 3.2 个疗程。

• 感染性多发性神经根炎

据(《浙江中医杂志》1997 年第 2 期)报道,朱倩以加减补阳还五汤(黄芪 15 克,丹参 12 克,赤芍 9 克,当归、地龙、桃仁、桂枝各 6 克)。主治感染性多发性神经根炎 35 例。上肢麻痹重者加桑枝 8 克;下肢麻痹重者加牛膝 8 克;有发热、灼痛、心烦者加黄柏 9 克;身重肢沉者加萆薢 9 克,苍术 6 克;潮热盗汗,舌干苔少加龟甲 10 克,麦冬 9 克。结果:痊愈 27 例,好转 8 例。

• 坐骨神经痛

据(《新中医》1997 年第 4 期)报道,谢伟坚用补阳还五汤治疗坐骨神经痛 35 例。结果治愈 24 例,好转 9 例,无效 2 例。谢氏认为:本病属痹证范畴,主要因正气不足,感受风寒湿邪所致。本方切中这一病机,实为标本同治,相得益彰,故取得满意疗效。

• 咯血

据(《山东中医杂志》1995 年第 10 期)报道,陈维初用补阳还五汤加适当的止血药(如三七、白及、紫珠草、茜草等)治疗肺癌咯血、肺结核咯血、支气管扩张咯血等病症,均获良效。同时体会到,此法对于上述疾病引起的大量或长期咯血者,效果更好。

• 慢性肾炎

据(《中医药研究》1997 年第 6 期)报道,金伟民根据中医"久病多虚"、"因虚致瘀"、"久病入络"、"久漏宜通"等理论,运用补气活血名方补阳还五汤为主方,治疗气虚血瘀型之慢性肾炎 52 例。结果:完全缓解 12 例,基本缓解 19 例,好转 14 例,无效 7 例。

又据(《实用中医内科杂志》1990 年第 3 期)报道,赵立君认为"久病宜通",故用补阳还五汤治疗慢性肾炎 108 例,最少 3 个月,一般半年左右。结果:治愈 73 例,显效 16 例,好转 15 例,无效 4 例,总有效率为 96.3%。

• 肾结石

据(《浙江中医杂志》1991 年第 2 期)报道,李留记以加味补阳还五汤治疗肾结石 57 例。空腹冲服鸡内金末 10 克,早晚各饮醋茶(醋与白开水各半混合)500 毫升,并加强活动以小跑步为佳。结果:治愈 42 例,显效 12 例,无效 3 例,总有效率为 94.73%。

• 前列腺增生症

据(《河南中医》1993 年第 3 期)报道,邹世光以补阳还五汤加减,治疗前列腺增生症 41 例,总有效率为 95.12%。其中治愈率 34.15%,好转率 43.90%,有效率为 17.07%,无效 4.88%。

• 糖尿病

据(《山东中医杂志》1994 年第 11 期)报道,冯建华对于糖尿病气虚血瘀型,尤其是并发脑血栓形成者,用补阳还五汤少佐养阴生津之品,不但对中风后遗症恢复满意,而且对血糖和尿糖的改善也较满意。

又据(《浙江中医杂志》1989 年第 4 期)报道,魏江磊用补阳还五汤治疗糖尿病 30 例。总有效率为 86.67%,其中显效 40%,有效 46.67%，无效 13.33%。

• 高脂血症

据(《四川中医》1998 年第 8 期)报道,郭旭霞用补阳还五汤加泽泻、虎杖、首乌、决明子、生山楂为主方。治疗高血脂症 82 例。头晕、头痛、耳鸣者,加钩藤、菊花各 12 克;恶心呕吐痰涎者,加半夏、白术、天麻、竹茹各 12 克;心悸少寐,胸闷甚者,加枣仁 30 克,瓜蒌 20 克,腰膝酸软者,加杜仲 12 克,枸杞子 20 克,结果:显效 41 例,有效 37 例,无效 4 例,总有效率为 95.12%。

• 系统性红斑狼疮

据(《中医药研究》1997 年第 6 期)报道,赵喜荣用补阳还五汤加减,治疗 15 例系统性红斑狼疮,每日 1 剂,10 天为 1 疗程。结果 14 例获显效。发现本方具有清除自由基和增加超氧化物歧化酶的作用。

• 突发性耳聋

据(《国医论坛》1997 年第 2 期)报道,郎福文以补阳还五汤加生大黄、党参、丝瓜络、路路通治疗突发性耳聋 48 例。肾阳虚加仙茅、仙灵脾、肉桂;肾阴虚加服六味地黄丸;阴阳俱虚加女贞子、菟丝子;瘀久化热加虎杖、败酱草。结果:治愈 22 例,显效 21 例,无效 5 例,总有效率为 89.58%。

• 慢性荨麻疹

据(《天津中医》1998 年第 3 期)报道,吕福全以补阳还五汤加荆芥、防风、全蝎各 10 克,治疗慢性荨麻疹 36 例。遇冷加重者,加桂枝 10 克;遇热加重者,加生地、丹皮各 10 克;夹湿热者,加黄芩、苦参、白鲜皮各 10 克,土茯苓 15 克;有肠寄生虫者,加使君子、槟榔各 10 克;病程长,瘙痒重者,加炮山甲、皂角刺、乌梢蛇各 10 克。结果:痊愈 33 例,好转 3 例。

• 肋软骨炎

据(《山东中医杂志》1998 年第 5 期)报道,刘厚强用补阳还五汤加味,治疗肋软骨炎38例,炎症期加延胡索15克,柴胡12克,白芷、木香各9克;增生期加郁金、鳖甲各9克。结果:痊愈31例,有效6例,无效1例,总有效率为97.37%。

· 痹证

据(《云南中医药杂志》1998年第3期)报道,吴继萍用补阳还五汤治疗痹证57例(风湿性关节炎37例,痛风5例,类风湿性关节炎9例,强直性脊椎炎3例,骨质增生3例)。风痛加白芷15克,防风12克;寒痛加附片30克,细辛3克或麻黄9克;湿痛加防己、萆薢15克,薏苡仁30克,苍术12克;热痛加生石膏30克,知母10克;关节肿胀加穿山甲15克,土鳖虫12克。结果:痊愈15例,显效23例,有效16例,无效3例,总有效率为94.74%。

第十三章　补益剂

凡能补益气血阴阳不足,治疗虚证的方剂,称为补益剂。

虚证的产生,不外是人体素虚;或因病致虚。主要表现为气、血、阴、阳的不足。故补益方剂有补气、补血、补阴、补阳的区别。但在临床应用时这四者之间常互相配合运用。

使用补益剂时,应注意辨别虚实的真假,不可误用,如有虚中夹实,亦不能纯用补益,以免留邪不解。

第一节　补气剂

补气剂,适用于气虚所致的病症,气虚与脾、肺二脏有关。脾主运化,为后天之本,肺司呼吸,主一身之气,二脏互相配合,则功能活动正常。若脾、肺气虚,则常见倦怠无力,少气懒言,语言低微,面色㿠白,食少便溏,脉象虚弱或虚大无力等症。

1. 四君子汤
《太平惠民和剂局方》

(一)传统沿用

组成:人参6克(可用党参代替,量加倍),白术、茯苓各9克,甘草3克。

用法:水煎,分2次服。

功效:补气健脾。

主治:脾胃气虚证。运化力弱,食少便溏,面色萎白,四肢无力,舌质舌淡,脉象细弱或沉缓无力等症。

方解:本方为治脾胃气虚的基本方。方中人参甘温,补气健脾;白术苦温,健脾燥湿;茯苓甘淡,合白术健脾渗湿;炙甘草甘温,补中合胃。四药合用,故具甘温益气,健脾养胃功效。

加减:本方加陈皮,名"异功散",用于脾胃虚弱,消化不良,脘胀腹泻,不思饮食等症;再加半夏、生姜、大枣,名"六君子汤",用于脾胃虚弱,胸脘胀满,呕恶;或脾虚泄泻;或咳吐稀薄痰涎等症。亦可用于治疗慢性病的消化不良,恶心呕吐,食欲不振,以及慢性支气管炎的咳嗽、吐痰等症;若再加木香、砂仁,去生姜、大枣,名"香砂六君子汤",用于脾胃虚寒,不思饮食,恶心呕吐,胃脘作痛,脘胀腹泻等症。亦可用于治疗慢性胃炎、溃疡病的食欲不振,吞酸嘈杂,以及妊娠恶阻,属于脾胃虚寒者。

(二)辨证要点

四君子汤是治疗脾胃气虚的常用方,亦是补气的基本方。临床以面色萎白,食少神疲,四肢乏力,舌淡苔白,脉虚弱为应用要点。

四君子汤是一个强壮性的健胃剂,现代多用于慢性病的胃肠功能减退。如食欲不振,消化不良,胃有停水等症,具有脾胃气虚的证候,均可加减应用。

(三)使用注意

六君子汤性较温燥,真阴亏损者忌用。

(四)鉴别应用

• 异功散与四君子汤

前者系后者加陈皮行气化滞,生姜、大枣调和脾胃而成,较后者更增行气和胃之功,该方补气而不滞气,健脾和胃之力益佳。适用于脾胃气虚兼胸脘痞闷等气滞征象者。

• 保元汤与四君子汤

前者取后者之人参、甘草,再加黄芪以助人参补气之力,配以少量肉桂温暖下元,鼓舞气血生长。是方纯补无泻,温补阳气之功颇著,适用于虚损劳怯,元气不足诸证。

• 六君子汤与四君子汤

前者由后者加味而成。二方均有益气健脾之功。比较而言,四君子汤为益气健脾,主治脾胃气虚证的基本方。而六君子汤在其基础上重用白术,并加陈皮、法夏二药,又增燥湿化痰和胃之功,适宜于脾胃气虚兼痰湿内阻,肺胃气逆之证。

• 香砂六君子汤与六君子汤

均有人参、白术、茯苓、甘草、半夏、陈皮,二方益气健脾,燥湿和胃之功相类似。然六君子汤重用半夏、白术,故侧重于燥湿化痰,脾肺兼治;而香砂六君子汤则重用白术、茯苓,而侧重于健脾化湿;加木香、砂仁则长于行气止痛化湿,全方则以行气止痛,燥湿健脾而功著,适宜与脾胃气虚,湿阻气滞,脘腹胀痛之证。

(五)名医心得荟萃

• 王翘楚(上海市中医院教授)

加味四君子汤:黄芪30克,党参、白术、茯苓各15克,甘草6克。

主治:脾虚综合征。

指征:术后、感冒或产后,因气血失调,肠胃功能紊乱,表现面色无华,精神疲乏,纳谷不香,大便溏薄,一日数行,夜寐不安,畏寒怕冷,苔薄或微腻,舌淡红或微暗,脉细软。

禁忌:因情志不悦,肝郁气滞导致的胃脘胀满,嗳气频作者,不宜使用。

体会:最早注意"脾虚综合征"是在20世纪70年代。县医院经常有外科手术的病人,往往出现上述诸症,而用加味四君子汤,疗效较好,所以引起本人的思考。近十几年来,发现门诊病人中此证也不少,如老年人感冒发热后、成人手术后、产后,用上方加减,确有良效。故定名为"脾虚综合征"。

• 林毅(桂林市中医院主任医师)

血清促胃液素、外周血象、消化道食物排空速度、血浆CAMP、E-玫瑰花环形成率、T淋巴细胞转化率、巨噬细胞吞噬率及吞噬指数、NK细胞活性等实验检查指标下降者,使用本方必定有效。

但是,邪气盛或余邪未尽而正气已伤者,则不宜使用。

• 李寿彭(三峡中心医院主任医师)

擅长用四君子汤治疗再生障碍性贫血、消化功能不良、血小板减少性紫癜。但是实证少用,误用或腹胀痞满加重。

体会:以四君子汤合四物汤加黄芪、仙灵脾治疗再障贫血,以四君子汤加柴胡、黄芩、五味子、麦冬、女贞子、丹皮、黄芪,治疗乙型肝炎,在改善肝功能,促进表面抗原和e抗原转阴方面有较好疗效。

• 罗元恺(广州中医药大学教授)

先兆流产和习惯性流产的病机,是由于肾虚不能维系胞元所致。其治疗原则为固肾补气,摄血安胎为主。以寿胎丸合四君子汤加减化裁,以重用菟丝子为主药。(摘自《名医治病》第350页)

• 陈泽霖(上海中医药大学教授)

对慢性萎缩性胃炎之辨证,则以虚证或虚中夹实为多,舌苔厚腻者不多,部分可出现剥苔,故以四君子汤加石斛、麦冬、生地黄、怀山之类,以益气健脾,养阴生津。胃酸不足者,常加乌梅、木瓜。(摘自《名医特色经验精华》第 2 页)

• 张羹梅(上海中医药大学教授)

消化性溃疡病的中医辨证,比较复杂。临床证型可分很多,但简而言之,从整体论,消化性溃疡,病久必虚,一般以四君子汤加味补益为主。

我常用党参、茯苓各 12 克,白术 10 克,甘草 5 克,白芍 15 克,姜黄连 3 克,吴茱萸 2 克,瓦楞子 30 克治疗,苔腻加半夏 9 克,陈皮 6 克。(摘自《名医特色经验精华》第 15 页)

• 陈克忠(中医专家)

慢性肾盂肾炎多为虚证,以脾肾气虚或肾阴虚为主,但由于下焦湿热贯穿在本病的全过程,不论初感、复发或慢性期,都宜应用清热解毒,通淋利湿药。我常用四君子汤及知柏地黄汤加减(山楂、石韦各 20 克,太子参、白术、生地黄各 12 克,萆薢、茯苓、刘寄奴各 15 克,知母、黄柏、山茱萸各 9 克)。(摘自《名医特色经验精华》第 182 页)

• 施瑞兰(中医专家)

更年期综合征病情复杂,涉及多脏,病程较长。我治该病,重在脾肾,兼顾他脏,习用四君子汤合二至丸加味,尤以阴阳为纲,随证加减。阴虚,加熟地黄、枸杞子、菟丝子;阳虚加薏苡仁、巴戟天。(摘自《名医特色经验精华》第 249 页)

• 焦树德(北京中日友好医院教授)

我常用四君子汤加陈皮、生麦芽、焦神曲、莲子肉、焦山楂、黄芪、香附等,治疗因患慢性胃肠炎而导致体倦神疲,面色无华,食欲不振,消化不良,舌苔薄白,或舌质较胖,脉象虚或濡者。

治气虚而头痛,加白芷、蔓荆子、川芎。

治气虚而眩晕,加天麻、白芷、钩藤、川芎、黄芪。

治脾气虚而泄泻者,加车前子、桔梗(少量)、土炒白芍、肉豆蔻、茯苓适量,用伏龙肝60～120克煎汤代水。

治气虚咳喘,加苏子、五味子、桑白皮、橘红、砂仁、沉香。(摘自《方剂心得十讲》第16页)

• 李浚川(武汉职工医院教授)

治慢性腹泻,常用四君子汤以健脾,加薏苡仁、怀山药以渗湿,藿香、砂仁以化湿,屡收良效。(摘自《名医名方录》第1辑第321页)

• 徐济群(中医专家)

以四君子汤加黄芪为基本方。治疗慢性活动性肝炎40例,疗效满意。经4～5个月的加减治疗,全部治愈,观察2年以上均稳定。(摘自《中医杂志》1983,(8):32)

• 张成志(中医专家)

以四君子汤合逍遥散治疗慢性肝炎100例。气虚加黄芪;消化不良,纳呆加麦芽、鸡内金;便溏加莲子、泽泻、怀山药;胁痛加延胡索、郁金;肝肿大加三棱、莪术、玉竹、玄参。治疗结果:治愈84例,好转23例,无效12例。(摘自《河北中医》1987,(6):31)

• 霍锡坚(中医专家)

以四君子汤(党参、炒白术各12克,茯苓10克,甘草5克),加苦参20克,治疗霉菌性肠炎30例。热重加白头翁、黄连;气虚加黄芪;阳虚加附片、肉桂;湿重加薏苡仁、泽泻;腹胀加枳壳、厚朴;久泻加诃子、罂粟壳。治疗结果:治愈15例,显效9例,好转7例,无效1例。总有效率为96.67%。(摘自《中医杂志》1994,(10):596)

• 梁桂杰(中医专家)

以四君子汤为主方。气虚加黄芪;血虚加当归;偏寒加干姜、高良姜或吴茱萸;湿重加半夏;泛酸加海螵蛸、煅瓦楞子;气滞加茵陈、木香;腹痛甚加延胡索。治疗胃脘痛38例。治疗结果:治愈

26例,有效12例。(摘自《广西中医药》1983,(6):49)

- 沈炎南(广州中医药大学教授)

心与脾在病理上常相互影响,如冠心病常伴有血脂增高,这与脾不健运有直接关系。血液由中焦脾胃所化生,故脾不健运,则饮食不化,血中脂质增高,从而凝滞血脉。故冠心病血脂偏高者,首先必须益气健脾,疏畅气机,用异功散合生脉散,加山楂、枳壳、郁金、佛手、丹参之类。(摘自《名医治病》第23页)

- 顾文华(名老中医)

小儿泄泻,如病情严重或治疗不当,往往导致脾胃虚弱,运化无权,久泻不愈。余常用钱氏七味白术散加减。对治疗小儿脾虚久泻伴有呕吐者较为适宜。大便夹有黏液者,加扁豆花;如泄泻无度,滑脱不禁者,加石榴皮5～9克,罂粟壳2～6克;阳虚者,加附子5～9克,以加强温中补阳的作用,颇有效验。(摘自《名医特色经验精华》第264页)

- 李聪甫(名老中医)

若小儿泄泻不止,指纹沉暗,手指发凉,精神困倦,心烦口干,当用七味白术散。(摘自《名医特色经验精华》第265页)

- 李学舜(名老中医)

咳嗽虽外感居多,内伤咳嗽亦非鲜见。而内伤咳嗽尤以脾肺气虚者居多。故用培土生金,投香砂六君子汤(党参、白术、茯苓、陈皮各5克,法半夏、木香、砂仁、甘草各3克),以健脾益肺。加杏仁5克,以宣肺止咳。故治小儿咳嗽效显。(摘自《名医治病》第399页)

- 李振华(河南中医学院教授)

以香砂六君子汤(茯苓15克,党参12克,白术、陈皮、半夏各10克,砂仁8克,木香6克,炙甘草3克),加厚朴、干姜、川芎各10克,丁香5克,组成加味香砂六君子汤。具有益气健脾,温中和胃之功效。主治浅表性胃炎、萎缩性胃炎、反流性胃炎和十二指肠球

炎等,证属脾胃气虚、阳虚者。(摘自《首批国家级名老中医效验秘方精选》第76页)

• 方药中(中国中医研究院研究员)

以五味异功散(茯苓30克,党参15克,苍白术、青皮、陈皮各10克,甘草6克),加丹参、鸡血藤各30克,黄精20克,当归12克,焦楂曲、柴胡、姜黄、郁金各10克,薄荷3克。具有健脾和胃,养肝疏肝,养血和血。主治适用于迁延性肝炎、慢性肝炎、肝硬化、肝癌等。如肝区疼痛剧烈者,加金铃子、延胡索各10克。方氏加味异功散,既补脾土荣肝木,又畅肝气调血脉,故为治疗肝病之良方。(摘自《首批国家级名老中医效验秘方精选》第28页)

• 姜春华(中医专家)

对于慢性胃炎,中医治疗从脾胃为后天之本来考虑。不管什么性质的慢性胃炎,我平常治疗都用六君子汤为主,随证加减。惟萎缩性胃炎不用制酸药(如瓦楞子、乌贼骨之类)。一般加入神曲、谷麦芽、藿苏梗,以和中醒胃化食;嗳气多,加旋覆花9克,丁香1.5克;吐酸多,加乌贼骨9克,煅瓦楞子30克或煅牡蛎30克;疼痛多,加高良姜9克,延胡索15克;腹胀,加枳实、莪术各9克。

消化性溃疡处于缓解期,我以扶脾养胃,和中理气之六君子汤加减为主。脾胃虚寒,加黄芪12克,高良姜6克;中气不足,加升麻6克,柴胡9克;肝气郁结,加郁金、白芍各9克,柴胡6克。(摘自《名医特色经验精华》第11页)

• 吴圣农(中医专家)

我对慢性支气管炎的治疗措施是:发时宣肺气,化痰浊;平时固表卫,温元阳,或滋肾水,养肺阴。

发时的基本方是小青龙汤合射干麻黄汤之意加减。表卫不固,则外邪易入,元阳不足则内寒自生,形成了所谓"新感引动伏邪"的发病机制。所以平时固表卫、温元阳是"治未病"(防复发)的重要措施。而固表与温阳又是相互促进的。我的基本方剂是六君

子汤加黄芪、当归、黑附子、紫河车粉(吞服)。(摘自《名医特色经验精华》第105页)

• 刘弼臣(北京中医药大学教授)

面部、腹部肌肉不自主抽动,手不自主卷曲,喜骂人,纳食差,诊断为抽动-秽语综合征(脾虚肝亢型),治宜补土制肝,豁痰熄风。方用六君子汤(太子参、茯苓、白术各10克,炙甘草、陈皮、法半夏各5克),加钩藤、石菖蒲、丹参、焦三仙各10克,全蝎3克,以健脾豁痰,肝气条达。(摘自《名医治病》第460页)

• 赵清理(河南中医学院教授)

以四君子汤(茯苓、白术、党参各12克,甘草3克)合二陈汤(陈皮9克,半夏8克),加炙枇杷叶、炙款冬花各15克,组成哮喘夏治方。具有培补脾肾,化痰利肺之功效。主治支气管哮喘及喘息性支气管炎,预防发作。本方妙在冬病夏治,未雨绸缪,防患于未然。这要比发病后求治要高明得多。冬病夏治,尤其补阳,亦符合《内经》"春夏养阳"之旨。(摘自《首批国家级名老中医效验秘方精选》第121页)

• 刘锐(西安医科大学主任医师)

六君子汤组成:党参、白术各15克,茯苓、陈皮、法半夏各10克,炙甘草6克。

主治:脾胃病,贫血,腹泻,肾炎水肿。

指征:面色萎白或萎黄,四肢无力。

禁忌:证属湿热之肾炎不宜用,误用则蛋白尿长期不除;实邪之腹泻不能用,误用无效,反见烦热,腹胀不适。

体会:治肾炎见乏力,身困重,下肢微肿时,加羌活、独活等升阳除湿,有良效;治营养不良性贫血,加当归、白芍、枸杞子、何首乌以增生血之力;治慢性腹泻加乌梅、五味子、枳壳、白芍以增平肝酸收之力。(摘自《方药传真》)

• 张瑞霞(陕西省中医研究院主任医师)

组成:党参30克,半夏、白芍、茯苓各15克,陈皮12克,炙甘草9克。

主治:胁痛,泄泻,虚劳。

指征:神疲乏力,少气懒言,腹胀,腹泻,纳呆,恶心呕吐。

加减:①脾虚气弱,症见身倦乏力,纳呆便溏,加黄芪、怀山药、薏苡仁。

②脾胃不和,症见脘腹隐痛,脘闷嗳气,肠鸣便溏,加木香、砂仁。

③肝脾不调,症见右胁胀痛,烦躁乏力,腹胀纳呆,加柴胡、白芍。

④肝胃不和,症见胃脘痛,泛酸,恶心呕吐,加丹皮、栀子、左金丸。

⑤脾虚食积,症见腹胀,呕恶,不思饮食,嗳腐,加枳壳、厚朴。

⑥气血不足,肝脾同病,症见身倦乏力,胸闷脘胀,少寐多梦,妇女月经不调,加当归、黄芪。

禁忌:肝胆湿热,阴虚内热不宜使用本方。

体会:六君子汤是健脾化痰的代表方。原用于脾虚痰盛的患者,我用此方主要治疗慢性肝病,表现脾胃虚弱者,取其健脾化湿,补而不滞的方义,而且本方药味平和,宜于久服有利于慢性肝病病程长、治疗时间久的特点。(摘自《方药传真》)

• 谢运明(陕西省中医研究院主任医师)

以六君子汤加枳壳、厚朴各10克。主治胃脘痛(包括急慢性胃炎、胃及十二指肠溃疡、胆汁反流性胃炎、萎缩性胃炎)、肝炎、胃癌、肝癌、结肠癌、肺癌等。

指征:面色苍白,饮食减少,大便稀溏,舌质淡,苔白厚腻或舌体胖大,脉细弱或弦滑。

禁忌:病后津液亏损者慎用。

体会:本方为六君子汤加枳壳、厚朴而成。主要用于脾虚不运

兼有气滞证。党参、茯苓各用30克,意在重补脾气,利湿以健脾,余药皆用一般剂量。(摘自《方药传真》)

• 于尔辛(上海医大肿瘤医院教授)

擅长以香砂六君子汤治疗癌肿病人有消化道不适者(纳差、恶心、腹痛、腹泻)。但呕吐及呕血者忌用。(摘自《方药传真》)

• 王乐善(辽宁中医学院主任医师)

组成:木香、砂仁、党参、白术、茯苓、陈皮、半夏、甘草各15克。

主治:胃脘痛,慢性肝炎,胆囊炎,胆石症。

禁忌:胃肠有实热者,不宜使用。

体会:此方是治疗中焦虚寒之肝胆病的通用方。对气虚心悸失眠亦有效。(摘自《方药传真》)

• 刘继祖(新疆中医研究所研究员)

香砂六君子汤:党参20克,白术、茯苓、木香、半夏各10克,炙甘草、陈皮、砂仁各6克。

主治:中气不运而致的痞、胀、痛、呕逆。

指征:痞、胀、痛而脘腹不坚,大便不秘者。

禁忌:食积化火,内有实热者不宜。

体会:脘痞、胃胀、脘腹痛而用消导药不济者,定效。(摘自《方药传真》)

• 林朗晖(福建省立医院主任医师)

凡治衰弱证候者宜先培中土,土德厚则万物生长。虚人外感可用香砂六君子汤合玉屏风散化裁,很见效。近代福州老中医把香砂六君子汤列为不祧之祖。(摘自《方药传真》)

• 日·大塚敬节(日本汉医学家)

四君子汤用于胃肠功能甚衰弱者,以食欲不振,呕吐,腹泻,下痢,脉洪大无力或细小频数,腹力缺乏,心下无力,颜面㿠白,言语无力,四肢倦怠为主证。

本方适用于胃肠虚弱证,慢性腹膜炎,呕吐,下痢,食欲不振,遗尿,半身不遂和各种出血。

六君子汤即四君子汤与二陈汤之合方。胃肠虚弱而较四君子汤证胃内停水多者用之。临床以食欲不振,容易疲劳,贫血,脉、腹均软弱,平素手足易冷等为目标。故六君子汤适用于慢性胃肠炎、胃弱症、病后食欲不振、呕吐、慢性腹膜炎、恶阻、虚弱小儿之感冒、神经衰弱、胃癌、胃溃疡止血后等。(摘自《汉方诊疗实际》)

• 日·元雄良治(日本汉医学家)

以六君子汤治疗 62 例慢性胃炎。治疗结果:27 例有效,29 例稍有效。总有效率为 90.32%。同时对改善伴有口苦症状,疗效显著。(摘自王树芬翻译的《国外医学中医中药分册》1995,17(4):22)

• 日·浜本哲郎(日本汉医学家)

用六君子汤治疗上腹部不定愁诉(症见嘈杂、恶心、呕吐、打嗝、食欲不振、心下痛、腹部胀满等上腹部症状 2 种以上的慢性萎缩性胃炎及非溃疡性消化不良,伴有胃运动低下)共 45 例。服药 4 周,自觉症状改善者为 84.44%。(摘自怡悦翻译的《国外医学中医中药分册》1995,17(4):25)

• 日·河村奖(日本汉医学家)

以六君子汤治疗高龄神经性循环衰弱症(NCA)和腹部不定愁诉 1 例,取得显效。(摘自符海翻译的《国外医学中医中药分册》1994,16(4):210)

• 日·田中俊一(日本汉医学家)

以六君子汤治疗十二指肠球部溃疡 1 例。服药 2 周后,症状完全消失;服药 2 个月后,内窥镜检查为瘢痕治愈;6 个月后亦未见溃疡复发。(摘自怡悦翻译的《国外医学中医中药分册》1992,14(3):44)

• 日·上原聪(日本汉医学家)

以六君子汤与加味归脾汤,治疗神经性厌食症,疗效显著。

(摘自张志军翻译的《国外医学中医中药分册》1994,16(3):25)

· 日·田中政彦(日本汉医学家)

以六君子汤治疗消炎镇痛药引起的消化系统症状25例,效果显著。(摘自程竑翻译的《国外医学中医中药分册》1993,(6):34)

· 日·伊藤良正(日本汉医学家)

以六君子汤治疗食道癌术后出现消化道症状20例,总有效率为80%。(摘自黄欣翻译的《国外医学中医中药分册》1995,(1):29)

(六)临床新用

· 胃脘痛

据(《广西中医药》1983年第6期)报道,梁桂杰用四君子汤加味,治疗以脾胃虚寒为主证的胃脘痛38例。症见神疲纳差,胃脘胀痛,饥饿时或夜间疼痛加重,常因饮食生冷而发病,疼痛时进食可缓解,喜按喜热饮,经常泛吐清水、反酸、恶心或呃逆;或大便稀烂,胃脘部有压痛,舌质淡,苔薄白或白腻,脉沉细而弱。病程最短半天,最长达30年,皆以四君子汤为主方。气虚甚加黄芪;血虚甚加当归;偏寒加干姜、高良姜或吴茱萸;湿重加半夏;泛酸加乌贼骨、瓦楞子;气滞加陈皮、木香;腹痛甚加延胡索。结果:治愈26例,有效12例。

· 溃疡病

据(《新中医》1982年第11期)报道,许鑫梅以四君子汤加黄芪、三棱、乌贼骨为基本方,治疗溃疡病126例。脾虚肝郁加柴胡、白芍、栀子、大黄;肝胃不和加四逆散。结果:显效78.57%,总有效率为97.62%。

· 慢性痢疾

据(《天津中医》1986年第1期)报道,高水豪以四君子汤加山楂、白头翁,治疗慢性痢疾,疗效满意。

• 小儿乙型肝炎

据(《成都中医学院学报》1988年第1期)报道,陈明惠以四君子汤加味(党参、白术、茯苓、蝉蜕、僵蚕、乌梅),每日1剂,连服30剂。治疗小儿乙型肝炎20例,结果:治愈16例,好转4例。

• 经前期紧张综合征

据(《湖北中医杂志》1989年第2期)报道,黎济民以四君子汤加黄芪、附子为基本方。寒象明显或兼有表证者,加麻黄、苏叶、桂枝、防风;气滞加香附、木香、枳壳;血瘀加当归、川芎、丹参、白芍;痰多加陈皮、半夏;阳虚甚加仙灵脾、补骨脂;阴虚甚加熟地、首乌、白芍。治疗经前期紧张综合征50例,结果:治愈31例,显效15例,好转2例,无效2例。

• 子宫肌瘤

据(《浙江中医杂志》1979年第10期)报道,曾广盛以四君子汤加三棱、莪术、牛膝治疗子宫肌瘤13例,结果治愈10例,好转1例,复发1例,无效1例。

• 小儿低热

据(《浙江中医杂志》1990年第10期)报道,柯美滚应用党参15克,怀山10克,白术、茯苓各6克,炙甘草3克,治疗小儿低热30例,均获痊愈。

• 鼻衄

据(《北京中医杂志》1985年第5期)报道,叶明以四君子汤加凉血止血之品,治疗脾气虚弱,血不归经的小儿鼻衄者,收到良好效果,经治120例,显效96例,有效15例,无效9例,总有效率为92.5%。

• 十二指肠球部溃疡

据(《四川中医》1989年第2期)报道,王恩元应用六君子汤加延胡索、代赭石各15克,乌贼骨20克,白芷10克为基本方。痛剧加乳香、没药;嘈杂加黄连;口苦泛酸合左金丸;胁痛、嗳气合四逆散;心下痞者加枳实;大便隐血或便血加白及、地榆。30 天为 1 疗程,共治疗十二指球部溃疡 31 例。结果:治愈 9 例,显效 11 例,好转 8 例,无效 3 例,总有效率为 90.32%。

• 化疗中消化道毒副作用

据(《实用中西医结合杂志》1992 年第 9 期)报道,朱庄庄等以六君子汤(党参、白术、茯苓各 15 克,生甘草 6 克,半夏、陈皮各 10 克),加怀山药 15 克,神曲 10 克,厚朴 9 克为基本方加减,每日 1 剂,服至化疗完成。共治疗化疗中消化道毒副反应严重患者 74 例,结果痊愈 49 例,好转 24 例,无效 1 例,总有效率为 98.65%。

• 肝炎

据(《北京中医杂志》1988 年第 4 期)报道,巫君玉以六君子汤加木香、砂仁治疗黄疸型肝炎。可使黄疸消退,转氨酶恢复正常。

• 冠心病

据(《新中医》1988 年第 1 期)报道,冯俊田以六君子汤合生脉散或丹参、赤芍治疗冠心病 30 例,疗效满意。

• 妊娠呕吐

据(《上海中医药杂志》1959 年第 7 期)报道,沈伯藩以六君子汤加竹茹、苏梗治疗妊娠呕吐 93 例,服药 2～4 剂,全部治愈。

• 慢性肾炎

据(《辽宁中医杂志》1986 年第 7 期)报道,范丽娟用香砂六君子汤治疗慢性肾炎氮质血症 30 例,服药 6～24 剂,痊愈率 86.67%,其余 4 例好转。

2. 补中益气汤

《脾胃论》

(一)传统沿用

组成:黄芪 9 克,党参 6 克,炙甘草 3 克,白术 9 克,当归 9 克,橘皮6克,柴胡6克,升麻3克。

用法:水煎,分2次服;或为丸剂,每服9克,每日3次。

功效:补益脾胃,升阳益气。

主治:①气虚发热,身热有汗,可喜热饮,头痛恶寒(气虚外感),少气懒言,脉虽洪大,按之虚软。②气虚下陷证,脱肛、子宫下垂、久痢、久疟以及中气不足之证。

方解:方中黄芪补气固表为君药;配党参、白术、甘草补脾益气为臣药;当归养血;白术燥湿;木香行滞、陈皮理气,防止补中滞气;并以少量升麻、柴胡升阳举陷,协助君药以升提下陷之中气共为佐药;炙甘草为使药。共奏补气升阳举陷之功。

加减:本方去当归、白术,加木香、苍术,名调中益气汤。用于治疗中气不足,脾胃湿滞,气机不畅所致的胸闷体倦,口淡无味等症。

(二)辨证要点

补中益气汤为补气升阳,甘温除大热的代表方。凡见有脾胃虚弱;或中气下陷之清阳不升证;或长期发热。临床以体倦乏力,面色萎黄,舌淡脉弱为应用要点。

补中益气是一个强壮性的补养剂。可用于慢性消耗性疾病、慢性出血性疾患所致的身体衰弱,疲倦无力,食欲不振,自汗,低血压,脱肛,子宫下垂以及胃下垂。亦可用于神经衰弱的头晕目眩、遗精、失眠和肺结核的咳喘等症,属于中气不足者。

(三)使用注意

阴虚火旺及实证发热者,禁用;下元虚惫者,不可久服。

(四)鉴别应用

• 补中益气汤与四君子汤

二方同用参、术、草，均可益气健脾，前者重用黄芪，并佐以升麻、柴胡协助君药以升提下陷之中气，治疗中气下陷清阳不升导致的内脏下垂各症，并具有甘温除大热的功能，主治长期和不明原因的发热。这些都是后者不具有的功能。

• 补中益气汤与归脾丸

补中益气汤与归脾丸同用参、芪、术、草以益气补脾。前者是补气药配伍升阳举陷药，意在补气升提，履脾胃升清降浊之能，主治脾胃气虚、气陷之少气懒言、发热及脏器下垂等。后者以补气药配伍养心安神药，治疗病位在心脾，属心脾两虚证，意在心脾双补，履二脏生血、统血之职，主治心脾气血两虚之心悸怔忡，健忘失眠，体倦食少，以及脾不统血之便血、崩漏等。

(五) 名医心得荟萃

• 雍履平（安徽天长市中医院主任医师）

以补中益气汤合六味地黄汤去怀山药，加红花、香附、白芍、栀子各10克，组成补肾调肝汤，具有益气止厥之功效。主治血管运动失调性晕厥屡屡发作，有很好的控制作用。

治疗脊神经根炎（含颈胸神经根炎和腰骶神经根炎），余取补中益气汤加苍术15克，以升阳散湿；加全蝎、蜈蚣各1克，水蛭、土鳖虫各3克，僵蚕10克，以通瘀熄风行经络；佐怀牛膝15克，补肾走足股；香附10克，生姜3克，疏肝走手臂；杭芍20克柔筋；鸡血藤30克配当归养血；生龙牡各20克以壮骨。诸药相伍，且有益气活血，舒筋通络之功。故治脊神经根炎，用之无有不效。

余取补中益气汤（炙黄芪15克，升麻、陈皮各6克，柴胡、当归、党参、白术、炙甘草各10克），加鹿角胶、枸杞子、香附、葛根、桔梗各10克，炒枳壳、山茱萸各15克，砂仁6克，细辛3克，熟地黄、麦芽各30克，红枣5枚，生姜5片，组成"调压汤"。具有补元益精，疏肝升清之功效。主治体质性低血压（虚眩、气虚厥逆），有止眩之功。

治疗原发性慢性血小板减少性紫癜,余取补中益气汤去茯神、木香(生黄芪 15 克,潞党参、当归、远志、炒白术、酸枣仁各 10 克,陈皮、甘草各 6 克),加豆蔻仁 6 克,赤白芍、仙鹤草各 30 克,紫草、女贞子、旱莲草、龟板胶、鹿角胶、阿胶、蚤休各 10 克,组成"育血汤"。对于原发性慢性血小板减少性紫癜的治疗,最为适宜。

余临床治疗直肠脱垂,则取补中益气汤重用参术芪,以益元气,补中气;并加桔梗开肺升宗气;枳壳升气增强肌张力;熟地黄、当归养血益精;地榆、槐花清热凉血;乌梅、五味子固涩收敛。外用五倍子、白矾及鳖头骨灰,水煎取汁,熏洗患处,均有收肛敛肌之功能,效果甚好。(摘自《临证验方治疗疑难病》第 418 页》)

• 于世良、史定文(中医专家)

已故著名中医学家沈仲圭主任医师曾对编者说:"根据有关研究资料和结合个人临床经验,认为本方的作用有二重之妙(即现代医学所说的双相调节作用)。如便秘与腹泻、高血压与低血压、小便失禁与癃闭等症状相反。但只要气虚下陷所致者,用补中益气汤都能获效"。此说颇有见地。(摘自《中国名方精释》第 124 页)

• 彭显光(中医专家)

脱肛(直肠脱垂)系气虚不能固摄所致。以补中益气汤为基本方(黄芪 30 克,柴胡、升麻、白术各 15 克,陈皮、当归各 9 克,炙甘草 6 克),加怀山药 20 克,诃子、煅牡蛎各 15 克。且具有补中健脾,举陷固摄之功效。主治Ⅰ、Ⅱ、Ⅲ期直肠脱垂,用之收效甚佳。(摘自《首批国家级名老中医效验秘方精选》第 248 页)

• 李保民(江苏东海县中医院副主任医师)

补中益气汤为益气升阳的代表方,不仅用途广泛,疗效甚佳,并且对多种病症还具有双相调节作用的特点。如治心律失常,速者可缓,慢者可快;治小便失常,频者可固,闭者可开;治血压异常,高者可降,低者可升;治大便不调,便溏者可实,便秘者可通;治精液量异常,多者可减,少者可增;治感冒、疰夏,已病可治,未病可防。只要抓住脾胃虚弱,中气不足的实质,灵活出入,常得心应手,每获奇效。(摘自《方药心悟》第 68 页)

• 江丹(中医专家)

以补中益气汤,随证加减,治疗因脾胃气虚导致气机升降失常,运行停滞而致郁证 50 例。治疗结果:痊愈 28 例,显效 17 例,有效 5 例。总有效率为 100%。(摘自《北京中医》1987,(6):46)

• 朱国城(中医专家)

以补中益气汤加桂枝、鸡冠花为基本方,随证加减,治疗 22 例原发性低血压,连服 7 剂后,以六君子汤巩固疗效。治疗结果:痊愈 16 例,好转 6 例。总有效率为 100%。(摘自《福建中医药》1982,13(6):38)

• 张翠英(中医专家)

以补中益气汤去升麻、柴胡,加炙麻黄 6 克,细辛 3 克,枳壳 8 克为主方。加减治疗体质性低血压 36 例。气虚重用黄芪 30 克;阳虚加桂枝 10 克,补骨脂 15 克,或鹿角粉 3 克;偏寒加肉桂 6 克,干姜 10 克;血虚加熟地黄 10 克,阿胶 15 克,紫河车 8 克;阴虚加桑椹子或枸杞子各 12 克;痰多加半夏 12 克。治疗结果:治愈 31 例,好转 5 例。(摘自《陕西中医函授》1983,(3):16)

• 陈国庆(中医专家)

以补中益气汤加葛根、白术、杜仲、川牛膝、木瓜、桂枝为基本方,随证加减治疗中气不足,寒湿所致的坐骨神经痛 20 例。疗效显著。(摘自《陕西中医》1980,(4):26)

• 田殿兴(中医专家)

以补中益气汤加蔓荆子 15 克,川芎 10 克,治疗脑震荡脑挫伤后遗症 37 例。治疗结果:痊愈 12 例,好转 23 例,无效 2 例。总有效率为 94.6%。(摘自《山东中医杂志》1995,14(2):66)

• 刘吉林(中医专家)

以补中益气丸,每服9克(首次加倍),每日2次,2～4天为1个疗程。治疗腰椎穿刺术后低颅压反应60例。治疗结果:显效51例,有效7例,无效2例。总有效率为96.67%。(摘自《中西医结合杂志》1989,9(8):487)

• 靳照礼(中医专家)

以补中益气汤加减,治疗血管源性痴呆120例。治疗结果:治愈54例,显效47例,有效13例,无效6例。总有效率为95%。(摘自《实用中西医结合杂志》1994,7(3):167)

• 刘常春(中医专家)

以补中益气汤加小茴香、川楝子、沉香、鹿角霜、生姜、大枣。治疗肾与输尿管结石绞痛72例。用药5～7天,疼痛全部缓解,经X线复查,有18例结石向下转移,6例结石消失。(摘自《浙江中医杂志》1980,(6):243)

• 刘行稳(中医专家)

以补中益气汤加减,治疗肛门术后因中气不足引起肛门术后大便难78例。一般服药5～7剂可痊愈。(摘自《云南中医杂志》1993,(6):13)

• 时振声(北京著名中医教授)

以补中益气汤加郁金、香附、木香,治愈胆囊炎。(摘自《天津中医》1985,(1):11)

• 朱伟光(中医专家)

以补中益气汤治疗术后倾倒综合征(指胃手术后患者进食后半个小时左右出现上腹饱胀,发热感,眩晕,心悸,大汗,乏力,面色苍白,恶心呕吐,脉率快,血压低)20例。治疗结果:治愈12例,好转7例,无效1例。总有效率为95%。(摘自《湖南中医杂志》1994,(6):21)

• 梁兵(中医专家)

以补中益气汤加白芍、桑寄生、阿胶、乌贼骨、黄芩炭、荆芥炭、

仙鹤草。治疗崩漏症105例,疗效满意。(摘自《云南中医杂志》1991,11(2):41)

• 朴永日(中医专家)

以补中益气汤去柴胡、甘草,加阿胶、鹿角胶、龟板胶各16克,熟地黄、白芍各20克,棕榈炭30克。治疗崩中症8例皆愈;漏下症18例,痊愈14例,有效3例,无效1例。(摘自《陕西中医》1986,(6):49)

• 苑明(中医专家)

以补中益气汤治疗胞衣残留,屡试屡验。(摘自《贵阳中医学院学报》1991,(4):16)

• 李智芬(中医专家)

以补中益气汤重用黄芪,加益智仁、五味子、覆盆子、桑螵蛸、煅龙骨。治疗产后及妇产科手术后尿失禁57例。治疗结果:痊愈45例,好转12例。总有效率为100%。(摘自《陕西中医》1988,(6):258)

• 陈艺高(中医专家)

以补中益气汤加茯苓、车前子、冬葵子。治疗产后癃闭24例,均先后用热敷及其他西药治疗未效而改用本方。治疗结果:癃闭时间48~144小时,服药1~3剂即排尿。(摘自《上海中医药杂志》1983,(10):28)

• 赵学武(中医专家)

以补中益气汤治疗妊娠期及产后尿潴留16例。治疗结果:服药1~2剂后尿通者9例。(摘自《河北中医》1987,(3):19)

• 秦庆云(中医专家)

以补中益气汤去柴胡,阴虚加熟地黄;阳虚加附子、肉桂、炮姜。治疗阴吹36例,全部治愈。(摘自《河北中医》1989,(3):19)

• 张哲明(中医专家)

以补中益气汤加茯苓、枸杞子、菟丝子各15克,乌药10克为主方。加减治疗继发性不孕症 32 例。单相体温者加巴戟天、紫石英;经期延长者去当归,加海螵蛸、仙鹤草、旱莲草。治疗结果:治疗 2 个月内受孕者 20 例,3 个月内受孕者 6 例,半年内受孕者 2 例,治疗半年未受孕者 4 例。(摘自《陕西中医》1991,(12):555)

• 王道庆(中医专家)

以补中益气汤去当归、甘草(黄芪 30 克,党参、白术、陈皮各 15 克,升麻、柴胡各 10 克)为基本方。加减治疗子宫肌瘤 45 例。如下血多者,加地榆炭、仙鹤草、云南白药;腹痛加五灵脂、蒲黄;血热加生地黄、黄芩;血虚加当归。

• 王勇(中医专家)

以补中益气汤加肉桂、通草,治疗小儿神经性尿频 60 例,痊愈 58 例。(摘自《浙江中医杂志》1989,(11):499)

• 徐果(中医专家)

以补中益气汤加味,治疗小儿秋季腹泻 80 例。治疗结果:痊愈 52 例,显效 14 例,好转 7 例,无效 7 例。总有效率为 91.25%。(摘自《福建中医药》1983,(5):25)

• 杨秀锦(中医专家)

以补中益气汤去当归、陈皮(党参 12 克,白术 10 克,柴胡 3 克,升麻 6 克,黄芪 20 克,甘草 3 克),加山楂 15 克,肉桂 1 克。治疗小儿尿频 112 例。6 天为 1 个疗程。治疗结果:治愈 78 例,好转 28 例,无效 6 例。

以补中益气汤加减(黄芪 15 克,百部 13 克,党参 12 克,白术、甘草各 6 克,升麻、柴胡各 5 克,白芍 10 克,五味子 4 克)。每日 1 剂。30 天为 1 疗程,治疗支气管淋巴结核 66 例,经 2 个月的观察结果:痊愈 59 例,好转 7 例,总有效率为 100%。(摘自《湖南中医杂志》1989,(6):34)

• 郑志道(广东湛江市二中医院主任医师)

加减补中益气汤:黄芪 15 克,党参、白术各 10 克,升麻、柴胡各8克,炙甘草6克,木香5克,大枣3枚。

主治:脾胃虚弱,中气不足所致的各种病症。

指征:胃脘隐痛不适,饥时尤甚,汗多,气短乏力,头晕,口淡,便溏,舌质淡,脉细弱。

禁忌:外邪未尽,口苦口渴,便秘,舌红,苔黄者,不宜使用。

体会:加减补中益气汤,对病后肠胃不适,消化功能减退之属气虚证者疗效甚为显著。胃肠道疾病患者用半夏泻心汤治疗一段时间后,实邪已去,表现为口淡,腹部隐痛喜按,气短乏力,便溏,舌淡,脉细等一派脾胃虚弱,中气不足之证时,改用补中益气汤加减,效果满意。若有余热者,宜酌加香连丸。

胃肠病日久,体质已虚,仍有左下腹疼痛,久治不愈者,可用补中益气汤加三棱、莪术、槟榔。

腰痛患者有胃肠疾病不宜投补肾滋阴剂时,可用加减补中益气汤加杜仲、巴戟天、沉香。(摘自《方药传真》)

• 牛元起(天津中医学院一院教授)

补中益气汤(黄芪、党参、白术各10克,甘草6克,升麻、柴胡各1克,陈皮3克)。

主治:淋证,胃脘痛,腹痛。

指征:少腹坠胀,气短乏力,面色㿠白,脉沉细无力。

体会:补中益气汤主要是对气血亏虚,中气下陷而设,多用于胃痛、虚劳、心悸、腹痛。淋证虽以下焦气化不利为主,但也有因中气下陷者,常见小腹坠胀明显,有尿在小腹而难出之感,脉沉无力,此时治疗应取轻提之法,寓降于升,不可再行通利,补中益气汤小制其剂而投之。(摘自《方药传真》)

• 邵祖燕(天津中医学院二院教授)

擅长用补中益气汤原方,主治气虚发热证等。但外感发热,阴虚发热等皆不宜用。

体会:补中益气汤治气虚发热,即前人所谓的"甘温除大热"。

临床运用本方,不拘体温的高低,关键是有无气虚证,特别对长期不明原因的发热,体质虚弱的患者要考虑使用本方。一般可使用原方,毋须加减,服用3~5天即可退热。(摘自《方药传真》)

• 史济招(北京协和医院教授)

擅长运用补中益气汤(黄芪20克,党参、白术、当归各10克,陈皮、炙甘草各6克,升麻、柴胡各4克)。

主治:慢性肝炎、肝硬化、慢性胃炎、干燥综合征、重症肌无力、某些过敏性皮肤病等。

症状:神疲乏力,大便不成形,舌淡有齿痕或淡暗胖,脉沉细。

禁忌:若气虚兼有实热者,需加减处方。如不进行调整,病者则会口舌干燥,严重者会出现口腔糜烂。

体会:应用补中益气汤除上述适应证外,均需加以调整。首先是应用于脾肺气虚证或气虚加湿热、实热,但均应以虚证为主。若夹湿与平胃散合用;若夹热便秘者加金银花、连翘;若夹热便溏加葛根、黄芩、金银花;若兼郁证与逍遥散合用;若属气血虚者,适当加补血药物;有脱发者,用补血活血药物,以及与补肾药物同用,如鸡血藤、枸杞子、菟丝子、女贞子、旱莲草。若气虚便溏时将方中当归改为丹参15~30克。(摘自《方药传真》)

• 陈潮祖(成都中医药大学教授)

组成:黄芪20克,人参、白术各15克,甘草、升麻、柴胡、陈皮各10克。

主治:①气虚不荣,如饮食减少,面色萎黄,精神倦怠,动则心悸,少气懒言,舌淡脉弱。②气虚不固,如形寒肢冷,体常自汗,易患感冒。③气虚不摄,如肌衄、便血、尿血、崩漏、久泻、久痢、尿频失禁、乳汁自出、溺后精出。④气虚不举,如脘腹坠胀、阴挺、脱肛。⑤气虚不升,如自觉气往下坠或气不接续、眩晕、头昏。⑥气郁不达,如发热汗出,口渴,脉虚无力。⑦便秘。

指征:动则心悸,少气懒言,脉虚无力,舌质淡嫩,气往下坠而腹不胀者必效。

禁忌：阴虚者不宜，用之反助阳气上升而出现头晕之象。

体会：此方虽为治疗气虚下陷证之方，善于加减，用于气不摄血的出血病变，用之亦效。按其六种基本病理用方，能治多种疾病。如治低血压加麦冬、五味子尤效验。（摘自《方药传真》）

- 贾占清（宁夏自治区中医院主任医师）

补中益气汤组成：黄芪30克，党参15克，当归、升麻、白术各10克，炙甘草3克，陈皮6克，柴胡12克。

主治：脾胃气虚，清气下陷以及由气虚而致摄纳无权所形成的病症，如胃下垂、肾下垂、子宫下垂、眼睑下垂、脱肛、久泻、久痢、长期低热、老年人小便失禁、尿血、便血、妇人崩漏。

指征：食少便溏，神疲乏力，自汗。

禁忌：阴虚阳亢型高血压者忌用。

体会：补中益气汤还可治眩晕，水肿，子宫全切术后小便无力，过敏性鼻炎、前列腺增生症、阴吹、顽癣湿疹、糖尿病、乳糜尿、双下肢发凉、口腔溃疡、精子减少症、性欲减退症、术后胃肠功能紊乱、输尿管结石等。（摘自《方药传真》）

- 李友余（江西鹰潭市中医院主任医师）

补中益气汤：黄芪、党参各30克，炙甘草3克，当归、白术各10克，陈皮9克，升麻、柴胡各5克。

主治：内脏下垂证，如脱肛、子宫下垂、胃下垂、久泻久痢、重症肌无力、内伤发热（气虚）、低血压性头昏、无菌性尿道炎、神经性耳鸣、神经性头痛。

指征：气短乏力，神疲懒言，脘腹坠胀，久泻脱肛，阴挺，舌质淡胖，脉缓无力。

体会：补中益气汤为补气升阳的代表方。在临床上运用较为广泛。对脱肛、子宫下垂、胃下垂、久泻久痢、重症肌无力等均有疗效；对低血压性头昏、气虚内伤发热效果尤为明显。凡是病久出现

头昏,神疲乏力,自汗,低血压者,运用本方治疗肯定有效。(摘自《方药传真》)

• 汪朋梅(无锡市三医院主任医师)

补中益气汤组成:党参15克,炙黄芪、白术、当归各10克,炙甘草、升麻、陈皮各5克,柴胡3克,大枣3枚,生姜2片。

主治:①脏器下垂证:包括胃下垂、肾下垂、子宫下垂、脱肛。②痔疮。③便秘。④癃闭,包括术后、产后尿潴留、前列腺增生之排尿困难。⑤死胎不下。⑥劳倦内伤,气虚发热及腹胀。

指征:凡舌体、舌质淡,苔薄,脉虚或虚大,少腹坠重,经现代医技检查证实有内脏下垂者。

禁忌:阴虚及阳虚者不用,误用后出现肢冷颤栗,眩晕,多汗并加重下虚上实之证。

体会:补中益气汤少服则资壅,多服则宣通,投于气虚痞满者,初服往往胀满更甚,五六剂后脾运稍复,始渐感舒泰。因此必须预嘱患者,使其先有思想准备,安心服药,以免浅尝即止,不能尽剂。(摘自《方药传真》)

• 赵忠仁(安徽濉溪县中医院主任医师)

擅长运用补中益气汤,治疗胃下垂、子宫下垂之属于中气下陷者。

指征:胃脘隐隐作痛,渴喜热饮,少气懒言,饮食不香,四肢乏力,舌淡苔薄白,脉软无力。

禁忌:胃脘痞满实痛者,不宜使用本方。误用后可使腹胀、腹痛加剧。

体会:补中益气汤使用比较广泛,凡中气不足者,均可用此方化裁使用。笔者采用本方治疗中气不足,脾胃气虚所引起的胃炎、胃下垂、子宫脱垂者,疗效尚佳。(摘自《方药传真》)

• 许占民(河北中医学院教授)

劳伤元气,气阴两亏,日晡发热,用补中益气汤合六味地黄丸,

效佳。(摘自《方药传真》)

• 李世平(陕西榆林卫职校主任医师)

加味补中益气汤:黄芪20克,党参、白术、陈皮各10克,当归6克,升麻、柴胡、甘草各5克,木香、白芍、茯苓、紫苏各10克,丁香5克,黄连2克。

主治:萎缩性胃炎,胃下垂。

指征:脘痞纳差,舌面无苔,舌质淡红。

禁忌:肾病苔厚者不宜;服用本方后,舌苔迅速增厚者不宜;舌质红,舌光如镜者不宜。

体会:本方是治疗气虚型胃病的基础方。其他如气滞、湿阻、瘀血等各型胃病,经治得效后,舌苔消退,亦用本方善后;气虚型胃病用本方,待舌苔逐渐生出即为有效。(摘自《方药传真》)

• 熊永文(陕西中医学院教授)

食后腹胀中满不消者,先用参苓白术散益气健脾,然后用此方效佳。(摘自《方药传真》)

• 陆拯(浙江中医药研究所主任医师)

临床运用补中益气汤,经常略作加减,其疗效更为明显。如治各种内脏下垂,常加枳壳,可增强疗效;治疗两耳失聪,常加葛根、蔓荆子;治疗久泻久痢,常加黄连、肉豆蔻。(摘自《方药传真》)

• 谢宝慈(福州市中医院主任医师)

擅长以补中益气汤治疗直肠黏膜内脱、脱肛。

指征:肛门有下坠感,久站或走路后加重。肛门指检直肠黏膜内脱,老人、虚人脱肛。

禁忌:直肠或肛门炎症引起的下坠感,不宜使用。

体会:该方治疗直肠黏膜内脱效果良好。(摘自《方药传真》)

• 焦树德(北京中日友好医院教授)

我常用补中益气汤加蔓荆子、川芎治疗气虚头痛。

加藁本、细辛、吴茱萸,治疗脑中疼痛或空痛。

加羌活、防风、威灵仙、海桐皮,治疗虚人感受风湿而周身疼痛。

加茯苓、益智仁、肉豆蔻,治疗久泻。

加白芍、甘草、吴茱萸、乌药,治疗中虚腹痛。

重用当归,再加熟地黄,治疗因中气虚而致的血虚(包括各种贫血)。

重用人参(或以党参 10~15 克代替),再加茯苓、枳壳各 15~30 克,治由于脾失健运,中焦清阳下陷而致的胃下垂、子宫脱垂。

加青蒿、银柴胡,治疗青年女子不明原因的低热证候群,中医辨证属劳倦伤中,内生虚热者。

加五味子、款冬花、紫菀、旋覆花,治疗肺气虚而气喘、咳嗽。

加香附、厚朴、青皮、豆蔻仁,治疗肝气郁而致的脘闷腹胀、食欲不振等。(摘自《方剂心得十讲》)

• 程门雪(上海中医药大学教授)

中气下陷之虚淋(先见小便频数,继则腹胀里急,溲色清,舌淡苔薄,脉濡)。程老用补中益气汤,以举其中气;金匮肾气丸,以阴阳并补,二方合用。(摘自《程门雪医案》)

• 韦文贵(中医眼科专家)

韦氏毕生从事眼科工作,认为眼压低,目珠内陷为虚弱不足之证。房水与玻璃体禀受后天的濡养与补充,临床上每遇眼压低而气血不足患者,用补中益气汤,多获奇效。

补中益气,提举清阳之法,药用如下:炙黄芪 15 克,当归身 12 克,炒白术、炙甘草各 10 克,野山参、陈皮、升麻、醋柴胡各 6 克。(摘自《名中医治病绝招》续篇第 145 页)

• 日·久保千春(日本汉医学家)

应用补中益气汤,治疗细胞性免疫功能低下的肺结核病时,发现本法有使细胞免疫功能恢复的作用,提示本方对细胞免疫功能低下病例有疗效。(摘自靳怀建翻译的《国外医学中医中药分册》

1987,(5):49)

• 日·横田正实(日本汉医学家)

补中益气汤能够明显恢复由考的松引起的胸腺萎缩。(摘自王谦翻译的《国外医学中医中药分册》1989,(4):57)

• 日·安达勇(日本汉医学家)

补中益气汤对进行性乳腺癌患者,具有保护骨髓和改善症状作用,并能延长寿命。(摘自张向渠翻译的《国外医学中医中药分册》1991,(4):46)

• 日·田代真一(日本汉医学家)

补中益气汤尚具有稳定精子的作用,能延续精子的运动能力。提示可用于精子运动能力低下的男子不育症。(摘自贺兴东、胡秀荣翻译的《国外医学中医中药分册》1986,(6):44)

• 日·大塚敬节(日本汉医学家)

在欲用小柴胡汤之情形,容易疲劳,腹壁缺乏弹性时用补中益气汤。一般脉搏软弱,手足倦怠,言语及眼势无力,微热,食欲不振,盗汗,脐跳动亢进者用之为宜。

本方广泛应用于虚弱者之感冒、胸膜炎、肺结核、腹膜炎、夏日消瘦、病后衰弱、神经衰弱、脱肛、子宫脱垂、疟疾、阳痿、半身不遂和多汗症等。在肺结核咳嗽时加五味子、麦冬用之,即为味麦益气汤;在慢性脱肛时加赤石脂。

但本方在病势剧烈、热症状发扬亢进时,必须注意。(摘自《汉方诊疗实际》)

• 日·古田一史(日本汉医学家)

以补中益气汤,治疗因扁桃腺明显肥大,加之舌根部下沉等构成上呼吸道诸肌肉弛缓,引起上呼吸道狭窄的睡眠呼吸障碍。服药后,潮式呼吸频率减慢,最低动脉血氧的饱和度改善。(摘自《热病东洋医学杂志》1992,(2):51)

• 日·伊藤仁(日本汉医学家)

以补中益气汤治疗原发性血小板减少性紫癜 4 例。服药前后测定血小板计数、血小板平均体积、PAIgG、OKT_4、OKT_8、干扰素（IFN-α、β、γ），IFN 在无感染时测定。治疗结果：4 例患者血小板计数均显著增加（$P<0.001$）。在血小板增加的同时，PAIgG 有减少的倾向。血小板平均体积 OKT_4、OKT_8、OKT_4/OKT_8 和血中 IgG 含量在治疗过程中无明显变化，未见到与血小板数有明显的关系。患者在服用补中益气汤后血中 IFN-α 较治疗前升高，IFN-β 和 IFN-γ 未见显著变化。（摘自梁峥翻译的《国外医学中医中药分册》1992，14(1)：43）

• 日·矢数道明（日本汉医学家）

以补中益气汤合六君子汤加酸枣仁。治疗慢性胃肠炎和神经官能症，药后食欲增加，3 个月后已能安眠，腹肌有力。随坚持服药，自觉症状消失，精神饱满。（摘自梁峥翻译的《国外医学中医中药分册》1992，14(1)：52）

• 日·尾关恒雄（日本汉医学家）

以补中益气汤治疗慢性肝炎，其脾胃虚弱者疗效较好。他还指出，补中益气汤证具有 8 个症状：四肢懒倦、寡言少语、目光无神、口中白沫、口失滋味、喜热饮、脐部悸动、脉散大而无力。（摘自郝明昌翻译的《国外医学中医中药分册》1984，16(2)：12）

• 日·掘江良彰（日本汉医学家）

对胃癌手术后患者，长期给予补中益气汤，可以改善骨盐含量，自觉症状有所改善。（摘自刘盈翻译的《国外医学中医中药分册》1995，17(4)：24）

• 日·黑田昌男（日本汉医学家）

以恶性肿瘤患者的食欲不振和全身有倦怠感等症的改善为目标，运用补中益气汤，取得良好效果。（摘自《泌尿纪要》1985，(1)：37）

• 日·星野弘弼（日本汉医学家）

对由慢性肝炎发展到肝硬变,行肝动脉导管栓塞术后,出现肺部多发性转移的病例,投予补中益气汤及桂枝茯苓丸治疗。如肺转移在肺下叶结节除外,几乎完全消失。(摘自张丽娟翻译的《国外医学中医中药分册》1993,15(2):9)

(六)临床新用

• 胃下垂

据(《新医学》1976年第6期)报道,邹志生以补中益气汤加茯苓、郁金、枳壳、山楂、鸡内金、怀山药、大枣,治疗胃下垂108例。若胃痛明显加延胡索;肝脾下垂加鳖甲;合并溃疡者加白及、乌贼骨。经治15~60天后,痊愈55例,显效27例,有效23例,无效3例,总有效率为97.22%。

• 呃逆

据(《河北中医》1986年第6期)报道,陈耀章以补中益气汤加桂枝、白芍、茯苓为基本方。治疗中虚内热之顽固性呃逆30例。结果:服药6~18剂,治愈26例,好转2例,无效2例。

• 肠道易激综合征

据(《中医杂志》1986年第2期)报道,陈慕廉以补中益气汤加防风、白芍、辣蓼,治疗34例肠道易激综合征(久泻或久痢)。15天为1疗程。结果:痊愈20例,有效8例,无效6例,总有效率为82.35%。

• 出口梗阻型便秘——直肠前突、直肠黏膜松弛内套叠、会阴下降、子宫后倾等,都属于出口梗阻型便秘。

据《江苏中医》1995年第10期)报道,王敏英以补中益气汤加枳壳、肉苁蓉、杏仁为主方。随证加减,治疗出口梗阻型便秘40例。结果:治愈24例,好转12例,无效4例。

• 失眠

据(《中医杂志》1983年第8期)报道,王华明以补中益气汤加减,治疗顽固性失眠 43 例,取得满意效果。尤其是气虚症状明显者疗效显著。而肝阳上亢或血压偏高的失眠症,不但无效,反而加重。

• 癫痫

据(《贵阳中医学院学报》1984 年第 1 期)报道,张华以补中益气汤加减,治疗癫痫 54 例。痰浊壅塞证加半夏、竹沥;肝火上扰眩晕加菊花、生牡蛎、酸枣仁;发作过频加乌梢蛇、僵蚕、蜥蜴;便秘加枳壳、大黄、火麻仁,每日 1 剂,晨起空腹服用。服药后一年内不发作者 25 例,二年以上不发作 11 例,16 例发作次数明显减少,2 例无效。最少服 6 剂,最多 112 剂。

• 血管扩张性头痛

据《云南中医杂志》1983 年第 8 期)报道,简文政用补中益气汤加藁本、白芷、川芎、细辛等,治疗血管扩张性头痛 34 例,治愈 26 例,显效 7 例,有效 1 例。

• 梅尼埃病

据(《云南中医杂志》1988 年第 1 期)报道,张希以补中益气汤加味,治疗梅尼埃病 102 例。呕吐重者加半夏、生姜、代赭石;眩晕者加人参、天麻;心悸恐惧者加枣仁、柏子仁;头痛加川芎、蔓荆子。结果:服药 2~7 剂,全部治愈。

• 慢性低血压

据(《河北中医》1984 年第 2 期)报道,何志军以补中益气汤加五味子、枳壳为主,随证加减,治疗慢性低血压 16 例,病程 1~20 年不等,结果:有效 10 例,显效 6 例。服药最少 6 剂,最多 24 剂。

又据《云南中医杂志》1983 年第 3 期)报道,苏天聪用补中益气汤,治疗因红外线辐射引起的慢性低血压 30 例,结果:显效 14 例,有效 12 例,无效 4 例,总有效率为 86.67%。

• 白细胞减少症

据(《云南中医杂志》1989 年第 3 期)报道,雷在彪以补中益气汤重用参芪,加紫河车、黄精、大枣为基本方。肝肾亏虚加枸杞子、山萸肉、覆盆子;畏寒肢冷加桂枝、巴戟天、补骨脂;气阴两虚加天冬、女贞子、何首乌,治疗白细胞减少症75例。结果治愈38例,显效25例,有效7例,无效5例,总有效率为93.33%。

• 嗜酸性粒细胞增多症

据(《福建中医药》1992年第4期)报道,钟启良以补中益气汤为主方。痰多加杏仁、桑白皮;喘甚加苏子、麻黄根;苔滑腻加佩兰、白豆蔻;有虫卵加贯众、使君子。治疗嗜酸性粒细胞增多症107例,结果:显效41例,有效57例,无效9例。

• 无痛性血尿

据(《云南中医杂志》1993年第4期)报道,沙建飞根据"中气不足,溲便为之变"的理论,以补中益气汤去陈皮,加仙鹤草、车前草、凤尾草、白茅根治疗无痛性血尿32例。若兼阳虚者,去白茅根,加鹿角霜、仙灵脾;兼阴虚者,加生地、山萸肉;腰痛者加桑寄生。结果:治愈25例,好转5例,无效2例,总有效率为93.75%。

• 流行性出血热多尿期

据(《河南中医》1986年第6期)报道,戴建林以补中益气汤,加金樱子、桑螵蛸、覆盆子、黄柏,治疗流行性出血热多尿期17例,每日2剂,日夜频服,尿量减少。

• 乳糜尿

据(《山东中医杂志》1984年5期)报道,李保明以补中益气汤去陈皮、当归,加茯苓、萆薢、车前子为基本方加减,治疗乳糜尿44例,结果治愈38例,好转4例,无效2例,疗程平均9天。

• 乙肝病毒携带者

据(《辽宁中医杂志》1989年第9期)报道,王春生以补中益气汤治疗乙肝病毒携带者80例,每日1剂,30天为1疗程。结果:痊愈58例,有效17例,无效5例,总有效率为93.75%。

• 带下

据(《陕西中医》1989 年第 11 期)报道,唐宗元以补中益气汤加乌贼骨、茯苓、怀山,治疗脾虚带下 358 例,均获痊愈,大多服药 5～8 剂收效。

• 崩漏

据(《湖南中医杂志》1992 年第 2 期)报道,彭琼瑶以补中益气汤重用参芪,治疗崩漏 14 例。兼郁火者去白术,加龙胆草、黑栀子;兼湿热者,加黄柏、薏苡仁;兼肾虚腰膝酸软者,加菟丝子、鹿角霜;兼阴虚口干咽燥者,加生地、麦冬。结果痊愈 7 例,显效 4 例,好转 2 例,无效 1 例。

• 产后癃闭

据(《上海中医药杂志》1983 年第 10 期)报道,陈芝高用补中益气汤加车前子或冬葵子,治产后癃闭 24 例。癃闭最短者 48 小时,最长者 144 小时,服 1～2 剂即可恢复正常。

• 子宫肌瘤

据(《浙江中医杂志》1994 年第 1 期)报道,王道庆以补中益气汤加昆布、龙骨、牡蛎、肉苁蓉、夏枯草、海藻为主,治疗子宫肌瘤 45 例,疗效满意。其中下血多者,加地榆炭、仙鹤草,另服云南白药;腹痛者加五灵脂、蒲黄;血热者加生地、黄芩;漏下不止或黄带绵绵者加槐花、赤石脂。服药 20～60 剂后,治愈 20 例,显效 18 例,有效 5 例,无效 2 例,总有效率为 95.56%。

• 老年人腹股沟疝

据(《辽宁中医杂志》1985 年第 6 期)报道,郑翔用补中益气汤加枳壳、葛根为主方,加减治疗老年人腹股沟疝 16 例,疗效满意。其中直疝 11 例,治愈 7 例,显效 3 例,好转 1 例;斜疝 5 例,治愈 2 例,显效 2 例,好转 1 例。

• 乳瘘

据(《中医杂志》1984 年第 4 期)报道,孙树波以补中益气汤加味,治疗产妇乳腺炎切开术后乳瘘 8 例。乳房肿大发热者,加蒲公英、金银花;肿块硬者,加穿山甲;痛甚者加乳香、没药;瘘口流乳量多,自汗多,重用黄芪、升麻。均同时外敷疮疖膏。

- 术后发热

据(《湖南医药杂志》1984年第6期)报道,杨国志以补中益气汤随证加减,治疗大型手术后持续发热2周以上,无明显感染症状;或虽属感染但引流通畅,并使用抗生素或激素后,而体温仍不下降者,效果显著。

- 小儿秋季腹泻

据(《福建中医药》1983年第5期)报道,徐果以补中益气汤为主方,加味治疗小儿秋季腹泻80例。食积而大便酸臭加神曲、山楂;泻下不畅并有黏液者,加黄连、木香;兼有热象或伤阴者加胡黄连、鱼腥草、杭芍;腹泻严重者,加乌梅、诃子、石榴皮;滑脱不禁者加儿茶、罂粟壳。疗程3天。结果:痊愈52例,显效14例,好转7例,无效7例,总有效率为91.25%。

- 小儿支气管淋巴结核

据(《湖南中医杂志》1992年第5期)报道,杨香锦以补中益气汤去陈皮、当归,加百部、白及、五倍子,治疗小儿支气管淋巴结核66例,疗效满意。若午后低热加地骨皮;盗汗甚加煅龙牡。30天为1疗程。结果:痊愈59例,好转7例,总有效率为100%。

- 眼肌型重症肌无力

据(《辽宁中医杂志》1987年第2期)报道,张华英以补中益气汤加减,治疗眼肌型重症肌无力28例,32只眼。结果:痊愈23只眼,显效4只眼,好转3只眼,无效2只眼。作者认为本方主要适用于病程短的后天性上睑下垂。

- 耳鸣

据(《广西中医药》1989年第2期)报道,冼基岩以补中益气汤加通草、菖蒲为基本方。气血亏虚者,重用参芪加熟地黄;肾元亏损者,加枸杞子、菟丝子;肾阳虚衰明显者,加补骨脂、巴戟天;肝胆火旺者,加龙胆草、栀子;瘀血阻滞者加五灵脂、丹参、赤芍。治疗耳鸣30例,5天为1疗程,服15天,结果治愈23例,显效2例,好转3例,无效2例。

• 过敏性鼻炎

据(《新中医》1995年第6期)报道,冯碧群以补中益气汤加辛夷、苍耳子为基本方。有表证加防风、葱白、淡豆豉;阳虚明显者加附子、仙灵脾、金樱子;阴虚明显者,加石斛、玉竹、女贞子。治疗过敏性鼻炎100例,结果:痊愈62例,有效30例,无效8例,总有效率为92%。

• 复发性口腔溃疡

据(《四川中医》1989年第12期)报道,王武兴用补中益气汤加牛膝、熟地黄、丹皮、地骨皮,治疗复发性口腔溃疡5例,服6剂均痊愈。

3. 参苓白术散

《太平惠民和剂局方》

(一)传统沿用

组成:人参、茯苓、怀山、白术各15克,白扁豆12克,莲子肉、薏苡仁、炙甘草各9克,砂仁、炒桔梗各6克,大枣4枚。

用法:共研细末,每服6克,枣汤调服;或作汤剂煎服。

功效:益气健脾,渗湿止泻。

主治:脾虚湿盛证。形体消瘦,四肢乏力,饮食不化,胸脘痞闷,肠鸣泄泻,面色萎黄,舌淡苔白腻,脉虚缓。

方解:人参甘温,主入脾经,擅补脾胃之气;白术甘温而性燥,即可益气补虚,又能健脾燥湿;茯苓甘淡,为利水渗湿,健脾助运之要药;怀山甘平,为平补脾胃之品;莲子肉甘平而涩,长于补脾厚肠胃,涩肠止泻,健脾开胃;扁豆甘平补中,健脾化湿;薏苡仁甘淡微寒,健脾利湿;砂仁辛温芳香,化湿醒脾,行气和胃;桔梗宣开肺气,通利水道;炙甘草益气和中,调和诸药;大枣补益脾胃。

(二)辨证要点

参苓白术散药性平和,温而不燥。临床除脾胃气虚症状外,应以泄泻或咳嗽咯痰色白,舌苔白腻,脉虚缓为应用要点。

(三)使用注意

有湿热者不宜用本方。

(四)鉴别应用

• 四君子汤与参苓白术散

二方均属益气健脾之剂,参苓白术散是在四君子汤的基础上加怀山、莲子、薏苡仁、扁豆、砂仁、桔梗等渗湿止泻,调理气机而成。故二方均有补气健脾的作用。但前者以补气为主,为治疗脾胃气虚证的基本方。而后者兼有和胃渗湿及保肺作用,适用于脾胃气虚挟湿的泄泻,并可用于肺脾气虚证兼挟痰湿的咳嗽。为"培土生金"的常用方剂之一。

• 六君子汤与参苓白术散

二方均可治疗脾胃气虚兼痰湿,体现"培土生金"之法。但前者以四君子汤配伍二陈汤而成,燥湿化痰之力较胜;而参苓白术散则以四君子汤伍以渗湿止泻药物而成,侧重于健脾化湿治本,还常用于脾虚挟湿的泄泻证。

以上三方均属益气健脾法,但同中有异,临证时可随证灵活选用。

(五)名医心得荟萃

• 俞长荣(福建中医学院教授)

擅长以参苓白术散治疗久泻(包括多种慢性肠炎、肠功能紊乱)、久痢、消化不良、厌食证、慢性肾炎、久咳、带下。

禁忌:外感表证及内伤脾肾虚寒者不宜。

体会:在临床上参苓白术散改作汤剂更便于加减化裁。如久泻、久痢、兼腹痛者合痛泻药方;或加野麻草;湿热较重,大便黏腻不爽者,去砂仁,改用佛手;湿重气滞而见胃脘胀者,去莲子,改用荷叶;大便滑泄者,去桔梗、薏苡仁,兼见呕恶者,去桔梗;湿热较重及湿重气滞者,不用潞党参,改用明党参。

• 刘浩江(中医专家)

以参苓白术散加黄芪 30 克为基本方。加味治疗慢性腹泻 56 例。肾阳虚加附片、破故纸各 10 克;肝气郁结加柴胡 10 克,白芍 15 克;湿热内蕴加黄芩 10 克,黄连 5 克;虚寒滑脱加赤石脂、禹余粮各 30 克,升麻 10 克;饮食不香加神曲 10 克,谷芽、麦芽各 30 克。服药 20~25 剂。治疗结果:痊愈 29 例,显效 15 例,好转 7 例,无效 5 例。(摘自《湖北中医杂志》1986,(3):19)

• 王铁良(黑龙江省中医研究院研究员)

加减参苓白术散:白花蛇舌草 50 克,益母草、冬瓜皮、白茅根、茯苓各 30 克,党参、白术、薏苡仁、莲子、扁豆各 20 克,桔梗、怀山、砂仁、金樱子各 15 克。

主治:慢性肾炎、肾病综合征之水肿、蛋白尿。

指征:面色萎黄,乏力懒言,水肿尿少,大便稀溏,腹胀纳差,舌质淡,边有齿痕,脉虚缓。实验室检查:血浆蛋白低,血脂高,大量蛋白尿,尿素氮升高。

禁忌:阴虚有热者禁用。

体会:本方还可以治疗慢性胃肠炎,贫血及慢性消耗性疾病,对减轻消化功能减退,如食欲不振,腹泻等症状有效。

• 干祖望(江苏省中医院主任医师)

擅长运用参苓白术散(太子参、茯苓、白扁豆、怀山药各 10 克,炒白术、陈皮、桔梗各6克,甘草3克)。

主治:慢性咽炎、慢性鼻炎、鼻黏膜溃疡出血、慢性上颌窦炎、慢性中耳炎等。

指征:具备脾虚症状,脓水稀薄,黏膜糜烂,痰液白黏,久治不愈者。

禁忌:局部充血较甚,分泌物黄稠,甚至有气味者不宜用。

体会:脾为后天之本,五官为空清之窍,故一旦脾虚,湿浊熏蒸五官,即失去空清本色而发病。耳、鼻、咽、口腔慢性炎症的分泌物,即是脾虚失运,残津败液停滞而成。

• 郑陶万(成都一医主任医师)

参苓白术散加味可治妇女白带之属脾虚湿气下陷,苔白脉细者,需加芡实、覆盆子;小儿营养不良,加鸡内金、炒麦芽,均去桔梗。

• 于世良、史定文(中医专家)

常以参苓白术散,加龙骨、牡蛎治疗慢性肾炎蛋白尿;加杭芍、五味子治疗糖尿病;加白果、白芷治疗妇女带下;加车前子、桑白皮治疗子肿。凡属中医辨证为气虚者,取得了可靠疗效。

也用此方治疗慢性肝炎、慢性胃炎、菌痢、小儿消化不良之属脾胃虚弱兼食积气滞者,每获良效。(摘自《中国名方精释》第122页)

• 江育仁(南京中医药大学教授)

小儿厌食症,临床所见,皆因脾气虚弱,脾阳失于展化,湿困中州,舌苔厚腻。脾喜燥而恶湿,得阳则运,遇湿则困,故运脾最宜苍术,取其芳香悦脾耳。

由于脾虚引起的食欲不振,多面色萎黄,精神萎靡,大便稀溏,舌苔多见薄净或花剥,宜用参苓白术散,加入红枣适量,皂矾少许,制成糖浆服用。对增强食欲,提高血色素有一定的作用。(摘自《名医特色经验精华》第252页)

• 郭喜彬(中医专家)

对素体脾胃虚弱,或病后气阴亏损,脾胃消化力薄弱所致的厌食证,应按虚证论治,以参苓白术散为基本方加减。气虚明显,表卫不固,多汗纳呆者,重用北黄芪,酌加糯稻根、乌梅、山楂、乌豆衣等。(摘自《名医特色经验精华》第258页)

• 凌绥百(中医专家)

以参苓白术散去砂仁、桔梗、陈皮、炙甘草,加当归12克,黄芪25克,制附子10克,熟地黄15克,枸杞子、桂圆肉各30克,杜仲20克,乌骨鸡1只,组成乌鸡归芪固胎汤,具有健脾、补血、安胎之功能。主治习惯性流产。(摘自《名医名方录》第2辑第116页)

• 郭绍卿(名老中医)

口腔溃疡之属脾虚湿困,清气不升,口窍失濡者,治以燥湿通降,理气清导,投以参苓白术散加减。药用太子参20克,怀山、薏苡仁、土茯苓各15克,白术9克,白扁豆18克,糯稻根、泽泻、牛膝各10克,陈皮5克,砂仁、甘草各3克。(摘自《名医治病》第493页)

• 陈中跃(中医专家)

以参苓白术散加味,治疗慢性胃炎脾胃虚弱挟湿型15例。气虚者重用党参或加黄芪;血虚者加当归;气滞者加枳壳。以六君子汤调理善后,疗效满意。(摘自《陕西中医》1989,(3):105)

(六)临床新用

• 泄泻(慢性腹泻)

据(《湖北中医杂志》1986年第3期)报道,刘浩江以参苓白术散加黄芪30克为基本方。肾阳不足者加附片、破故纸;肝气郁结加柴胡、白芍;兼湿热内蕴者加黄芩、黄连;虚寒滑脱者加赤石脂、禹余粮、升麻;饮食不香加神曲、谷麦芽。治疗慢性腹泻56例,结果痊愈29例,显效15例,好转7例,无效5例。

- 过敏性结肠炎

据(《山东中医杂志》1991年第6期)报道,潘化远应用参苓白术散,加减治疗过敏性结肠炎60例,结果治愈38例,显效14例,好转6例,无效2例,总有效率为96.67%。

- 肠道易激综合征

据(《江苏中医》1989年第6期)报道。刘桂敏以参苓白术散合四神丸各9克,治疗肠道易激综合征28例。若伴里急后重,肛门灼热者,中午加服香连丸。结果:治愈5例,显效16例,有效5例,无效2例,总有效率为92.86%。

- 肝硬化

据(《河南中医》1990年第2期)报道,张善举以参苓白术散为主方,治疗肝硬化30例。气郁甚者加枳壳、延胡索、川楝子、麦芽;水湿内停者加大腹皮、泽兰、桂枝、泽泻;气滞血瘀者加龟甲、穿山甲、鳖甲、泽兰、丹参;肝肾阴虚者加天冬、枸杞子、蝉蜕、黄精。结果:痊愈9例,好转14例,无效3例,恶化4例。

- 肺心病缓解期

据(《南京中医学院学报》1987年第4期)报道,黄福斌以参苓白术散加减,治疗肺心病缓解期78例,结果:显效34例,好转31例,无效13例,总有效率为83.33%。

- 放、化疗所致胃肠道毒副反应

据(《贵州医药》1985年第3期)报道,李芝秀等应用参苓白术散加法半夏为基本方。呕吐甚加竹茹、石斛;纳差或食后脘腹痞满加木香、焦三仙;肠鸣腹泻加乌梅、干姜、黄连;头昏倦怠酌加黄芪、首乌;心烦不宁,难以入寐者加酸枣仁、丹参。治疗中晚期恶性肿瘤放、化疗中胃肠道毒副反应者96例(常见症状有口淡乏味,恶心呕吐,胃脘不适,厌油,食纳减少等)。结果:显效33例,有效46例,无效17例,总有效率为82.3%。

- 慢性肾炎(蛋白尿)

据(《云南中医杂志》1982年第2期)报道,谢正沛用参苓白术散去桔梗,加虎杖。治疗慢性肾炎,尿蛋白在(＋＋＋～＋＋＋＋)之间,经服本方最短1个月,最长半年均获显效。共治疗13例,其中8例临床治愈,5例有效。

• 疳证

据(《中医杂志》1988年第8期)报道,闵伟福等以参苓白术散为主方,治疗胃阴不足型疳证30例。结果:显效14例,有效14例,无效2例,总有效率为93.33%。

又据(《浙江中医学院学报》1993年第6期)报道,程志源以党参、炒白术、赤芍、白芍、茯苓、炒扁豆、怀山药、鸡内金、陈皮各3～10克,砂仁1～6克,薏苡仁6～30克。治疗小儿脾虚肝旺型疳证121例,结果:痊愈63例,好转55例,无效3例,总有效率为97.52%。

• 汗疱疹

据(《中西医结合杂志》1993年第7期)报道。刘爱民等用参苓白术片治疗汗疱疹48例,服药15天后,结果:痊愈42例,显效6例。平均5天起效。无任何毒副作用。

4. 玉屏风散

《世医得效方》

(一)传统沿用

组成:黄芪15克,防风9克,白术9克。

用法:水煎,分2次服。

功效:益气,固表,止汗。

主治:表虚自汗,气虚易感风寒者。

方解:方中重用黄芪补气固表,白术健脾,防风祛风。黄芪得防风相配,虽补而不致碍邪外出;防风得黄芪相配,虽散而不致伤正,为补中寓散,补散兼施之剂。故适用于气虚不能卫外,则津液不固为自汗,表虚则腠理空疏而易感风寒之证。本方证的"自汗"与伤风的自汗不同,彼则属于邪实,此则属于表虚,散补各异,不能混淆。

(二)辨证要点

玉屏风散是治疗表虚自汗的常用方,临床以自汗恶风,面色㿠白,舌淡脉虚为应用要点。

(三)使用注意

虚人外感、邪多虚少及阴虚发热之盗汗,不宜使用。

(四)鉴别应用

• 桂枝汤与玉屏风散

见第一章"桂枝汤"。

(五)名医心得荟萃

• 赵清理(河南中医学院教授)

以玉屏风散(黄芪40克,白术、防风各20克),加百合40克,桔梗30克组成健身固表散。每服10克。具有补益脾肺,强卫固表之功效。主治气虚自汗,体弱感冒;或慢性鼻炎、气管炎以及因表虚卫阳不固而常常感冒;或感冒缠绵不愈者。

本方是赵清理教授运用补益脾肺之法,治疗体虚感冒之经验方。凡属习惯性感冒;或感冒多次发汗,汗出过多,损伤卫阳,致表卫不固,常自汗出,感冒时作,数月不愈者,皆可以本方治之。(摘自《首批国家级名老中医效验秘方精选》第110页)

• 焦树德(北京中日友好医院教授)

我曾用玉屏风散合附子汤(制附子、茯苓、人参、白术、白芍),

随证加减治疗几例久治难愈的自汗症,都收到了良好效果。

加减方法:①兼盗汗者,加生龙骨、生牡蛎各20～30克,地骨皮、炙鳖甲15克。②兼心悸气短者,加生龙齿、茯苓各15克,珍珠母、浮小麦各30克。

对过敏性鼻炎患者,如属卫气虚,表不固,风邪乘之而频发者,我常用玉屏风散加白芷、辛夷、苍耳子、荆芥穗各9克,细辛3克,再随证加1～2味药,常收满意效果。(摘自《方剂心得十讲》第61页)

· 王德鉴(广州中医药大学教授)

鼻塞尤以夜间为甚,流白稠涕,量少,诊断为慢性鼻炎,治宜补肺益气,通散鼻窍,方用玉屏风散(黄芪25克,白术、防风各10克)合苍耳子散(辛夷花、苍耳子、白芷各12克),加升麻、红花各10克,泽泻12克,茯苓、麦冬各15克。(摘自《名医治病》第476页)

· 张琼林(中医专家)

以玉屏风散(黄芪20克,白术12克,防风6克),加仙灵脾10克,北五味子、甘草各5克,组成"六味玉屏风散"。具有健脾补肾,益气固表之功效。是主治脾肾气虚,卫表不密之反复感冒、过敏性鼻炎、慢性气管炎、小儿喘息性支气管炎、顽固性荨麻疹缓解期等。本方常服,有提高人体特异性、非特异性免疫功能作用。用于小儿宜服膏剂。有些患者服用2周后,可以递减抽停"干扰素"、"胎盘丙种球蛋白"等。(摘自《名医名方录》第3辑第75页)

· 洪广祥(江西中医学院教授)

以玉屏风散(黄芪15克,防风12克,白术10克),加怀山药20克,胡颓子叶、牡荆子、鬼箭羽各15克,组成"截哮汤"。具有扶正固本,行瘀祛痰之功效。主治哮证患者体虚气衰,反复易感外邪而设。(摘自《首批国家级名老中医效验秘方精选》续集第61页)

· 林文森(中医专家)

以玉屏风散治疗属正虚而表不固,外邪乘虚而入所诱发的过敏性鼻炎225例。治疗结果：痊愈106例，显效72例，有效38例，无效9例。总有效率为96%。（摘自《上海中医药杂志》1987，(1)：22）

· 徐世莲（中医专家）

以玉屏风散（黄芪30克，白术15克，防风10克），加生地黄30克，夏枯草15克，丹皮、赤芍各12克，土茯苓、蝉蜕各20克为主方。治疗荨麻疹，瘙痒甚者加蜂房、千里光、虎耳草、地肤子、白鲜皮等。该方疗效显著，这与提高机体免疫力，使机体脱敏有关。（摘自《四川中医》1991，(2)：46）

· 朱仁康（中医皮肤专家）

以玉屏风散（炙黄芪、防风、白术各9克）合桂枝汤（桂枝、白芍各9克，生姜3片，大枣7枚。），加赤芍9克，组成"固卫御风汤"。治疗寒冷性荨麻疹（症见隐疹多年，时有发作。每在天寒地冻，头面手足外露之处，一受朔风，遂奇痒不堪，风块突起，至春暖则其病自愈，伴见面色㿠白，肢冷畏寒，手足麻木，头晕目眩，舌质淡，苔薄白，脉濡细。（摘自《朱仁康临床经验集》）

· 邓理有（中医专家）

玉屏风散就像屏风将人围起来，使人免遭风邪之害，避免感冒发生，故命名该方为"玉屏风散"。古人告诫虚人易感风邪者，对玉屏风散当"珍如玉，倚如屏"。临床证明，玉屏风散还可用于下列病症：

①胃下垂：多由脾胃虚弱，中气下陷，清阳不升所引起，用玉屏风散（黄芪20克，白术、防风10克），加白芍20克，木香、枳实、砂仁各10克。

②慢性荨麻疹：多为气虚外受风邪所致。用玉屏风散加桂枝、赤芍、白芍、地龙各10克，蝉蜕6克，大枣4枚，生姜3片。

③产后缺乳：产后无乳或乳少，多由产后气血亏虚或脾胃虚弱，运化不健，致乳汁生化之源不足造成的。用玉屏风散（黄芪20

克,白术15克,防风10克),加党参15克,王不留行、当归、通草各10克。若大便溏薄,饮食不香加神曲15克;乳房胀痛,精神抑郁者,加柴胡、青皮各10克。

④产后头痛:产后气血两虚,表虚体弱,外感风邪,上犯巅顶,邪气稽留,易致头痛,以玉屏风散(黄芪15克,白术、防风各12克),加当归15克,天麻、川芎、羌活各10克,细辛3克。

⑤小儿体虚多汗:以玉屏风散(黄芪10~20克,白术5~10克,防风3~5克)。以自汗为主证者,加党参、何首乌、龙骨、牡蛎、浮小麦;以盗汗为主证者,加玉竹、熟地黄、当归、沙参、麦冬、地骨皮;自汗盗汗兼而有之者,配伍四君子汤。

⑥过敏性鼻炎:多由脾气虚弱,卫气不固,风寒侵袭鼻窍引起。以玉屏风散(黄芪、白术各15克,防风10克),加藿香、辛夷各10克为主,若反复发作者,加党参15克,大枣15枚;头痛者,加川芎、白芷各10克。

⑦慢性肠炎:多由脾气虚弱,运化失健,日久而成泄泻者,以玉屏风散加党参、炒扁豆、茯苓各10克,以补脾运中止泻。若久泻气虚脱肛者,加柴胡、升麻各10克;滑泄不止加诃子肉、赤石脂各10克。

此外,玉屏风散在治疗肾炎、面神经麻痹、习惯性便秘、儿童支气管哮喘、原发性血小板减少性紫癜等,均具有较好的治疗效果。(摘自《中国中医药报》2002年1月30日学术版)

• 郑志道(广东湛江市中医院主任医师)

擅长以玉屏风散(黄芪18克,白术10克,防风5克)治疗多种疾病。

主治:虚寒性鼻炎,前额不适,鼻塞流清涕,遇寒而发;气虚型头晕头痛,悠悠不休,遇寒而发;经期前后反复感冒,经量较多,色偏淡而稀;颈椎病头项连背部疼痛,仰俯不利,头晕;自汗症。

指征:面色㿠白,唇爪淡白,汗多,口淡,胃纳欠佳,舌淡脉弱。

禁忌：外感表实证发热无汗，或鼻炎流浊涕者，不宜使用。

体会：治疗鼻炎可合用升麻葛根汤，再加辛夷花引药入病所；治疗头项颈痛可加炮山甲、葛根、羌活等祛风通络之品，以增强疗效；治疗自汗可合用生脉散，以加强补气收敛之功。（摘自《方药传真》）

• 叶传惠（成都中医药大学主任医师）

擅长用玉屏风散（黄芪30克，白术、防风各15克），治疗肺肾气虚型肾病综合征、脱发。

禁忌：湿热壅阻，症见口渴，口干，舌红，苔黄腻者，不宜使用本方，误用则会加重湿热症状。

体会：肾病综合征，症见乏力，自汗，易感冒，尿蛋白持续不消者，使用本方，疗效确切。治疗肾病综合征，尚须配伍活血化瘀，利水消肿药物，如丹参、川芎、红花、茯苓、薏苡仁等；各种原因脱发均可使用本方加减治疗，但尚须配伍祛风通络，补肾生精药物，如全蝎、蜈蚣、制首乌、菟丝子、肉苁蓉。（摘自《方药传真》）

（六）临床新用

• 预防呼吸道感染

据（《中医杂志》1982年第1期）报道，方鹤松以玉屏风散（黄芪9克，白术6克，防风3克），加陈皮6克，怀山、牡蛎各9克，研末为散剂，每服3克，每日2次，隔日服用，先后观察常患感冒、支气管炎及肺炎的体弱儿85例，结果服药3.5～6个月后，发病次数减少，症状减轻，时间缩短，总有效率在90%以上。提示本方可增强机体的免疫功能。

又据（《江西中医药》1989年第6期）报道，刘跃梅将玉屏风散（黄芪30克，防风、白术各10克），加苍术10克，研末外敷于脐，用于患上感的1～6岁患儿30例，疗效颇佳。具体方法是：取适量药末，2岁以下每次用2克，3～6岁用3～5克，加少许淀粉，温水调匀,填入脐部,胶布固定,每晚 1 次,5 日为 1 疗程。结果:有效 28 例,无效 2 例。

• 慢性肾炎

据(《中国中西医结合杂志》1983 年第 6 期)报道,沈壮雷用玉屏风散加仙灵脾及维生素 E(每日 50～100 毫克)为基本方。治疗 36 例隐匿性肾炎,结果缓解 30 例,无效 6 例。

又据(《上海中医药杂志》1979 年第 6 期)报道,陈梅芳用玉屏风散治疗各类肾小球肾炎 24 例,结果有效 23 例,无效 1 例。观察中发现对于气虚型肾炎疗效尤佳。

• 汗证

据(《浙江中医杂志》1982 年第 2 期)报道,时毓民以玉屏风散加煅龙牡、糯稻根、大枣,治疗小儿多汗属气虚证者 35 例,取得满意疗效。

又据(《辽宁中医杂志》1983 年第 5 期)报道,时毓民又在上方的基础上加党参治疗气虚型汗证 31 例。结果:总有效率为 94.55%。并指出应用玉屏风散治疗汗证,重用黄芪益气固表是提高疗效的关键。

又据(《湖北中医杂志》1981 年第 2 期)报道。刘仁勇以玉屏风散加党参、当归、红枣,治疗 16 例外科手术后自汗恶风患者,平均服药 5 剂收效。

• 多发性疖

据(《中国中西医结合杂志》1991 年第 5 期)报道,侯勇以玉屏风散加减,治疗多发性疖 35 例,疗效满意。挟风者,加荆芥、白芷、桔梗;热重者,加金银花、连翘、黄芩、栀子;湿重者,加苍术、萆薢、黄柏。结果:治愈 33 例,治愈率 94.29%。未愈 2 例。

• 荨麻疹

据(《北京中医学院学报》1986 年第 6 期)报道,周德英以玉屏风散合桂枝汤,治疗慢性荨麻疹 26 例之属于卫气虚弱,腠理疏松,风邪外袭者,疗效良好。

第二节 补血剂

补血剂,适用于血虚所致的病症。血虚与心、肝、脾三脏有关。心主血,肝藏血,脾统血,血虚往往影响这三脏的功能正常活动。临床常见面色苍白,唇爪色淡,头晕眼花,心悸怔忡,月经不调,脉细等症。

1. 四物汤
《太平惠民和剂局方》

(一)传统沿用

组成:熟地黄15克,当归、白芍各9克,川芎3克。
用法:水煎,分2次服。
功效:补血调经。
主治:肝血不足,头晕目眩,面色无华,月经不调等症。
方解:熟地黄滋阴补血;当归养血调经;白芍养肝和营;川芎活血行气,四药相配,补血而不凝滞,活血而不破血,故为补血活血调经的基本方剂。

本方是从《金匮要略》"胶艾汤"化裁而来,是养血剂的主方,又是妇人调经的要方,并可加减运用于胎前、产后属于营血虚滞之证。

加减:临床运用本方还须根据血虚和血滞的程度不同来加减运用,如果着重补血,应以地黄、白芍、当归为主,川芎则少用或不用;如果重在活血,则应以当归、川芎为主,而地黄、芍药则减量;如果证偏寒,可加肉桂、炮姜之类;偏热可加丹参、黄芩之类;行血为主,则去白芍加赤芍,有瘀血再加桃仁、红花之类;止血为主时,去川芎,加阿胶、艾叶炭、仙鹤草之类;兼气虚的加党参、黄芪之类。

附方:桃红四物汤(《医宗金鉴》)

组成:熟地黄 15 克,当归、白芍、桃仁各 9 克,红花 6 克,川芎 3 克。

功效:养血,活血,祛瘀。

主治:血瘀兼血虚证。妇女经期超前,血多有块,色紫稠黏,腹痛及外伤、骨折等。

(二)辨证要点

四物汤治证以血虚为主要病理变化,临床以头晕心悸,面色无华,舌淡,脉细弱为应用要点。

(三)使用注意

方中熟地黄滋腻,当归滑润,故湿盛中满,大便溏泻者,忌用。倘若出血过多,气息衰微,则又当本于"血脱益气"的治法,重在补气以生血,如仍用本方补血,则不洽病情。

(四)鉴别应用

- 四物汤与四君子汤

二方均为补益气血之剂,然其一方补气,一方补血也。四物汤证治血虚证,症见头晕心悸,面色无华,舌淡,脉细弱为辨证要点,主补血。四君子汤证治疗脾胃气虚,症见面色萎白,食少神疲,四肢乏力,舌淡苔白,脉虚弱为应用要点,是补气的基本方。

二方合用名"八珍汤",专于补益气血,主治气血两虚证。症见面色苍白或萎黄,头晕耳眩,四肢倦怠,气短懒言,心悸怔忡,饮食减少,舌淡苔薄白,脉细弱或虚大无力。本方常用于病后虚弱、各种慢性病以及妇女月经不调等属气血两虚者。

- 四物汤与桃红四物汤

二方均可调理气血,同为妇科调经的主要方剂。四物汤证治以血虚为主,补血之力较强,是补血调经的主方。症见以头晕心悸、面色无华、舌淡、脉细弱为辨证要点的血虚证。而桃红四物汤,则具有养血活血祛瘀之功,被医家推崇为调经要方,其活血祛瘀之功强劲,养血之力次之。主治妇女月经不调及痛经。对疼痛、肿胀改善的效果最显著;对跌打仆伤,内科其他病症引起的疼痛属血瘀证,均能起到缓解疼痛、消除肿胀的效果。

(五)名医心得荟萃

· 沈仲理(名老中医)

经行腹痛,往往于经行第一天腹痛甚剧,或见血块落下则痛减,多与慢性附件炎有关,以四物汤(生地黄、赤芍、川芎各12克,当归10克),加红藤30克,败酱草20克,炒五灵脂12克,金铃子10克,制乳香、没药各5克,组成热性痛经方。具有清热消肿,行瘀止痛之功效。(摘自《首批国家级名老中医效验秘方精选》第279页)

· 艾家才(中医专家)

以四物汤(当归、熟地黄各15克,川芎、白芍各8克),加香附、五灵脂各10克,苍术8克,具有调经止痛功效。主治原发性痛经。(摘自《首批国家级名老中医效验秘方精选》续集第318页)

· 孟庆中(中医专家)

以四物汤(川芎30克,当归、熟地黄、白芍各10克),加阿胶15克,艾叶炭、玄参、麦冬、丹皮、人参各10克为基本方。鼻出血加白茅根25克,炒藕节15克,焦栀子10克;有呼吸道感染者去人参,加水牛角50克,金银花、连翘各15克;便血加槐花炭、炒茜草各20克。治疗原发性血小板减少性紫癜17例。治疗结果:显效12例,有效4例,无效1例。(摘自《黑龙江中医药》1990,(6):15)

· 周亚林(中医专家)

以四物汤(川芎30克,当归、熟地黄、白芍各10克),加川牛膝、石决明各30克,石菖蒲、白芷各10克,甘草5克,蜈蚣2条为基本方。若偏风寒加藁本;偏风热加菊花;痰多甚加胆南星。治疗80例血管性头痛患者,每日1剂,7天为1个疗程。治疗结果:痊愈42例,显效26例,好转10例,无效2例。总有效率为97.5%。(摘自《湖南中医杂志》1993,9(4):45)

• 苏法合(中医专家)

以四物汤加石决明、炒枣仁各50克,龙眼肉15克,丹皮、天麻、僵蚕、全蝎、甘草各10克。治疗神经性头痛24例。治疗结果:治愈20例,好转4例,效果满意。(摘自《陕西中医》1989,(1):24)

• 朱世增(中医专家)

以四物汤加蜈蚣3条,乌梢蛇20克,穿山甲16克为主方。痛痹加附子12克,肉桂10克;行痹加独活、秦艽各16克,防风12克;着痹加茯苓、薏苡仁各20克、苍术12克。治疗坐骨神经痛112例,病史6个月至15年不等。治疗结果:显效51例,有效54例,无效7例。总有效率为93.75%。(摘自《吉林中医药》1991,(5):封三)

• 郭春园(深圳平乐骨科医院主任医师)

擅长以四物汤治疗外伤早、中、晚三期疾病。但亡血过多者,宜用补气生血法,不宜用此方。

体会:四物汤临床运用灵活变通:外伤早期用当归、生地、赤芍、川芎,以活血散瘀;外伤中、后期用熟地、当归、白芍、川芎,以补血调血;或用四物汤合四君子汤再加黄芪、肉桂组成"十全大补汤",气血双补以促进骨折愈合;欲行血,白芍易为赤芍;欲止血宜减川芎;亡血之证,宜加益气药物党参、黄芪,因血生于气;瘀血之证宜加桃仁、红花;血虚血热,宜将熟地易为生地,加黄芩、丹皮;血虚有寒,宜加桂、姜以温养。(摘自《方药传真》)

• 段亚亭(重庆市中医院主任医师)

以四物汤(当归、川芎、白芍各15克,熟地12克)。治疗冲任虚损,月经不调,腹痛,崩漏,妊娠胎动不安,血下不止,产后恶寒不止,少腹坠痛。

指征:头昏眼花,面色无华,心悸失眠,大便干结,月经后期,经水色淡,脉细弱。

禁忌:月经先期,量多,色红者,不宜用此方;纯属阴虚血少证也不宜用。

体会:如欲补血,则重用当归、熟地,川芎少用或不用;欲偏于活血,则重用当归、川芎,减少熟地、白芍的用量,或将白芍改为赤芍;血虚有寒,则加肉桂、炮姜、艾叶;血虚有热,加栀子、黄芩、丹皮;月经量多,加仙鹤草30克,茜草炭20克。(摘自《方药传真》)

• 何少山(杭州市中医院主任医师)

四物汤以唇爪无华,舌淡脉细为辨证要点。属营血不足,冲任虚损及血虚而滞者,均可应用。尤其对雌激素偏低,血液有高凝滞、高黏稠状态者,用之必定有效。

体会:四物汤血虚能补;血燥能润;血溢能止;血瘀能行,为调血要剂。故适用范围较广,难以尽述。对于月经过少、闭经、排卵障碍、黄体功能不全等用此方较多。偏肾虚者,加仙灵脾、仙茅、菟丝子、紫河车、肉苁蓉等。偏气虚者,加黄芪、党参、白术等;血虚恶寒可加附片、肉桂;兼血瘀者,可加桃仁、红花、小胡麻;血虚有热,常改熟地为生地,加丹皮、茜草根;崩中漏下,加阿胶、艾叶;欲行血以赤芍代白芍;欲止血去川芎;对脾胃虚弱者,熟地用之恐滋腻,可用砂仁拌或改用熟地炭;川芎用量宜小于当归之一半;若血虚而滞者,则归、芎用量可重于地、芍,阳胜于阴,阴以阳化而疏泄;若冲任虚损,崩中漏下,则地、芍之量可大于归、芎,阴胜于阳,阳从阴化而主收摄,使肝藏血而止崩漏;地、芍用量与归、芎之基本相同,则疏通与生血养血功能均衡。(摘自《方药传真》)

• 李宇俊(中医专家)

用桃红四物汤随证加减,对皮肤科多种常见疾病有较好的疗效。

①过敏性紫癜:用桃红四物汤加丹皮、丹参、玄参为基本方。治疗过敏性紫癜。高热不退者加水牛角、金银花;腹痛者加延胡索、川楝子;便血加三七粉(冲服);关节肿痛者加防己、独活;恶心呕吐者加半夏、竹茹。平均治疗1周左右。治疗结果:发热、紫癜、腹痛、关节肿痛、便血等症消失。

②疣类疾病:用桃红四物汤加赤芍、白术、炮山甲、制首乌、夏枯草、板蓝根、甘草。每日1剂,半个月为1个疗程。治疗皮肤疣类疾病(如扁平疣、寻常疣、跖疣、老年疣),效果较好。

③银屑病:以桃红四物汤为基本方,治疗银屑病。若进行期皮损呈滴状者加金银花、连翘、蒲公英、紫草、玄参、板蓝根;皮肤呈钱币地图状者,加茯苓、车前子、白鲜皮、苦参;静止期加玄参、沙参、麦冬、丹参、白鲜皮、苦参、防风、蝉蜕、乌梢蛇、全蝎;关节病型患者加独活、羌活、木瓜、威灵仙、防风、蝉蜕;红皮病型者,加白鲜皮、车前子、金银花、连翘、蒲公英、紫草、茯苓、薏苡仁;脓疱型患者加金银花、连翘、蒲公英、紫草、玄参。

④红斑类疾病:用四物汤加减为基本方:当归、桃仁、红花、赤芍、丹参、川芎、王不留行、丹皮,治疗红斑类疾病(红斑皮损、紫癜皮损)。若瘀血重者加三棱、莪术、穿山甲、地鳖虫等;血热者加生地、黄芩、金银花、槐米花、玄参、焦栀子等;寒凝者加桂枝、麻黄、白芥子、附子、鹿角霜等;挟风加蝉蜕、地肤子、白鲜皮、秦艽等;挟湿加茯苓、薏苡仁、泽泻、车前子等;气滞加香附、木香、延胡索等;气虚加黄芪、党参、白术、甘草等;皮损在头面部加升麻;在上肢加桂枝、姜黄;在下肢加牛膝。

⑤黑变病:用桃红四物汤为基本方。伴阴虚者合用六味地黄丸加减;肝郁者合逍遥散加减;阳虚者合用金匮肾气丸(或右归丸)加减;若血瘀较重者加莪术、土鳖虫;血热者加丹皮、丹参、玄参;气

虚者加党参、黄芪;如病程短,有明显接触焦油类物质病史者,加土茯苓。

⑥人体蠕形螨病:用桃红四物汤加白芷、郁金、藁本、辛夷、炙桑白皮、醋香附、生甘草等,治疗人体蠕形螨病患者(包括酒渣样型、痤疮型、脂溢型皮炎样型、毛囊炎型、单纯糠疹样型、颜面播撒性粟粒狼疮样型),每日1剂,30天为1疗程。

⑦脱发:以桃红四物汤合养心汤加减,治疗心肾不交型的脱发患者疗效好。

此外,还可用桃红四物汤加减,治疗睑黄瘤、鹅掌风、疥疮、荨麻疹、毛发红糠疹、肥厚性扁平苔藓等皮肤病,也都有一定疗效。(摘自《中国中医药报》2002年1月28日学术版)

• 纪延龙(中医专家)

以四物汤合玉屏风散,治疗30例顽固性荨麻疹。服药最少的9剂,最多的40余剂。治疗结果:痊愈18例,好转10例,无效2例。(摘自《河北中医》1988,10(2):8)

• 林河东(中医专家)

以四物汤加玄参、麦冬。对16例皮肤瘙痒症治疗,能起到养血润燥作用,用药最少为3剂,最多为24剂。治疗结果:治愈9例,显效6例,无效1例。(摘自《陕西中医》1982,3(5):18)

• 刘友和(中医专家)

以四物汤(生地黄、当归、白芍各10克,川芎6克),加红花、桃仁、秦艽、蝉蜕、荆芥穗、防风、僵蚕各10克为基本方。若表虚或脱皮、脱屑无变者,加黄芪;痒甚加薄荷、白蒺藜、赤芍、苦参;风甚血燥加何首乌、鸡血藤、胡麻仁;糜烂或溃水浸淫加石膏、木通、竹叶、黄柏、苦参、黄连;感染发热加金银花、生石膏、连翘。治疗剥脱性皮炎18例,均治愈。(摘自《新中医》1994,26(5):41)

• 刘志杰(中医专家)

以四物汤(生地黄20克,当归、川芎、赤芍各10克),加白鲜皮、海桐皮各15克,蝉蜕、苍术、白附子、甘草各10克。治疗67例扁平疣患者,服药最少者2剂,最多者12剂,均全部治愈。(摘自《陕西中医》1986,7(11):513)

以四物汤(生地黄30克,当归、赤芍各15克,川芎6克),加僵蚕、乌梢蛇各12克,大黄、蝉蜕、甘草各10克为基本方。小儿酌减。加减治疗变态反应性皮肤病185例(其中急性荨麻疹34例,慢性荨麻疹132例,丘疹型荨麻疹5例,过敏性紫癜2例,幼儿湿疹12例)。治疗结果:治愈161例,好转20例,无效4例。

寒热头痛加荆芥、薄荷。大便秘结加芒硝;皮疹糜烂,渗出液多加苍术、苦参、黄柏;出血者去川芎,加丹皮、白茅根;疹色苍白,兼见气虚者,将生地黄改为熟地黄,重用黄芪;合并感染,加金银花、连翘;病在下加牛膝。(摘自《中西医结合杂志》1991,11(4):242)

• 郑玉坤(中医专家)

以桃红四物汤去熟地黄,加枳实、桂枝、麦冬、丹参、干姜、甘草,并重用黄芪。治疗800例冠心病。服药4~20剂后,均有效。临床症状消失或减轻,心电图转为正常或有好转,其中显效90%,好转10%。(摘自《辽宁中医杂志》1988,12(9):19)

• 余明(中医专家)

以桃红四物汤加丹参、柏子仁、降香、枣仁、附片、枳实、黄芪、苦参、仙灵脾、炙甘草为基本方。加味治疗Ⅱ度Ⅰ型房室传导阻滞心悸病人55例。心血不足加龙眼肉、何首乌、鸡血藤、枸杞子;心气虚加人参、白术、大枣、五味子;心阳虚加九香虫、补骨脂、山萸肉、菟丝子、巴戟天;心阴虚加百合、玉竹、女贞子、石斛、黄精;心虚胆怯加龙齿、琥珀、远志、石菖蒲;水气凌心加桂枝、茯苓、白术;心血瘀阻,将熟地黄易生地黄,加泽兰;痰浊壅塞去附片,加全瓜蒌、薤白、半夏、陈皮;肾精不足加山萸肉、菟丝子、鹿角霜、巴戟天。每日1剂。治疗7~21天后,痊愈35例,好转13例,无效7例。总

有效率为 87.27%。(摘自《北京中医》1992,(2):23)

• 邹三庆(中医专家)

以桃红四物汤加制香附、丹参、田三七、路路通、水蛭、蜈蚣为基本方。加味治疗妇人输卵管阻塞不孕 60 例。如肾虚加桑寄生、续断;挟痰湿去熟地黄,加苍术、半夏、陈皮;挟湿热去熟地黄,加黄柏、薏苡仁、土茯苓、蒲公英。治疗结果:31 例怀孕,17 例输卵管恢复通畅。总有效率为 80%。其中最短治疗为 2 个月,最长达 12 个月。(摘自《湖北中医杂志》1993,15(2):26)

• 刘建国(中医专家)

以桃红四物汤加香附、丹参、穿山甲为基本方。加味治疗输卵管结扎术后腹痛 27 例。如小腹灼痛、刺痛,带下色黄加黄柏、虎杖、车前子;小腹冷痛,畏寒肢冷加干姜、肉桂、延胡索;少腹胀痛,胸闷不舒加佛手、郁金、柴胡;面色苍白加党参、黄芪;腹部胀满,大便干结加枳实、大黄。病程 3 天以上占 45%。治疗结果:治愈 21 例,有效 7 例。(摘自《湖北中医杂志》1993,15(1):46)

• 欧春(中医专家)

以桃红四物汤去桃仁,加黄芪、牛膝、丹皮、枳壳、佛手、仙灵脾、炒谷芽为基本方。加味治疗男性精液不液化症 159 例。治疗结果:有效 137 例,无效 22 例,有效率为 86.16%。平均治疗时间 42 天。(摘自《浙江中医杂志》1991,26(1):15)

• 袁良礼(中医专家)

以桃红四物汤为主方,加减治疗中心性浆液性脉络膜视网膜炎 60 例 82 只眼。如眼底水肿期加茯苓、泽泻、车前子、葶苈子;渗出期加三棱、莪术、五灵脂;恢复期加怀山、山茱萸、丹皮。治疗结果:痊愈 45 例,显效 7 例,进步 4 例,无效 4 例,总有效率为 93.33%。(摘自《云南中医杂志》1987,8(1):19)

• 张明星(中医专家)

以桃红四物汤加羌活、黄芩、防风、蝉蜕、菊花、荆芥、甘草。治疗急性结膜炎 64 例,水煎,内服与外洗相结合。治疗结果:痊愈 54 例,好转 8 例,无效 2 例,总有效率为 96.88%。(摘自《陕西中医》1984,5(3):18)

• 马玉起(中医专家)

以桃红四物汤加苍耳子、黄芪、防风、辛夷为基本方。加味治疗过敏性鼻炎 42 例。鼻塞重,喷嚏频,涕呈水样加麻黄、细辛;脓涕量多加黄芩、丹皮;脾虚纳呆加茯苓、怀山药、炒扁豆;肾虚加女贞子、五味子;鼻痒加荆芥、蝉蜕。每日 1 剂,经治疗 6~20 天,治疗结果为:痊愈 31 例,有效 9 例,无效 2 例。总有效率为 95.24%。(摘自《国医论坛》1992,7(1):29)

• 潘北桂(中医专家)

以桃红四物汤治疗偏头痛 63 例,每日 1 剂,15~18 剂为 1 个疗程。治疗结果:近期治愈 39 例,好转 19 例,无效 5 例。总有效率为 92.06%。(摘自《中医杂志》1985,26(6):24)

• 尚振铎(中医专家)

以桃红四物汤加生地黄、白芷、细辛为主方,加减治疗偏头痛(血管性头痛)65 例。治疗结果:治愈 16 例,显效 25 例,好转 20 例,无效 4 例。总有效率为 93.85%。(摘自《浙江中医杂志》1991,26(2):25)

• 周作霖(中医专家)

以桃红四物汤加葛根、水蛭、黄芪为主方,加减治疗 32 例脑梗死。每日 1 剂。45 日为 1 个疗程。治疗结果:痊愈 10 例,显效 11 例,好转 9 例,无效 2 例。总有效率为 93.75%。(摘自《中医函授通讯》1992,11(3):44)

• 崔家英(中医专家)

以桃红四物汤将熟地黄易生地黄、白芍易赤芍,加黄芪、党参、黄精为主方,加减治疗糖尿病并发末梢神经炎 28 例。治疗结果:痊愈 15 例,显效 9 例,好转 3 例,无效 1 例。(摘自《实用中医内科

杂志》1991,5(2):25)

• 朱宝贵(中医专家)

以桃红四物汤加味,治疗严重不寐症10例。气虚加党参、黄芪、茯苓;血瘀加丹参、三棱;血虚加重熟地黄、当归用量。服药时停服安眠镇静药。30日为1个疗程。治疗结果:治愈9例,有效1例。(摘自《浙江中医杂志》1988,23(2):70)

• 吴奠宇(中医专家)

以桃红四物汤加减治疗132例腰腿痛。药用当归、赤芍、桃仁、枳壳、续断、杜仲、木香、乳香、没药、甘草。疗程为3~8天,结果全部治愈。(摘自《时珍国药研究》1993,4(4):10)

• 叶橘泉(近代中医药学家)

胶艾四物汤为补血止血最稳健和平之主要方剂。故凡妇人月经、胎、产之一切出血,用之绝无流弊。此外其他原因之出血,均可应用。尤其因出血而继发性贫血者亦佳。(摘自《古方临床之运用》119页)

• 刘奉五(全国著名中医妇科专家)

芩连四物汤;黄芩、马尾莲、当归各9克,生地、白芍各9~15克,川芎4.5克。具有清热燥湿,养血活血之功效。主治子宫肌瘤之血热湿蕴证,症见口干,尿黄,舌红,苔黄腻,脉滑数。

若阴虚明显者,加玄参、麦冬、旱莲草;寒湿明显者,加柴胡、荆芥;肾虚明显者,加续断、菟丝子、熟地黄、石莲子;血热重,出血多者,去当归、川芎,加地骨皮、青蒿、椿根白皮、乌贼骨、生牡蛎;出血不止,加侧柏叶、棕榈炭、贯众炭、阿胶;头晕、头痛、肝火旺明显者,加桑叶、菊花、女贞子、旱莲草、生龙齿、珍珠母;脾虚明显者,加太子参、怀山药、莲子肉、白术;湿热下注者,加瞿麦、车前子、木通;气滞疼痛明显者,加川楝子、延胡索、五灵脂、香附。(摘自《刘奉五妇科经验》)

• 焦树德(北京中日友好医院教授)

我治疗女子月经过期不来，经闭数月甚或 1 年多不来潮而成瘀者，常用桃红四物汤加茜草 30 克，乌贼骨、香附、川牛膝各 10 克，另加服大黄䗪虫丸。每次 1 丸，每日 2 次，常取良效。

1975 年 1 月，我曾用此方重用生地黄 30～45 克，去川芎，加玄参、黄芪、白术、仙鹤草各 30 克，以及阿胶、黄柏、生石膏、续断、补骨脂、白茅根、茯苓等随证加减，治愈 1 例女性再生障碍性贫血患者。

我常用当归芍药散治疗妇女腹中绞痛、钝痛、抽痛、刺痛等各种腹痛症。这些患者都是经过西医检查，未能找到器质性改变，各种化验指标均在正常范围之内，不能确诊的腹痛待查病人。用此方随证加减，常常取得良好效果。今把经验方介绍如下，谨供参考：

组成：白芍 30 克，泽泻 20 克，茯苓 15 克，炒五灵脂、台乌药各 12 克，当归 10 克，川芎、炒小茴香各 6 克，元胡 9 克。

加减：①痛处固定不移，刺痛不已者，加丹参 30 克，蒲黄 10 克（布包），砂仁 6 克。

②钝痛绵绵，疼痛范围较大，不易指出疼痛点者，加白术 9 克，干姜 6 克。

③抽痛喜暖，痛剧时自觉有气向心口攻窜者，加桂枝 15 克，炒橘核、荔枝核各 10 克，紫肉桂、吴茱萸各 6 克。

④绞痛、急痛不休者，加白芍 35～45 克，再加制附片 6～10 克，炮姜 5 克，白术、广木香各 9 克，将元胡改为 12 克。

⑤有蛔虫者，可加乌梅、黄连、花椒、干姜各 6 克，使君子 10 克，广木香 6～9 克，细辛 3 克。

⑥月经来时疼痛加重者，加桃仁、红花、香附各 10 克，炮姜、莪术各 6 克，紫肉桂 3～5 克。

⑦月经来后疼痛明显者，可加炒白术、陈皮各 10 克，熟地黄 15 克，吴茱萸、广木香各 6 克。

个人体会使用当归芍药散时,一定要注意白芍的用量要大,其次方中还重用泽泻(仅次于白芍)。(摘自《方剂心得十讲》第 207 页)

•颜德馨(上海铁道医学院教授)

以桃红四物汤(生地黄 15 克,桃仁、红花、当归、赤芍、川芎各 9 克),加羌活 9 克,具有祛风通络,活血化瘀之功效。主治血管神经性头痛(中医辨证属肝火、痰浊、瘀血等引起的顽固性偏正头痛)。(摘自《首批国家级名老中医效验秘方精选》续集第 175 页)

•程书权(中医专家)

据最新研究显示:桃红四物汤具有良好的抗氧化作用,能较好清除羟自由基,抑制大鼠肝匀浆脂质过氧化及羟自由基诱导的胶原蛋白交联和透明质酸解聚,从而保护肝脏功能,对抗肝纤维化。临床应用表明,服药 3 个月后肝内结节形成率、腹水发生率、谷丙转氨酶和谷草转氨酶活性等指标下降,腹水消退率增加,明显优于西药秋水仙碱,用药后可明显降低患者血胶原纤维沉积总量及Ⅰ、Ⅲ型胶原含量。(摘自《中国中医药报》2001 年 5 月 23 日学术版)

•钟耀奎(名老中医)

结节性红斑,为气血两虚,瘀热蕴结肌肤。服桃红四物汤(生地黄 20 克,当归、白芍各 12 克,川芎、桃仁、红花各 9 克),加侧柏叶、桑寄生各 30 克,党参 24 克,丹皮 15 克,有独特疗效。(摘自《名医治病》第 284 页)

•施今墨(名老中医)

以胶艾四物汤加柴胡,主治用于急怒伤肝之经血暴下崩漏。其方为:白蒺藜 12 克,鹿角胶(烊化)、阿胶珠(烊化)、杭芍、炒远志各 10 克,砂仁、炙甘草各 3 克,醋柴胡、酒川芎各 5 克,生地黄、熟地黄、当归身、醋蕲艾各 6 克。(摘自祝谌予《施今墨临床经验集》)

•黄绳武(中医专家)

对痛经治疗,除遵循"通"的法则外,还应注意补养精血。余每以四物汤养血活血,补中有行,活中有养,通治血证百病。

痛经乃气血为病,四物汤治血有余,治气不足,余每酌加香附、乌药、艾叶、川楝子、元胡等行气药,以助其不足。(摘自《名医特色经验精华》第 225 页)

• 蔡小荪(中医妇科专家)

闭经,如基础体温出现双相后,旋改用四物汤加理气活血剂催经,月事可下。因环境改变或抑郁不快,以致闭经者,用四物汤加柴胡、香附、郁金、乌药、丹参等,有一定效果。(摘自《名医特色经验精华》第 243 页)

• 雍履平(安徽天长市中医院主任医师)

女性不孕症,余取胶艾四物汤(当归 30 克,生地黄、熟地黄各 15 克,川芎、赤芍、白芍、阿胶、陈艾叶各 10 克),加泽兰、香附各 10 克,以凉血消瘀,开郁行气;紫石英 20 克,以暖子宫;茺蔚子疏风清热,活血调经,炮山甲 6 克,通经活络,清热解毒。如原发性不孕加肉苁蓉、巴戟天各 20 克;若继发性不孕加红藤、败酱草各 20 克。(摘自《临证验方治疗疑难病》第 480 页)

• 日·有持常安(桂里)(日本汉医学家)

经血逆出于口鼻,先哲云:火载血而上也。然龚云林有治验,用四物汤,以大黄代生地黄,加童便,甚有效。(摘自《校正方舆輗》)

• 日·大塚敬节(日本汉医学家)

四物汤可称为妇科之圣药,能使血行良好,补充贫血,及由于妇科各病之神经症状,均有镇静效能。本方不仅用于女子,也应用于男子。一般以贫血症状,皮肤枯燥,脉沉弱,腹部软弱,脐上触之有跳动等主症目标。

本方广泛应用于各种月经异常、带下、子宫出血、产前产后诸病。例如血脚气、产后舌糜烂、产后痿躄、脑卒中、皮肤病、各种贫血症等,均可加减应用。如产后血脚气,加苍术、木瓜、薏苡仁用之;产后痿躄,加龟板、石决明用之;产褥热,合小柴胡汤;与苓桂术甘汤合方称为"联珠饮"治疗心脏病有贫血、心悸为主症者。(摘自《汉方诊疗实际》)

•日·尾台元逸(日本汉医学家)

妊娠癫蹶,胎动冲心,腹痛引腰股;或胎觉萎缩;或流红不绝者,速用四物汤加阿胶、艾叶。胎不殒者即安,已殒者即产。

胶艾汤又治肠痔下血,绵绵不止,身体萎黄,起则头眩,四肢无力,或血痢不止,腹无热满实证,惟腹中挛痛者,此方屡效。

若胸中烦悸,心悸郁结,大便燥结者,兼用泻心汤、黄连解毒汤。

本方(当归芍药汤)治妊娠、产后下利腹痛,小便不利,腰脚麻痹而无力者,有卓效。(摘自《类聚方广义》)

又治妇人妊娠每有坠胎者,产每有不育者。若症之人,始终服此方。孕5月后,严慎枕席(即性交有节)可以免不育之患。若水肿、小便不利者,另宜当归芍药汤。

又凡治咯血下血诸血证者,不别男子妇人。(摘自《类聚方广义》)

•日·吉益为则(东洞)(日本汉医学家)

芎归胶艾汤,治妇人漏下腹中痛。(摘自《方极》)

芎归胶艾汤,治漏下、产后下血不绝者、下血吐血不止者,兼用解毒散。(摘自《方机》)

•日·有持常安(桂里)(日本汉医学家)

妊娠下血一见者,任其下不可也。如不止,名胞漏。此症恐胞干则子厄。又有妊娠中忽然下血者,不速治必致坠胎。

以上二症,虽缓急异势,并宜芎归胶艾汤。胶艾汤不惟治下血、妊娠杂症,效用甚多。《千金卷三·妊娠诸病篇》引之。吾师此,以为保孕之药。假令妊娠腹中痛者,下血而有腹痛也。(摘自《校正方舆輗》)

• 日·贺川玄悦(子玄)(日本汉医学家)

产后恶露日久不断,时时淋漓者,当审其血色之污浊、浅淡、臭秽以辨方药。浅淡者宜芎归胶艾汤;污浊、臭秽者宜桂苓黄汤。(摘自《产育论》)

(六)临床新用

• 月经失调

据(《湖北中医杂志》1990年第1期)报道,何正川以四物汤加香附、茯神、甘草为基本方。月经先期血热加黄芩、栀子、续断、地榆;月经后期血寒加黄芪、干姜、艾叶、丹参;月经量少血滞加延胡索、青皮、泽兰叶;月经量多气虚加黄芪、白术、枣仁、远志。共治180例,结果:痊愈174例,好转5例,无效1例。

• 痛经

据(《湖北中医杂志》1990年第2期)报道,苏学贤应用四物汤加白芷、香附、木香各10克为基本方。气滞血瘀型加牛膝、益母草、五灵脂、桃仁、红花;寒湿凝滞型加艾叶、肉桂、吴茱萸、干姜、小茴香;气血虚弱型加党参、女贞子、黄芪、茯苓、怀山;肝郁气滞型加川楝子、柴胡;子宫发育不良加紫石英、仙灵脾、巴戟天、肉苁蓉;肝肾阴虚型加枸杞子、女贞子、山萸肉、怀山药;膜样痛经加血竭、苏木、土鳖虫。共治疗57例,有效25例,好转25例,无效7例。

• 黄体功能不全

据(《中医杂志》1986年第10期)报道,杨燕生以四物汤加味治疗黄体功能不全40例。其中单纯中药治疗27例,平均服药45剂,治疗后获妊娠19例(20次),妊娠率70.4%,流产2例(1例于流产后继续治疗,再妊娠)。

• 功能性子宫出血

据(《浙江中医杂志》1989年第1期)报道。贺哲应用四物汤合当归补血汤治疗功能性子宫出血100例,每次于月经来潮第三日开始服用,连服3～6日。结果:治愈79例,显效11例,好转5例,无效5例。

• 子宫肌瘤

据(《陕西中医》1989年第1期)报道。高武强应用四物汤加三棱、莪术、香附各5克,丹皮6克,丹参、桃仁各10克,红花、苏木、甘草各3克为基本方,治疗体质较好或病程短之子宫肌瘤20例,一般在3～6个月内治愈。

• 胎位不正

据(《山东中医杂志》1988年第1期)报道,陈秀琴应用四物汤去熟地,加白术、茯苓各15克,治疗胎位不正患者80例,结果:其中横位8例,斜位2例,均转正位;臀位70例,转正65例,总矫正率93.75%。

• 产后感染

据(《四川中医》1988年第10期)报道,肖佩群以四物汤合五味消毒饮,治疗产后感染发热17例,结果:显效13例,有效3例,无效1例,总有效率为94.1%。

• 神经性头痛

据(《陕西中医》1986年第11期)报道,苏法合以四物汤加桂圆肉、牡丹皮、天麻、僵蚕、全蝎、炒枣仁、石决明、蜈蚣等,治疗神经性头痛24例,治愈20例,好转4例。

• 失眠

据(《浙江中医杂志》1988年第2期)报道,朱宝贵以四物汤加活血化瘀药治疗失眠10例,结果:痊愈6例,显效3例,好转1例。

• 虚性哮喘

据(《天津中医》1987年第1期)报道,惠忠道用四物汤加党参、五味子、甘草为主方,治疗虚性哮喘52例。其中肺气虚19例,脾虚19例,脾肾俱虚9例,重度病人加用抗生素治疗。结果:显效21例,有效27例,无效4例,有效率为92.3%。

• 坐骨神经痛

据(《吉林中医》1991 年第 5 期)报道,朱世增用四物汤加蜈蚣、乌梢蛇、穿山甲等,治疗坐骨神经痛 112 例。2 周内疼痛缓解,不复发为显效者共 61 例,占 54.5%;治疗 1 个月疼痛缓解为有效者共 44 例,占 39.3%;治疗 1 个月无效者 7 例,占 6.2%,总有效率为 93.8%。

• 肩周炎

据(《山东中医杂志》1988 年第 3 期)报道,黄开荣用四物汤加桂枝、生姜、甘草为基本方。寒气盛者加附片、干姜;兼见寒热者加防风、连翘;疼痛不止加羌活、威灵仙;局部红肿灼痛拒按者,去生姜,加石膏、贝母、鹿衔草;病久活动受限较重者,加桃仁、红花,共治肩周炎 48 例,疗效满意。

• 荨麻疹

据(《上海中医药杂志》1965 年第 8 期)报道,谢晶辉应用四物汤原方,每日 1 剂,连服 3～10 剂为 1 个疗程。治疗慢性荨麻疹 42 例,结果:显效 23 例,好转 8 例,无效 10 例,加重 1 例。

• 皮肤瘙痒症

据(《中医杂志》1988 年第 8 期)报道,王松荣以四物汤加首乌、白鲜皮、刺猬皮、乌梢蛇等内服,治疗皮肤瘙痒症 134 例,全部病例瘙痒消失,皮疹消退。

• 变态反应性皮肤病

据(《中西医结合杂志》1991 年第 4 期)报道,刘志杰以四物汤加减,治疗变态反应性皮肤病 185 例。结果:痊愈 161 例,好转 20 例,无效 4 例,总有效率为 97.84%。

• 扁平疣

据(《陕西中医》1986 年第 11 期)报道,刘志杰以四物汤加蝉蜕、苍术、白附子、甘草各 10 克,白鲜皮、海桐皮各 15 克,治疗扁平疣 67 例,服药最少 2 剂,最多 12 剂。结果全部治愈。

- **过敏性鼻炎**

据(《吉林中医》1993年第3期)报道,李玉涛以四物汤加味,治疗过敏性鼻炎42例,症状消失,鼻黏膜肿胀消退颜色复常,涂片EOS阴性者为治愈,共23例,涂片EOS多数呈阴性者为好转,共13例,无效6例,总有效率为85.7%。

- **色素膜炎**

据(《陕西中医》1989年第11期)报道,李玉涛以四物汤加柴胡、黄芩养血活血,清泄肝胆,治疗血虚肝胆积热型之色素膜炎32例,34只眼,结果:痊愈14例,好转10例,无效8例,总有效率为75%。

- **中心性浆液性视网膜炎**

据(《陕西中医学院学报》1986年第3期)报道,周维梧用四物汤合五子衍宗丸加减治疗,取得较好疗效。

- **复视、斜视、直视及口眼歪斜**

据(《浙江中医杂志》1991年第6期)报道,刘克欣以四物汤合牵正散为基本方,加减治疗由眼肌麻痹引起的复视、斜视、直视及口眼歪斜,效果良好。

2. 归脾汤
《济生方》

(一)传统沿用

组成:黄芪、白术、茯神、当归、龙眼肉、酸枣仁各9克,人参、木香、炙甘草、远志各3克,生姜2片,大枣3枚。

用法:水煎服,或为丸剂,每服9克。

功效:益气补血,健脾养心。

主治:①心脾亏损,气血不足证。见怔忡、健忘、失眠、体倦、食欲不振,面色萎黄;②脾不统血证。见妇人脾虚气弱,崩中漏下,及各种出血病症,舌质淡,脉细弱等症。

方解:方中参、芪、术、草甘温补脾益气以生血,使气血旺而血生;茯神、远志、酸枣仁宁心安神;桂圆肉、柏子仁、当归补血养心;五味子敛心气,木香行气,理气醒脾,与大量益气健脾药配伍,使补而不滞;姜、枣调和脾胃,以资化源。全方共奏益气补血,健脾养心之功,为治疗思虑过度,劳伤心脾,气血两虚之良方。

加减:本方去白术、龙眼肉、木香、生姜、大枣,加半夏、川芎、茯苓、柏子仁、肉桂、五味子名养心汤。用于心虚血少,心悸健忘,失眠多梦,出汗,神疲乏力等症。

(二)辨证要点

归脾汤是治疗心脾气血不足的常用方。临床以心悸失眠,体倦食少,便血,皮下紫癜及崩漏,舌淡,脉细弱为应用要点。

归脾汤可用于神经衰弱而伴有肠胃功能障碍的心脾两虚气血不足之证。症见失眠多梦,消化不良,心悸等,以及子宫出血、肠出血、紫癜、慢性白血病,因失血后引起的贫血,再生障碍性贫血等。具有心脾两虚,气血不足之证者,俱可用之。

(三)使用注意

若阴虚火旺者,不宜使用。

(四)鉴别应用

• 酸枣仁汤与归脾汤

二方均有养血安神的作用,均可治心血不足之失眠,心悸等症。但酸枣仁汤重用性平味酸之枣仁养心安神,配伍芳香辛温之川芎调气疏肝,酸收与辛散并用,具有养血调肝之妙,为养血安神,清热除烦之剂。主治肝血不足,虚火内扰心神所致的心烦失眠,头晕目眩,脉弦细等症;而归脾汤则是心脾同治,重点在脾,使脾旺气血生化有源；重在补气,意在生血,血足则心有所养。故主治心脾两虚,气血不足,心失所养之心悸失眠,神疲食少等症。

• 归脾汤与天王补心丹

二方皆可用于心悸,怔忡,健忘,失眠之证,但天王补心丹重用生地黄滋阴清热,配伍玄参、麦冬、天冬、当归、丹参等滋阴养血药,及人参、五味子、酸枣仁、柏子仁等补心安神之品组方。具有滋阴清热,养血安神之功。主治心经阴血亏虚而致心悸,健忘,失眠之证；而归脾汤以人参、黄芪、白术、炙甘草、当归等补气养血,健脾养心药,配伍茯苓、远志、枣仁、龙眼肉等宁心安神药组方,因此功用侧重于益气健脾,补血养心安神,主治心脾气血不足所致的心悸怔忡,健忘失眠之证。

• 补中益气汤与归脾汤

二方均以人参、黄芪、白术、甘草益气健脾,均可治脾气虚弱之证,但补中益气汤以补气药配伍升举清阳药为主,故有益气健脾,升阳举陷之功。用于脾胃气虚,清阳不升之证；而归脾汤则以补气药配伍养心安神药为主,故有益气健脾,补心宁神之功,用于心脾气血两虚证。

• 人参养荣汤与归脾汤

均由补气健脾药配伍养血安神药组成,同治心脾气血两虚证。二者的鉴别点在于：人参养荣汤中蕴含十全大补汤之组成药物,故有大补气血之功,而养心安神之力略差,宜于心脾气血虚甚而神志失宁较轻者,也可以治疮疡气血大虚,溃后久不收口者。而归脾汤益气养血之功虽不及人参养荣汤,但养心安神力著,并有益气摄血作用,宜于心脾气血不足,心失所养,神志不安较甚者以及心脾不统血的出血证。

• 黄土汤与归脾汤

二方都有健脾养血作用,均可治疗脾不统血之便血、崩漏,二方同中有异的是：

归脾汤用于脾气不足，气不摄血之证，以脾气虚为主，故以黄芪、人参等益气健脾药为主组方，功能健脾益气以摄血，为治病求本之剂。

黄土汤用于脾阳不足，阳虚失摄之证，以脾阳虚为主，故以灶心黄土、白术、附子等温阳摄血药为主组方，功能温阳健脾以摄血，为标本兼顾之方。

(五)名医心得荟萃

• 雍履平（安徽天长市中医院主任医师）

余取归脾汤（太子参30克，酸枣仁20克，黄芪、当归、白术、茯神各15克，甘草、远志、龙眼肉各10克，木香6克），益气补血，健脾养心。加熟地黄30克，麦冬10克，滋阴补精；加菖蒲、制胆南星各6克，郁金10克，丹参20克，生龙骨、生牡蛎各20克，以增强化痰祛瘀，定魂定魄之力。临床用于治疗抑郁性神经症奏效颇佳。（摘自《临证验方治疗疑难病》第74页）

• 陈泽霖（上海中医药大学教授）

治疗功能性子宫出血的另一体会为不能用当归，当归虽说能引血归经，但因其气味辛温，用后反增出血，故以不用为好。

对于月经持续不断漏下，常用归脾汤去当归，酌加益母草、仙鹤草，有的只需服用1～2剂，即可止血，在临床上不妨一试。（摘自《名医特色经验精华》第223页）

• 刘炳凡（湖南省中医药研究所研究员）

对功能性子宫出血（月经过多，形成崩漏，腹痛有凝块，淋漓不断，或经期延长出现气血两虚症状），以归脾汤去当归，加蒲黄炭、五灵脂炭各10克，荆芥炭5克。经许多临床医师反复验证，确有良好的止血作用，被誉为"刘氏三炭"。刘老取名为"归经汤"。并说"余行医以来常以归脾汤与失笑散合用，取效颇多，故表而出之"。（摘自《名医名方录》第1辑第168页）

- 周惠卿(中医专家)

以归脾汤(人参、黄芪各30克,白术、龙眼肉、酸枣仁、炙甘草各10克),加熟地黄20克,补骨脂15克,阿胶(蒲黄炒,烊化)12克,三七粉3克(冲服)为基本方。鼻出血、齿出血加白茅根、仙鹤草;月经过多加益母草;脘腹胀满加白豆蔻;外感发热或腹泻时停药。30天为1个疗程。治疗血小板减少性紫癜20例。治疗30～120天,临床治愈11例,显效5例,有效2例,无效2例。(摘自《广西中医学院学报》1995,18(5):25)

- 周黎(中医专家)

以归脾汤加减治疗神经衰弱40例。肝郁气滞加龙胆草、柴胡、栀子;痰热内扰加半夏、陈皮;阴虚火旺加玄参、知母、麦冬。每日1剂,配合针灸。治疗结果:临床治愈18例。总有效率为87.5%。(摘自《中医学信息》1995,12(4):39)

- 贺清义(中医专家)

以归脾汤加减(红参、焦白术、茯苓、当归、白芍、黑地榆、赤石脂、杜仲炭、焦栀子、侧柏叶、乌梅、生地黄、禹余粮各10克,炙黄芪30克,荆芥炭、焦大枣、枣仁各15克,远志6克),于月经第三天开始,连服3～6剂,血止后再酌情调理,治疗子宫出血95例。结果:治愈59例,显效31例,好转2例,无效3例,总有效率为95%。(摘自《陕西中医》1991,12(6):278)

- 彭代名(中医专家)

以归脾汤加减(人参、朱茯苓、枣仁各15克,黄芪20克,白芍、当归、龙眼肉各10克,木香、远志各6克),治疗慢性苯中毒27例。气虚发热,月经不调者黄芪加至30克;月经淋漓不止,头昏目眩者,加覆盆子、莲子须;舌有瘀点加丹参、泽兰。治疗结果:治愈6例,好转21例。(摘自《湖北中医杂志》1987,(6):618)

- 路志正(名老中医)

以归脾汤加减治疗心悸,精神困顿,头晕,腹胀,纳差,便溏不爽,舌淡红,苔白而腻,脉趁数。若见舌苔白略厚,脉沉而小数,酌加茯苓、怀山、薏苡仁各15克,以加强健脾化湿之功效。(摘自任继学主编的《中国名老中医经验集萃》)

• 日·大塚敬节(日本汉医学家)

归脾汤以心悸亢进,健忘,不眠,出血等为适应证。体质虚弱,或在病后衰弱,过度劳神。症见颜面苍白,有贫血症状,脉搏弱细,腹部软弱,一般元气甚衰者,用之有著效。用补中益气丸、十全大补丸等补剂,塞胸不易咽下时,此方有时为宜。而胸胁苦满及炎症充血者不可用之。

本方广泛用于各种出血,如肠出血、子宫出血、胃溃疡、血尿等。此外亦应用于假性白血病、健忘症、失眠症、神经性心悸亢进症、食欲不振、月经不调、癔症、神经衰弱、遗精、慢性淋疾和瘰疬溃疡成瘘等。

本方加柴胡、栀子,用于有归脾汤之证而稍有热象者用之。(摘自《汉方诊疗实际》)

• 日·葛岛清隆(日本汉医学家)

以归脾汤治疗1例出生27天后患遗传性球形红细胞症。输4次血后,投予归脾汤。至3个月后,贫血改善,未再输血,血红蛋白一直保持在90～100克/升。(摘自《汉方医学》1987,(10):41)

• 日·杉山贡(日本汉医学家)

应用归脾汤治疗1例真性红细胞增多症(突发恶心呕吐,腹满腹痛,手术时发现肠系膜静脉血栓引起坏死,空、回肠切除120厘米)。服加味归脾汤以后不需放血。1年后,临床症状(头痛,眩晕,头昏面赤,耳鸣等)亦消失。(摘自怡悦翻译的《国外医学中医中药分册》1997,14(4):37)

• 日·柴原直利(日本汉医学家)

以归脾汤治疗1例肾功能不全。入院时肾功能明显降低,Ccr 35～40毫升/分钟,严重失眠,心悸,皮肤干燥,舌质暗红无苔,证属气血亏虚。本方加大黄,贫血改善,白细胞升至正常范围,肾功能未见恶化。(摘自张志军翻译的《国外医学中医中药分册》1993,15(3):18)

・日・本田三平(日本汉医学家)

治疗更年期综合征5例,每日给予归脾汤,服药4周。治疗结果:显效3例,有效2例。对头晕、走路不稳等血管运动神经障碍症状,以及失眠、头痛、抑郁情绪等精神神经症状的改善有效。(摘自黄欣翻译的《国外医学中医中药分册》1994,16(5):29)

・日・浅井英和(日本汉医学家)

治疗妇科手术疗法、化学疗法、放射疗法中的肿瘤患者13例,投予归脾汤。治疗结果:焦虑、失眠改善者占82%,全身倦怠减轻者占75%,其中50%以上的病例食欲增加,随之体重增加,提高了患者的生存质量。(摘自巢成茂翻译的《国外医学中医中药分册》1993,15(4):49)

・日・石川尚显(日本汉医学家)

加味归脾汤应用于治疗"子宫内膜异位症药物布舍瑞林(900微克/天)或者达那唑(400毫克/天)不良反应15例"。每天投予加味归脾汤,前后进行问诊及血液检查,分析不良反应的得分与血中激素值的变化。治疗结果:不良反应的改善率为70%;血中激素未见变化,认为加味归脾汤可以改善子宫内膜异位症药物治疗的不良反应而不影响其治疗效果。(摘自计惠民翻译的《国外医学中医中药分册》1995,17(1):31)

・日・郴崛厚(日本汉医学家)

应用归脾汤改善"治疗子宫内膜异位药物布舍瑞林不良反应14例"。以子宫内膜异位症与伴有月经过多的子宫肌瘤患者为对象,投布舍瑞林6个月。对服药期间出现发热、头晕、面赤者投予加味归脾汤,前后测定血中激素水平、骨量等。治疗结果:12例症状改善,血中激素值无变化,但骨量有减少趋势。(摘自计惠民翻

译的《国外医学中医中药分册》1995,17(1):31

• 秦亮甫(上海二医大仁济医院教授)

归脾汤加味:党参、黄芪、煅龙骨、煅牡蛎各30克,枣仁、地黄各15克,白术、茯苓、远志、龙眼肉、丹参各9克,当归、木香各6克,甘草3克,红枣10枚。

主治:心肌炎及其后遗症,房性早搏及室性早搏。

禁忌:凡有心脏瓣膜病变,伴有舌苔厚腻者不用,服后会加重胸闷不舒症状。

体会:如遇有舌苔厚腻者,应去地黄、甘草、龙眼肉,加厚朴、姜半夏各9克,陈皮6克。

• 封万富(内蒙古乌盟医院主任医师)

擅长用归脾汤主治心悸、不寐、眩晕。指征是面虚浮,色萎黄,语声低弱,倦怠乏力,脉沉细弱,心气、心阳虚弱者。

体会:本人在临床上常加麦冬、五味子、龙骨,疗效更佳。

• 赵忠仁(安徽濉溪县中医院主任医师)

归脾汤在临床上使用较广泛,尤其对冠心病、心功能不全,使用本方安全可靠。对窦性心律不齐,心肌供血不足可加桂枝10克;对胸闷气短,心前区痛加蒲黄10克,五灵脂6克,疗效佳。

(六)临床新用

• 消化性溃疡

据(《湖南中医学院学报》1987年第1期)报道,张能舜用归脾汤重用木香,治疗消化性溃疡10例,3例1天痛止;6例均在3天内痛止;1例10天痛减。一般服药2~3天精神开始好转,面色逐渐红润,脉渐有力,血便渐止。观察2年以上均未见复发。

• 神经衰弱

据(《中华医学杂志》1958年第10期)报道,武艺敬用归脾丸治疗神经衰弱100例。结果:显效19例,改善72例,无效9例,对各种抑郁,倦怠,催眠状态及工作能力低下的病例较好。

• 原发性血小板减少性紫癜

据(《实用中西医结合杂志》1980年第1期)报道,吴斌以归脾丸为主方,治疗慢性原发性血小板减少性紫癜35例。结果:完全缓解15例,基本缓解10例,进步9例,无效1例,总有效率为97.2%。

• 更年期综合征

据(《上海中医药杂志》1985年第5期)报道,张宏大用归脾丸去龙眼肉,加白芍10克,煅龙牡各15克为基本方。面赤者,加地骨皮或丹皮10克;情绪易激动者,加浮小麦30克;水肿者,加茯苓皮6克。治疗更年期综合征18例,治愈13例,好转5例。

• 崩漏

据(《江西中医药》1959年第3期)报道,于桂荣用归脾丸治疗崩漏20例,其中11例属脾虚型,服3~9剂全部治愈。

又据(《南京中医学院学报》1988年第2期)报道,刘浩江用归脾汤治疗崩漏46例,结果:痊愈31例,显效6例,好转5例,无效4例。

• 视疲劳

据(《山东中医杂志》1982年第2期)报道,陈龙候用归脾汤结合全身及眼部不同证候加减,治疗视疲劳39例,服药15~20剂。结果:治愈17例,显效10例,有效5例,无效7例。

• 脑外伤后综合征

据(《新医药学杂志》1977年第9期)报道,刘泉开用归脾汤加减,治疗脑外伤后综合征88例,均为脑震荡、脑挫伤等闭合性颅脑损伤。结果:痊愈41例,显效30例,好转17例。服药在30剂以下。

3. 当归补血汤
《内外伤辨惑论》

(一)传统沿用

组成:黄芪 30 克,当归 6 克。
用法:水煎,分 2 次服。
功效:补气生血。
主治:劳倦内伤,产后出血或疮疡溃后的血虚发热,肌热,面赤,烦渴欲饮,脉洪大而虚等。
方解:本方是补气生血之剂。由于血之生成,有赖于气,故方中重用黄芪大补脾肺元气,用当归益血和营,如此则气旺血生。

本方的适应证见有一派血虚发热的证候,临证时应与阳明经或气分的实热,细作分析。

(二)辨证要点

当归补血汤是为血虚发热证立法。临床运用时除肌热,口渴喜热饮,面红以外,应以舌淡,脉大而虚,重按无力为应用要点。

本方可用于失血后衰弱,以及过敏性紫癜的出血;或鼻衄、便血等,而具有血虚气弱,气不摄血表现者。

(三)使用注意

阴虚潮热者,慎用此方。

(四)鉴别应用

• 四物汤与当归补血汤

二方均为补血剂,四物汤还是调经的主方,其补血而不凝滞,活血而不破血,故为补血活血调经的基本方剂,无补气作用。主治肝血不足,症见头晕目眩,面色无华,月经不调等。而当归补血汤则专于补气生血,寓补气而生血。通过补益脾肺元气,益血和营而气旺血生。即补气又生血,主治血虚气弱,气不摄血证。

(五)名医心得荟萃

• 张崇郡(张家口市中医研究所主任医师)

当归补血汤加味:黄芪 30 克,炙甘草 15 克,当归、五味子各 6 克。

主治:单纯性低血压、自汗、原发性血小板减少性紫癜、贫血性眩晕、功能性子宫出血。

指征:血压低于 90/60mmHg,血红蛋白和红细胞低于正常值。

禁忌:原发性高血压、中毒性疾病伴出血、急腹症伴出血、脑血管病,特别是出血性脑血管病,不宜使用本方。误用后,有使血压持续升高,加重出血倾向,使病情恶化的副作用。

体会:使用当归补血汤能否获效大的关键,首在辨证准确,次在处方药物剂量比例得当。方中要使用好两味药,即黄芪与甘草。在急症中,黄芪最小量为 30 克,炙甘草不少于 15 克。因炙甘草量大时,潴钠作用明显,故连续使用 3 天后,必须减量使用。当归、五味子两药的剂量,应掌握在各占黄芪的 1/5 为妥。(摘自《方药传真》)

• 邵梦阳(河南肿瘤医院主任医师)

擅长以当归补血汤(黄芪 40 克,当归 20 克)抗癌。

主治:癌症(尤用于中晚期癌症气血俱虚者)、白细胞减少症、贫血、再障贫血(尤对癌症放、化疗后白细胞减少症有一定疗效)、内伤杂病和外感、时病后期,或手术、放、化疗后属气血亏虚者。

指征:面色不华;或萎黄;或㿠白,唇甲色淡,心悸头晕,失眠多梦,气轻乏力,神疲倦怠,低热不退,脉细弱或虚大无力或迟缓,色淡苔薄。外周血象低于正常值时用之。

禁忌:实热、湿热、鼓胀者,忌用。

体会:近年来用于癌症治疗,多配伍其他药物,其抗癌作用不太明显,但对癌症虚证、提高癌症患者免疫功能、防治放化疗引起的白细胞减少症疗效明显。故对中、晚期癌症,只要有虚象者即可用之。(摘自《方药传真》)

• 高远辉(中医专家)

以当归补血汤和圣愈汤加减(生黄芪、熟地黄、菟丝子各15克,白芍12克,当归、阿胶、白术、怀山、女贞子、香附、神曲、山萸肉各10克,大枣5枚)。主治巨幼细胞性贫血,症见头晕,面黄,乏力,心悸,胸闷,舌淡,苔薄白,脉细数无力。

若见乏力短气甚者,加太子参10克,以增强其补气之功效;若见头晕目眩,失眠多梦者,加酸枣仁20克,茯神、桂圆肉各15克,以养心宁心安神。(摘自《高远辉医案医话集》)

(六)临床新用

• 白细胞减少症

据(《安徽中医学院学报》1987年第3期)报道,童伯良以当归补血汤治疗白细胞减少症20例。结果:显效8例,有效11例,无效1例,总有效率为95%。

• 原发性血小板减少性紫癜

据(《中医杂志》1984年第5期)报道,范镜权以当归补血汤加血余炭、生甘草、仙鹤草为基本方。气虚加党参、白术、黄精;血虚加熟地、阿胶、枸杞子;阴虚加生地、麦冬、五味子、山萸肉、鳖甲;阳虚加菟丝子、补骨脂、鹿角胶、巴戟天;胃热加石膏、知母、大黄、黄连;血热加丹皮、赤芍、紫草、羚羊角。治疗原发性血小板减少性紫癜24例,全部获效。

• 痹证

据(《湖北中医杂志》1986年第1期)报道,何华庭以当归补血汤加桂枝、海风藤、秦艽、制川乌为基本方。治疗痹证51例,结果:治愈36例,好转10例,无效5例,对痛痹、着痹尤效。

• 足底痛

据(《上海中医药杂志》1984年第11期)报道,殷爱晔以当归补血汤加杜仲、续断、狗脊为主方。偏肝肾阴虚者,加熟地、玄参、枸杞子、知母;偏脾肾阳虚者,加肉桂、附子、菟丝子、补骨脂。治疗足底痛30例。显效18例,好转9例,减轻3例,有效率100%。

• 子宫发育不良性闭经

据(《实用中西医结合杂志》1991年第8期)报道,徐细维以当归补血汤加三棱、莪术、丹参、月月红。治疗子宫发育不良性闭经37例。显效23例,有效11例,无效3例,总有效率为91.88%。

• 子宫肌瘤

据(《云南中医杂志》1981年第5期)报道,施瑞兰以当归补血汤加山楂、赤白芍、三棱、莪术、桂枝,治疗子宫肌瘤12例。治愈6例,好转5例,无效1例。

• 更年期综合征

据《陕西中医》1986年第5期)报道,宋厚明以当归补血汤加夜交藤、桑叶、胡桃仁、三七为基本方。气血两虚加熟地、白芍;肝肾阴虚加枸杞子、丹皮;脾肾阳虚加附子、怀山、白术;心肾不交加丹参、枣仁、黄柏。治疗更年期综合征79例,治愈61例,未愈18例。

• 老年性皮肤瘙痒症

据(《吉林中医》1992年第6期)报道,杜学孟以当归补血汤为主方,治疗老年性皮肤瘙痒症156例。服药7~21剂,治愈104例,显效26例,好转20例,无效6例,总有效率为96.15%。

• 牙龈出血

据(《江苏中医杂志》1984年第3期)报道,奚彩昆以当归补血汤合失笑散加味,治疗顽固性牙龈出血20例。治愈16例,好转4例。

4. 炙甘草汤
《伤寒论》

(一)传统沿用

组成:炙甘草9克,阿胶9克,生姜9克,麦冬9克,火麻仁9克,生地黄30克,桂枝6克,大枣6枚。

用法:水、酒各半煎服。分2次服。

功效:益气滋阴,补血复脉。

主治:气虚血少,心动悸,脉结代,虚羸少气;或肺虚咳嗽,气短,痰中带血,虚烦不眠,自汗盗汗,咽干舌燥,大便干结,舌光少苔或质干而痿,脉象虚数。

方解:方中炙甘草、人参、大枣甘温益气;桂枝、生姜辛甘温,温通血脉,并能调和营卫;地黄、阿胶、麦冬、火麻仁滋阴补血,以养心阴,酒性辛热,可行药势,通经脉。同时方中的地黄用量独重,以酒煎煮,则其养血复脉功效更著,所以前人有"地黄得酒良"的说法。合而用之,使气血充足,则心动悸、脉结代自能恢复正常。

此方为治心动悸、脉结代的主方。因其能复脉定悸,故又名"复脉汤"。凡汗、吐、下或失血后,因气血虚损所引起的心动悸、脉结代;或虚劳肺痿咳嗽,气血两虚者,皆可应用。

加减:①本方去生姜、桂枝、人参、大枣,加白芍,名"加减复脉汤"。具有滋养肝肾作用,适用于温热病久伤及肝肾阴血,属邪少虚多,阴虚内热之证。见有身热面赤,口干舌燥,手足心热,脉象虚大等症。②本方去生姜、大枣、桂枝、人参,加白芍9克,生牡蛎、鳖甲、生龟板各30克,名"三甲复脉汤"。其功效除具滋养肝肾之阴以外,尚能潜阳。适用于温热之邪伤及肝肾之阴而出现的手足蠕动,甚或抽搐,心悸,神倦,舌绛苔少,脉虚等虚风内动之证。

(二)辨证要点

炙甘草汤为阴阳气血并补之剂,临床以脉结代,心动悸,虚羸少气,舌光少苔为应用要点。

炙甘草汤可用于风湿性心脏病的心悸心慌、脉搏不整;及甲状腺机能亢进、肺结核、神经衰弱等。有阴虚气弱,心悸怔忡;或咳嗽痰少等表现者。

(三)使用注意

阴虚内热者慎用。

(四)鉴别应用

• 炙甘草汤与天王补心丹

二方均可治疗心悸。但天王补心丹滋阴养血,兼以清热安神。主治阴血亏损,虚热扰心所致的心悸失眠,心烦,口干,甚则口舌生疮等症;而炙甘草汤则益气养血,滋阴复脉。治疗阴血亏虚失于荣养,心气衰弱,无力鼓动血脉之心动悸,脉结代等症。

• 炙甘草汤与生脉散

二方均有补气,养肺阴之功,均可治疗肺之气阴两虚久咳不已。但炙甘草汤益气养阴作用较强,敛肺止咳之力不足,重在治本,且偏于温补,阴虚肺燥较著或兼内热者不宜;而生脉散益气养阴之力虽不及炙甘草汤,因配伍了收敛的五味子,标本兼治,故止咳之功胜于炙甘草汤,且偏于清补。

• 归脾汤与炙甘草汤

均可补益心之气血,心神失养之心悸。但炙甘草汤补益气血之功较著,且配伍了桂枝、生姜、酒等辛温通阳之品,故不仅能够益气养血,并可通阳复脉,故适用于气血两虚,脉气不相接续之心动悸,脉结代。亦可加减用于肺的气阴两虚之久咳痰少证;而归脾汤中参、芪、白术相伍,补脾益气之力较强,又配以大队养心安神药物,既可补心安神,又能益气摄血。故适用于心脾气血两虚,神失所养的心悸、健忘、失眠症,及脾气虚弱、血失统摄之出血证。

(五)名医心得荟萃

•高忠英(北京联大中医学院主任医师)

擅长用炙甘草汤(生地60克,丹参20克,麦冬、太子参各15克,阿胶12克,桂枝、炙甘草各10克,红枣5枚),主治冠状动脉性心脏病、期前收缩。

指征:心悸怔忡,胸闷胸痛,大面积心肌梗死前后,期前收缩频发者,均可应用。

禁忌:痰湿偏盛者不宜。

加减:气虚甚加黄芪20~40克;阳虚加附子10克,仙灵脾15克;胸闷加瓜蒌12克,薤白10克;胸痛加郁金、红花各10克;痰白苔腻者加法夏、枳壳各10克。

体会:使用时必须重用地黄,否则无效。(摘自《方药传真》)

•陈阳春(河南中医研究院研究员)

炙甘草汤化裁方:太子参20克,麦冬、远志、五味子、茯苓、石菖蒲各15克,阿胶、生地各10克。

主治:心律失常。

指征:心悸、脉结代,舌质淡红,苔薄白,心电图示:室性或房性早搏,心动过速。

加减:加黄连,治疗病毒性心肌炎后心律失常。

加枣仁、生龙齿各30克,治疗自主神经功能紊乱性心律失常。

加丹参30克,郁金15克治疗冠状动脉性心脏病之心律失常。(摘自《方药传真》)

•陈泽霖(上海中医学院教授)

心律不齐,由外邪引起者,约相当于今之病毒性心肌炎。……对心肌炎后遗之心律不齐(以频发早搏为主),可归于心悸怔忡,辨证都属虚证,尤以气阴两虚证为多。凡属气虚为主者,以炙甘草汤加减(枣仁易麻仁)。先父耀堂公认为炙甘草汤为仲景专治"脉结代,心动悸"之主方,具有补气养心,调和气血之功。

我对心律不齐也宗此法,疗效不错。经临床摸索,认为既然方名为炙甘草汤,当以炙甘草为主药,故加重至21克,甚至用到30克才能收效。(摘自《名医特色经验精华》第158页)

• 聂惠民(北京中医药大学教授)

炙甘草汤,现代临床主要应用于各种心脏病所引起的心律失常、房室传导阻滞,以及自主神经功能紊乱所致的心悸、胸闷、气短脉结代,亦有用于阴血少所致的心悸失眠。

本方药物的用量是取效的关键,临证时必须注意。如炙甘草、生地黄、大枣的用量一定要突出。同时阴药的用量要大,而阳药的用量不及阴药的一半。

为了抗心律失常,可选加苦参、常山、当归、葶苈子、茵陈、万年青根;为了使心脉通利改善心肌血氧供应,有利于心肌病灶的消退,可选丹参、桃仁、红花、乳香、没药、五灵脂;为了改善心肌代谢,稳定心电活动,可选含有钾、镁、锌、硒等元素的药物。

炙甘草汤治疗心律不齐,化裁原则有:冠心病所致者,宜增强化瘀之力;风心病、肺心病所致者,宜增强开肺、利湿之力;病毒性心肌炎所致者,宜增强清热解毒之力。(摘自《伤寒论与临证》第170页)

• 焦树德(北京中日友好医院教授)

我在临床上常用炙甘草汤随证加减,用于治疗阴血不足证候中出现的心律不齐。也常用于治疗胸痹兼见心动悸脉结代,西医诊断为冠心病、心绞痛伴有频发室性早搏或房性期前收缩者。其处方为:全瓜蒌30克,炒枣仁、生地黄、丹参各15克,薤白12克,檀香6～9克(后下),枳壳、蒲黄、焦山楂、远志各10克,炙甘草、党参各9～12克,麦冬6克,桂枝5～9克。常收良效。

加减方法:①胸痛明显者,去党参,加五灵脂12克;或另随汤药加服苏合香丸1丸,每日2次。②心悸失眠者,加龙齿10～30克(先煎),珍珠母20～30克(先煎),炒枣仁增至30克(先煎)。③头眩晕者,再加泽泻30克,钩藤20～30克。④大便干结者,加酒大黄6～9克。⑤体胖痰甚者,加茯苓15克,橘红12克,半夏10克。(摘自《方剂心得十讲》第153页)

• 王忠民(中医专家)

凡为阴阳失调,气血不续,营卫亏虚和心荡神溃者,与炙甘草汤方证吻合,皆可增损投之,不必脉结代诸症悉具,运用此方治疗血证,每获着效。(摘自《江西中医药》1987,(12):41)

• 王伯超(中医专家)

以炙甘草汤重用炙甘草20～40克,治疗妇科血证,如崩漏、月经过多、胎漏及恶露不绝,可获良效。偏热去桂枝,加旱莲草或黄芩、黄连、黄柏、栀子;有瘀血者加桃仁、红花或失笑散;便溏者加火麻仁;因虚而胎漏者,去火麻仁,加菟丝子、续断。(摘自《浙江中医杂志》1987,(1):405)

• 万文漠(名老中医)

万老用炙甘草汤加玉竹、丹参各30克,生地黄、赤芍、枣仁、龙齿各10克。治疗心律失常,随证加减,可有得心应手之妙。(摘自《名医治病》第34页)

• 李培生(湖北中医学院教授)

以炙甘草汤(麦冬15克,炙甘草、阿胶、火麻仁各12克,人参10克),加生地黄、茯神各15克,砂仁、炒山楂、大枣各10克,组成滋阴和阳汤。具有滋阴和阳,益气养血之功效。主治自主神经功能紊乱、心肌病、冠心病等引起的房性或室性期外收缩、心动过速、心房纤颤等。临床特征为心悸气短,自汗,少寐等。(摘自《首批国

家级名老中医效验秘方精选(续集)》第 136 页)

• 日·坂口佳司(日本汉医专家)

以炙甘草汤治疗心律失常 33 例,总有效率为 67%。(摘自梁嵘翻译的《国外医学中医中药分册》1992,(3):39)

• 日·三蒲于菀(日本著名汉医专家)

长期高热经用各种抗生素治疗,均未退热的心包炎、肺炎及肾盂肾炎,应用炙甘草汤,效果良好。(摘自伍锐敏翻译的《国外医学中医中药分册》1981,(1):51)

• 日·浅田惟常(宗伯)(日本汉医专家)

此方以心动悸为目的。凡心脏之血不足,则心尖或大动脉动摇而悸。心脏之血不能激动血脉,时或间歇,则脉结代。此炙甘草汤滋养心脏之血,润流脉路,是以此治动悸。即人迎边血脉凝滞,气急促迫者,亦效,是余数年之经验也。(摘自《勿误药室方函口诀》)

• 日·有持常安(桂里)(日本汉医学家)

炙甘草汤,此乃仲景治伤寒脉结代,心动悸之圣方也。孙思邈用以治虚劳,王刺史用以治肺痿。凡仲景诸方,通变如此。然此方之妙在用于结代脉,故一名"复脉汤"。无论何病,但脉结代者,当先用此方。(摘自《校正方舆輗》)

• 日·大塚敬节(日本汉医学家)

炙甘草汤以心悸亢进(或有结代脉者),营养衰退,皮肤枯燥,容易疲劳,手足烦热,口渴,大便秘结为适应证。

地黄、麦冬、阿胶有滋润清凉之效,滋润枯燥,提高营养,并能解除烦热,具有间接的强心作用;麻子仁具有滋润肠壁缓下的作用;人参、桂枝、甘草具有强心健胃效能;大枣、生姜能调和诸药促进吸收。故本方也应用于心脏病、白塞病、产褥热、肺结核、喉头结核等。

但胃肠虚弱、食欲衰退、有下痢倾向者,不可使用。

此外,突眼性甲状腺肿(甲状腺功能亢进)用炙甘草汤加桔梗治之,有著效。(摘自《汉方诊疗实际》)

• 日·尾台元逸(荣堂)(日本汉医学家)

骨蒸劳热,抬肩喘息,多梦不寐,盗汗,痰中血丝,寒热往来,颊红赤,巨里动甚,恶心不愤气,而欲吐之,宜炙甘草汤。若下利,去麻仁加干姜,水煮之为佳。(摘自《类聚方广义》)

(六)临床新用

• 室性早搏

据(《广西中医药》1984年第4期)报道,林生用炙甘草汤(炙甘草、丹参各15克,大枣6枚,阿胶、生姜、党参、麦冬、麻仁、炒枣仁各10克,生地20克,桂枝6克),水酒各半煎服,每日1剂,20剂为1个疗程。治疗室性早搏40例,结果:早搏消失者31例,减少者7例,无效2例。

又据(《辽宁中医杂志》1992年第12期)报道,余斌以炙甘草汤为主方,加减治疗室性早搏30例。气阴两伤加玉竹、玄参;心脾不足加白术、黄芪;心阳不足加熟附片;夜寐不安加枣仁、柏仁。结果:显效25例,有效3例,无效1例,恶化1例。

• 病态窦房结综合征

据(《中医杂志》1983年第10期)报道,高尔鑫以炙甘草汤加附子,治疗病态窦房结综合征11例,全部均有传导阻滞、窦性停搏。治疗结果:显效4例,有效7例。

又据(《湖南中医杂志》1986年第2期)报道,周祖华以人参、阿胶各1份,甘草、生姜、桂枝各2份,麦冬、麻仁、大枣各3份,地黄5份的比例配方,制成膏剂,每次服15克,每日2次,3周为1个疗程,治疗心动过缓及病态窦房结综合征73例。显效44例,有效22例,无效7例,总有效率为90.4%。

• 病毒性心肌炎

据(《江苏中医杂志》1984年第1期)报道,徐德先以炙甘草汤为基本方(生地30克,麦冬12克,炙甘草、阿胶、火麻仁各9克,人参、桂枝、生姜各6克,红枣6枚)。随证加减,邪盛加黄芩、蒲公英、大青叶;阴虚重者加龟甲、黄精;心神不宁加枣仁、珍珠母。治疗病毒性心肌炎38例,痊愈30例,有效4例,无效2例,死亡2例,总有效率为89.5%。疗程最短6天,最长42天,平均为15.6天。

• 重病呃逆

据(《中医杂志》1982年第11期)报道,刘沛然应用炙甘草汤治疗重病呃逆14例(其中:脑出血合并呃逆7例,脑血栓合并呃逆2例)。结果:服药剂量最少1剂,多者3剂,呃逆即止。获效神速。

第三节 补阴剂

补阴剂,适用于阴虚所致的病症。见有身体消瘦,肌肤枯涩,口干咽燥,虚烦不眠,五心烦热,大便燥结;或骨蒸盗汗,呛咳,颧红,舌赤少苔,脉象细数等症。补阴剂常用的有补肾阴、补心阴、补肝阴、补肺阴等方剂。

由于补阴药性质黏腻,容易壅滞气机,影响脾胃的运化功能,所以常配伍砂仁、陈皮等健脾行气药同用。

1. 六味地黄丸
《小儿药证直诀》

(一)传统沿用

组成:熟地黄240克,山萸肉120克,怀山药120克,茯苓90克,泽泻90克,丹皮90克。

用法：共研细末，炼蜜为丸，每服9～15克。若作汤剂，取1/10的用量，水煎，分2次服。

功效：滋阴补肾。

主治：肾阴不足，精血亏乏，形体消瘦，骨热酸痛，遗精盗汗，口干舌燥，头目昏眩，耳鸣耳聋；或消渴，淋沥，咳嗽痰血，足跟作痛等。

方解：本方为治肾阴虚的主要方剂。方中地黄滋阴补肾，填精益髓；山萸肉补肾养肝，并能涩精；怀山药补脾固肾；三药配合，肾肝脾三阴并补，是为"三补"。泽泻利湿而泄肾浊，茯苓淡渗利湿，与泽泻共泻肾浊；丹皮清泄肝肾之火，三药称为"三泻"，六味合用，三补三泻，为补中有泻，寓泻于补之剂。其中补药用量重于泻药，是以补为主；肝、脾、肾三阴并补，以补肾阴为主，这是本方的配伍特点。

加减：本方加枸杞子、菊花，名"杞菊地黄丸"，用于肝肾不足证，头晕目眩，迎风流泪，或眼睛干涩；加知母、黄柏，名"知柏地黄丸"，用于阴虚火旺，潮热骨蒸，盗汗，口渴，尿黄等症；加麦冬、五味子，名"麦味地黄丸"，用于肺肾阴虚的咳嗽痰血，潮热盗汗，梦遗滑精等症；加当归、白芍，名"归芍地黄丸"，用于肾阴不足，阴血亏少，手足心热，两胁胀痛，潮热盗汗，头晕耳鸣，妇女月经不调等症。

附方：

①左归丸：即六味地黄丸去茯苓、泽泻、丹皮，加枸杞、川牛膝、菟丝子、鹿角胶、龟板胶，炼蜜为丸。具有补肾阴、益精髓等功效。用于肾阴不足，精髓内亏，自汗盗汗，遗精，腰膝酸软，口干舌燥，耳鸣等症。

②银翘石斛汤：银花、连翘、石斛各9～15克，熟地15克，山萸肉、怀山、丹皮各6～9克，泽泻6～12克，茯苓12～18克。具有养阴滋肾，清热解毒之功效。（上海曙光医院经验方）

(二)辨证要点

六味地黄丸是以治疗肾阴虚为主的基本方。临床以腰膝酸软,头晕目眩,口燥咽干,舌红少苔,脉沉细数为应用要点。

六味地黄丸可用于肺结核、糖尿病、慢性肾炎、神经衰弱等消耗性疾患,以及无排卵性功能性子宫出血和病后体弱,而呈现阴血亏损,腰膝酸软,但胃肠功能尚好者。

(三)使用注意

六味地黄丸的主药熟地,味厚滋腻,有碍运化,故脾虚食少及便溏者当慎用。

(四)鉴别应用

· 六味地黄丸与大补阴丸

二方均能滋阴降火。但二者不同的是:前者二阴并补而重在补肾阴,清热之力不足,常用于肾阴虚而内热不著之证;而后者大补真阴,且滋阴与降火之效,较前者为甚,故对阴虚火旺者,选该方为宜。

· 大补阴丸与知柏地黄丸

二方均用滋补肝肾的熟地为主药,同时伍以擅清下焦相火的知母、黄柏,因而具有滋阴降火之功,用于阴虚火旺证。然而,二方同中有异,其不同点是:

大补阴丸以龟甲、猪脊髓等血肉有情之品与熟地黄相配,峻补真阴,益髓填精力强,但较为滋腻,易于碍胃。而知柏地黄丸中以山萸肉、怀山药与熟地相伍,滋阴之力稍差,但二阴并补,补性平和,且因有丹皮、泽泻、茯苓等药,故清热利湿泄浊之功较胜。

(五)名医心得荟萃

• 蔡华松(山东中医药大学主任医师)

擅长以六味地黄丸(熟地 24 克,山萸肉 15 克,丹皮、茯苓、泽泻各 12 克,怀山 9 克),治疗糖尿病性视网膜病变、色素膜炎、中心性浆液性视网膜炎、慢性视神经炎等。但是,肝胆火盛或肝阳上亢者不宜使用。

体会:慢性色素膜炎长期应用激素,病情反复发作者,用六味地黄丸可明显稳定病情。消除激素的毒副作用。(摘自《方药传真》)

• 李瑞岚(内蒙古蒙医院主任医师)

擅长以六味地黄丸主治各种眼底病变,如白内障,视网膜中央动脉阻塞,黄斑病变,中浆性、中渗性、糖尿病性视网膜病变,视网膜色素变性,高度近视病变等。但有表热实证者忌用。

体会:对于肾阴虚型眼病,本方必定有效,按眼之五轮八廓辨证加减用药,疗效好。(摘自《方药传真》)

• 田素琴(辽宁中医学院主任医师)

多年来,擅长用六味地黄丸治疗面部色素性疾病,如黄褐斑、皮肤黑变病,效果较好,治疗肝肾阴虚型系统性红斑狼疮,在减少皮质激素用量方面有较为明显的作用。(摘自《方药传真》)

• 邵梦扬(河南肿瘤医院主任医师)

六味地黄丸是治疗肝肾阴虚的首选方,近年来,用于预防某些癌变取得了一定疗效。一般多用于食管癌、肝癌、胰腺癌、肾癌等。临床用治颅内压增高症,经配伍猪苓、菖蒲等,疗效也较明显。(摘自《方药传真》)

• 张琪(黑龙江中医学院教授)

以六味地黄汤(熟地黄 30 克,山萸肉、怀山药各 20 克,丹皮 15 克,茯苓 10 克),加龙骨、牡蛎、白芍、乌贼骨、棕榈炭各 20 克,枸杞子、酒黄芩各15克,焦栀子、甘草各10克,组成补肾固摄汤,具有滋补肝肾,清热凉血之功效。主治更年期妇女由于房事失于节制,相火妄动;或素体肾阴亏耗,冲任虚弱所致的崩漏证。(摘自《首批国家级名老中医效验秘方精选》续集第301页)

• 屠揆先(南京中医学院教授)

笔者的经验,根据中医"滋水涵木"的理论,采用六味地黄汤为主剂,治疗原发性高血压病,虽不加平肝熄风药物,亦能改善症状,降低血压。但方中的生地黄、丹皮、泽泻用量应较大,生地黄20~30克,丹皮、泽泻各15~20克,其余药物一般用量即可。

如高血压病伴有严重失眠者,加酸枣仁15克,川芎、知母各10克;咳嗽痰多,加桑白皮、地骨皮各30克。(摘自《名中医治病绝招》第3页)

尿频尿痛,经镜检:磷脂酰胆碱小体(++),白细胞少许。诊为膀胱炎、前列腺炎。症见少腹按痛,腹部时有坠痛感,口渴等。证属肾阴下虚,心火偏旺,治宜滋养肾水,清心安神。以知柏地黄丸加减(甘草梢15克,生地黄、牡丹皮、泽泻、黄柏、知母、广地龙、柏子仁各12克,茯苓10克,肉桂、黄连各4克)。应用知柏地黄汤之滋肾坚阴,肾水足,心火平,故症状随之而消除。(摘自《中国现代名中医医案精华》)

• 徐福松(南京中医药大学教授)

以补阴丸、六味地黄丸化裁(生牡蛎、生鳖甲各30克,瘪桃干、碧玉散各15克,生地黄、熟地黄、丹皮、山萸肉、枸杞子、黄精、怀山药、知母、茯苓各10克),组成"补阴地黄汤"。具有滋补肝肾,育阴泻火之功效。主治肝肾亏虚之男子免疫性不育症。临床效果满意。(摘自《首批国家级名老中医效验秘方精选》续集)

• 焦树德(北京中日友好医院教授)

我对甲状腺功能亢进的患者,出现口渴引饮,小便频数,性急烦躁,颧红低热,心慌心悸,消谷善饥,大便干涩,脉细数或弦数,重按无力,尺脉较弱等症者,以六味地黄丸加减,药用生地黄、生石膏、玄参、生牡蛎、珍珠母各 30 克,天花粉 15 克,怀山、白芍各 12 克,山萸肉、泽泻、丹皮、川贝母、香附、炒黄芩各 10 克,常收佳效。须服用 1~2 个月。

对于红斑狼疮出现发热,身面有红斑,夜间口渴,盗汗,腰酸腿软,舌红苔薄黄,脉沉细而数者,可用六味地黄丸加丹参 20~30 克,白鲜皮 15~30 克,玄参 10~20 克,红花、桃仁、刘寄奴、白薇各 10 克,苦参 12~20 克,炮山甲 6 克等随证出入,并把熟地黄改为生地黄。(摘自《方剂心得十讲》第 48 页)

• 郑孙谋(中医专家)

治疗肾病综合征过程中,临床证明水肿病最怕感冒,最易受感冒引起反复。迁延日久,气血久衰,面色不荣,脸浮跗肿,按之如泥,蛋白尿很难消失。因而秉承古训,师福州地区治水肿的前辈,制定了"苏蝉六味地黄丸加减",药用怀山、熟地黄各 18 克,黄芪 15 克,玉米须 12 克,益母草、泽泻各 10 克,山萸肉、丹皮各 9 克,紫苏叶 6 克,蝉蜕 3 克,桃仁 5 粒。

蛋白尿多者,黄芪重用至 30 克;白细胞多者,加马齿苋 24 克;红细胞多者,加血余炭、炒蒲黄各 10 克;尿少者,加怀牛膝 10 克,车前子 9 克;皮肤甲错,舌质紫者,加少量大黄,以通瘀解毒。综合观察大量病例,六味地黄丸加减治疗肾病综合征,确有一定的疗效。(摘自《名医特色经验精华》第 173 页)

• 董建华(北京中医药大学教授)

余在临床治疗老年性喘咳,以加味麦味地黄丸(紫石英 15 克,麦冬、五味子、山萸肉、熟地黄、怀山药、丹皮、茯苓、泽泻各 10 克,肉桂 3~6 克),从肺肾入手。治疗老年性喘咳,甚至病史在二三十年之久,用此方纳气平喘,疗效甚佳。(摘自《名医名方录》第 1 辑,第 36 页)

• 谢昌仁(南京市中医院主任医师)

谢老临证以六味地黄丸(熟地黄、茯苓各 12 克,怀山 15 克,山茱萸、牡丹皮 6 克),加泽兰、麦冬、石斛、天花粉各 12 克,知母 10 克,鸡内金 9 克。治疗阴虚阳亢型糖尿病,获良效。(摘自《名医治病》第 142 页)

• 池绳业(名老中医)

闭经并发周期性血尿,取六味地黄丸(熟地黄、怀山各 15 克,山茱萸、牡丹皮、泽泻各 9 克,茯苓 10 克),加海螵蛸 15 克,黄柏 6 克,麦冬、牛膝、茜草根各 9 克。以达到滋肾水,清相火,通经络,调冲任,故血尿控制,经水应期来潮。(摘自《名医治病》第 338 页)

• 雍履平(安徽天长市中医院主任医师)

以六味地黄汤(生地黄、熟地黄、山萸肉、怀山药、丹皮、茯苓各 30 克,泽泻 10 克),加蔓荆子、龙齿、磁石各 30 克,生龙骨、生牡蛎各 20 克,路路通 10 克,蝉蜕 6 克,土鳖 3 克,全蝎 2 克,组成益肾调肝宁脑汤。具有益肾调肝,宁脑止鸣之功效。主治脑鸣。若如期按疗程守方,必见效果。如中青年患者亦可加龙胆草,老年加巴戟天。

余取六味地黄汤(泽泻 30 克,山萸肉 20 克,生地黄 15 克,怀山药、茯苓、丹皮各 10 克)合五苓散(猪苓 30 克,白术、桂枝各 10 克),加磁石 30 克,代赭石 20 克,川牛膝、丹参各 15 克,制半夏、天麻、炒竹茹各 10 克,组成益肾化水汤,具有益肾化水,活血止眩之功效。主治美尼尔综合征。临床时男性患者可加龙胆草清热泻火,女性患者可加墨旱莲滋阴凉肝戢火。

余取六味地黄汤(生地黄、山萸肉、怀山药、丹皮各 30 克,茯苓、泽泻各 10 克)益肾,加麦冬、五味子各 10 克,配生地黄养心;加枸杞子 10 克,配山萸肉补肝;加制南星、石菖蒲各 6 克,远志 10 克化痰;加僵蚕 10 克,全蝎、蜈蚣各 2 克,蝉蜕 6 克熄风;加生龙骨、生牡蛎各 20 克,磁石 30 克重镇安神,组成益肾稳心汤,补消兼施,标本同治,用于治疗书写痉挛症(手指挛急、手颤)效果良好。

余取六味地黄丸(熟地黄 30 克,山萸肉、怀山药各 15 克,茯苓、丹皮、泽泻各 10 克)益肾,加制南星、石菖蒲、郁金、远志化痰;加土鳖虫 3 克化瘀;加全蝎 2 克,蜈蚣 1 克,僵蚕 10 克熄风;再加磁石 30 克,生龙骨、生牡蛎各 20 克潜镇安神;甘草 10 克和之,组成益肾化痰熄风汤。主治癔症性昏厥症,可制止昏厥发作。用于临床,每获良效。

余取六味地黄丸(生地黄 30 克,山萸肉 20 克,茯苓、丹皮、泽泻各 10 克)合归脾丸(太子参 30 克,酸枣仁 20 克,当归 15 例。远志、甘草各 10 克,加龙齿、磁石各 30 克,鹿角胶、石菖蒲、川牛膝各 10 克,制南星、陈皮各 6 克,组成制恐汤。具有益气活血,祛痰制恐之功效。主治恐怖性神经症。若悸证明显且发作严重时,可暂加甘遂、白芥子以增强祛痰之力;再加珍珠母、琥珀以强化安神作用;若恐怖症明显而发作严重时,化痰酌加枳实、竹茹、生姜汁,安神可加龙骨、牡蛎;若病情稳定,亦可单用鹿角胶,酒化久服,以巩固疗效。(摘自《临证验方治疗疑难病》第 31 页、50 页、52 页、62 页、78 页)

- 高荣林(中医专家)

介绍名医尤怡用六味地黄丸的经验,治疗病种多达 10 余种。其中治疗哮喘、支气管炎,效果尤好。(摘自《北京中医》1986,(4):40)

- 钟磊(中医专家)

以六味地黄丸(熟地黄 60 克,山萸肉、怀山药各 30 克,泽泻、丹皮、茯苓各 15 克),加天花粉 40 克,石斛 15 克,砂仁 10 克。口渴明显加芦根;饥饿突出加西洋参、玄参;多尿加五味子、生地黄。治疗非胰岛素依赖性糖尿病 65 例。每日 1 剂。1 个月为 1 疗程。治疗结果:显效 30 例,有效 28 例,无效 7 例,总有效率为 89.2%。(摘自《湖北中医杂志》1992,14(2):20)

- 王彩云(中医专家)

以六味地黄丸随证加减,治疗甲状腺功能亢进31例。全部病例吸^{131}I率试验均高于正常。大多服药15～20剂。治疗结果:症状明显改善,吸^{131}I率明显下降或正常,血管杂音明显减弱或消失。(摘自《淄博医药》1987,(1):30)

• 余正中(中医专家)

以六味地黄丸(怀山药15克,熟地黄12克,丹皮、山萸肉、泽泻、茯苓各10克)加减,治疗习惯性流产55例。流血加仙鹤草15克,阿胶10克,艾叶炭30克;腰痛加杜仲、桑寄生各10克,续断15克。每日1剂,7天为1个疗程。治疗结果:痊愈40例,显效13例,无效2例。总有效率为96.4%。(摘自《陕西中医》1995,16(12):552)

• 陆尚彬(中医专家)

以六味地黄丸去丹皮(熟地黄、山萸肉、茯苓、泽泻各10克,怀山药12克),加黄芪、白术、小茴香、橘核各10克,陈皮、炙升麻各5克)为基本方。加减治疗水疝52例。治疗结果:1～3个月后,治愈31例,显效7例,有效4例,无效10例。总有效率为84%。

如阴囊肿胀硬痛加桃仁、红花。阴囊坠胀加木香,炙升麻加倍;脾虚加鸡内金、太子参。(摘自《广西中医药》1993,16(1):18)

• 李玉涛(中医专家)

以六味地黄丸(熟地黄、山萸肉、怀山药各15克,泽泻、茯苓、丹皮各6克),加黄芪30克,附子、桂枝各3克为基本方。治疗前部缺血性视神经病变39例,无阳虚体征者去附子;视乳头水肿较重者,加车前子10克。每日1剂,7剂为1个疗程,治疗2～4个疗程。治疗结果:显效22例,好转24例,无效6例。(摘自《中西医结合杂志》1990,10(10):630)

• 周桂云(中医专家)

慢性肝炎并发慢性咽炎,治疗较为棘手,单纯西药治疗欠佳。周氏以六味地黄丸去泽泻、茯苓(山萸肉、熟地黄、丹皮、怀山各12

克),加知母、黄柏各12克,玄参20克,山豆根、大青叶、牛蒡子、桔梗、生甘草各10克为基本方,加减治疗慢性肝炎并发慢性咽炎137例。咽部有溃疡可加白芍15克。治疗结果:显效78例,有效59例。(摘自《辽宁中医杂志》1995,22(6):268)

• 姬云海(中医专家)

以六味地黄丸(生地黄30克,怀山药、山萸肉各20克,泽泻、茯苓、丹皮各15克),加龙骨、牡蛎、菖蒲、五味子、当归、远志各12克,枸杞子10克组成基本方。阴虚内热加知母、黄柏;肝肾阴虚加菊花、龟板;心肾不交加黄连、肉桂;脾肾阳虚加仙灵脾、肉苁蓉;情绪激动易怒加百合、白头翁。治疗男性更年期综合征80例,每日1剂,忌烟酒辛辣、远房事。总有效率为94%。(摘自《江西中医药》1995,26(4):16)

• 何金潮(中医专家)

青年阳痿多为阴虚阳亢所致。以六味地黄丸加知母、肉桂、杜仲、何首乌为基本方。形寒肢冷,夜尿多,加淡附片少许;梦遗滑精加芡实、金樱子;眩晕甚加黄芪、枸杞子;心悸失眠加龙骨、牡蛎;潮热颧红加黄柏、龟板。治疗阳痿18例。治疗结果:痊愈12例,好转4例,无效2例。(摘自《四川中医》1995,(5):30)

• 周开达(中医专家)

以六味地黄丸加肉苁蓉、丹参、菟丝子、萆薢为基本方。肾阳虚加仙茅、锁阳、补骨脂;肾阴虚加女贞子、枸杞子、天门冬;脾胃虚弱加党参、白术;睡眠不佳加枣仁、合欢皮、夜交藤;肝郁加柴胡、白芍;湿热加苍术、黄柏。治疗不孕、不育症42例(男16例、女26例)。治疗1~2个月为1个疗程。治疗结果:痊愈12例,好转4例,无效2例。(摘自《四川中医》1995,(5):30)

• 岳美中(名老中医)

以麦味地黄汤(熟地黄12克,山萸肉、怀山药、泽泻、丹皮、茯苓、五味子、麦冬各4.5克)加枸杞子6克,菊花、补骨脂、胡桃肉各

3克。主治帕金森病颤抖证,症见手颤动不休,平举更甚,腿痿软,走路跌倒,目远模糊,头晕,后脑尤甚,舌红无苔,脉两尺虚,左关弦细。或加龙骨、巴戟天、鹿角胶,以增强敛神补肾,强壮筋骨。(摘自《岳美中医案集》)

• 陈谨(天津中医学院教授)

以六味地黄丸(生地黄20克,怀山药15克,丹皮12克,茯苓、泽泻各10克,山萸肉6克),加丹参30克,骨碎补15克,金银花12克组成"牙疼得效方"。具有养肾清肾固齿,滋阴降火。主治各种牙疼有效。服药期间应忌烟、酒辛辣等对口腔有刺激的食物。(摘自《名医名方录》第2辑,第296页)

• 刘弼臣(中医专家)

以六味地黄丸加菖蒲、郁金、丹参、黄芪、牛膝、当归、赤芍、地龙、兔脑,共研细末,每次3克,加白糖适量,白开水送服。每日2次。周岁内小儿药量减半,1年为1个疗程,亦可常年服用。治疗小儿病毒性脑炎后遗症38例,效果显著。(摘自《北京中医药大学学报》1994,17(2):54)

• 施继宗(中医专家)

以六味地黄丸加减(丹参、珍珠母各30克,牡蛎20克,白芍、茯苓各15克,川芎、菊花、刺蒺藜、麻仁、生地黄、熟地黄、丹皮、泽泻、怀山药各10克,地龙6克)。治疗帕金森病之阴虚风动者。

若喘咳加杏仁、紫菀、海浮石各10克,旋覆花6克(包);纳差加砂仁6克(后下),麦芽10克。(摘自韦辉德、唐蔚、林中昌等编者的《全国名老中医验方选集》)

(六)临床新用

• 高血压病

据《黑龙江中医药》1987年第1期)报道,方伯荣等以六味地黄丸加牛膝10克,肉桂3~5克。治疗高血压病31例,结果:服药

5~10剂,降至正常。总有效率为100%。

- 室性早搏

据(《河南中医》1987年第3期)报道,孙少曾用六味地黄丸加苦参20克,治疗室性早搏12例,其中7例症状消失。疗程最短8天,最长3个月。

- 胃癌

据(《浙江中医学院学报》1993年第6期)报道,林宝福应用六味地黄丸(熟地30克,丹皮15克,山萸肉、怀山各12克,泽泻、茯苓各10克),加鸡血藤30克,川芎、莪术各20克,天冬15克,每日1剂。治疗胃癌,近期效果明显,症状缓解,食欲增加,症状消失达80%。

- 减轻化疗毒副反应

据(《浙江中医学院学报》1992年第2期)及《中国医药学报》1992年第4期》报道,在胃癌、恶性淋巴癌化疗的同时联合应用六味地黄口服液,每次10毫升,每日3次,连服20天,可以减轻化疗药毒副反应,改善造血功能,增强机体免疫能力。

- 糖尿病

据(《云南医药》1983年第3期)报道,冯文忠以六味地黄丸治疗糖尿病20例,每日2~3次,每次10克,同时结合控制饮食。结果:临床症状消失12例,显效8例,总有效率为100%。

- 慢性肾炎

据(《中医杂志》1981年第4期)报道,江苏省中医院以六味地黄丸加枸杞子、菊花,治疗证属肝肾阴虚型之慢性肾炎8例,基本缓解6例,显效2例。

又据(《湖南医药杂志》1978年第4期)报道,骆继杰以六味地黄丸加益母草、半边莲,治疗慢性肾炎10例,急性肾炎4例,隐匿性肾炎2例,均获痊愈。

- 慢性肾功能衰竭

据(《实用中医内科杂志》1993年第3期)报道,张甲龄应用六味地黄丸重用山萸肉至120克,疗程30～60天,治疗慢性肾功能衰竭12例,结果:基本痊愈8例,显效3例,好转1例。

• 周期性麻痹

据(《中医杂志》1993年第1期)报道,姚庆云应用六味地黄丸,每日1剂,15天为1个疗程,治疗周期性麻痹58例。治愈46例,显效10例,无效2例,总有效率为96.54%。

• 妇女更年期综合征

据(《中西医结合杂志》1986年第6期)报道,巫协宁对无恶性肿瘤的子宫及附件切除后绝经、自然绝经2年以上及正处于绝经期前后有明显更年期症状的23名妇女,每日服六味地黄丸9克,早晚分服,一般用药3个月后,均有显著的改善。

• 不育症

据(《陕西中医》1983年第1期)报道,钱嘉颖以六味地黄丸加仙灵脾、海狗肾、白鲜皮为基本方。无精子者,加鹿茸;活动力低下者,加巴戟天、菟丝子、蛇床子;死精、畸形精子多者,加土茯苓、蚤休;精液中有脓细胞者,加蒲公英、龙胆草;不射精者,加鳖甲、蜈蚣、急性子。治疗男性不育症62例。结果:治愈54例,无效8例。

• 慢性前列腺炎

据(《实用中医内科杂志》1988年第1期)报道,李文甫以六味地黄丸,每日1剂,30天为1个疗程,连服1～3个疗程,同时配合热水坐浴,每日1～2次,每次15～20分钟。共治慢性前列腺炎30例,结果治愈9例,显效12例,有效7例,无效2例,总有效率为90.3%。

• 慢性喉喑

据(《黑龙江中医药》1988年第4期)报道,崔尚志用六味地黄丸,每日3次,每次10克,治疗慢性喉喑30例,病程1～3年为多见。结果:痊愈9例,有效16例,无效5例。

- 中心性浆液性脉络膜视网膜炎

据(《中国中西医结合眼科杂志》1991年第2期)报道,宋会芳以六味地黄丸加减,治疗本病42例44只眼。肝肾阴虚加枸杞子、菟丝子;兼脾虚湿盛加苍术、薏苡仁。结果:视力恢复正常37只眼,视力提高7只眼。总有效率为100%。

- 黄褐斑

据(《浙江中医学院学报》1992年第3期)报道,余士根对黄褐斑属肾阴虚者,给予六味地黄丸6克,早晚各服1次;属肝郁气滞者,给予逍遥丸6克,每日早晚各服1次;二者皆有者,早服六味地黄丸,晚服逍遥丸,15天为1个疗程,避免日晒。共治疗167例。结果:痊愈88例,有效14例,无效8例。总有效率为95%。

2. 一贯煎

《柳州医话》

(一)传统沿用

组成:北沙参、麦冬、当归、枸杞子各9克,生地黄30克,川楝子15克。

用法:水煎服,分2次服。

功效:滋阴疏肝。

主治:肝肾阴虚,肝郁气滞,郁而化火所致的胸脘胁痛,吞酸口苦,舌红少津,脉象弦细等症。

方解:本方是以滋养肝肾为主,兼疏肝理气的方法而组成。方中北沙参、麦冬、生地、当归、枸杞子的滋养肝肾,川楝子疏肝理气,使肝体得养,肝气得舒,则胁痛可除。口苦而燥是有郁火,故用川楝子以泄肝郁之火,而可达滋阴疏肝之效果。则诸症可解。

加减:大便秘结加瓜蒌仁;有虚热,或汗多,加地骨皮;舌红而干,阴亏过甚,加石斛。

(二)辨证要点

一贯煎为治疗阴虚肝郁而致的胁脘疼痛的常用方剂。临床以胁肋疼痛,吞酸吐苦,舌红少津,脉虚弦为应用要点。

本方可用于某些溃疡病及慢性肝炎的上腹痛、胁痛等,而辨证属阴虚肝郁者。

(三)使用注意

一贯煎方中滋腻之品较多,故有停痰积饮而舌苔白腻,脉沉弦者,不宜使用。

(四)名医心得荟萃

• 高忠英(北京联大中医药学院主任医师)

擅长运用一贯煎(北沙参30克,生熟地各20克,枸杞子15克,麦冬、当归各12克,川楝子10克)。

主治:肺炎恢复期,急慢性乙肝恢复期,心肌炎后期,热病后期,干燥综合征。

指征:阴虚证,症见口燥咽干,潮热盗汗,骨蒸颧红,五心烦热,舌红无苔少津,脉细数。

禁忌:里热炽盛,表邪不解及脾虚便溏者忌用,误用则滋腻恋邪。

加减:肝阴虚甚加白芍、枸杞;累及肾阴加女贞子、墨旱莲;肝肾大伤者,加阿胶、龟板;心阴虚甚加太子参、五味子;肺阴虚加川贝、百合;胃阴受损加玉竹、天花粉。(摘自《方药传真》)

• 汪达成(苏州市中医院主任医师)

擅长运用一贯煎主治慢性迁延性肝炎,肝炎后肝硬化而症见肝阴耗伤者。

指征:肝病迁延日久,舌质较红,肝区隐痛,神疲乏力,脉细数无力。

禁忌：舌苔厚腻，舌质淡红，纳谷不香，大便稀溏者不宜。

体会：慢性迁延性肝炎及肝炎后肝硬化，肝阴已有耗损者，使用本方可改善症状，增强体质，促使肝功能好转。（摘自《方药传真》）

• 张崇鄯（张家口市中医研究所主任医师）

擅长运用加减一贯煎（白薇 15～60 克，生地、麦冬各 15～30 克，沙参 10～20 克，当归 10～12 克，枸杞子 12～20 克，生甘草 10～15 克）。

主治：干燥综合征以及部分分泌腺疾病（唾液腺、泪腺等）。兼以用该方加减治疗低酸性胃炎、胃窦炎、萎缩性胃炎、肝炎综合征。

禁忌：无阴虚证候，病程尚短的实证不宜。

体会：加减一贯煎是用一贯煎原方去川楝子，加白薇、生甘草变化而来。但保留了原方滋阴养血，补肝肾的作用。加白薇、生甘草，目的是强化原方对虚热、久病郁热、伏热、毒热的清解作用，使滋阴养血与清热凉血解毒的综合功效更为突出。对退虚热，或退虚中夹实的郁热、毒热、伏热，是本方的一个突出的特点，而白薇、生甘草加入可担当此任。因此用好白薇、生甘草是用好本方的一个关键。高热时，白薇是退热的主攻手，最大量可用至 60 克，一般在 15 克左右为宜；而生甘草不低于 10 克，但也不要超过 15 克为宜，特别是久用本方时，生甘草更不宜剂量过大。（摘自《方药传真》）

• 张瑞霞（陕西中医研究院主任医师）

擅长运用一贯煎（生地 30 克，当归 15 克，沙参、麦冬、枸杞子各 12 克，川楝子 9 克）。

主治：胁痛、发热、盗汗、血证。

指征：胁痛隐隐不休，口燥咽干，腰膝酸困，潮热盗汗，神疲乏力，鼻衄，舌红少苔，脉细弱。

禁忌：肝胆湿热证，肝郁气滞证禁用。

加减：①气阴两虚见右胁隐痛，口燥咽干，身倦乏力者，加太子参、生黄芪。②阴虚内热见右胁，腰膝酸困，潮热盗汗，鼻衄，舌红少苔，脉细弱，加丹皮、栀子、连翘。③肝血不足见右胁隐痛，多梦，失眠，乏力，下肢转筋，头晕目眩，月经量少，爪甲不华加白芍、鸡血藤、桑寄生。（摘自《方药传真》）

• 谢远明（陕西中医研究所主任医师）

擅长应用一贯煎（沙参、麦冬各 30 克，枸杞子 15 克，生地黄 12 克，当归、川楝子各 10 克）。

主治：肺癌、支气管扩张、肺结核、慢性肝炎等。

指征：胸胁疼痛，咽干口燥，吞酸呕苦；疝气癥瘕，舌红少津，脉细弱或虚弦。符合肝肾阴亏，肝气不舒所致上述证候，用之必效。

禁忌：阳虚者忌用。

体会：本方重用沙参、麦冬各 30 克，意在滋补肺阴，多用于肺阴亏损所致的各种呼吸系统疾病，尤其曾治部分肺癌，其临床症状明显得到改善。（摘自《方药传真》）

• 李兴培（著名中医专家）

多年来，举凡口燥咽干，舌尖红无苔者，不论何科何系统疾患，皆投一贯煎，颇获应验。外感病，凡经调治，热虽退而阴已伤，见口唇糜烂者，每用此方，投之辄效。

多种原因所致之口疮，如单纯性口疮、复发性口疮、肿瘤化疗后口疮等，常用此方取效。

常年咳喘，肺肾阴伤，阴损及阳，尝以本方去川楝子，合玉屏风散、二陈汤，加怀山、紫菀、冬花、芦根，兼咯血者加白茅根、藕节，症状基本控制后，加蛤蚧制为蜜丸，长期服用甚效。

胁痛、鼓胀，凡属肝肾阴虚型，均用本方加减。如兼黄疸者多断为瘀黄，本方合下瘀血汤加茵陈、栀子、丹参；胁痛甚者加郁金、延胡索、香附、青皮；肝硬化腹水之肝肾阴虚型，用本方"增水行舟"

之妙,需以大剂生麦芽代川楝子为佳。

失眠之属阴虚水不济火者,本方颇效。

脏躁而见心烦口渴,悲伤欲哭,舌红无苔者,本方合百合地黄汤、百合知母汤、甘麦大枣汤治之,疗效亦可。

惟剂量应注意以下几点:①一般情况,北沙参、生地、麦冬各15克,枸杞10克,阴虚甚者前三味可加至30克。②火甚加黄连2～5克,吐衄用至10克。③气阴两虚者,北沙参用30克,再加太子参30克。只要遵循以上原则用之,鲜有投之不效者。(摘自《方药传真》)

• 茹十眉(上海中医药大学教授)

以一贯煎(北沙参、生地黄各12克,麦冬、当归、枸杞子各10克,川楝子9克)。具有滋肝润燥,养血柔肝,理气止痛之功效。是主治肝气郁结伤阴证。症见胁肋刺痛,嗳腐吞酸,口苦咽干,舌红或起刺,脉弦数。

加减方法:如口苦,加龙胆草5克;嗳酸,加左金丸3克;痛剧,加延胡索12克。(摘自《袖珍中医处方》)

• 吕秉仁(名老中医)

慢性萎缩性胃炎之属肝胃阴虚型,症见口干脘闷,嘈杂难忍,食欲不振,便干舌红,治宜柔肝滋胃,用一贯煎加炒三仙、生薏苡仁、白芍、石斛、山萸肉,以滋养肝胃之阴,平肝柔肝,相得益彰。(摘自《名医特色经验精华》第8页)

• 何任(浙江中医学院教授)

消化性溃疡在许多情况下,可归属中医肝气犯胃范畴。……临床上还往往因情志刺激和过度劳累而发作,可见其病本为肝体失涵而肝用失调。……在治疗上必须柔其体而制其刚,一贯煎为其理想方剂。

一贯煎的处方:生黄芪24克,枸杞子12克,北沙参、当归、麦冬、川楝子各9克,加绿萼梅5克,玫瑰花3克。蒲公英一味,据我临床体会,既能清热,又能养阴,也常可加入。以上方治疗肝胃阴虚,肝气犯胃型消化性溃疡,收效颇为理想。(摘自《名医特色经验精华》第14页)

• 钱英(中医专家)

慢性活动性乙型肝炎的治疗重点在于滋养肝肾,因肝藏血,肾藏精,肝肾同源,精血相生。对肝肾阴虚的慢性活动性乙型肝炎的治疗,以一贯煎加味,实不愧为治本之良策。(摘自《名医特色经验精华》第61页)

• 陈昌文(中医专家)

以一贯煎去川楝子,将熟地黄易生地黄,加龟板(先煎)、钩藤、牛膝、天麻,治疗肝阳上扰之眩晕,6剂见效。(摘自《四川中医》1985,(11):33)

• 杨红卫(中医专家)

治萎缩性胃炎以一贯煎加石斛、玉竹、白芍为主方。脾胃虚寒加公丁香;疼痛烧灼感加蒲公英、紫花地丁;肝郁气滞加广木香、柴胡、枳壳。连服2~3个月,总有效率为93.33%。(摘自《江西中医药》1995,(1):26)

• 章真如(武汉市中医院主任医师)

治疗慢性肝病阴虚型,以一贯煎加郁金、白芍化裁运用。迁延性肝炎、慢性肝炎患者,胁痛腹胀加柴胡、木香、山楂;口苦,舌赤,苔黄加丹皮、栀子;舌暗紫,脉弦涩加丹参;黄疸加茵陈;转氨酶高加五味子;肝硬化患者脾大加柴胡、鳖甲;面色黧黑,舌质暗紫加丹参、桃仁;腹胀、腹水去生地黄,加鸡内金、白茅根、蚕沙、香橼皮、沉香。(摘自《中医杂志》1985,(8):26)

• 张海峰(江西中医学院教授)

治疗肝炎转氨酶升高,属肝肾阴亏之证。以一贯煎加枸杞子30~60克;气虚者加用五味子15~30克;若属阴虚而夹湿者,加虎杖、龙胆草;使长期不降的转氨酶得到降低。(摘自《山东中医学

院学报》1987,(3):12)

• 杨林(中医专家)

以加减一贯煎,治疗放疗后致阴道干涩、疼痛、性交困难等症33例,效果显著。

基本方为:生地黄、熟地黄各30克,丹参、白花蛇舌草、半枝莲各20克,枸杞、麦冬、北沙参、山茱萸、当归各10克。

加减方法:阴痛剧加白芍;阴道出血加参三七;阴道粘连或狭窄加地鳖虫;阴虚发热加银柴胡;气虚甚者加白参;尿路感染加知母、黄柏。(摘自《浙江中医杂志》1990,(7):302)

• 丁高年(名老中医)

以一贯煎加丹参、桑椹子、青葙子为主方,治疗中心性视网膜炎,总有效率达95.5%。多数患者于服药10~15剂后,视力开始上升。

加减方法:口干、眼干涩较甚,舌红而干,加石斛、玉竹;眼胀痛去川楝子,加白芍、郁金、珍珠母;便秘加玄参、麻仁;失眠多梦加夜交藤、枣仁、生龙齿;纳差乏味加神曲、砂仁、麦芽;黄斑水肿,渗出甚者,加泽泻、茯苓或茯神、车前子;黄斑区充血或出血,加丹皮、旱莲草、三七。服30~90剂,总有效率为95.5%。

(五)临床新用

• 急慢性肝炎、肝硬化

据(《河北中医杂志》1986年第5期)报道,吴惠兰以一贯煎加郁金、白芍为主方治疗50例慢性肝炎,疗效满意。有黄疸加茵陈;纳差加山楂、鸡内金;血吸虫肝硬化脾大加柴胡、鳖甲,重用丹参;腹水腹胀加大腹皮、车前子、白茅根、枳壳;胁痛甚加延胡索。结果:显效20例,好转25例,无效5例。

• 肝炎后综合征

据(《四川中医》1988年第1期)报道,刘浩江用一贯煎加炙甘草、小麦、大枣各20克为基本方,随证加减。治疗肝炎后综合征(症见胁痛,腹胀,纳差,恶心,便溏,失眠,头晕,焦虑,乏力)49例。结果:痊愈31例,好转14例,无效4例。

- 乙型肝炎表面抗原阳性

据(《北京中医杂志》1993年第2期)报道,董明强等以一贯煎为主,随证加减,治疗表面抗原阳性患者83例,药用生地、枸杞子、钩藤各18克,女贞子、何首乌各15克,沙参、麦冬、当归、川楝子各9克。每日1剂,10天为1个疗程。一般服3～5个疗程,病程最短半年,最长5年余。结果:转阴率为53.0%,总有效率为91.6%。

- 萎缩性胃炎

据(《第四军医大学学报》1984年第2期)报道,李琪轩以一贯煎加山楂、乌梅、甘草。治疗经病理活检诊断为萎缩性胃炎患者12例,除1例无效外,治愈5例,显效6例。

又据(《四川中医》1987年第1期)报道,徐景山以一贯煎加味(白花蛇舌草50克,北沙参15克,生地、川楝子各12克,当归、麦冬、枸杞各10克)。治疗慢性胃炎45例,其中肝胃不和14例,胃阴不足者31例。结果:显效12例,有效30例,无效3例,总有效率为93.33%。

- 妊娠高血压综合征

据(《中医杂志》1983年第3期)报道,黄莉萍以一贯煎为主,加减治疗妊娠肝肾阴虚型70例,脾虚肝旺型4例。若服药后症状未见缓解甚至加重,血压突然升高者加用"止抽散"(羚羊角粉1.5克,地龙30克,天竺黄、郁金、胆南星各12克,琥珀9克,黄连10克,共研细末,装入胶囊,每日15粒,分3～4次服)。结果:显效47例,有效24例,无效3例,总有效率为95.9%。无1例发生子痫。但对消除蛋白尿不理想。

- 中心性视网膜炎

据(《山西中医》1988年第6期)报道,丁高年以生地、沙参、丹参各15克,当归、枸杞、麦冬、桑椹子、青葙子各10克,川楝子6克为基本方。口眼干涩加石斛、玉竹;眼胀痛去川楝子,加白芍、郁金、珍珠母;便秘加玄参、麻仁;失眠多梦加夜交藤、枣仁、生龙齿;纳差乏味加神曲、砂仁、麦芽;黄斑区水肿渗出甚者加泽泻、茯苓、车前子;黄斑区充血或出血加丹皮、墨旱莲、三七。治疗中心性视网膜炎45例,结果:痊愈35例,显效8例,无效2例,总有效率为95.5%。

3. 大补阴丸
《丹溪心法》

(一)传统沿用

组成:黄柏、知母各120克,熟地黄、龟板各180克,猪脊髓适量。

用法:共研细末,猪脊髓蒸熟,加炼蜜为丸,每服9克。

功效:滋阴降火。

主治:阴虚火旺证。见骨蒸潮热,盗汗,咳嗽,咳血,烦热易饥,足膝痛热,舌红少苔,尺脉细数。

方解:方中知母、黄柏苦寒,用以清泄火邪而顾护肾阴;熟地黄滋阴;龟板潜阳;猪脊髓补益精髓,是补中寓泻的方剂。

加减:本方去猪脊髓,加陈皮、白芍、锁阳、虎骨、干姜(一方有当归、牛膝)为丸,名"健步虎潜丸"。具有滋阴降火、强壮筋骨的功效。用于肝肾不足筋骨痿软,步行乏力等症。

(二)辨证要点

大补阴丸为滋阴降火的常用方。临床以骨蒸潮热,舌红少苔,尺脉数而有力为应用要点。

(三)使用注意

脾胃虚弱,食少便溏,以及火热属于实证者,不宜使用。

(四)鉴别应用

- 大补阴丸与六味地黄丸

见本节"六味地黄丸"。

- 大补阴丸与知柏地黄丸

见本节"六味地黄丸"。

(五)名医心得荟萃

- 周剑平(中医专家)

以大补阴丸(熟地黄、黄柏各15克,龟板、知母各15克)加金银花30克,荔枝核20克,猪脊髓1匙(蒸熟兑服),治疗附睾肿痛,效果良好。

加减方法:①睾丸肿大而痛者,加玄参30克,海藻15克,牡丹皮5克。②胀痛甚者,加橘核15克;微痛者,加赤芍12克,生甘草6克。③沿输精管放射至腹股沟、背下部及下腹痛者,加川楝子、延胡索各6克。④肿痛而有硬结者,加川楝子20克,海藻15克。⑤全身发热者,加败酱草30克。(摘自《浙江中医杂志》1985,20(11):22)

- 焦树德(北京中日友好医院教授)

现代医学诊断的血液病、血友病、肝脏病、脾功能亢进等病,辨证属阴虚火旺证而鼻出血、吐血、牙出血不止者,用大补阴丸加生地黄15~20克,生石膏30~40克,牛膝10克,小蓟20克,生白茅根30克,侧柏叶15克,黄芩炭10克或黑栀子6克。

如阴虚火旺、血热妄行所致的子宫出血、尿血、血淋等,用上方去牛膝、侧柏叶、黄芩炭,加桑寄生、仙鹤草各30克,泽泻20克,续断炭15～30克,茯苓15～20克,阿胶珠10克,炒白术9克。

如盗汗明显者,可酌加生牡蛎20～30克,浮小麦30克,五味子6～9克,糯稻根10～20克。

如兼有梦遗泄精,失眠健忘者,可酌加茯苓10～15克、远志10克,莲子须3～5克,金樱子10克,珍珠母30克(先煎),炒枣仁10～20克,煅龙骨15克(先煎)等。(摘自《方剂心得十讲》第56页)

• 周绍华(中医专家)

以大补阴丸合六味地黄丸加减方,药用熟地黄30克,怀山、山茱萸、炒杜仲、巴戟天、肉苁蓉、枸杞子、益母草各12克,茯苓、怀牛膝各15克,天麻10克,全蝎5克,大枣6枚。主治肝肾阴虚之原发性侧索硬化症。(摘自周慎、肖平主编的《实用神经精神科手册》)

(六)临床新用

• 肺结核大咯血

据(《新中医》1975年第4期)报道,杨瑞麟用大补阴丸加味(龟甲、侧柏叶、墨旱莲各30克,麦冬15克,生熟地各12克,牛膝、枇杷叶各9克,知母、焦栀子各6克),治疗肺结核大咯血10例。结果:9例血止,1例无效,一般服药1～2剂后获显效,再服即止。

4. 天王补心丹
《摄生秘剖》

(一)传统沿用

组成:人参、玄参、丹参、远志、桔梗、茯苓各15克,五味子、当归、天冬、麦冬、柏子仁、酸枣仁各30克,生地120克。

用法:共研细末,炼蜜为丸,朱砂9克,每次9克。亦可作汤剂,用量酌减,水煎,分2次服。

功效:滋阴清热,补心安神。

主治:阴亏血少,虚烦心悸,睡眠不安,精神衰疲,梦遗健忘,大便干燥,口舌生疮,舌红少苔,脉象细数。

方解:本方是选择多种养阴安神的药物组合而成。方中生地、玄参、天冬、麦冬等滋阴降火;丹参、当归补血养心;人参、茯苓补益心气;远志、柏子仁补养心神;酸枣仁、五味子收敛心气;桔梗引药上行;朱砂安神,合而用之,故具有滋阴清热,补心安神功效。

(二)辨证要点

天王补心丹临床运用以心悸失眠,手足心热,舌红少苔,脉细数为要点。

本方可用于神经衰弱的失眠多梦、遗精,而属于阴虚有热者。亦可用于某些心脏病心悸不眠,可缓解一些症状。

(三)使用注意

脾胃虚弱者,应当慎用,因方中寒凉滋腻之品多。朱砂为衣含汞,不宜久服。

(四)鉴别应用

- 天王补心丹与归脾汤

见本章"归脾汤"。

- 天王补心丹与炙甘草汤

见本章"炙甘草汤"。

- 天王补心丹与酸枣仁汤

二方均有安神之功,治疗心神不宁,虚烦失眠,心悸健忘等症。但二者同中有异,其鉴别点是:

前者之主治病机为肝血不足,虚热内扰,故治以养血补肝,清热除烦为主,主治心悸失眠,兼有头晕目眩,虚烦,脉弦细者。

后者之主治病机为阴亏血少,虚火内扰所致的心悸失眠,健忘,梦遗,其治疗重在滋阴养血,补心安神。

（五）名医心得荟萃

• 焦树德（北京中日友好医院教授）

我常以天王补心丹和珍珠母丸（珍珠母、当归、熟地黄、人参、枣仁、柏仁、犀角、茯神、沉香、煅龙齿）二方相合,去柏子仁、犀角、沉香、人参,加生牡蛎、白蒺藜、夜交藤等,随证出入。用于治疗西医诊断为神经衰弱,表现为失眠,心悸,性情急躁易怒,头昏晕胀,脉细弦而数,证属阴虚阳旺者,效果良好,请试用。（摘自《方剂心得十讲》第52页）

• 杨振平（中医专家）

以天王补心丹为主,治疗218例神经性血循环衰弱症（亦称心血管神经官能症）患者。口服10～15克,以早、中、晚饭前和临睡前各服1次,30天为1个疗程。治疗结果:基本痊愈145例（占66.5％）,显效70例（占32.1％）,无效3例（占1.4％）。（摘自《中医杂志》1990,(8):30）

• 奚彩崑（中医专家）

以天王补心丹,治疗阴虚型慢性迁延性肝炎34例,症见以心烦失眠为主症,或有头晕目眩,肝区隐痛,性情急躁。每日1剂,30天为1个疗程,经1～2个疗程治疗。治疗结果:痊愈29例,好转3例,无效2例,总有效率为94.1％。（摘自《上海中医药杂志》1982,(5):98）

• 彭暾（中医专家）

以天王补心丹加减（丹参30克,生地黄、柏子仁、天麦冬、太子参、玄参各20克,当归、五味子各10克,茯苓、枣仁各15克）。治疗皮肤瘙痒症（排除由黄疸、糖尿病、尿毒症等引起的）18例。服

药5～24剂。治疗结果：痊愈14例，好转2例，无效2例。(摘自《四川中医》1989,7(12):33)

(六)临床新用

- 神经衰弱

据(《江苏中医》1959年第1期)报道,马云翔以天王补心丹去人参、麦冬、丹参、桔梗,加党参、磁石、阿胶、潼蒺藜制成补心汤合剂,治疗神经衰弱76例,症见失眠,心悸烦热,神志不安,咽干口燥,健忘怔忡等。治疗结果:有效74例,无效2例,而且取效迅速、稳定。

- 狂证

据(《中华神经精神科杂志》1958年第6期)报道,郭松山以天王补心丹加生龙齿、石菖蒲、灯心。治疗狂证(精神病),经吐下后作恢复期善后处理,共治62例,多获治愈。

- 低血压

据(《四川中医》1986年第1期)报道,朱健生用天王补心丹治疗低血压,疗效显著。

- 阳痿

据(《陕西中医》1986年第1期)报道,蒋玉文以天王补心丹(生地30克,丹参12克,茯神、党参、玄参、枣仁、柏仁、天冬、麦冬、五味子、当归各9克,远志6克,桔梗5克)。口舌生疮,茎中灼痛者加竹叶、木通、朱砂;早泄遗精加金樱子、芡实。治疗阳痿37例,结果:治愈30例,好转7例。

5. 补肺阿胶汤
《小儿药证直诀》

(一)传统沿用

组成:阿胶(哈粉炒)15克,马兜铃9克,炙甘草3克,炒牛蒡子6克,杏仁9克,糯米15克。

用法:水煎,分2次服。

功效:养阴补肺,止咳止血。

主治:肺虚火盛,津液受伤所致的咳嗽气喘,咽喉干燥,痰少而嗽出不爽,或痰中带血,舌红少苔,脉象细数。

方解:本方用于肺虚火盛,津液受灼,以致呛咳气喘,咽喉干燥等症。由于久咳伤肺,肺络受损,因而痰中带血。方中阿胶养阴补肺,兼能养血止血;马兜铃清热化痰止嗽;牛蒡子宣肺利膈滑痰;杏仁下气平喘;甘草、糯米补益脾胃以助正气。

(二)辨证要点

补肺阿胶汤以风热袭肺,清肃失职,肺阴耗损,热毒未清之咳喘为宜。临床以咳嗽气喘,咽喉干燥,舌红少苔,脉浮细数为应用要点。

本方可用于肺结核或慢性支气管炎属于阴虚的久嗽、咳痰不爽或痰中带血者。

(三)使用注意

肺虚无热,或外有表寒,内有痰浊者,均非所宜。

(四)临床新用

• 感冒后咳嗽

据(《四川中医》1994年第9期)报道,王贻芳以补肺阿胶汤加味,治疗感冒后咳嗽30例,疗效满意。处方:阿胶、马兜铃、牛蒡子各10克,杏仁、甘草各6克。加桔梗10克,枳壳6克,海蛤壳20克,沙参15克,知母、瓜蒌各12克为主方。

• 燥咳

据(《陕西中医函授》1991年第6期)报道,任兴有以补肺阿胶汤(阿胶、甘草各10克,马兜铃、牛蒡子、杏仁各12克),治疗燥咳34例。感受凉燥者,加苏叶、紫菀、冬花各15克,桔梗、荆芥各10克;感受温燥者,加桑叶、栀子、黄芩各12克,梨皮15克;燥热犯肺者,加石膏、知母、鱼腥草各20克。

第四节 补阳剂

补阳剂,适用于阳虚所致的病证。但阳虚之中,有脾阳虚、心阳虚、肾阳虚的不同,这里主要介绍用于肾阳虚的方剂,其他已在温里剂中讨论过。

肾阳是先天元阳,具有温暖人体各脏的功能。肾阳充足,才能蒸水化气,温养下焦,固摄精关,故肾阳虚时,临床可见有畏寒怕冷(特别是腰以下常有冷感),腰部酸痛,腿酸发软,阳痿早泄,小便不利;或小便反多,脉细无力等症。

肾气丸
《金匮要略》

(一)传统沿用

组成:熟地黄240克,山萸肉120克,怀山药120克,泽泻、茯苓、丹皮各90克,桂枝(一般用肉桂)、炮附子各30克。

用法:研末,炼蜜为丸,每次服9~15克,每日2次。若作汤剂取 1/10 用量,水煎,分 2 次服。

功效:温补肾阳。

主治:肾阳不足证。症见腰痛足软,下半身常有冷感,小便不利或小便频数失禁,以及消渴,妇人转胞,尺脉弱小等症。

方解:本方即六味地黄丸加附子、桂枝所成。六味地黄丸滋补肾阴。在六味地黄丸的基础上加入适量的助阳药,以资鼓舞肾气。正所谓"善补阳者,必于阴中求阳,则阳得阴助,而生化无穷"。本方证皆因肾阳不足所致,如肾阳不足不能温养下焦,则腰膝酸软,下半身常有冷感。肾阳虚弱,不能化气行水,则小便不利;肾虚不能摄水,则小便反多(频数)或失禁;肾阳不足,不能蒸化津液,引起肾消,肾气不举,则易转胞等。方中附子大辛大热,为温阳诸药之首;桂枝辛甘而温,乃温通阳气要药;二药相合,补肾阳之虚,助气化之复,而温补肾阳;又重用干地黄滋阴补肾;配伍山茱萸、山药补肝脾而益精血,不仅可藉阴中求阳而增补阳之力,而且阳药得阴药之柔润则温而不燥,阴药得阳药之温通则滋而不腻,二者相得益彰。方中补阳之品药少量轻而滋阴之品药多量重,即取"少火生气"之义。再以泽泻、茯苓利水渗湿,配桂枝又善温化痰饮;丹皮苦辛而寒,擅入血分,合桂枝则可调血分之滞,三药寓泻于补,诸药合用,使肾阳振奋,气化复常,则诸症自除。故适用于肾阳不足各证。

本方配伍特点有二:一是补阳之中配伍滋阴之品,阴中求阳,使阳有所化;二是少量补阳药与大队滋阴药为伍,旨在微微生火,少火生气。由于本方功用主要在于温补肾气,且作丸内服,故名之"肾气丸"。

加减:本方加牛膝、车前子,名"济生肾气丸",用于阳虚水肿,小便不利;加鹿茸、五味子,名"十补丸",用于肾阳虚衰,精血不足证。

附方:右归丸:即肾气丸去泽泻、茯苓、丹皮,加枸杞子、菟丝子、杜仲、当归、鹿角胶而成。补肾作用更强,用于肾气不足,阳痿等症。

(二)辨证要点

金匮肾气丸为补肾助阳的常用方剂。临床以腰痛脚软,小便不利或反多,舌淡而胖,脉虚弱而尺部沉细为应用要点。

济生肾气丸可用于治疗慢性肾炎,属于阳虚水肿者;右归丸可用于阳痿(性神经衰弱)属于肾气衰弱者。

(三)使用注意

若咽干口燥,舌红少苔,属肾阴不足,虚火上炎者,不宜应用。

(四)名医心得荟萃

• 焦树德(北京中日友好医院教授)

擅长用肾气丸治疗消渴(糖尿病、尿崩症)。去附子,加五味子、玄参、天花粉,特别重用生地黄。上消及中消明显者,再加石膏30~40克,葛根10克,常常取得良效。(摘自《方剂心得十讲》第46页)

• 杜雨茂(陕西中医学院教授)

杜老认为,现代医学之高血压病多属中医之眩晕、头痛范畴。其发病多与肝、肾、脾功能失调有关。临床上以肾阴阳两虚型高血压为多见。治当用金匮肾气丸双补阴阳。如手心发热、失眠、头面烘热者,加何首乌、龟板、鳖甲、怀牛膝;妇女更年期高血压合二仙汤(仙茅、淫羊藿、巴戟天、当归、知母、黄柏)。(摘自《名医治病》第46页)

• 郭玉英(中国中医研究院西苑医院教授)

郭老认为消渴并发水肿,多为肾阳虚衰所致,治以肾气丸化裁(制附子、生地黄、益母草、车前子各30克,桂枝、山萸肉、怀山药、牡丹皮、生大黄各10克,茯苓、泽兰各15克)。治疗多有良效。

(摘自《名医治病》第 151 页)

• 雍履平(安徽天长市中医院主任医师)

下丘脑-垂体性尿崩症,属中医"上消"、"下消"范畴,现统称"尿崩症"。余以金匮肾气丸(怀山药、茯苓、熟地黄、泽泻各 30 克,制附片、肉桂、山萸肉、牡丹皮各 10 克)为框架,重用茯苓、泽泻为通用,以增强利水功能;加黄芪 15 克,益智仁、五味子、鹿角霜 30 克,以助肾阳化气生津,并透达血脑屏障而调整脑气;入石莲肉 30 克,麦冬 10 克滋益脾肺之阴,且可促使水火相交以缓解燥渴;地龙 10 克,水蛭 6 克活血化瘀,全蝎 2 克,蝉蜕 15 克通络缓痉;柴胡 10 克疏肝宣发,皆可散湿,通瘀阻,使诸气得以正常运行而尿崩停止。(摘自《临证验方治疗疑难病》第 151 页)

• 朱南山(近代中医学家)

治锦丝带方,用金匮肾气丸加狗脊、菟丝子。本方用熟地黄 12 克,怀山药、山萸肉、白茯苓各 9 克,泽泻、丹皮各 6 克,附子 5 克,肉桂 3 克,再加狗脊、菟丝子各 9 克。

锦丝带是带下的一种,形状如丝,短至 1 寸,长至尺余,一条条如锦带,晶莹雪白,闪闪反光,有韧性,可以拉长而不折断,患者常伴有小腹虚冷、腰酸等症,日久兼见腹痛,婚后往往不能受孕。此症历来妇科书中未见记述,但临床中常有发现。先君(朱小南称其父南山先生)认为本症系肾气虚寒,冲任衰弱而引起,用上方治疗,颇验。(摘自《近代中医流派经验选集》第 74 页)

• 李昌源(贵阳中医学院教授)

脑萎缩的治疗总则不离补肾填髓,健脾益气,温肾扶阳。方选金匮肾气丸加减,药用熟地黄、怀山药、枸杞子、丹参、益智仁、菟丝子各 20 克,茯苓、山萸肉、郁金、仙灵脾各 10 克,附子、牡丹皮各 6 克,肉桂 3 克。(摘自《名医治病》第 194 页)

• 张琪(黑龙江中医学院教授)

以金匮肾气丸(熟地黄 25 克,山萸肉、怀山药各 12 克,茯苓、泽泻、丹皮、肉桂、附子各10克),加菟丝子、鹿鞭、红参各12克,仙灵脾、仙茅、枸杞子、知母、黄柏、肉苁蓉、巴戟天各10克,组成"补肾助阳丸"。具有滋补肝肾,平调阴阳之功效。主治肾虚、精气不足之阳痿。(摘自《首批国家级名老中医效验秘方精选》第395页)

• 干祖望(著名中医专家)

以金匮肾气丸合桂枝汤,治疗肾阳虚所致的过敏性鼻炎,可获佳效。(摘自《江苏中医杂志》1983,(5):9)

• 马骥(中医专家)

以金匮肾气丸化裁的"离明肾气汤"(制附子10~25克,桂枝15~20克,生地黄15克,山萸肉12克,炒怀山药15~25克,炒白术15克,白茯苓、车前子、生黄芪各25~50克,泽泻、巴戟天各20克)。主治慢性肾炎(属脾肾阳虚,水湿泛滥证)。若腹水阴肿,肿势较甚,去地黄、山萸肉,合"牡蛎泽泻散"加减;或服"利水胶囊";也可加地肤子、郁李仁、大腹皮,以逐水湿;若气短、胸闷不得卧,乃水湿犯肺,合葶苈大枣泻肺汤,以泻肺利水;若呕恶不食,湿浊内盛,加半夏、藿香、佩兰,以化浊降逆;若水肿反复发作,舌质紫淡,加丹参、桃仁、益母草、泽兰叶,以化瘀利水。(摘自杨思澍《中国现代名医验方荟海》)

• 章真如(中医专家)

以金匮肾气丸(熟附子、桂枝各8克,生熟地、山萸肉各15克,茯苓、丹皮、泽泻各10克,怀山药20克),加白茅根30克,黄芪20克,苍术15克,牛膝10克。具有温肾利水,益气养阴之功效。主治糖尿病肾病水肿。

若伴五更泄泻或下利清谷,日行数次,加服四神丸;若感染外邪,肺失宣肃,治节无权而见水肿难退,宜合玉屏风散,加防己、赤小豆;若血糖增高,潜在阴虚之象,宜常用六味地黄丸(汤)加黄芪20克,苍术、黄精、玉竹、沙参各15克,天花粉、石斛各10克,以补肾润肺养胃,以控制血糖、尿糖,改善肾小球滤过功能。(摘自《甘

肃中医》1994,(2):11)

• 袁尊山(中医专家)

以加减肾气丸(怀山药20克,熟地黄、枸杞子、仙灵脾、茯苓、白芍各15克,山萸肉、泽泻、桂枝各10克,巴戟天6～12克,炙甘草6克)。主治病毒性脑炎之心肾阳虚者。(摘自何清湖、周慎主编的《千病诊疗要览》)

• 王明辉(中医专家)

以金匮肾气丸加减(怀山药15克,桂枝、茯苓、胡芦巴各12克,熟地黄16克,女贞子、小茴香各9克,甘草6克,熟附子1.5克,生姜3片)。治疗肾阳衰微型缩阳症,见周身寒战,少腹拘急疼痛,阴茎内缩,全身颤抖,面色晦暗,四肢冰凉,口不渴,食纳少,小便清长,舌淡红,苔薄白,脉沉细而弱。如少腹疼痛甚加荔枝核、台乌药各9克。(摘自《湖南中医杂志》1994,10(5):19)

• 谢海洲(名老中医)

我针对肾气丸的主治证肾阳不足,应用于老年人的多种疾病,均取得一定疗效,如高血压病、糖尿病、慢性前列腺炎、慢性支气管炎、冠心病、窦性心动过速、单纯肥胖病等,对老年人改善视听也有一定效果,但需长期服药。

服肾上腺皮质激素(如泼尼松)日久可引起并发症,如精神异常、眩晕、虚肥胖、多汗等,经此方一段时间的治疗,可以有所好转。以此方加味也可用于老年妇女经水复来;济生肾气丸为本方加车前子、牛膝而成,可用于高血压眩晕、慢性肾炎水肿、慢性前列腺炎、肝硬化腹水、肺结核等。(摘自《谢海洲临床经验辑要》第321页)

• 日·斯田早百合(日本汉医学家)

以八味地黄丸治疗伴有垂体微小腺瘤的高催乳素血症不孕妇女,可使其怀孕。(摘自怡悦翻译的《国外医学中医中药分册》1991,13(5):35)

- 日·西泽芳男(日本汉医学家)

以金匮肾气丸治疗阳痿37例(其中精神因素的22例,性感缺乏的15例)。每日服2次,每次6克,连服4周。治愈16例。

又以金匮肾气丸加人参汤,治疗男性不育症10例。年龄28～36岁,精液量、精子数量、精子活动率均低于正常。治疗结果:有明显增加精子数量之功。(摘自俊杰、胡国庆翻译的《国外医学中医中药分册》1995,(1):46～47页)

- 日·森明仁(日本汉医学家)

对51例精子缺乏症(精子浓度$<40×10^6$毫升,精子运动率$<50\%$),投以八味地黄丸7.5克/日。治疗结果:11例(21.6%)确认妊娠,其中80%为服药3个月内妊娠。在配偶人工授精、体外受精及胚胎转运不能获得充分满意效果的情况下,短期试用无不良反应的八味地黄丸有一定价值。(摘自钟析翻译的《国外医学中医中药分册》1991,13(1):45)

- 日·会田靖夫(日本汉医学家)

以金匮肾气丸治疗虚证型的慢性前列腺炎,有一定的疗效。(摘自泰剑影翻译的《国外医学中医中药分册》1984,(3):11)

- 日·大塚敬节(日本汉医学家)

应用金匮肾气丸之患者,即有一般疲劳倦怠感甚强,但胃肠健全无下痢及呕吐。有的小便不利;有的频数多尿;虽手足易冷却常有烦热;有时舌呈干燥状、乳头消失发红,自觉口渴。脉有芤脉、弦脉,但微弱或频数者概不用之。复诊时有的脐下软弱无力;有的腹下部腹直肌拘挛坚硬有拘急症状。服本方后往往有食欲减退,此乃不适应该症,应改用他方。本方一般较少用于幼年及青年者,而在中年后,尤其在老年应用之机会较多。此方常用于老年人腰痛、糖尿病、慢性肾炎、萎缩肾、脑出血、动脉硬化症、膀胱炎、阴痿、脚气、妇人产后或妇科手术后发生尿闭等。此外女子带下多者有时宜用之。(摘自《汉方诊疗实际》)

• 王乐善(辽宁中医学院附院主任医师)

擅长运用肾气丸(熟地 20 克,山萸肉、怀山药、丹皮、茯苓、泽泻、肉桂各 15 克,附子 5 克),治疗腰痛、尿频、肾结石、前列腺炎。

指征:肾虚腰酸腿软,下肢无力。

禁忌:肝阳上亢证不宜使用。

按语:治肾结石须加琥珀、海金沙。

• 李莹(吉林省中医研究所主任医师)

擅长以肾气丸(熟地 40 克,山萸肉、怀山药、泽泻各 20 克,茯苓、丹皮各 15 克,桂枝 10 克,附子 5 克),治疗肾阳不足证之各种疾病,如慢性肾炎、尿崩症、甲状腺功能低下。

指征:腰痛脚软,下半身常有冷感,少腹拘紧,小便不利或反多,舌红苔薄,舌体胖,脉沉细。

禁忌:虚火上炎者(舌红少苔,咽干口燥)忌用。

• 潘星北(贵州中医学院主任医师)

擅长以肾气丸(生地、怀山药、丹皮各 30 克,茯苓 15 克,泽泻、山萸肉各 10 克,附子 5 克,肉桂 3 克),治疗相火不足,见腰痛肢冷,尿多,虚羸少气。

指征:肾阳虚,症见腰酸痛,尿多,易感冒,老年人畏寒易感冒者,有良效。

体会:我年已 83 岁,有阳虚畏寒,常流清涕,服金匮肾气丸,屡服屡效。说明肾气丸有防感冒、鼻炎之功。

• 农芳(中医专家)

以金匮肾气丸加减,改为汤剂(附子 15 克,肉桂、桃仁各 10 克,熟地黄、丹皮、泽泻、红花各 6 克),治疗前列腺肥大 10 例。若合并感染,加金钱草 30 克,焦黄柏 15 克;纳差、脾胃呆滞,加砂仁或六君子汤。治疗结果:10 例中有 9 例排尿通畅,水肿等症状消失而痊愈,无效 1 例。(摘自《云南中医杂志》1994,15(5):13)

• 马新生(中医专家)

以金匮肾气汤（肉桂6克，熟地黄30克，怀山药、山萸肉各12克，茯苓、丹皮、制附片各10克）去泽泻。加减治疗男性乳房发育症（乳癖）32例。若乳房胀痛明显加香附、川楝子、郁金，以理气疏肝止痛；肿块较大、质硬者，加夏枯草、浙贝母、玄参，以化痰软坚散结；腰膝酸软，阳事不举者，加鹿角霜、续断、桑寄生，以温阳补肾；食欲不佳，舌苔厚腻者，加砂仁、神曲、槟榔以醒脾。每日1剂，20天为1个疗程。3个疗程观察结果：显效23例，好转7例，无效2例。总有效率为93.7%。（摘自《新中医》1994,（2）：31）

• 日·土方康世（日本汉医学家）

以八味地黄丸为主方，治疗肾病综合征11例（其中成人8例，小儿3例）。治疗结果：显效5例，有效5例，1例疗效不能判定。（摘自同心翻译的《国外医学中医中药分册》1995,17（4）：25）

• 雍履平（安徽天长市中医院主任医师）

余取济生肾气丸去桂附（车前子、怀山药各30克，泽泻20克，熟地黄、山萸肉、茯苓、丹皮、川牛膝各10克），加桃仁、红花各10克，以活血化瘀；石决明15克，蒙花、谷精草各10克，以清肝润肝，祛风凉血明目。全方具有活血化瘀，滋肾明目之功效。主治中心性浆液性脉络膜视网膜病变（属中医"视瞻昏渺"、"视直如曲"、"视物变形"、"视物变色"范畴）。（摘自《临证验方治疗疑难病》第565页）

• 焦树德（北京中日友好医院教授）

我用济生肾气丸加减，治疗老年男性前列腺肥大，小便不利，属肾阳虚者，每收满意效果。（摘自《方剂心得十讲》）

• 岳美中（名老中医）

前列腺炎，肾脉虚数，舌根发白的慢性病也可用济生肾气丸作汤剂常服。岳老曾治疗1例前列腺肥大并有前列腺炎的老年病人（72岁），尿流分叉或细，不易排出，用济生肾气汤1个月余。排尿基本正常。（摘自《岳美中老中医治疗老年病的经验》第31页）。

• 徐朝强(中医专家)

小儿缩阳症,方取《《沈氏尊生书》》十补丸加减(熟附子6克,胡芦巴、补骨脂、巴戟天、川楝子、延胡索、木香、小茴香各5克,肉桂、吴茱萸各4克),可取效。(摘自《江西中医药》1986,(6):27)

(五)临床新用

• 腰痛

据(《国外医学中医中药分册》1981年第3期)报道,以肾气丸浸膏颗粒,每次2.5克,每日2次,连服2~8周,治疗12例腰痛持续2周以上并有运动限制的患者,结果:显效1例,有效9例,无效2例。

• 阳虚头痛

据(《湖南中医杂志》1986年第6期)报道,兰明寿以肾气丸加鹿角、磁石各15克,枸杞子、菟丝子各10克为基本方。畏寒肢冷者加桂枝;眉棱骨痛加白芷;便溏加干姜;头跳痛加黄芪。治疗阳虚头痛48例,病程半年至30年,结果:痊愈38例,好转4例,无效6例,总有效率为88.4%。

• 复发性口腔溃疡

据(《山东中医杂志》1993年第2期)报道,魏修华等,用肾气丸治疗复发性口腔溃疡60例,每日3次,每次2丸。如兼有上焦实热者,饭后加服石膏、白茅根各30克,玄参10克,生甘草6克。结果:全部病例均于4日内治愈。

• 功能性子宫出血

据(《陕西中医函授》1987年第3期)报道,吴汉荣以肾气丸为基本方。肾虚加鹿角霜、巴戟天、枸杞子;阴虚血热加女贞子、旱莲草、茜草根;肾虚挟瘀加丹参、蒲黄、五灵脂;脾肾两虚加参术芪;肾虚挟肝郁加柴胡、香附、白芍、合欢皮。治疗功能性子宫出血50例,结果:治愈26例,显效22例,无效2例。

第十四章 开窍剂

凡以芳香走窜为主要组成部分,具有开窍醒脑作用,治疗窍闭神昏的一类方剂,称为开窍剂。

窍闭神昏的病症有热闭与寒闭的不同,因此,开窍剂也有凉开和温开两种。

第一节 凉开剂

凉开剂具有清心醒脑,解毒镇痉的作用,适用于温热病毒,内陷心包;或痰热内闭。症见高热神昏,谵语狂妄,角弓反张,痰盛气粗,甚至惊厥等热闭证候。

1. 牛黄清心丸
《痘疹世医心法》

(一)传统沿用

组成:牛黄 0.75 克,黄连 15 克,黄芩、栀子各 9 克,郁金 6 克,朱砂 4.5 克。

用法:共研细末,炼蜜为丸,每丸重 3 克,每服 1 丸,日服 1~2 次,开水化服。

功效:清热解毒,开窍安神。

主治：温邪内陷，热入心包。症见神昏谵语，高热，烦躁不安等，以及小儿急惊风，中风窍闭等。

方解：方中牛黄清心解毒豁痰开窍；黄连、黄芩、栀子清热泻火；郁金配牛黄解郁开窍；朱砂镇心安神。诸药配合，故具清热解毒，开窍安神功效，为温热病邪内陷心包的常用方。

按：目前市售的牛黄丸有三种：一种是"万氏牛黄丸"，即本品。一种是"安宫牛黄丸"，在本方的基础上加犀角、雄黄、麝香、冰片、珍珠。主治相同，而疗效更好。一种是"《局方》牛黄丸"，又名"牛黄镇惊丸"，由天麻、党参、羌活、细辛、白术、桔梗、防风、钩藤、荆芥、枣仁、川芎、茯苓、石菖蒲、胆南星、远志、僵蚕、全蝎、乌梢蛇、半夏、甘草、沉香、天竺黄、川乌、琥珀、牛黄、麝香、冰片、朱砂、雄黄等组成。主治相同，但药偏温燥，故热毒重者不宜用。

（二）辨证要点

牛黄清心丸用于温病热陷心包证，及小儿高热惊厥，临床以高热烦躁，神昏惊厥，舌质红绛，脉弦数为应用要点。

本方可用于乙型脑炎、流行性脑脊髓膜炎以及其他因高热引发的脑膜刺激症状，属于热入心包的证候。

（三）使用注意

本方只适用于痰热壅盛，邪盛气实的闭证，故脱证禁用。因方内多苦寒药，当中病即止，不宜久服。

（四）临床新用

• 麻疹后并发支气管肺炎

据《上海中医药杂志》1959年第3期）报道，上海二医院，使用中西结合抢救麻疹后并发支气管肺炎。对其中昏迷者10例，采用开窍清脑治法，以万氏牛黄清心丸，能迅速好转而痊愈。

2. 至宝丹
《太平惠民和剂局方》

（一）传统沿用

组成：乌犀屑、玳瑁、琥珀、朱砂、雄黄各30克，冰片、麝香各0.3克，牛黄15克，安息香4.5克，金箔、银箔各50克（半入药、半为衣）。

用法：将乌犀、玳瑁研为细末，入余药研匀，将安息香膏煮烊，入诸药中，可加入熟蜜少许和合成剂，旋丸，每丸重3克，每服1丸，小儿酌减，研碎开水和服。

功效：开窍安神，清热解毒。

主治：痰热内闭心包者，症见神昏谵语，身热烦躁，痰盛气粗，惊厥抽搐，舌赤苔黄等，中暑、中风、温病以及小儿急惊风属于痰热内闭者。

方解：神昏谵语、惊厥抽搐，皆因痰热内闭，瘀阻心窍所致。方中麝香芳香开窍醒神；牛黄豁痰开窍，合犀角清心凉血解毒，安息香、冰片辟秽化浊，芳香开窍，与麝香同用，为治窍闭神昏之要品；玳瑁清热解毒，镇惊安神，雄黄助牛黄豁痰解毒；琥珀助麝香通络散瘀而通心窍之瘀阻，并合朱砂镇心安神。金银二箔，意在加强琥珀、朱砂重镇安神之力。诸药成方，功能开窍，化浊，祛痰，清热，解毒。

本方配伍特点：一是于化浊开窍，清热解毒之中兼能通络散瘀，镇心安神；二是化浊开窍为主，清热解毒为辅。

（二）辨证要点

至宝丹常作为急救药使用，适用于痰热内阻心包证。临床以神昏谵语，身热烦躁，痰盛气粗为应用要点。

本方可用于乙型脑炎、流行性脑脊髓膜炎、斑疹伤寒等急性热病出现脑膜刺激征,属于热邪内陷的证候。

(三)使用注意

孕妇慎用。阳盛阴虚之神昏谵语者不宜,以免耗液劫阴。对温病后期,阴液耗竭以及阳亢风动所引起的高热、神昏惊厥应慎用。

(四)临床新用

• 流行性乙型脑炎

据(《中医杂志》1959年第8期)报道,南京市乙型脑炎中医治疗组,用至宝丹治疗乙型脑炎84例,对其中发热较轻而抽搐较重者,效果显著。

又据(《福建中医药》1957年第8期)报道,陈文英等用至宝丹治疗流行性乙型脑炎73例,对其中典型病例之极重型与暴发型病例之惊厥型,选用至宝丹治疗,取得一定效果。

• 百日咳并发脑膜脑炎

据(《福建中医药》1958年第8期)报道,陈文英用中西医结合方法治疗百日咳并发脑膜脑炎9例,对其中神昏不语,痰闭脉弱者加用《局方》至宝丹,取得较好疗效。

3. 紫雪丹
《太平惠民和剂局方》

(一)传统沿用

组成:寒水石、滑石、石膏、磁石、羚羊角、犀角、青木香、沉香、丁香、玄参、升麻、甘草、芒硝、硝石、麝香、朱砂。

用法:已有成药,制法从略。用量每次1.5~3克。

功效:清热开窍,熄风镇痉。

主治:热邪内陷心包。症见壮热烦躁,昏狂谵语,甚则惊厥,口渴唇焦,尿赤便秘以及小儿热甚引发惊痫等症。

方解:本方证因温病邪热炽盛,内闭心包,引动肝风所致。既有热闭心包,又见热盛动风,故治以清热开窍、熄风镇痉。方中犀角功专清心凉血解毒,羚羊角长于凉肝熄风止痉,麝香芳香开窍醒神,三药合用,是为清心凉肝,开窍熄风的常用组合,针对高热、神昏、痉厥等主证而设;生石膏、寒水石、滑石清热泻火,滑石且可导热从小便而出;玄参、升麻清热解毒,其中玄参尚能养阴生津,升麻又可清热透邪;佐以木香、丁香、沉香行气通窍;朱砂、磁石重镇安神,朱砂并能清心解毒,磁石又能潜镇肝阳;更用朴硝、硝石泄热散结以"釜底抽薪",可使邪热从肠腑下泄;炙甘草益气安中,调和诸药,诸药合用,心肝并治,可见清热开窍之中兼具熄风止痉之效,既开上窍,又通下窍,彰显本方配伍特点。

(二)辨证要点

紫雪丹为清热开窍镇痉的常用方剂。临床以高热烦躁,神昏谵语,惊厥,便秘,舌红绛苔干黄,脉数有力为应用要点。

本方可用于急性热病发疹性疾患,如斑疹伤寒,麻疹及急性热病而引发的脑膜刺激征,属于热邪内陷心包的证候。

(三)使用注意

脱证、虚风内动证、小儿慢惊风不使用。气虚体弱者慎用,孕妇忌用。不宜过量服用,中病即止。服药期间,忌食辛辣油腻。

(四)名医心得荟萃

• **朱南山**(近代中医学家)

局方紫雪丹原治温病热盛,神昏谵语,唇焦齿燥的实证。朱氏灵活运用于肝火上燔的吐血、出血而获良效。我（朱南山之子朱小南自称）继承这种经验，治疗肺痈、高热咯血不止，服紫雪丹后血亦渐停，如响斯应。（摘自《近代中医流派经验选集》第72页）

• 黄耀人（名老中医）

大叶性肺炎的病机为热邪犯肺，肺气闭郁，腑气不通。肺与大肠相表里，上闭下塞，单用宣肺泄热，解毒化痰之剂难以奏效。当取紫雪丹开闭通窍，肺气开，腑气通，方可获效而愈。

肠梗阻未至耗液伤阴者，单用紫雪丹即可奏效。因紫雪丹内有四香、五石、升麻、羚羊角等，具芳香解毒，宣通窍道，泻火散结，升降阴阳之作用。窍道一开，升降复常；腑气一通，大便自解。病能自愈。

鼻咽癌，以升麻解毒汤加紫雪丹（升麻30克，玄参24克，沙参、芡实各18克，天花粉9克，甘草、紫雪丹各3克）。另用冰硼散合珍珠粉6克，分次吹入鼻咽部。（摘自《名医治病》第8页、265页、524页）

（五）临床新用

• 急性扁桃体炎

据（《中华耳鼻喉科杂志》1960年第3期）报道，杨硕公用紫雪丹治疗急性扁桃体炎20例。成人每日1.8～2.7克，小儿酌减，全部治愈。

• 高热

据（《河北中医》1991年第4期）报道，文益华以紫雪丹敷脐治疗小儿高热均在38.5℃以上者100例，风热型、风寒型、外感夹食滞型高热合计共200例，以紫雪丹半瓶填于脐中，胶布固定，只用药1次，在1天内降至正常者180例。

• 精神分裂症

据（《湖北中医杂志》1982年第2期）报道，陈禄兴用紫雪丹治疗精神分裂症 5 例,均为大量氯丙嗪治疗欠佳者,改用紫雪丹后,全部治愈。出院 2 年后随访均未复发。

第二节 温开剂

温开剂具有温通气机,开窍解郁的作用,适用于中风、痰厥、气厥的突然昏倒,口噤神昏,苔白脉迟。属于寒邪湿痰气闭的寒闭证候。

苏合香丸
《太平惠民和剂局方》

(一)传统沿用

组成:白术、朱砂、诃子肉、麝香、香附、丁香、荜拨、檀香、青木香、安息香、沉香、犀角各 60 克,乳香(原名熏陆香)、苏合香、冰片各 15 克。

用法:共研细末,入安息香,用高粱酒、炼蜜为丸,每丸重 3 克,朱砂为衣,蜡壳封固,每服 1 粒,开水化服。

功效:温中祛寒,行气解郁,开窍醒脑。

主治:中寒气闭证。心腹绞痛,欲吐泻不得,甚则昏厥;或中风突然昏倒不语,牙关紧闭,不省人事;或痰壅气闭,苔白,脉沉等寒闭证候。

方解:方中苏合香、安息香、麝香、冰片均能通窍醒脑,香附、丁香、木香、沉香、檀香、熏陆香均能行气降逆,宣畅气机,温中散寒;荜拨配合诸香,增强温中祛寒,行气开郁的作用;朱砂、犀角镇心安神;白术补益中气;诃子肉收敛,以防诸香窜散太过,耗伤正气。诸药配伍,功专温开,适用于闭证属于寒者。

所谓"闭证",是与"脱证"相对而言。闭证的特征是:气粗声长,牙关紧闭,两手握固,脉实有力,属于实证。脱证的特征是:声短气微,口开手撒,目合自汗,遗尿,脉细欲绝,属于虚证。而在闭证之中,又有寒热之分:面青或白,厥逆,脉迟者属寒;面赤唇焦,强直,烦渴,小便赤,脉数者属热。本方只适于闭证的寒证,而不宜于热证和脱证。

苏合香丸属于"温开"之剂,治疗痰浊蒙蔽,气机闭塞而见上述证候者,与牛黄丸、至宝丹、紫雪丹等凉开方剂作用不同,临床使用时必须明辨。

（二）辨证要点

本方为温开剂的代表方,主要用于寒邪、秽浊或气郁闭阻气机,蒙蔽清窍之证。临床以突然昏倒,不省人事,牙关紧闭,苔白,脉迟为应用之要点。

（三）使用注意

本方辛香走窜,不可过量使用,孕妇慎用。脱证、热闭证忌用。

（四）鉴别应用

• 苏合香丸与安宫牛黄丸、至宝丹、紫雪丹

均属芳香开窍剂,都可用于中风等,凡见有猝然昏倒,不省人事者。但四方同中有异,其施治鉴别点是:

苏合香丸集众多辛温香散之品于一方,以开窍行气为主,为温开窍之代表方剂,主治寒邪或秽浊闭阻气机之证。

而安宫牛黄丸、至宝丹、紫雪丹均以寒凉清热药与芳香开窍药配伍组方,清热兼以开窍,为凉开剂之代表方剂。主治温热之邪内陷心包或痰热内闭之热闭证。

(五)临床新用

• 嗜睡

据(《上海中医药杂志》1987年第7期)报道,某女38岁,半年来嗜睡,无力,难以胜任工作,每晚沉睡12小时,白天仍极易入睡,尤以午饭后为甚,常碗未离手已入梦乡,难以唤醒,体胖,胸闷喜叹,舌质淡胖,苔白腻,脉濡。诊为痰湿蒙蔽心窍,心阳失展,治宜开闭宣窍,化痰温阳,用苏合香丸,早晚各服1粒,并以温胆汤加减治疗,7天后诸症消失。

• 阴缩

据(《辽宁中医杂志》1988年第1期)报道,某男46岁,突感阴部抽吸样疼痛,逐渐加重,痛声不绝,精神恐慌,面色苍白,头汗,手足冰凉,阴茎缩小仅寸许,每收缩1次,病人即呼痛1次,诊为阴缩,急予苏合香丸1粒吞服。5分钟后抽搐停止,次日续服1粒,痊愈。

• 呃逆

据(《辽宁中医杂志》1990年第2期)报道,某男48岁,近日突然呃逆伴恶心呕吐,晚上呃逆频作,胸中满闷,呼吸困难,有窒息感,四肢不温,舌苔薄白,脉沉弦。证属寒邪阻遏,肺胃之气失降。治当温中散寒,理气止呃。投苏合香丸,每服1粒,日服3次,共服15丸而痊愈。

• 双眼挤动症

据(《辽宁中医杂志》1990年第2期)报道,某孩12岁,双眼挤动已3年,辨证为风寒外袭证,胞络闭阻所致。治当祛风散寒,温经通络。投苏合香丸10粒,每日服2~3粒,并以菊花10克,荆芥穗5克,水煎送服,连服9日痊愈。以六味地黄丸5粒善后。

• 三叉神经痛

据(《辽宁中医杂志》1990年第2期)报道,某男56岁,左侧偏头痛,连及左侧面颊部,呈阵发性刀割样痛,诊为三叉神经痛,屡治无效。取苏合香丸,每次1粒,日服2次,5日痊愈。

• 流行性乙型脑炎

据(《天津医药》1990年第7期)报道,何世英等对重症单纯性流行性乙型脑炎15例中之神昏,痰鸣,苔白腻者,予以温开法,用苏合香丸取得较好疗效。

• 心绞痛

据(《医药工业》1973年第5期)报道,以冠心苏合丸治疗冠心病和风心瓣膜病引起的心绞痛,平均有效率为91.5%和93%。

• 面瘫

据(《新疆中医药》1997年第2期)报道,潘进财以苏合香丸,每次6克,每日2次,治疗面瘫23例,结果:痊愈18例,有效4例,无效1例。

• 过敏性鼻炎

据(《吉林中医药》1986年第6期)报道,奚忠贞以苏合香丸治疗过敏性鼻炎68例,均获良效。

第十五章　镇静安神剂

凡具有镇静安神作用,适用于惊狂、失眠、心悸、怔忡等病症的方剂,称为镇静安神方剂。

1. 朱砂安神丸
《兰室秘藏》

(一)传统沿用

组成:朱砂 3 克,黄连 4.5 克,生地黄、酒当归身、炙甘草各 1.5 克。

用法:除朱砂水飞外,余四味研细末,同和匀,汤浸蒸饼为丸,如黍米大,每服 15 丸,每晚临睡前,温开水送服。

功效:镇心安神,养阴清热。

主治:心烦不安,胸中懊侬,惊悸失眠等症。

方解:方中朱砂镇心安神;黄连直泻心火;生地、当归补血养心;甘草缓急。合而用之,具有镇心安神,养血清热功效。适用于心火上炎,阴血被灼,导致心神不安,惊悸不寐的证候。

(二)辨证要点

朱砂安神丸为治疗心火上炎,阴血不足,以致心神烦乱,怔忡失眠之良方,临床以惊悸失眠,舌尖红,脉细数为应用要点。

本方可用于神经衰弱的失眠症,属于心火偏盛者。

(三)使用注意

本方朱砂含硫化汞,不宜多服或久服,以防造成汞中毒。

(四)鉴别应用

• 朱砂安神丸与生铁落饮

二方均有重镇安神之功效。主治心神不安证,但二方同中有异,其鉴别点是:

前者是以重镇安神药朱砂与清心养阴药黄连、生地、当归等配伍组方而成,以使心火不亢,阴血上承,神志安定。故适用于心火上炎,灼伤阴血之心烦不安、失眠诸症。

后者以镇心安神药生铁落、朱砂与涤痰药胆南星、贝母、橘红、菖蒲、远志、钩藤以及滋阴清热药天冬、麦冬、玄参和清心泻火药连翘、丹参等配伍组方而成。使涤痰窍开,火清神宁,故适用于痰火上扰之躁狂。

(五)临床新用

• 早搏

据(《河北中医》1993年第4期)报道,孙国等以朱砂安神丸为主,治疗心脏过早搏动54例,每次1丸,每日2次。气虚血亏者加服生脉饮;心血瘀阻证加服复方丹参片,一周后作心电图检查,结果显示:显效26例,有效22例,无效6例。

• 失眠

据《历代名方精编》报道,某患者,心烦,心悸,失眠,面色偏红,舌尖红,苔薄黄,脉数大。此属心火上炎,阴血亏损,治宜清心养阴,标本兼顾。方用生地15克,朱茯神12克,当归、白芍各9克,黄连3克,生甘草4克,灯芯3束,朱砂1克(分二次冲服),

服 4 剂,诸症悉退。

• 夜游症

据(《中医杂志》1981 年第 11 期)报道,某学生,14 岁,每于睡梦中惊起,启门而出,跌扑于田野荒丘,仍然沉睡,夜卧而出并不自知。方用生地 60 克,煅磁石、当归各 30 克,黄连、建曲各 30 克,甘草 15 克,为蜜丸,服完二料后,其病竟愈。

• 盗汗症

据(《河南中医》1983 年第 1 期)报道,患者自述出汗,夜半尤甚,睡眠不安,多梦,胸中烦热,口干口渴,舌质红少苔,脉细数。证属心火偏亢,心阴不足,迫液外出。治以清心养阴,镇心安神,用朱砂安神丸,每服 9 克,每日 3 次,早晚加服栀子 10 克,煎水送服,服药 5 剂后痊愈。

• 舌体灼热症

据(《四川中医》1986 年第 9 期)报道,某患者自感舌体如火燎,昼重夜轻,口干苦,喜张口呼吸及含漱冷水,鼻尖稍红,苔薄黄,脉弦数。治以滋阴清热,养心安神。药用生地黄 30 克,当归 12 克,生甘草、竹叶芯各 10 克,黄连 9 克,朱砂 2 克(分冲),服 4 剂后,舌体灼热消退。

• 经期发狂

据(《四川中医》1986 年第 9 期)报道,某女 15 岁,每于经前数天感发热,失眠,口干口苦,时鼻出血,行经时,心烦躁扰,兴奋多言,詈骂家人,经净后如常人。以生地 30 克,黄连 20 克,栀子 18 克,当归 12 克,生甘草 10 克,朱砂 2 克(分二次冲服),服 4 剂后,改为每月经前服 4 剂,连服 3 个月,狂病得安。

• 产后发热

据(《四川中医》1986 年第 9 期)报道,某女,恶露已尽,惟胸中烦热,惊悸不寐,口渴喜饮,面色潮红,体温 38.3℃,舌质红干,苔薄黄,脉数,投以朱砂安神丸加青蒿、龙牡各 30 克,栀子 18 克,地骨皮12克,连服6剂,热退身凉,病霍然而愈。

2. 酸枣仁汤
《金匮要略》

(一)传统沿用

组成:酸枣仁15克,知母、茯苓各6克,川芎、甘草各3克。
用法:水煎,分2次服。
功效:养血安神,清热除烦。
主治:肝血不足,虚热内扰证。症见虚烦不眠,心悸盗汗,头目眩晕,咽干口燥,脉弦等症。
方解:本方所治的虚烦不眠,是由肝血不足,阴虚火旺所致。方中用酸枣仁养心血而敛肝阴,以除虚烦;川芎调养肝血;茯苓安神益脾;知母清热除烦;甘草和胃缓急。合用故有养心安神除烦的功效。
加减:阴血虚甚的可加生地、麦冬,去川芎。

(二)辨证要点

酸枣仁汤为治疗肝血不足,虚热内扰,心神失养所致虚烦失眠之重要方剂。临床以虚烦不眠,心悸,盗汗,头目眩晕,舌红,脉弦细为应用要点。

本方可用于神经衰弱所致的失眠,属于虚热者。

(三)鉴别应用

• 酸枣仁汤与天王补心丹
见第十三章"天王补心丹"。

(四)名医心得荟萃

• 蒲辅周(中国中医研究院名老中医)

某男52岁,心前区绞痛频发,确诊为冠心病。蒲老认为是由于操劳过度,脑力过伤,肝肾渐衰,心肝失调。治宜调理心肝,用酸枣仁汤加天麻、桑寄生、菊花。服5剂后睡眠好转,再加桑寄生,肉苁蓉、枸杞等滋补肝肾,调理而愈。

• 袁福茹(中医专家)

以酸枣仁汤(酸枣仁30克,茯苓、川芎、炙甘草各15克,知母10克)加麦冬40克,延胡索30克,丹皮、半夏各15克为基本方。加味治疗顽固性频发性早搏84例。如热盛加黄连;高血压头晕加天麻、黄芩、甘菊;咳喘加瓜蒌、川贝母;心阳虚,脉结迟无力者,加附子、肉桂。每日1~2剂。2周为1个疗程。治疗结果:显效46例,有效29例,无效9例,总有效率为89.28%。大多数1~4天见效。(摘自《湖南中医杂志》1995,11(6):11)

• 石金荣(中医专家)

以酸枣仁汤加减治疗脑外伤综合征、阵发性心动过速、心脏神经官能症、更年期综合征、高血压、冠心病等所致的眩晕、失眠症,疗效显著。(摘自《四川中医》1987,5(12):6)

• 李广振(中医专家)

以酸枣仁汤加黄柏为基本方,治疗梦遗28例。每日1剂,10天为1个疗程。治疗结果:治愈25例,好转3例。(摘自《实用中西医结合杂志》1991,4(12):729)

(五)临床新用

• 夜半惊恐

据《河北中医》1984年第4期)报道,某女,夜间每及11时至翌晨3时即感恐怖不安,惊恐万分,如被捕逐之状,难以入睡,移时即安,一如常人,屡医不愈。症见面色苍晦,头晕目眩,神疲乏力,纳呆,舌边尖红,少苔,脉沉弦细数无力。属肝血不足,胆虚神摇之证。治宜养血柔肝,益胆宁神,以酸枣仁汤出入(龙骨、牡蛎各30克,夜交藤20克,酸枣仁12克,白茯苓、知母各10克,川芎、甘草各6克),5剂而愈。

• 狂证

据(《陕西中医》1985年第7期)报道,某女,12岁,因考试不及格,被父母责骂后精神失常,被迫停学而发狂,到处乱跑,哭骂不休,大小便不避人,舌淡苔腻,脉律紊乱,以酸枣仁汤(炒枣仁12克,知母、茯苓各9克,川芎、甘草各6克(茯苓、甘草用朱砂拌),服药3剂症状改善,10剂症状控制,30剂而痊愈。

• 夜游症

据(《陕西中医》1985年第7期)报道,某男孩11岁,经常夜间不眠,不自主地运动,自语不休,有时睡中突然起床,下地走动,舌淡红,脉数。此乃心阴不足,心气有余所致。治宜滋阴养血,宁心安神,方以酸枣仁汤(炒枣仁12克,茯苓10克,知母9克,川芎、甘草各6克),加鲜猪心一具。服10剂而愈。

• 夜间抽风

据(《陕西中医》1985年第7期)报道,男7岁,半年来经常抽风,四肢(上肢为重)抽动,每次数分钟,不吐白沫,神清倦怠,苔黄腻,脉弦细,以酸枣仁汤(炒枣仁10克,茯苓、川芎、知母各9克,甘草6克),加人宝(人胆结石醋泡三天以上可服)。10剂而愈。

• 神经衰弱(失眠、烦躁不安)

据(《中国中西医结合杂志》1982年第2期)报道,俞昌正等以复方酸枣仁汤治疗以失眠、烦躁不安为主症的神经衰弱患者129例,病程1月到5年以上,服药3~50剂,炒枣仁每剂18~90克,加滋肾养肝,镇惊安神之品,取得了满意效果。

• 更年期综合征

据(《河北中医》1985年第6期)报道,韩树娥用酸枣仁汤加磁石、生地、夜交藤等治疗更年期综合征之属肝血虚者,疗效满意。

• 胃痛

据(《古方今用》)一书介绍,某女38岁,胃脘疼痛,连接胸胁,剧痛难忍,伴有呕吐黄绿色苦水,脉弦有力。辨证为肝气犯胃,久治无效。考虑到病久体虚,失眠严重,改用酸枣仁汤,服2剂后,大大好转,服8剂后痊愈。

第十六章 平肝熄风剂

凡具有平息内风作用的方剂,称为平肝熄风剂。适用于肝热生风所引起的痉挛抽搐;或温热病邪伤阴,血虚动风,而见筋脉拘急,手足蠕动,以及肝阳偏亢所致的头目眩晕,脉象弦数等症。

1. 羚角钩藤汤
《通俗伤寒论》

(一)传统沿用

组成:羚羊角0.9~4.5克,钩藤15克(后下),桑叶6克,川贝12克,鲜生地、白菊花、淡竹茹各15克,生白芍、茯神各9克,生甘草2克。

用法:水煎,分2次服。

功效:凉肝熄风,增液舒筋。

主治:肝热动风证,症见壮热神昏,烦闷躁扰,手足抽搐,甚则发为痉厥,舌质干绛,脉弦而数。

方解:本方为治肝热动风的要方。热邪传入厥阴,热甚动风,则为壮热神昏,惊厥抽搐。方中羚羊角、钩藤、桑叶、菊花凉肝清热,熄风定痉;川贝母清化热痰;茯神安神宁心;由于热盛生风,耗伤阴液,故又以鲜生地、生白芍、生甘草滋阴增液,柔肝缓急;竹茹清肝胆之热以除烦,又能祛痰通络。故用于肝热生风,抽搐眩晕等症,甚为适合。

加减:①见热盛烦躁,加石膏、知母,以清热除烦。②热盛舌绛,加水牛角(大量)、赤芍、丹皮、大青叶以清热。③邪热内闭,神志昏迷,配紫雪丹或安宫牛黄丸,以清热开窍。④高热不退,耗伤津液甚者,加生地黄、麦冬、玄参、石斛、阿胶等,以滋阴增液。⑤神昏痰鸣者,加天竺黄、姜汁,以清热豁痰。⑥抽搐甚者,加全蝎、蜈蚣、僵蚕、蝉蜕等以加强熄风止痉之效。⑦高血压病头昏目眩之属肝阳上亢者,加怀牛膝、白蒺藜,以引血下行,平肝潜阳。

(二)辨证要点

临床应用以高热神昏,手足抽搐,面红目赤,舌绛而干,脉弦数为其辨证要点。若热病后期,温热病邪羁留,灼伤真阴,以致虚风内动,筋脉拘急,手足蠕动之属虚风者,则非本方所宜。

凡属肝经热盛之妊娠子痫、流行性乙型脑炎、高血压病所引起的头痛、眩晕等病,用之有效。

(三)使用注意

至于热邪羁留,灼伤阴液,以至虚风内动,筋脉拘急,手足蠕动者,又当以养血滋阴,柔肝熄风为主,非本方所宜。

(四)鉴别应用

• 羚角钩藤汤与阿胶鸡子黄汤

二方均同用白芍、钩藤、茯神木、地黄、甘草,都有滋阴增液,平肝熄风之功能,二方均能治温病肝风内动证。然而二方同中有异,其施治鉴别点是:

前者尚有羚羊角、桑叶、菊花、川贝母、竹茹,地黄为鲜品,甘草生用。全方以凉肝熄风为主,兼有化痰之功,主治温病极期,邪热亢盛,热极生风,抽搐强劲有力,高热神昏,脉象弦数之证。

后者尚配阿胶、鸡子黄、生牡蛎、石决明、络石藤、生地黄、炙甘草。全方侧重于滋阴养血,柔肝熄风,兼有潜阳之功。主治温病后期,热伤阴血,虚风内动,手足蠕动,头目眩晕,脉象细数之证。

• 羚角钩藤汤与大定风珠

二方在组成上皆有白芍、地黄、甘草,同具养阴增液,平息内风之功效。均治温病肝风内动证。二方同中有异,其施治鉴别点是:

前者以羚羊角、钩藤为君,配伍桑叶、菊花、贝母、竹茹、茯神木。且地黄为鲜品,甘草生用。全方以治标为主,清热止痉力强,兼有化痰之功,属凉肝熄风之剂,适用于热盛动风证,其证以邪实为主,病势急剧,主要表现为抽搐频繁有力,高热,神昏,脉象弦数,多见于温病极期。

后者以鸡子黄、阿胶为君,配伍麦冬、麻仁、五味子、龟甲、鳖甲、牡蛎,而且地黄为干品,甘草蜜炙。全方以治本为主,滋补力强,兼有潜阳之功效。属滋阴熄风之剂,适用于阴虚风动证,其证以正虚为主,病势较缓,主要表现为抽搐徐缓无力,神倦脉虚,时时欲脱,多见于温病后期。

(五)临床新用

• 癔病

据(《浙江中医杂志》1992年第9期)报道,某男,情志不畅,彻夜不眠,惊惕不安,抽搐频频,不能自主,口角流涎,沉默不语,进食被动,舌质红,苔薄白,脉弦滑。证属肝阳浮越,内风扰动,痰浊上泛。治宜平肝熄风,清热化痰。以羚角钩藤汤加减(生地30克,石决明20克,生白芍15克,钩藤、茯苓、僵蚕、天竺黄各12克,象贝、竹茹、地龙各10克,冬桑叶6克,蜈蚣2条)。服药20剂,痊愈出院。

• 出血性脑卒中

据(《新中医》1994年第9期)报道,周菊明等用羚角钩藤汤加味,药用水牛角50克,代赭石、生地、竹茹各15克,地龙、茯神、川贝母、天麻、钩藤各12克,菊花、田三七、白芍、全蝎、羚羊角粉各9克。治疗出血性脑卒中23例,每日1剂,10天为1个疗程。经5~12个疗程。结果:痊愈7例,显效13例,有效2例,无效1例。总有效率为95.65%。

• 面肌痉挛

据(《上海中医药杂志》1994年第9期)报道,陆万红以羚角钩藤汤治疗面肌痉挛100例,病史3周至12年。气血亏虚型加全蝎、蜈蚣、当归、枸杞子;肝风挟痰型(高血压型)加全蝎、蜈蚣、天麻、枳实、胆南星;阴虚火旺型(不寐型)加枸杞子、当归、地龙、草决明、夜交藤、远志、全蝎。结果:显效51例,有效28例,无效21例。总有效率为79%。

2. 大定风珠
《温病条辨》

(一)传统沿用

组成:生白芍、干地黄、麦冬各18克,鳖甲、生龟板、生牡蛎(三味均先煎)、炙甘草各12克,阿胶(烊化)9克,麻仁、五味子各6克,生鸡子黄2枚。

用法:水煎,分2次服。

功效:熄风潜阳,养血滋阴。

主治:热病后期,真阴亏耗,虚风内动所致的阴虚风动证。症见神疲乏力,瘛疭蠕动,舌绛苔少,脉虚弱。

方解:本方证为温病后期,灼伤真阴,虚风内动所致而设。肝为风木之脏,真阴亏耗,水不涵木,虚风内动,故见手足瘛疭,神疲乏力,舌绛少苔,脉气虚弱。治当滋阴养液。以平熄内动之虚风。方中鸡子黄、阿胶为血肉有情之品,滋阴养液以熄虚风,共为君药;

重用生白芍、干地黄、麦冬壮水涵木,滋阴柔肝为臣药;龟板、鳖甲、牡蛎介类潜镇之品,以滋阴潜阳,重镇熄风;麻仁养阴润燥;五味子收敛真阴;与生白芍、甘草相配,又具酸甘化阴之功。以上诸药,以增滋阴熄风之效,均为佐药;炙甘草调和诸药,为使药。配伍大队滋阴药为主,配以介类重镇潜阳之品,寓熄风于滋养之中,使真阴得复,浮阳得潜,则虚风自熄。

加减:①如见气虚而喘者,加党参等以益气补虚。②自汗者,加龙骨、党参、浮小麦等,以敛阴止汗。③心悸者,加茯神、党参、浮小麦,以宁心安神。④有痰者,加天竺黄、竹茹。⑤低热,加白薇、地骨皮。

(二)辨证要点

大定风珠为滋阴熄风的代表方,适用于阴虚风动证。临床以瘛疭,神倦,舌绛苔少,脉象虚弱为应用要点。

(三)使用注意

由于本方多用滋腻之品,故阴液虽亏而邪热犹盛者,不宜使用以免恋邪留寇。

(四)名医心得荟萃

• 刘弼臣(北京中医药大学教授)

小孩经常性面部肌肉抽动,眨眼,喜欢骂人,打架,多动,注意力不能集中,上课不能专心听讲,每因情绪受刺激而症状加重,诊为抽动-秽语综合征(阴虚风动型),治宜潜阳熄风,养血柔肝。方以大定风珠加减:炙鳖甲、炙龟板、生牡蛎(三药均先煎)、白芍、炙甘草各15克,茯神、钩藤、石菖蒲、阿胶(烊化)、丹参各10克,全蝎3克,鸡子黄1枚。(摘自《名医治病》第460页)

(五)临床新用

• 中风后遗不寐症

据(《中医函授通讯》1993 年第 5 期)报道,符世纯以大定风珠治疗中风后遗不寐症 36 例。以不寐始于急性脑血管意外之后,夜间睡眠不足 3 小时或通宵不寐,日夜颠倒,一昼夜不足 5 小时睡眠为主要表现。以大定风珠原方,服 9 剂后,痊愈 23 例,显效 4 例,无效 2 例,总有效率为 94.4%。

• 职业性眩晕

据(《国医论坛》1994 年第 3 期)报道,王改敏等以大定风珠治疗职业性眩晕 26 例,病史在 1 天至 5 年,其中单纯眩晕 10 例,眩晕伴抽风 16 例,日服 1 剂;伴有胸闷呕恶,痰多食少加半夏、白术、天麻;伴抽搐,气短乏力,自汗出加人参、龙骨;手足心热,低热不退加知母、丹皮。结果:痊愈 10 例,显效 12 例,好转 3 例,无效 1 例。总有效率为 97%。

• 舌丝状乳头萎缩

据(《中医杂志》1996 年第 8 期)报道,王莉等以大定风珠原方为基本方。五心烦热,潮热加地骨皮、青蒿、丹皮、女贞子、墨旱莲;心悸失眠加百合、枣仁、柏仁、珍珠母;口中灼热加栀子、淡竹叶、黄连;心烦懊侬加栀子、豆豉;口渴加玄参、天花粉、石斛;便秘加何首乌、当归,重用火麻仁。治疗阴虚内热型舌丝状乳头萎缩 11 例。结果:治愈 8 例,显效 3 例。

• 乙脑后遗症

据(《四川中医》1988 年第 7 期)报道,某女 7 岁,乙脑后遗症,见失语,意识不清,痴呆,躁扰不宁,痰鸣,流涎,偏瘫,下肢强直不能伸屈,右手足阵发性痉挛,日暮低热,夜卧不安,舌质绛苔少,脉浮无力。证属痰热留恋,堵塞窍道,热灼真阴,虚风内动。治以清化热痰,滋液熄风,予大定风珠加天竺黄。服 2 周后,休息 3 个月,恢复正常。

• 震颤麻痹

据(《浙江中医杂志》1985年第6期)报道,某男,62岁,双手颤抖不能控制2年余,肢体活动受限,语音震颤难明,诊为震颤麻痹。投以大定风珠(麦冬、干地黄、白芍、炙鳖甲、炙龟板、牡蛎各12克,阿胶9克,五味子、麻仁各6克,鸡子黄2只)。共服40剂,震颤强直基本消失。

3. 阿胶鸡子黄汤
《通俗伤寒论》

(一)传统沿用

组成:阿胶9克(烊化),鸡子黄2枚,生白芍9克,生地12克,钩藤6克,石决明、生牡蛎各15克,络石藤9克,茯神12克,炙甘草3克。

用法:阿胶烊化后并鸡子黄纳入汤液搅匀,温服。

功效:养血滋阴,柔肝熄风。

主治:邪热久羁,热邪伤阴,血虚生风证。见筋脉拘急,手足蠕动;或头目眩晕,舌绛苔少,脉细数。

方解:方中阿胶、鸡子黄养血滋阴;白芍、甘草、茯神柔肝缓急;石决明、生牡蛎镇摄潜阳,平肝熄风;钩藤、络石藤通络舒筋。诸药合用故有上述功效。

加减:本方去钩藤、络石藤、石决明、茯神,加生龟板、鳖甲、五味子、麦冬、麻仁,名大定风珠。主治基本相同,但滋阴作用较强。

(二)辨证要点

本方主要用于温病后期,阴血不足,虚风内动证。临床以手足瘛疭,徐缓无力,舌绛苔少,脉细数为应用要点。

(三)使用注意

滋阴熄风剂,对热极动风或阴血虽亏而邪热尚盛之证,均忌用,以免敛邪为患。

(四)鉴别应用

- 阿胶鸡子黄汤与羚角钩藤汤

见本章"羚角钩藤汤"。

(五)临床新用

- 乙脑后遗症

据(《四川中医》1986年第12期)报道,1例极重型乙型脑炎脱险后,虽神志清醒,但出现头摇不停,眼球震颤等症。中医辨证为阴血亏损,筋脉失养,虚风内动。治以滋阴养血,柔肝熄风。用阿胶鸡子黄汤加味(牡蛎20克,炙龟板15克,阿胶、石决明、络石藤各10克,茯神5克,甘草3克,鸡子黄1只,羚羊角粉1.5克),服药3剂痊愈。

4. 镇肝熄风汤
《医学衷中参西录》

(一)传统沿用

组成:怀牛膝、代赭石各30克,生龙骨、生牡蛎、生龟板、生白芍、玄参、天冬各15克,川楝子、生麦芽、茵陈各6克,甘草4.5克。

用法:水煎,分二次服。

功效:镇肝熄风,滋阴潜阳。

主治:类中风肝风内动证。肝阳上升致头目眩晕,耳鸣脑热,面色如醉,心中烦热;或时常噫气;或肢体渐觉不利,口眼渐形歪斜;甚者眩晕颠仆,昏不知人,移时苏醒,或醒后不能复元,脉弦长有力。

方解:本方是治疗肝风内动,肝阳上亢,气血上逆的常用方。方中怀牛膝归肝肾经,入血分,性善下行,故重用以引血下行为君;代赭石降逆平冲,龙骨、牡蛎、龟板等潜阳镇逆共为臣;玄参、麦冬滋肾清肝,以制肝阳上亢,茵陈、麦芽、川楝子能清肝舒郁,以有利肝阳平降共为佐药;甘草调和诸药,合生麦芽能和胃安中,以防金石、介类药物碍胃为使。

加减:如痰多者,可加竹沥、胆南星清化热痰;两尺脉虚者,可加熟地、山萸肉补肾敛肝;若肝阳亢甚,头痛而重,两目胀痛者,可加菊花、夏枯草等清肝明目。

(二)辨证要点

本方为中风常用方。无论中风前、中风时、中风后,只要辨证属阴虚阳亢、肝风内动者,均可使用。临床以头目眩晕,脑部胀痛,面色如醉,心中烦热,脉弦长有力者为应用要点。

本方可用于高血压病而有上述见症者。

(三)使用注意

代赭石、龙骨、牡蛎、龟甲、白芍、麦芽皆宜用生品。前5味生用,可以加强平肝潜阳清热之功;而麦芽生用有疏肝之效。

(四)名医心得荟萃

• 徐木林(湖北省中医研究所研究员)

擅长以镇肝熄风汤(生赭石、生龙骨、生牡蛎各30克,怀牛膝18克,白芍15克,川楝子10克,甘草6克)诊治各类疾病。

主治:原发性高血压(血压持续在150/100mmHg以上者)、高血压脑病、高血压性脑出血(属于肝阳上亢及动风者;或阴虚阳亢及动风者)、精神分裂症等。

指征:①确诊为高血压。②头痛,眩晕,耳鸣,目胀,头部热流上冲,甚或颠仆,口眼歪斜,昏迷,脉弦有力。

禁忌:痰涎上泛、痰蒙神窍者,忌用。

- 焦树德(北京中日友好医院教授)

近年来,镇肝熄风汤多用于治疗高血压病引起的头晕目眩,面色如醉,两脚无根,欲作中风之证。我的体会是即使血压不高,而出现肝肾不足肝风内动引起前述诸症者,也可使用。总之,辨证为肝阴不足、肝风内动所致的眩晕、头痛等,均可应用。

我还体会到中风之病,常有风痰上扰之情,故痰盛者,可选加橘红、全瓜蒌、胆南星、天竺黄、茯苓之类一二味。头痛明显者,可酌加夏枯草、菊花。肝郁生热者,可酌加香附、黄芩。药后大便仍常干秘者,可酌加酒大黄 2~5 克,以利于下行。(摘自《方剂心得十讲》第 100 页)

- 林象贤(中医专家)

以镇肝熄风汤为基本方,随证加减治疗 50 例中风病人。如痰热腑实加大黄 15 克;肝阳暴亢加生石决明 20 克,草决明 25 克;头胀痛、面潮红加菊花、钩藤各 10 克;阴虚风动者重用玄参、生地黄各 30 克;痰多加胆南星 15 克,半夏 10 克;痰浊蒙蔽加石菖蒲 30 克;瘀血阻络加红花、全蝎、蜈蚣;言语不利加远志 30 克;肾虚加山茱萸 30 克。治疗结果:痊愈 15 例,好转 33 例,无效 2 例。总有效率为 96%。(摘自《四川中医》1986,(9):31)

- 彭暾(中医专家)

以镇肝熄风汤治疗血管性头痛 70 例。如头痛骤发,凤阳上旋加钩藤 30 克,白芷 25 克;头痛消失再加五味子 10 克。每日 1 剂,15 天为 1 个疗程。治疗结果:治愈 23 例,有效 41 例,无效 6 例。总有效率为 94.4%。(摘自《中西医结合杂志》1989,9(9):563)

- 雍履平(安徽天长市中医院主任医师)

镇肝熄风汤去天冬、青蒿(生赭石、生龙骨、牡蛎、怀牛膝、生龟板、生白芍各30克,玄参28克,川楝子、生麦芽各10克,甘草9克),加生石膏60克,石决明、生地黄、车前子各30克,怀山药20克,大黄、川楝子、茵陈各10克。组成"泻火降压汤"。具有滋阴潜阳,熄风降压之功效。主治高血压脑病。实践证明,效果良好。(摘自《临证验方治疗疑难病》第23页)

(五)临床新用

- 脑血管意外

据(《浙江中医药杂志》1988年第11期)报道,杨家麟应用镇肝熄风汤治疗脑血管意外100例,这些病例均有不同程度的头目眩晕,目胀耳鸣,心中烦热等症。其中半身不遂86例,口眼歪斜14例,大多血压偏高。肝阳上亢加钩藤、天麻、羚羊角;痰多加胆南星、半夏;瘀血加桃仁、乳没;气血亏虚加人参、黄芪、白术、首乌。结果:痊愈91例,好转4例,无效5例。

又据《黑龙江中医药》1997年第3期)报道,刘薇以镇肝熄风汤为主,治疗脑血栓形成52例,病程最短2小时,最长10年。结果:服药15天至3个月后,痊愈32例,显效13例,有效5例,无效2例,总有效率为96.15%。

- 高血压肾病

据(《中国中西医结合杂志》1996年第6期)报道,张伯科等以镇肝熄风汤加减,治疗伴氮质血症的高血压肾病17例,患者均有头晕头痛,耳鸣目眩,手足麻木,恶心纳差,多尿及夜尿增多,腰膝酸软,舌红苔腻,脉弦等肝肾阴虚、肝阳上亢、夹有湿浊的表现。以本方去麦冬,加大黄、钩藤、砂仁,大黄用量以每日排稀软便2~4次为宜。可以改善血脂代谢和残存肾功能。

- 皮肤病

据(《中医杂志》1988年第1期)报道,张合恩以镇肝熄风汤加减,治疗部分老年性皮肤瘙痒症、神经性皮炎、慢性荨麻疹、银屑病等属肝阳上亢,肝风内动者,获满意效果。

第十七章　固涩剂

凡具有收敛固涩作用的方剂,称为固涩方剂。

固涩剂主要用于虚汗外出,久咳虚喘,久痢久泻,遗精遗尿,崩漏带下等滑泄不禁的病症。因此本章内容有敛汗固表、涩肠止泻、涩精止遗、固崩止带剂等。

第一节　固表敛汗剂

固表敛汗剂,适用于阳气虚弱,不能卫外,肌表不固而产生的自汗或盗汗的病症。

牡蛎散
《太平惠民和剂局方》

(一)传统沿用

组成:牡蛎15克,浮小麦30克,黄芪15克,麻黄根9克。
用法:水煎,分2次服。
功效:固表止汗。
主治:表虚自汗或盗汗,心烦惊悸,短气倦怠等症。
方解:本方系治疗表虚不固,虚汗外出的常用方。阳虚不能卫外,则肌表常疏。营阴不能内守,则阴液外泄,因而虚汗外出。但汗为心液,汗出过多,耗损心气,则产生心烦惊悸,短气倦怠。方中牡蛎敛阴潜阳;浮小麦兼养心气,二药合用能除烦、止汗;黄芪益气固表配合麻黄根走表固卫,则固表止汗的功效更强。故本方对阳虚卫气不固所引起的自汗或盗汗,皆可应用。

(二)辨证要点

本方用于体虚卫外不固,又复心阳不潜而致的自汗、盗汗。临床以汗出,心悸,气短,舌淡,脉细弱为应用要点。

本方可用于误用发汗药或发汗过多所致的自汗证,及肺结核病的盗汗证。

(三)使用注意

若大汗淋漓不止,阳虚欲脱者,非本方能胜任的。阴虚火旺而致盗汗者,不宜用本方。

(四)临床新用

• 病后、产后、术后自汗盗汗

据(《福建中医药》1966年第3期)报道,朱锡光用本方加味,治疗自汗、盗汗28例。其中属于病后者18例,术后者8例,新产者2例。结果:痊愈25例,有效1例,无效2例。

第二节 涩肠止泻剂

涩肠止泻剂,适用于脾肾虚寒证,见久痢不止或大便滑脱不禁等病症。

1. 真人养脏汤
《太平惠民和剂局方》

(一)传统沿用

组成:罂粟壳、煨诃子各9克,煨肉豆蔻6克,党参、炒白术、炒白芍各9克,当归6克,木香3克,肉桂3克,炙甘草3克。

用法:水煎,分2次食前温服。生冷、油腻宜少食。

功效:涩肠固脱,温中补虚。

主治:泻痢日久,脾肾虚寒证。久泻久痢,滑脱不禁,腹痛食少,舌苔白润,脉象迟缓或沉细等症。

方解:本方为治虚寒泻痢,日久不止的方剂。方中重用罂粟壳涩肠止泻,为君药;肉豆蔻温中涩肠,诃子苦酸温涩,功专涩肠止泻共为臣。君臣相须为用,体现"急则治标"、"滑者涩之"之法。然固涩之品仅能治标,不能治本,故而佐以肉桂温肾暖脾,人参、白术补气健脾以治本。泻痢日久,每伤阴血,故又佐以当归、白芍养血和血,木香调气醒脾,共成调气和血,既治下痢腹痛后重,又使全方涩补不滞;甘草益气和中,调和诸药,合芍药缓急止痛,为佐使药。综观全方,具有标本兼治,重在治标;脾肾兼顾,补脾为主;涩中寓通,补而不滞等特点。确为治疗虚寒泻痢、滑脱不禁之良方。

加减:若寒甚者可加附子、炮姜;气虚下陷证而有脱肛者,可加黄芪以及少量升麻、柴胡。

(二)辨证要点

本方为脾肾虚寒,久泻久痢者而设。临床以泻痢滑脱不禁,腹痛食少,舌淡苔白,脉迟细为应用要点。

本方可用于慢性肠炎、慢性痢疾以及肠结核而有上述见症者。

(三)使用注意

痢疾治法,在初起邪实之时,不宜固涩,故有"痢无止法"之说。但这是指痢疾初起而言。若久痢不止,积滞已去,而呈现虚痢滑脱时,则不可用通滞剂,而当温涩固脱,方能取效。故在泄泻痢疾初起,湿热积滞未去者以及慢性菌痢而仍有脓血者,均忌用。在服药期间,忌酒、面、生冷、鱼腥、油腻之食物。

(四)名医心得荟萃

• 韩子江(山东泰安市中医院主任医师)

擅长用真人养脏汤(党参、白芍、焦山楂各30克,苦参、罂粟壳、肉桂、炮姜、川楝子、木香、甘草各10克),主治慢性肠炎。其应用指征为:慢性腹泻,久治不愈,日泻数次,便稀带黏液,用本方煎汤热服。

禁忌:下痢脓血者不宜。(摘自《方药传真》)

(五)临床新用

• 慢性痢疾、脱肛

据(《甘肃中医学院学报》1987年第4期)报道,王侃以真人养脏汤加附子、赤石脂治疗慢性痢疾108例,治愈55例,显效35例,好转9例,总有效率为91.7%。

又以真人养脏汤加附子、炙黄芪治疗脱肛54例,治愈32例,显效12例,总有效率为87%。

• 痢疾后综合征

据(《解放军医学杂志》1965年第4期)报道,谢国华等以真人养脏汤原方,治疗痢疾后综合征(症见腹泻黏液便,腹痛,下坠感等)14例,全部治愈。

• 糖尿病性顽固性腹泻

据(《浙江中医杂志》1993年第9期)报道,杨德明以真人养脏汤去当归,若寒甚者加附子、干姜;泻下清水,伴五更腹痛喜按者,加巴戟天、补骨脂;伴腹刺痛,舌质瘀黯,脉涩者,加细辛、蒲黄、五灵脂。治疗78例,治愈75例,3例无效。总有效率为96.2%。

• 小儿虚寒性泄泻

据(《福建中医药》1964年第4期)报道,郭学汉用本方加减治疗小儿虚寒性泄泻13例,效果良好。

• 慢性结肠炎

据(《成都中医学院学报》)报道,夏德等用本方去罂粟壳,加黄芪、延胡索、乌梅、赤石脂为基本方。治疗慢性结肠炎49例,治愈29例,总有效率为95.9%。

2. 四神丸
《内科摘要》

(一)传统沿用

组成:补骨脂12克,五味子、煨肉豆蔻各6克,吴茱萸、生姜各3克,大枣4枚。

用法:依法为丸,每服9克,每日2次。或水煎,分2次服。

功效:温肾暖脾,固肠止泻。

主治:脾肾阳虚之肾泄证。五更泄泻,伴不思饮食,食不消化;或久泻不愈,伴腰酸肢冷,腹痛喜温,神疲乏力,舌淡,苔薄白,脉沉迟无力等症。

方解:肾泄,又称五更泄、鸡鸣泻,多由命门火衰,火不暖土,脾失健运所致。治宜温肾暖脾,固涩止泻。方中重用补骨脂辛苦性温,补命门之火以温养脾土,故为君药。肉豆蔻温中涩肠,既可增温肾暖脾之力,又能涩肠止泻。吴茱萸温脾暖胃以散阴寒为臣;五味子固肾涩肠为佐药。姜、枣温补脾胃,鼓舞运化为使。诸药合用,故能温肾暖脾,固肠止泻。适用于脾肾阳虚的五更泄泻。方名"四神",谓此四种之药,治肾泄有神功也。

(二)辨证要点

本方临床以五更泄泻,不思饮食,舌淡苔白,腹痛,脉沉迟无力为应用要点。

四神丸可用于慢性肠炎、肠结核的腹泻,具有本方证者。

(三)使用注意

脾胃积滞未清而致泄泻者禁用。服药期间,忌食生冷油腻之品。

(四)鉴别应用

• 四神丸与真人养脏汤

二方同为固涩止泻之剂,均能补肾益脾。但所治各异,其施治不同的鉴别点是:

前者重用补骨脂为主药,以温肾为主,补命门以暖脾土,兼能酸涩固肠,主治命门火衰,火不生土所致的肾泻(即五更泻)。

后者重用罂粟壳为君药,配伍温中涩肠之肉豆蔻、诃子肉为臣。涩肠固脱之力强,而温补脾肾之力弱。主治泻痢滑脱日久不愈,脾肾虚寒而以脾虚为主者。

(五)名医心得荟萃

• 焦树德(北京中日友好医院教授)

我常用四神丸合附子理中丸随证加减,用于治疗现代医学诊断的慢性痢疾、慢性结肠炎、溃疡性结肠炎等表现为虚证泄泻者。

经验方:补骨脂9~15克,五味子、黄连各6~9克,肉豆蔻9~12克,吴茱萸、干姜各6克,土炒白术、广木香、党参各10克,茯苓

12～20克,制附片、炒枳壳6～10克。

加减方法:①大便带血者,去干姜、附片,加地榆炭15～30克,黄柏炭12克,槐花炭10克,防风6克。②大便带有似脓样的黏液者,去干姜、枳壳,加炒白芍12～20克,生熟薏苡仁各15克,炒黄柏、苍术各10克。③大便带少量脓血反复不愈者,去干姜、党参、附子、枳壳,加生薏苡仁、地榆炭各30克,续断炭15～30克,白芍15～20克,赤石脂12～18克,当归6～10克。④腹胀、腹部隐痛、食欲不振者,去党参、黄连,加饴糖30克,泽泻、猪苓各20克,白芍18克,桂枝9克。⑤腰痛腿软,疲倦乏力者,去枳壳,加续断15～20克,炒杜仲12克。(摘自《方剂心得十讲》第126页)

• 张敏元(广东省梅州市名老中医)

大便稀烂,每天三四次,杂有未消化食物残渣,神疲纳差,病久不愈,形瘦肢冷,舌淡苔润,脉沉缓无力,病属脾肾阳虚泄泻。张老以附桂理中丸合四神丸(白术30克,党参、附子各21克,干姜12克,肉豆蔻(去油)、补骨脂各9克,川椒、肉桂(焗)、吴茱萸各5克)治久泻,重剂治重症,用大剂以疗顽疾。(摘自《名医治病》第85页)

• 茹十眉(名老中医)

肠结核,症见右下腹或脐周阵发性绞痛,肠鸣音亢进,腹泻或便秘,或交替发生,消瘦,恶心,呕吐,纳少,腹胀。治以四神丸(补骨脂、煨肉豆蔻各9克,吴茱萸、五味子各3克),加炒白术、百部各12克,苦参5克。(摘自《袖珍中医处方》第108页)

• 祝德军(山东中医药大学教授)

以四神丸(补骨脂12克,熟附子、吴茱萸各9克,五味子6克)合理中汤(党参15克,炒白术10克,炮姜、甘草各6克),加地榆炭15克,白及10克,罂粟壳、乌梅各9克,木香6克。具有温补脾肾,涩肠止泻之功能。主治脾肾阳虚型之慢性溃疡性结肠炎。(摘自《首批国家级名老中医效验秘方精选》续篇第97页)

- 李聪甫(名老中医)

如久泻不禁,肌肉瘦削,睡则露睛,汗出肢冷,鼻尖及唇边不温者,乃脾肾两败,当用四神丸,加怀山药、肉桂、山茱萸、人参、白术、炙甘草之类补脾胃;或酌加炮姜、煨诃子、熟附片、醋炒石榴皮、醋炒罂粟壳等,以塞肠固脱。(摘自《名医特色经验精华》第266页)

(六)临床新用

- 过敏性结肠炎

据(《上海中医药杂志》1965年第10期)报道,一男性患者9年来,经常腹泻,大便溏薄不成形,日泻三五次,无脓血,无热象,亦无里急后重,苔薄白,脉沉细,诊为过敏性结肠炎。投以四神丸,每日服3次,每次6克,服药30天而愈。

- 五更汗

据(《中医杂志》1987年第12期)报道,某女,3年前患急性病毒性肝炎,病愈后每于黎明之时汗出,以头面为甚,晨起即止,屡医无效。辨证属脾肾阳虚,腠理失密,阴阳不调,治以温肾暖脾。用四神丸加白扁豆、怀山药、麻黄根。服5剂痊愈。

- 阴吹

据(《新中医》1994年第2期)报道,某女,2年前产1子,其后每当咳嗽或用力,即感有气体自阴道排出,且声如矢气,屡医无效。刻诊,舌淡边有齿痕,苔薄白,脉沉迟。予四神丸加当归、黄芪、升麻,10剂痊愈。

- 矢气过频

据(《新中医》1994年第2期)报道,某男,3个月前不明原因出现矢气过频,且难以自制,屡治无效,后投四神丸加陈皮,服5剂而痊愈。

- 痢疾

据(《内科摘要》卷上)记载:食后入房,翌午腹痛,去后,似痢非痢,次日下皆脓血。用四神丸,一服顿减。继用八味丸补肾培本以收全功。

• 滑精

据(《成都中医学院学报》1990年第1期)报道,某男遗精5年,滑精3月余,每日次数最多时竟达6次之多,屡医无效。后治以温肾暖脾,敛肝涩精,以四神丸加山茱萸、白芍。服15剂而痊愈。

• 过敏性鼻炎

据(《湖南中医学院学报》1995年第3期)报道,以四神丸加黄芪、白芷、苍耳子治疗过敏性鼻炎5例,均治愈。

• 多种五更发作的病证

据(《陕西中医》1995年第7期)报道,以四神丸加味,治疗多种在五更发作的病证有良效。如五更腹痛、五更喘咳、五更发痉、五更头痛、五更心痛、五更项背强几几、五更发热、五更腰痛等。

第三节　涩精止遗剂

涩精止遗剂,适用于肾与膀胱固摄功能减退,以致遗精滑泄、尿频、尿遗的病症。

1. 金锁固精丸
《医方集解》

(一)传统沿用

组成:沙苑蒺藜、芡实、莲须各90克,煅龙骨、煅牡蛎各30克。
用法:共研细末,用莲子肉粉煮糊为丸,每服9克,每日2次。亦可减量作汤剂内服。
功效:补肾益精,固涩滑脱,交通心肾。

主治：心肾不交，真元亏损证之精滑不禁，梦遗滑精，盗汗虚烦，腰痛耳鸣，四肢无力等症。

方解：方中沙苑蒺藜补肾涩精为君药；莲子、芡实健脾涩精，为臣药；君臣相配，以补不足为主；莲须、煅龙骨、牡蛎性涩潜阳收敛，专以涩精为用，共为佐使药。诸药合用，既可涩精液之外泄，又能补肾精之不足。

加减：若遗精而见阳虚者，可加补骨脂、菟丝子；阴虚而有内热者，加知母、白芍；若属实热证，则非本方所宜。

(二)辨证要点

本方为肾亏精关不固而设。临床以遗精滑泄，耳鸣腰痛，舌淡苔白，脉细弱为应用之要点。

本方可用于神经衰弱的梦遗滑精、遗尿、失眠多梦等症。

(三)使用注意

服药期间忌食辛辣刺激性食物，并要节制房事。

外感发热，或相火偏旺，或下焦湿热者，虽有遗精滑泄及带下，也不能使用本方。

(四)名医心得荟萃

• 邓启源(名老中医)

邓老常运用男科方治女科病，如金锁固精丸，专为男科梦遗滑精而设。邓老利用该方健脾收敛，对妇人白带过多之属脾虚不摄者，用之亦可获效。其方如下：沙苑蒺藜、莲须各10克，煅龙骨、煅牡蛎、芡实各30克，白术10克，黄芪30克，莲子15克。(摘自《名医治病》第377页)

(五)临床新用

• 盗汗

据(《湖南中医杂志》1987年第3期)报道,患者盗汗3载,逢夜必作,屡医无效,遂投金锁固精丸,每日3次,每次15粒,并嘱其远房帏,求静养,常食雄猪肾,用药2个月而痊愈。

• 下消

据(《湖南中医杂志》1997年第1期)报道,患者因尿多,体瘦,遗精半月,汗多,口渴舌焦,头晕眼花,腰膝酸软,心烦易怒,舌红,苔薄白,脉细数。证属肝肾不足,下元虚惫。予以金锁固精丸加女贞子、炙龟甲。连服10剂,恢复正常。

• 重症肌无力

据(《新中医》1973年第5期)报道,患者右上睑完全下垂,四肢无力,蜷卧不起,咀嚼困难,呼吸喘息,气短,诊为重症肌无力。曾用补中益气、归脾丸、地黄丸等无效。考虑患者有失眠,遗精,腰酸痛,腿冷,舌质少苔的阴虚表现,改用成药金锁固精丸,每次12克,每日服3次,连服36瓶,恢复正常。

• 行经泄泻

据(《新中医》1990年第2期)报道,患女近年来,月经愆期,色淡质稀,每行经即腹泻,日泻5~7次,头晕神疲,腰酸肢冷,舌淡红,苔薄白,脉沉迟细弱。证属肾气亏虚,失于固摄。投金锁固精汤加肉豆蔻、补骨脂、五味子、制附片,水煎温服。15剂而痊愈。

• 崩漏

据(《湖北中医杂志》1985年第2期)报道,患女首次行经,量多,尔后经量逐次递增,色鲜红,经期失准。曾用胶艾四物汤、十灰散之类,收效甚微。刻诊:心慌体倦,手足心热而沾濡,渴不多饮,颜面泛红,舌质红瘦,苔薄白欠润,脉弦数。证属阴虚内热,冲任失固。用金锁固精汤去莲子,各药均用30克。服5剂后合二至丸,再进 5 剂,痊愈。

• 产后恶露不绝

据(《新中医》1991 年第 1 期)报道,某女,产时流血过多,出院后阴道一直流血不止,时多时少,少量血块。检查:面色㿠白,精神萎靡,气短,语声低微,四肢冰凉,舌淡无苔,脉沉细无力,证属脾肾两虚。治宜健脾补肾,益气摄血。用金锁固精汤去莲须,加续断、炒地榆、炒艾叶。6 剂治愈。

• 产后泄泻

据(《新中医》1991 年第 1 期)报道,某女,产时流血过多,休息不好,饮食调摄失宜,频见肠鸣腹泻,泻前腹痛,日泻五六次,面部及下肢浮肿,神疲乏力,四肢不温,腰膝酸软,小腹有下坠感,舌淡苔白,脉沉细无力。证属脾肾阳虚,寒湿泄泻。治宜补益脾肾,除湿止泻。以金锁固精丸去莲须,加白术、茯苓、炮姜、肉桂。服 5 剂大便已成形。

• 产后尿失禁

据(《新中医》1990 年第 2 期)报道,患者在孕后期腰痛,遗尿。产后出现尿失禁,现已二月余。辨证属肾气亏虚,固摄无权,膀胱失约。投金锁固精丸加桑螵蛸、益智仁、乌药以补肾缩泉固脬。服 7 剂痊愈。

• 产后自汗

据(《新中医》1990 年第 2 期)报道,某女,产后自汗不止,屡医无效。刻诊:面色㿠白,气短乏力,腰膝酸软。证属肺肾气虚,其本在肾。投金锁固精丸加炙黄芪、五味子、炙甘草以补肾摄纳。3 剂汗止。

• 骨折迟缓愈合

据(《中国中医骨伤科杂志》1991 年第 2 期)报道,谭德雄以金锁固精丸加鹿角片、骨碎补、煅自然铜为基本方。气虚加黄芪、党参;血虚加熟地、菟丝子、当归;阳虚加附片、肉桂;阴虚加黄精、龟甲。共治疗骨折迟缓愈合症 22 例,经 30～120 天治疗均获痊愈。

- 滑精

据(《山西中医》1994年第5期)报道,李若钧以金锁固精丸加减,治疗滑精24例,总有效率为92.31%。

- 神经衰弱

据(《中国传统医学丛书·方剂学》)介绍,张恩勤以金锁固精丸加炒枣仁、怀山、山萸肉。治疗多例突出表现为失眠,头昏,梦遗等症的神经衰弱病人,均获良效。

- 慢性泄泻

据(《福建中医药》1997年第5期)报道,江从舟以金锁固精丸治疗慢性泄泻34例。结果:治愈12例,好转19例,无效3例,总有效率为91%。

- 带下

据(《河南中医》1995年第5期)报道,陈桂湘以本方加椿根皮、茯苓、乌贼骨为基本方,脾虚气弱加党参、怀山;脾肾亏虚加杜仲、巴戟天;湿热下注加墓回头、黄柏。共治疗带下病36例。结果:治愈29例,显效5例,无效2例。

2. 缩泉丸

《妇人良方》

(一)传统沿用

组成:乌药、益智仁各等分。

用法:为末,酒煮山药为丸,每服6克,每日3次。若作汤剂,各用9～15克,水煎,分2次服。

功效:温肾固涩。

主治:肾气不足所致的小便频数,小儿遗尿。

方解:方中益智仁可温补脾肾,乌药可增强膀胱气化,合用以止小便频数;更以山药为丸,取其健脾补肾。肾与膀胱为表里,肾气不足则膀胱虚冷,不能约束,于是小便频数或遗尿。本方作用为温肾祛寒,使下焦得温而寒去,则膀胱功能复建,尿频、遗尿可愈。若加入桑螵蛸,其效更好。

(二)辨证要点

本方主治下元虚寒证,临床以尿频或遗尿,舌淡,脉沉弱为应用要点。

(三)使用注意

应用本方时,应注意到本方药简力薄。若病情较重者,当酌加温补固涩之品。对于膀胱有湿热,小便短赤,尿时灼痛者,不宜使用。

(四)鉴别应用

• 缩泉丸与桑螵蛸散

均属固涩剂,有固涩止遗的作用。均可用于小便频数或遗尿。二方施治鉴别点是:

前者以益智仁配伍乌药等,重在温肾祛寒,适用于下元虚寒而致者。

后者以桑螵蛸配伍龟甲、龙骨、茯神、远志等,偏于调补心肾,适用于心肾两虚所致者。

(五)名医心得荟萃

• 李文瑞(北京医院主任医师)

擅长运用缩泉丸(金樱子15克,台乌药8克,益智仁10克)。

主治:尿崩症、前列腺增生症、遗尿、滑泄等。

指征:肾气不足,下元虚损所致之尿频,尿渗透压持续低于200mmol/L,尿比重<1.006,高渗盐水试验尿量不减,尿比重不

升高,肾功能正常等。在证属肾阳虚衰,肾气不固的情况下,使用本方必效。

禁忌:证属阴虚火旺及湿热下注者,忌服。

体会:尿崩症是指抗利尿激素分泌不足,或肾脏对抗利尿激素反应缺陷,引起的临床证候群。中医辨证尿崩症多属肾气不足,膀胱虚冷,气化失司所致。故治以温肾益气,固精缩尿,临床疗效满意。(摘自《方药传真》)

(六)临床新用

• 流行性出血热多尿

据(《上海中医杂志》1988年第5期)报道,陈治水以缩泉丸加熟地、桑螵蛸治疗流行性出血热多尿期患者35例。结果能明显减少多尿期尿量。

• 遗尿

据(《内蒙古中医》1995年第2期)报道,张正林以缩泉丸加茯苓、桑螵蛸。治疗遗尿25例,全部治愈。

• 肾积水

据(《新中医》1985年第8期)报道,以缩泉丸加桑螵蛸、白术、桂枝、车前子。治疗肾积水12例,全部治愈。

• 多涕症

据(《江苏中医杂志》1985年第4期)报道,以缩泉丸加黄芪、白术、乌梅,治疗鼻病终日流涕,清涕滂沱,不能自控,且有狂嚏。服15剂后,清涕敛迹。

• 泄泻

据(《湖北中医杂志》1988年第5期)报道,治疗1例泄泻患者,每日达15次以上,色青,呈水样,予缩泉丸加苍术、茯苓、槟榔、炙甘草,2剂而愈。

• 口角流涎

据(《浙江中医杂志》1987年第7期)报道,曾治数例口角流涎者,予缩泉丸每服10克,连服3个月,流涎竟止。

• 便秘

据(《浙江中医杂志》1987年第7期)报道,以缩泉丸加生首乌、桑螵蛸、熟地、山萸肉、炙甘草。治疗某便秘患者,服后大便始畅。原因是该病人入冬后尿频,昼夜达20余次,一周后大便干结如羊屎。系肾虚不能约束膀胱,水走前阴,肠道干涩,无水行舟而致。

• 带下

据(《陕西中医》1991年第12期)报道,宫颈糜烂,带下绵绵已半年余,带下量多,质稀如水,无气味,阴部湿冷,舌淡脉沉。此下元虚寒,取缩泉丸加鹿角霜、乌贼骨、煅牡蛎,水煎服,药渣煎水坐浴。10剂痊愈。

• 崩漏

据(《陕西中医》1991年第12期)报道,经血淋漓不尽3个多月,色淡质稀,少腹冷痛,喜温喜按,畏寒怕冷,尿频,舌淡胖,脉沉细。取缩泉丸重用益智仁,加鹿角胶、乌贼骨、茜草炭、炮姜炭。8剂而愈。

第四节 固崩止带剂

固崩止带剂,适用于妇女崩漏和带下的病证。

1. 固经丸
《医学入门》

(一)传统沿用

组成:黄芩、白芍、龟板各30克,椿根皮20克,黄柏9克,香附

6克。

用法:共研细末,炼蜜为丸。每服9克,每日3次。亦可适当减量作汤剂水煎服。

功效:滋阴清热,止血固经。

主治:阴虚血热之崩漏。见经行不止,崩中漏下,色深红或挟紫黑色血块,心胸烦热,腹痛尿赤,舌红,脉弦数等症。

方解:本方证由肝肾阴虚,相火炽盛,冲任为热所乘,迫血妄行所致。方中重用龟板滋阴而降火,白芍敛阴益血以养肝,黄芩清热止血,三药用量偏大,是为滋阴清热止血的常用组合,共为君药;黄柏泻火坚阴,既助黄芩清热以降火为臣药;椿根皮固经止血,为佐药;少佐香附调气活血。诸药合用,使阴血得养,火热得清,气血调畅,则崩中漏下可止。

(二)辨证要点

本方为治疗阴虚火旺而经行不止的常用方,以血色深红或紫黑稠黏,舌红,脉弦数为应用要点。

本方可用于因生殖系统炎症引起的月经不调、月经过多,以及功能性子宫出血,而见有肝郁化火,血虚生热的证候者,可以加减应用。

(三)使用注意

经漏属血瘀者和气虚脾不统血证均不宜使用本方。

(四)鉴别应用

· 固经丸与固冲汤

均属固崩止带剂,有固涩止血作用,可用于治疗崩漏下血。二方的施治鉴别是:

前者药多苦寒,功善清热滋阴,而收涩之力较弱。适用于阴虚火旺,迫血妄行之崩中漏下。

后者涩补并用,敛涩之力较强,兼以益气健脾。适用于肾气不固,冲脉滑脱之崩漏下血。

(五)临床新用

• 月经不调

据(《湖北中医杂志》1987年第4期)报道,周仁厚以固经丸合清经汤治疗月经先期,量多,有血块者2例,均服药3剂收效。其后月经按时而致,质、量正常。

• 人流后月经过多

据(《湖北中医杂志》1993年第2期)报道,羿阳以固经丸加味,治疗人流后月经过多80例。其中:功能性月经过多42例、胚胎组织残留引起月经过多20例、子宫内膜异位症18例。

加减方法:挟瘀者加炒五灵脂、蒲黄炭、炮姜炭;热毒炽盛者加银花、连翘、败酱草、茜草炭、丹皮;脾气虚弱者加黄芪、白术、党参、阿胶、乌贼骨;肝气郁滞者加柴胡、栀子、当归、佛手;阴虚火旺者加旱莲草、女贞子、山萸肉、生地炭。治疗10~60日,痊愈42例,好转30例,无效8例。

2. 完带汤
《傅青主女科》

(一)传统沿用

组成:白术、怀山各15克,党参、苍术、炒白芍、车前子各9克,陈皮、荆芥、柴胡、甘草各3克。

用法:水煎,分2次服。

功效:益气健脾,祛湿止带。

主治:脾虚肝郁,湿浊下注证。症见妇人白带,绵绵不止,倦怠少气等症。

方解:本方为治脾虚肝郁,湿滞带下的常用方。脾主运化,肝主疏泄,脾虚肝郁,则湿邪下注而为白带。方中二术、参、草、山药益气健脾祛湿;芍药、陈皮、柴胡柔肝和胃,解郁升阳,车前子导湿下行,荆芥入血分而祛风胜湿。全方在一派补涩药中,配伍少量柴胡、陈皮、荆芥等理气升达药物,可使补而不滞,合用故具益气健脾,祛湿止带功效。

加减:有热象的加金银花、蒲公英、败酱草、黄柏、泽泻等清热利湿之类药物;有寒象的加艾叶、白芷;湿重加薏苡仁、茯苓;肾虚而有腰痛的去车前子、柴胡,加补骨脂、菟丝子;白带日久,量多质稀如水,并兼有腰酸痛的,属脾肾两虚,可去车前子、柴胡,加覆盆子、补骨脂、鹿角霜、乌贼骨等温补收涩之类药物。

(二)辨证要点

本方为治疗脾虚白带的常用方,临床以带下绵绵不止,清稀色白无臭,舌淡苔白,脉濡缓为应用要点。

妇女生殖系统慢性炎症所引起的白带,具有脾虚肝郁的证候,皆可加减应用。

(三)使用注意

若带下赤白或赤黄,稠黏臭秽,苔黄脉数,属湿热下注者,则非本方所宜。

(四)名医心得荟萃

• 梁冰(河北廊坊市中医院主任医师)

完带汤:车前子20克,白术、山药各15克,陈皮12克,白芍、苍术、柴胡、黑荆芥穗、甘草各10克,人参6克。

主治:脾虚湿盛之带下证。

体会:伴少腹胀痛不减者,当配合金铃子散。

• 何同录(西安新城区中医院主任医师)

擅长运用完带汤(怀山药 30 克,党参、车前子各 15 克,苍白术、陈皮、白芍各 12 克,柴胡、炒荆芥穗各 10 克,甘草 6 克),治疗妇科病。

主治:脾虚湿困或土壅木郁之带下病,经行泄泻,经前水泻,子肿等症。

指征:舌质多淡胖,边有齿痕,苔薄白或白腻,脉沉缓无力。面目、肢体浮肿,带下量多,质稀色白。

禁忌:热毒炽盛;或湿热蕴结;或阴虚火旺之带下病,不宜使用本方,否则有助热伤阴之弊。

• 黄健戈(中医专家)

绣球风,内服妇科名方"完带汤"(炒白术、怀山药各 30 克,苍术、车前子、党参、茯苓各 9 克,柴胡 6 克,黑荆芥穗、陈皮、甘草各 3 克);外以土茯苓、苍术、蛇床子各 15 克。水煎外洗,再以枯矾、五倍子等量研末,调香油涂患处,获验。(摘自《首批国家级名老中医效验秘方精选》第 463 页)

• 单从礼(名老中医)

单老重用怀山药治疗老年带下病效果显著。如带下日久不愈,用补中益气汤、完带汤的未效者,以完带汤重用怀山药 90 克,海螵蛸 10 克,获效。(摘自《名医治病》第 377 页)

(五)临床新用

• 慢性宫颈炎

据(《江苏中医杂志》1987 年第 4 期)报道,刘浩江用完带汤加减,治疗慢性宫颈炎 47 例。气虚加黄芪、黄精;血虚加生地、制首乌;肾阴虚加女贞子、桑寄生;肾阳虚加熟附片、肉桂;夹湿热加茵陈、黄柏;夹湿毒加金银花、连翘。结果:经服药 15～46 剂,痊愈

25例,好转18例,无效4例。

• 脾虚闭经

据(《陕西中医》1992年第12期)报道,谭荣菊以完带汤去车前子、黑荆芥穗,党参易人参,加当归、牛膝为基本方。畏寒加肉桂;气短加黄芪;心慌加龙眼肉。治疗脾虚闭经39例,总有效率为100%。

• 慢性胃炎

据(《实用中西医结合杂志》1990年第3期)报道,卢进宝专用完带汤加减治疗慢性胃炎30例。脾胃虚弱者重用党参、白术、山药;肝郁气滞者加量柴胡、白芍、陈皮;湿热内阻者减少党参、山药的用量而重用苍术、车前子;兼有出血者黑荆芥穗加量。结果:治愈21例,好转9例,平均疗程53天。

• 慢性结肠炎

据(《湖北中医杂志》1995年第2期)报道,陈维初以完带汤加减,治疗慢性结肠炎49例,病程最长18年,最短的3个月。加减法:大便有脓血者,加黄连、地榆、槐花;里急后重者,加木香;腹胀加厚朴、枳壳;食少者加神曲、鸡内金;久泻者加肉豆蔻、石榴皮;肾阳亏损者,加肉桂。结果:痊愈10例,显效21例,好转14例,无效4例。

• 肾炎蛋白尿

据(《浙江中医杂志》1991年第10期)报道,陈树人等以完带汤加减,治疗肾炎蛋白尿23例。尿蛋白(+++)以上者,加黄芪、益母草、金樱子;腰痛加续断、杜仲、桑寄生;上半身肿加苏叶、防风,下肢肿加带皮茯苓、防己。服药30天以上,结果:痊愈14例,有效6例,无效3例。

• 肾积水

据(《新中医》1997年第2期)报道,范凤来等用完带汤去柴胡、黑荆芥穗,加滑石、王不留行、枳实、乳香、没药为基本方。结核引起者加夏枯草、百部;结石引起者加金钱草、石韦、鸡内金;盆腔炎者加薏苡仁、金银花、鱼腥草。结果:11例中治愈7例,好转2例,无效2例。

• 颅内血肿

据(《湖南中医杂志》1990年第6期)报道,杨香锦用完带汤加减,治疗颅内血肿13例。结果:治愈9例,好转3例,无效1例。

第十八章 驱虫剂

凡具有祛除肠内寄生虫作用的方剂,称为驱虫剂。

驱虫剂多在空腹服用。服驱虫剂,虫去以后,见有脾虚的,应当调补脾胃,使虫去而正气不伤。

乌梅丸
《伤寒论》

(一)传统沿用

组成:乌梅 480 克,川椒 120 克,干姜 300 克,黄连 500 克,黄柏、制附子、桂枝、细辛、党参各 180 克,当归 120 克。

用法:以苦酒(即醋)渍乌梅一夜,去核蒸熟,捣如泥;余药研为细末,与乌梅泥和匀,加蜜为丸。每服 9 克,每日 3 次,温开水送服。亦可减为常用量,作汤剂水煎服。

功效:温脏安蛔。

主治:脏寒蛔厥证。见脘腹阵痛,烦闷呕吐,时发时止,得食即吐,甚则吐蛔,手足厥冷。兼治久痢。

方解:本方为治疗蛔厥之证,有因肠寒胃热,蛔虫上移所致。蛔虫寄生肠内,喜温恶寒,今肠寒则蛔虫不安而移行于胃,胃热加以虫扰,故烦闷呕吐,蛔从口出。病情时发时止,发则腹痛,手足厥冷。方中乌梅酸能制蛔;川椒、细辛味辛能驱蛔,且能温中祛寒;黄连、黄柏苦能下蛔。"蛔得酸则静,得辛则伏,得苦则下"。本方不仅酸、辛、苦味俱备以驱蛔,且配伍干姜、桂枝、附子温中祛寒以安蛔;党参、当归补益气血以扶正。寒热并用,酸、辛、苦味俱备,祛邪扶正,对于蛔厥证属于寒热错杂而正气虚弱者,本方最为适宜。至于本方所治之久痢,亦属寒热错杂之证,方可采用。

加减:①据经验介绍:用本方改为汤剂,治疗胆道蛔虫症,可重用乌梅至30克,轻者每日1剂,分2次服;重者每日可服2剂。待痛止后,即去党参、当归、附子、桂枝,加苦楝根皮15克,槟榔9克,继服二三剂以驱蛔。②在临床应用时,如热邪不甚者,可少用黄连、黄柏;寒邪不甚者,桂枝、干姜、附子亦可酌减;气血不虚者,党参、当归亦可不用。③本方亦可用于治疗某些过敏性结肠炎,以及慢性肠炎、慢性痢疾而属于脾胃虚弱,寒热错杂者。④本方用于治疗胆道蛔虫症,如体质不虚者,可只取方中的乌梅、黄柏、川椒,用量可适当加重,乌梅必用净肉,再加大黄、厚朴、枳实、茵陈、川楝子。

(二)辨证要点

乌梅丸为治寒热错杂蛔虫上扰之蛔厥的常用方。以腹痛阵作,烦闷呕吐,时发时止,甚则吐蛔,四肢厥冷为临床应用要点。

(三)使用注意

乌梅丸性质偏温,以寒重者为宜。

(四)名医心得荟萃

• 于尔辛(上海医科大学教授)

擅长运用乌梅丸(乌梅、党参各15克,干姜、黄连、黄柏各5克)。

主治:消化道癌腹泻,肺癌咳嗽。

加减:阳虚腹泻加肉桂3~5克;肺癌干咳加天竺黄10克。

• 范国梁(长春中医学院教授)

擅长运用乌梅丸加减方(白鲜皮、乌梅、黄连、姜黄、白晒参各15克,干姜、当归、附子、桔梗、红参各10克,川椒、细辛各5克,黄柏4克)。

主治:慢性胆胀。

指征:心烦易怒,口苦恶心,胃中嘈杂,失眠,胆俞穴压痛,脉沉细无力。

禁忌:对川椒过敏者当慎用,或减去川椒。

• 李士懋(河北医科大学副教授)

擅长运用乌梅丸(乌梅4~6克,附子10~30克,黄连6~12克,干姜6克,细辛2克,当归5克,川椒3克,桂枝4.5克,黄柏6克,党参9克)。

主治:肝病、胃病、冠心病、糖尿病、更年期综合征。

指征:胁胀痛,胃脘胀痛,消渴,懈怠,心胸痛,寒热往来等,脉弦而按之减。

禁忌:脉非弦而按之不减者,不用。

体会:乌梅丸乃厥阴篇之方,治蛔及久痢乃小视其用耳。厥阴乃阴尽而阳生,阳始萌而未成,易致肝阳弱而堕,精神萎靡,诸寒聚;木不疏达而脘胀闷,吐利,不食等;积阴之下,必有伏阳,致寒热错杂,伏火上攻而心痛、消渴等,寒热胜复而现厥热。

• 日·浅田惟常(宗伯)(日本汉医学家)

厥阴多寒热错杂之证,除茯苓四逆汤、吴茱萸汤外,凡用此方而奏效者,故无蚘虫之侯。但胸际略痛者,亦用之。

又反胃之证,以半夏干姜人参丸合乌梅丸,奇效。

又能治久下痢。(摘自《勿误药室方函口诀》)

• 顾丕荣(上海第四人民医院主任医师)

现代医学中的肠功能紊乱、慢性肠炎、过敏性结肠炎、溃疡性结肠炎、肠结核等症,迁延不已,为中医之"肝泄"。多起于情志不遂,肝木肆张,横克脾土,调治颇难。其证以腹痛即泻,泻后痛减,每因郁怒而病情加剧为特征。方书多主以痛泻药方,病浅者往往应手后瘥,稽久者投之少效。

顾丕荣主任医师认为:肝泄迁延日久,腹部冷痛而泻下黄臭,舌燥口苦,苔黄腻,可用《医学图书集成·泄泻门》所载换肠丸主之。此方系从仲景乌梅丸,去细辛、当归、川椒、桂枝、党参,加艾叶、甘草衍化而成。

若病系肠结核者,加煅牡蛎、夏枯草以软坚散结;溃疡性结肠炎者,加薏苡仁、败酱草,以治肠内有脓疡;红白冻相杂者,加樗根,以燥湿涩肠;红冻为主者,加阿胶、当归,以和营止血;白冻为主者,加薏苡仁、白花蛇舌草,以清肠排脓。(摘自《名中医治病绝招》第40页)

(五)临床新用

• 胆道蛔虫症

据(《中医急症通讯》1988年第6期)报道,杨发荣用乌梅丸加减(党参15克,苦楝根皮10克,乌梅9克,当归8克,附片、黄柏、桂皮各6克,干姜、黄连各5克,细辛4克,川椒3克)。治疗胆道蛔虫症42例,全部治愈。

• 胆囊炎

据(《陕西中医》1993年第7期)报道,郭建国用乌梅丸改汤剂(乌梅20克,党参15克,当归、黄柏、桂枝各10克,花椒、干姜各8克,黄连6克,细辛4克)。急性发作去党参,加金钱草40克;病程长者加鸡内金10克。治疗胆囊炎40例。结果:痊愈12例,显效15例,有效12例,无效1例。总有效率为97.5%。

• 慢性泄泻

据(《江西中医药》1990年第6期)报道,王伟东将乌梅丸改为汤剂,原方用水煎浓缩为 200 毫升,清晨 6～7 时,晚上 8～9 时各保留灌肠 1 次,每次用量为 100 毫升,15 天为 1 个疗程。治疗慢性泄泻 47 例,结果:痊愈 36 例,好转 8 例,无效 3 例,总有效率为 97.8%。

- 细菌性痢疾

据(《广西中医药》1981 年第 3 期)报道,李知白用乌梅丸加味(滑石 30 克,乌梅 15 克,黄柏、当归各 10 克,党参、黄连各 5 克,炮姜 3 克,附子、细辛、肉桂、川椒各 1 克),水煎温服。治疗细菌性痢疾 60 例,结果:痊愈 53 例,好转 3 例,无效 4 例。

- 溃疡病

据(《中医杂志》1959 年第 6 期)报道,张琪以乌梅丸治疗溃疡病 65 例(其中胃溃疡 14 例,十二指肠溃疡 42 例,复合性溃疡 8 例)。结果:治愈 53 例,显效 7 例,进步 2 例,不变 2 例,恶化 1 例。本方对寒热互结型疗效较好,止痛作用迅速。

- 带下

据(《河北中医》1994 年第 3 期)报道,张艳将乌梅丸改煎剂(乌梅 20 克,黄柏、黄连各 18 克,桂枝 15 克,干姜、当归、川椒、党参各 12 克,附子 10 克,细辛 6 克),随证加减,用于治疗寒热虚实夹杂型带下病 60 例。结果:治愈 42 例,显效 12 例,有效 4 例,无效 2 例,总有效率为 97%。

- 慢性荨麻疹

据(《新中医》1995 年第 6 期)报道,昌辉老师用乌梅丸(黄芪 30 克,当归、白芍各 15 克,乌梅 12 克,制附子、红参、桂枝、黄柏、黄连各 10 克,细辛、川椒、干姜各 3 克)。治疗慢性荨麻疹 27 例。结果:痊愈 17 例,有效 8 例,无效 2 例。

第十九章 痈疡剂

痈疡剂,主要用于外科痈肿疮疡的一类方剂。

痈疡亦称疮疡,范围很广,除发于脏腑的称为内痈外,通常是痈、疽、疔、疮等外疡的总称。在辨证上,首先应分清阳证或阴证。

本章主要介绍较为常用的内服痈疡方剂。

1. 仙方活命饮
《外科发挥》

（一）传统沿用

组成:金银花15克,天花粉、浙贝母、当归、赤芍、防风、白芷、陈皮、生甘草各9克,乳香、没药各3克,炮山甲、皂角刺各6克。

用法:水煎服(或加适量水酒同煎服)。

功效:清热解毒,消肿溃坚,活血止痛。

主治:阳证痈疡肿毒初起。红肿焮痛,或身热凛寒,苔薄白或黄,脉数有力。

方解:本方为痈疡初起常用方。凡疮疡肿毒,属于阳证而体质壮实的均可应用。脓未成的可使其消散,脓已成的可以促其外溃。方中金银花、甘草、天花粉、浙贝母清热解毒散结;当归、赤芍活血通络;乳香、没药散瘀止痛;防风、白芷祛风消肿;山甲、皂角刺消肿溃坚;陈皮行气化滞。合用故有清热解毒,消肿溃坚,活血止痛功效。

加减：已成脓而不易外溃的可加生黄芪益气托毒，促使脓液外出。痈肿已溃的可减去山甲、皂角刺。

(二)辨证要点

本方以阳证而体实的各类痈疽疮疡肿毒，症见局部红肿焮痛，甚者伴有身热凛寒，脉数有力为应用要点。

本方可用于多种化脓性感染。

(三)使用注意

本方宜于痈疽疮疡未溃之前，若已溃脓者，则不宜使用。阴证疮疡忌用。

(四)鉴别应用

- 仙方活命饮与普济消毒饮

二方均同属清热解毒方剂，二者的鉴别点是：

前者通治阳证肿毒，于清热解毒中，伍以行气活血，消肿散结之品，主治痈疡初期者。

后者所治大头瘟，系肿毒发于头面者，以清热解毒，疏风散邪为法，并助以升阳散火，发散瘀热。

(五)名医心得荟萃

- 黄瑾明（广西中医学院教授）

擅长运用仙方活命饮（炮山甲、白芷、甘草、陈皮各6克，天花粉、皂角刺、归尾、赤芍、乳香、没药、防风、浙贝母各10克，金银花15克）。

主治：疖肿、疔疮、蜂窝织炎、乳腺炎以及皮肤局部红肿热痛为主证的病症。

指征：皮肤局部可触及结节或肿块样物；皮肤红肿热痛者，疔疮肿毒初起尚未脓时，使用本方定有特效。

禁忌：疔疮肿毒已溃破或阴疽，以及脾胃虚弱，气血不足者，不宜使用。（摘自《方药传真》）

• 黄文政（天津中医学院教授）

擅长运用仙方活命饮（金银花30克，当归、赤芍、乳香、没药、陈皮、防风、白芷、贝母、穿山甲、皂角刺各10克，天花粉15克，甘草6克）。

主治：慢性糜烂性胃炎、消化性溃疡、化脓性扁桃体炎、皮肤疮疡的。

禁忌：中气不足者不宜使用。

体会：本方为内外科之常用方。外症痈肿，内症溃疡用之皆效。治疗糜烂性胃炎加入蒲公英30克，可提高疗效。（摘自《方药传真》）

• 姜树荆（西安市中医院主任医师）

擅长以仙方活命饮主治血栓性静脉炎、静脉曲张、疮疡等症，其应用指征为脉络不通所致的血管蜷缩、红肿硬结等。（摘自《方药传真》）

• 熊永文（陕西中医学院教授）

擅长运用仙方活命饮（金银花30克，归尾12克，赤芍、乳香、没药、皂角刺、炮山甲各10克，防风、贝母、陈皮各8克，天花粉9克）。

主治：疮疡、乳痈、臂痈、委中毒、胯腹痈等阳热实证。

禁忌：阴疽不宜，脾胃虚弱不用，气血虚弱者慎用。

体会：本方治疗疮疡，早期用以清热解毒，消肿止痛，但必去乳没、山甲、皂角刺，加清热药连翘、黄芩、黄连之类；中期清热解毒透邪必用原方，重用山甲、皂角刺以透托之法，使其穿破透脓外出；后期减去清热解毒药物，酌加补益药，促其愈合。（摘自《方药传真》）

• 雍履平(安徽天长市中医院主任医师)

余制排毒消痈汤,以仙方活命饮(金银花、赤芍、甘草各 30 克,当归尾 15 克,白芷、天花粉、浙贝母、陈皮各 10 克,防风、乳香、没药、炮山甲各 6 克,皂角刺 3 克)消肿散结,活血祛瘀。加紫花地丁、蒲公英各 30 克,清热解毒消肿;加全蝎、蜈蚣各 1 克通络散瘀,祛风止痛;加鹿角霜 30 克振奋阳气;加龙胆草 10 克泄肝热,清肝火。全方用以治疗龟头炎,可以收到有脓能排,无脓能消的效果。(摘自《临证验方治疗疑难病》第 558 页)

• 郭铭信(中医专家)

先师龚志贤对急性胰腺炎常用仙方活命饮治疗。……该方乃治痈疡之首方,以行气活血,溃坚破结为主,具有散瘀消肿,排脓生肌之效。此方立意与急性乳腺炎的病性、病位及病机多有吻合,故用以治疗急性乳腺炎颇佳。(摘自《名医特色经验精华》第 281 页)

• 焦树德(北京中日友好医院教授)

我在临床上运用仙方活命饮,常收立竿见影之效。兹将个人运用此方的经验体会介绍如下:

①治乳痈初起:全瓜蒌 30～40 克,蒲公英 30 克,金银花、连翘各 15 克,天花粉 12 克,白芷、当归尾各 10 克,炙穿山甲 6 克,皂角刺、浙贝母、防风各 5 克,乳香、没药、生甘草各 3 克。能消肿止痛,使痈结渐渐消散吸收。

②治乳蛾红肿、疼痛(急性化脓性扁桃体炎):金银花 15～20 克,当归尾 6 克,浙贝母、射干、黄芩、牛蒡子各 10 克,天花粉 15 克,皂角刺、乳香、没药各 3 克,炙穿山甲 5 克,玄参 20 克,锦灯笼、防风各 9 克。有恶寒发热者,可加荆芥 9 克,薄荷 5 克(后下)。儿童用量酌减。

③治肠痈未溃期(急性化脓性阑尾炎未化脓时):金银花 15～20 克,归尾、防风各 6 克,赤芍、丹皮、桃仁各 10 克,白芷、乳香、没药、炙穿山甲各 5 克,生大黄 5～10 克,牡丹皮、桃仁各 10 克,冬瓜

子 12~15 克,元明粉 6~10 克(分 2 次冲服)。功能消肿散瘀,解毒除痈,通腑止痛,使肠痈消除。若已化脓,可去炙穿山甲,加重冬瓜子用量,再加生薏苡仁 30 克,败酱草 15~30 克。

④治无名肿毒初起(包括西医学的急性蜂窝织炎、痈、疖),见红肿焮痛,憎寒发热:金银花 12~15 克,陈皮、乳香、没药、皂角刺、炙穿山甲各 5 克,归尾、白芷、白僵蚕各 6 克,赤芍、天花粉、炒黄芩各 9 克,防风 6~9 克,生甘草 3 克,连翘 10 克,紫花地丁 15~20 克,功能清热解毒,消肿散结。(摘自《方剂心得十讲》第 199 页)

(六)临床新用

• 肝脓肿

据(《天津中医》1991 年第 2 期)报道,徐振纲等以仙方活命饮去金银花、防风、当归、陈皮、甘草、天花粉,加蒲公英、紫花地丁、黄芩、黄连、黄柏、丹皮、青皮、乌药、竹茹。治疗肝脓肿,均获痊愈。

• 反流性食管炎

据(《浙江中医杂志》1990 年第 4 期)报道,郝海山等以仙方活命饮去防风、白芷为基本方,若嗳腐吞酸加乌贼骨、瓦楞子;咽部出血加仙鹤草、藕节;咽喉肿痛加射干、玄参。治疗反流性食管炎 104 例,痊愈 78 例,有效 12 例,无效 14 例,总有效率为 86.5%。

• 阑尾周围脓肿

据(《河北中医》1990 年第 1 期)报道,陈凤桐以仙方活命饮治疗阑尾周围脓肿 32 例。热盛加蒲公英、败酱草;湿盛加薏苡仁;气虚加党参。痊愈率 100%。

• 急性乳腺炎

据(《内蒙古中医药》1994 年第 2 期)报道,崔建中等以仙方活命饮加味治疗急性乳腺炎 108 例,痊愈 82 例,好转 15 例,有效 10 例,无效 1 例。

• 霉菌性阴道炎

据(《四川中医》1991年第9期)报道,陈素云治疗霉菌性阴道炎(阴道奇痒难忍、灼热、白带量多,阴道黏膜红赤,且有斑点大小溃疡面),用仙方活命饮去炮山甲、皂角刺,加龙胆草。酌情加减内服、外洗,每获佳效,1周可愈。

• 子宫颈炎、阴道炎、妇科术后感染

据(《新中医》1986年第11期)报道,侯士林以仙方活命饮去甘草为主方。治疗慢性子宫颈炎21例,阴道炎30例,妇科术后感染11例。加减法:少腹胀痛拒按者,加红藤、败酱草;少腹硬痛,或有块拒按者加桃仁、红花、三棱、莪术;带下黄绿恶臭者加地肤子、蛇床子、五倍子;带下如脓、腥臭味重加瓜蒌仁、冬瓜子;带下污水恶臭再加土茯苓、生薏苡仁、车前子、乌贼骨。配合中药坐浴(儿茶、五倍子、地肤子)。用药后炎症及肿块消失,腹变软,宫颈糜烂愈合,白带正常。结果:所治62例中,症状消失58例。

• 扁桃体周围脓肿

据(《山东中医杂志》1992年第5期)报道,李山英以仙方活命饮水煎,早晚各半,口含徐徐咽服,若咽痛热盛,舌腭弓及软腭高度红肿者,加连翘、牛蒡子、山豆根;扁桃体脓肿已溃兼气虚者,加参芪。治疗60例,全部治愈。

• 鼻炎(鼻渊)

据(《山东中医杂志》1991年第2期)报道,徐献军等以仙方活命饮加苍耳子、辛夷、薄荷、川芎、石菖蒲为基本方加减,治疗鼻渊68例,痊愈66克,好转2例,治愈率为97%。

2. 五味消毒饮

《医宗金鉴》

(一)传统沿用

组成:金银花、野菊花、蒲公英、紫花地丁各15克,紫背天葵

6克。

用法:水煎,加酒半杯再煮二三沸,去渣,温服,盖被取汗。

功效:清热解毒,消散疔疮。

主治:各种疔毒,痈疮肿疖初起,恶寒发热。

方解:方中金银花、野菊花,擅长清热解毒散结,且金银花入肺胃,可解中上焦之热毒,野菊花入肝经,专清肝胆之火,二药相伍,善清气分热结;蒲公英、紫花地丁亦具清热解毒之功,为痈疮疔毒之要药;蒲公英兼能利水通淋,泻下焦之湿热,与紫花地丁相伍,善清血分之热结;紫背天葵能入三焦,善除三焦之火。五药合用,气血同清,三焦同治,消散三焦热结,利湿消肿。加酒入煎,取微汗使毒从外而解。

加减:热毒甚的可加黄连或黄柏。去紫背天葵,加蚤休15克,可用于多发性疖肿。

(二)辨证要点

用于治疗疔疮初起,以局部红肿热痛,或疮形如粟,坚硬根深,舌红脉数为应用要点。

五味消毒饮可用于疖肿以及多种化脓性感染而热毒较重者。

(三)使用注意

阴疽忌用,脾胃素虚者慎用。

(四)名医心得荟萃

• 姜兆俊(山东中医药大学主任医师)

擅长以五味消毒饮主治体表感染性化脓性疾病、急性阑尾炎、胆囊炎、乳腺炎、肾炎、肾盂肾炎、扁桃体炎以及慢性骨髓炎。

应用指征:局部红肿热痛,舌红苔黄,脉数。

禁忌:虚寒证不宜。

体会：本方是治疗疖痈、疔疮毒盛肿甚的代表方。病在头部及上肢者，加野菊花；病在下肢加牛膝、黄柏；病在肝胆经部位加柴胡、龙胆草；兼有肿块加夏枯草；病在膀胱经加羌活；乳房肿痛胀热加瓜蒌、漏芦、青皮；皮肤红赤加生地、丹皮；高热不退加大青叶、黄连；口渴加天花粉、知母；便秘加生大黄。（摘自《方药传真》）

• 叶传惠（成都中医药大学主任医师）

擅长以五味消毒饮（金银花、野菊花、蒲公英、紫花地丁、车前草各30克），主治急性尿路感染、慢性尿路感染急性发作。

禁忌：脾胃虚弱证。症见纳呆，便溏者不宜，否则易导致腹泻。

体会：须配合利尿通淋药物，如萹蓄、瞿麦、茯苓、泽泻等同用。效果更佳。（摘自《方药传真》）

• 杨吉相（辽宁中医学院主任医师）

擅长以五味消毒饮（蒲公英、紫花地丁各25克，金银花、野菊花各20克，天葵子15克），主治颜面疔疮、多发性疖肿、颈痈、有头疽、丹毒、发颐、锁喉痈等。

应用指征：白细胞增高，属热毒炽盛之阳证疮疡。

禁忌：阴证疮疡不宜使用。（摘自《方药传真》）

• 刘沛霖（武汉同济医院教授）

擅长以五味消毒饮（金银花、蒲公英、紫花地丁各20克，野菊花10克，紫背天葵子12克）合仙方活命饮（连翘、红藤各15克，天花粉、皂角刺、穿山甲、白芷各10克）主治多种痈疡。如乳腺炎、乳腺脓肿、阑尾炎、阑尾周围脓肿、疖肿等。

禁忌：阴疽，脓肿溃后气血虚弱者，忌用。

体会：凡疮疡肿毒属阳证者，均可使用，脓未成或脓已成皆可服，惟药味及用量加减稍有不同。20世纪60年代，我们不用抗生素，专用此二方治疗痈肿疮疡，效良。如阑尾周围脓肿，大者如汤碗，服药渐消而终愈。（摘自《方药传真》）

• 陶小述（著名中医专家）

以五味消毒饮加味治疗痈、疔疮、痈肿103例。局部急性炎症化脓,或全身发热者,加黄芩、柴胡、延胡索各12克,制乳没各8克。脓疡已形成者,加皂角刺、炮山甲、川贝母、桔梗、黄芪各15克。脓疡已破溃,身倦怠乏力者,加党参、白术、麦冬、生地黄、玄参各12克。若出现走黄者,加黄连、大青叶、丹皮各15克,水牛角30克,并加服清心牛黄丸1粒,每日3次。结果:痊愈97例,好转4例,无效2例。(摘自《广西中医药》1985,(4):45)

• 程伟(中医专家)

以五味消毒饮去紫背天葵(金银花25克,野菊花、蒲公英、紫花地丁各20克),加连翘25克,生石膏30克,牛蒡子15克,炙白僵蚕、丹皮、升麻、皂角刺各10克,薄荷5克。治疗蜂窝织炎45例。治疗结果:痊愈30例,好转10例,有效1例,无效4例。

大便秘结加大黄、玄明粉;神昏烦躁加生地黄、黄连;恶寒加荆芥;久治不愈、反复溢脓者,加玄参、骨碎补;肿连腮颊加板蓝根、苦参。(摘自《辽宁中医杂志》1994,(5):22)

• 刘朝臣(中医专家)

以五味消毒饮,每味药各10~20克,再加丹皮8克,桃仁、枳壳、生甘草各6克为主方,治疗小儿急性阑尾炎28例。治疗结果:痊愈23例,好转4例,无效1例。

里实热证加大黄;腹痛加川楝子、玄参;发热加柴胡;呕吐加半夏、砂仁。外用金黄散100克,食醋调敷压痛部位。(摘自《安徽中医学院学报》1995,(2):31)

• 章征源(中医专家)

以五味消毒饮为基本方,治疗骨与关节感染(开放性骨折9例,化脓性关节炎、骨髓炎10例,骨与关节结核并混合感染11例)共30例。治疗结果:痊愈19例,好转11例。

炎症初期,局部红肿热痛,发热口渴,舌燥苔黄,脉数者,加黄芩、知母、天花粉、石膏等;溃脓期,肿硬、灼热,按之印指者,加黄芩、党参、穿山甲、皂角刺之类；溃后期，脓流不畅，新肉不生，腐肉难脱者，加黄芪、党参、白术、怀山药等；痛甚加乳没或延胡索之类；溃后体质虚弱，脓水清稀，疮口难愈者，采用八珍汤为主。(摘自《江西中医药》1985，(4)：37)

• 肖佩鲜(中医专家)

以五味消毒饮合四物汤组成基本方，加减治疗产褥期感染 17 例。显效 13 例，有效 3 例，无效 1 例，总有效率为 94.1%。

气虚加黄芪、党参。热甚加黄芩、黄连、黄柏；血瘀加赤芍、桃仁、红花、丹参；阴虚加生地黄、麦冬。(摘自《四川中医》1988，(10)：36)

• 陈志强(著名中医专家)

以五味消毒饮，蒲公英、金银花、野菊花、紫花地丁、紫背天葵各 15 克，加天花粉 15 克，赤芍 12 克，白芷 10 克为主方，治疗痤疮 37 例，均获满意疗效。舌苔厚腻加桔梗、浙贝母、厚朴；有脓点加连翘、皂角刺。(摘自《新中医》1994，(9)：46)

(五)临床新用

• 感染性疾病

据《湖北中医杂志》1983 年第 2 期)报道，吴超斌以五味消毒饮(蒲公英、金银花各 20 克，野菊花 15 克，紫花地丁 12 克，紫背天葵 10 克)，加味治疗感染性疾病 58 例。

蜂窝织炎脓未成者，加归尾、乳香、没药并将药渣捣烂，以酒调敷患处；脓成已溃者，加黄芪、生甘草。治疗 18 例，全部治愈。

急性肾盂肾炎，加金钱草。治疗 19 例，痊愈 15 例，无效 4 例。

急性扁桃体炎，加射干、桔梗、甘草。治疗 21 例，全部治愈。

• 湿疹、荨麻疹

据(《云南中医杂志》1992 年第 3 期)报道，蔡德政等以五味消毒饮(金银花、野菊花、紫花地丁各 15 克，紫背天葵 6 克)治疗

31例,其中湿疹8例,药疹4例,荨麻疹12例。治疗结果:显效24例,有效5例,无效2例,总有效率为94%。

• 急性胆囊炎

据(《时珍国药研究》1993年第2期)报道,田国团等以五味消毒饮(金银花、紫花地丁、蒲公英各30克,野菊花20克,紫背天葵15克),加味治疗急性胆囊炎60例。均获满意效果。

• 急性耳鼻咽喉疾病

据(《中医药学报》1982年第2期)报道,王圣云等运用五味消毒饮加味(金银花、野菊花、蒲公英、紫花地丁、连翘、赤芍、皂角刺、甲珠)。耳病者加龙胆草、柴胡;鼻病者加黄芩、鱼腥草、栀子;咽喉病加大贝、天花粉。共治疗本类疾病50例,痊愈46例。

• 外感热病

据(《湖北中医杂志》1989年第4期)报道,梁城英以五味消毒饮治疗外感热病122例(其中周围血象增高者70例)。外感风寒加荆芥、防风、羌活;外感风热加连翘、芦根;肺热加麻黄、杏仁、石膏;胃热加石膏、知母;胆热加柴胡、黄芩、败酱草;大肠热加葛根、黄芩、黄连;膀胱热加木通、石韦、滑石;便秘加大黄。结果:痊愈81例,显效18例,有效16例,无效7例,有效率94.26%。平均退热时间2天。

3. 阳和汤

《外科全生集》

(一)传统沿用

组成:熟地黄30克,鹿角胶9克(烊化),炒白芥子6克,肉桂(研末冲服)、生甘草各3克。

用法:水煎,温服。

功效:温补元阳,散寒通滞。

主治：一切阴疽。如贴骨疽、流注、鹤膝风等，属于阴寒之证。症见色白不红、不肿或漫肿不痛，舌苔白，口不渴，脉沉细或迟细等。

方解：方中重用熟地黄温补营血，填精补髓；鹿角胶温肾益精，强壮筋骨，二药合用，温阳补血，共为君药；肉桂、姜炭入血分，温通血脉，为臣药；白芥子辛温，可达皮里膜外，温化寒痰，通络散结，少量麻黄，开肌腠，散寒凝，为佐药。生甘草为使，解毒而调诸药。综观本方，温阳与补血并用，祛痰与通络相伍，可使阳虚得补，营血得充，则补而不滞；寒凝痰滞得除，则温散而不伤正。

本方为外科阴证的常用方，主治一切阴疽。除色白、漫肿、酸痛等局部症状外，还应有脉迟细或沉细，面色㿠白，苔白不渴，小便清利等虚寒现象。

加减：气血虚的可加黄芪、当归，毒甚可加猫爪草。

（二）辨证要点

外科阴疽者，以患部皮色不变，漫肿无头，酸痛无热，舌淡脉细为应用要点。

本方可用于骨结核、寒性脓疡未破溃者。亦可用于治疗肠系膜淋巴结核属于阴寒证者。

（三）使用注意

若疮疡红肿热痛，或阴虚有热者，或疽已溃破者，均不宜使用本方。

（四）名医心得荟萃

• 李文炯（著名中医专家）

头痛属虚寒者，因寒邪犯脑，久羁不解而损及其阳，单用阳和汤即可取效，加附片、细辛疗效更佳。

结核性脑膜炎属肾阳虚挟寒痰上蒙清阳者,加蜈蚣、僵蚕。

哮喘属阳虚夹寒痰者,阳和汤疗效优于小青龙汤,增麻黄之量,减熟地之量可提高效力。若加苏子、莱菔子,并增加白芥子用量,其效更优。

腰痛属肾阳虚挟寒湿者,用阳和汤加减,如肾虚加小茴、牛膝、续断、寄生;血虚加当归、黄芪;寒甚加附片,且将鹿角胶加至15克,每获良效。

痛经属阳虚阴盛,寒湿内凝者,本方单用或与当归四逆汤合用,均可取得满意疗效。

阳和汤应用时应注意:①熟地用量宜重,麻黄用量宜轻,这是制方之妙;②冰冻三尺,非一日之寒。故言非肉桂、炮姜不能解其寒凝;寒痰闭其腠理,非麻黄不能开,此三味虽酷暑亦不可缺一也。③只要辨证无误,就不可轻易改弦易辙,病久根深,守方10~20剂,水到渠自成矣。(摘自《方药传真》)

- 程门雪(上海中医学院教授)

程老治疗阳虚咳喘痰鸣,借鉴《外科全生集》阳和汤(熟地、麻黄、鹿角胶、白芥子)方意,再加紫菀、款冬花、苏子、杏仁等药常获良效。(摘自《方药传真》)

- 姜兆俊(山东中医药大学主任医师)

擅长用阳和汤(熟地20克,鹿角胶、白芥子各9克,姜炭、肉桂、生甘草各6克)主治周围血管疾病,如血栓闭塞性脉管炎、动脉硬化性闭塞症、指(趾)端动脉痉挛症等。一切阴疽,如骨关节结核、尺骨鹰嘴滑囊炎及坐骨神经痛,类风湿关节炎,慢性骨髓炎,乳腺增生症,痛经等。

指征:局部漫肿无头,不红不热,舌淡,脉细。

禁忌:疮疡红肿热痛;或阴虚有热;或疽已溃破者不宜。

体会:运用本方时熟地用量宜重,目的在于补养阴血;麻黄在于通阳散寒,故用量宜轻;肉桂改用桂枝以增强温通血脉,和营通

滞之力；本方以血虚寒凝为主证，若兼气虚者，酌加参芪以补气。（摘自《方药传真》）

• 陈益群（苏州市中医院主任医师）

擅长以阳和汤加味（熟地、鹿角胶各10克，炮姜、肉桂、麻黄、白芥子、生甘草各6克）。主治类风湿关节炎、骨与关节结核、慢性骨髓炎及陈旧性损伤。

指征：消瘦，面色无华，脉细，易盗汗，食欲不振，局部有肿胀隐痛，压痛不明显，肿块僵凝，皮色不变或关节持久作痛，阴雨寒时加重者。

禁忌：阳证、实证、热证者禁用，阴虚火旺亦禁用。否则，病情加重，燥伤津液。

体会：血得寒则凝，遇温则散。本方系温补之剂，对气血两虚，寒湿内阻之阴寒证具有肯定疗效，因而广泛用于骨伤科的诸多慢性疾患。（摘自《方药传真》）

• 崔公让（河南中医学院一附院主任医师）

擅长运用阳和汤加味（熟地、黄芪、鸡血藤各30克，党参、当归、干姜、赤芍、怀牛膝各15克，地龙12克，肉桂、白芥子、制附子、炙甘草、鹿角霜各10克，麻黄6克）。

主治：阳虚血瘀型肢体缺血性疾病。

指征：肢畏寒，肤冰凉，肌枯槁，面消瘦，脉细弱，舌质淡或舌紫暗者。

禁忌：瘀久化热者不宜。

体会：肢体动脉缺血性疾病，大体可分为阳虚型、郁滞型、热毒型。阳虚型用阳和汤；郁滞型用顾步汤及通脉活血汤；热毒型用四妙勇安汤。（摘自《方药传真》）

• 郭文勤（黑龙江省中医研究所主任医师）

擅用阳和汤（鹿角胶20克，白芥子、熟地、炮姜、甘草各15克，肉桂10克，麻黄5克）。

主治：病态窦房结综合征，心动过缓，Ⅱ、Ⅲ度房室传导阻滞引起的心悸、气短、胸闷、乏力、头晕等症状。

指征：舌淡或淡紫，苔薄白或白厚，脉沉迟，心率在 55 次/分以下。

禁忌：阳气亢盛，阴虚内热者，不宜使用。

体会：阳和汤为主治阴疽之方，功能温阳补血，散寒通滞。病态窦房结综合征，Ⅱ、Ⅲ度房室传导阻滞主要病因为阳气亏虚，寒邪凝滞经脉，脉络不畅，用本方正中病机。临床常加红参、黄芪大补气血；加当归补血；加附子以增强温阳散寒之力；加丹皮以活血化瘀。（摘自《方药传真》）

• 席梁丞（名老中医）

颌下腺炎，乃风热温毒结于阳明，温毒凝伏络中。治当温经散结，软坚泄毒。用阳和汤加味，熟地 15 克，夏枯草 9 克，鹿角胶 6 克，白芥子 3 克，皂角刺 5 克，麻黄 2 克。（摘自《名医治病》第 427 页）

• 金起凤（北京中医药大学东直门医院著名中医专家）

以阳和汤合麻黄附子细辛汤加减（熟地黄 15 克，白芥子、鹿角霜各 10 克，麻黄、肉桂各 8 克，炮干姜 6 克，炮附子 10 克，细辛 4 克，当归、丹参、络石藤各 30 克，生黄芪 45 克，川牛膝 15 克），组成"脱疽温阳汤"。具有温阳通络、散寒止痛、活血宣络之功效。主治脱疽（血栓闭塞性脉管炎）属虚寒型者。（摘自《首批国家级名老中医效验秘方精选》第 241 页）

• 顾维超（江苏淮阴市中医院主任医师）

阳和汤历来以治疗外科一切阴证著称，多用于治疗阴疽证。本人临床应用范围较广，如痹证、久泻、悬饮、寒厥、偏头痛、心律失常、哮喘、肠结核、慢性痢疾、肾炎水肿、阳痿、甲状腺肿大、肩周炎、雷诺病、结核性腹膜炎和病态窦房结综合征等。凡属阳虚寒凝证、痰瘀阻滞者，用本方随证加减，均能应手取效。（摘自《方药心悟·

名中医处方用药技巧》第 280 页)

• 许芝银(江苏省中医院主任医师)

阳和汤是治疗阴证疮疡的著名方剂,借用于甲状腺肿硬者,却离不开寒凝痰滞之证,即异病同治,只要抓住寒凝痰滞、血虚寒凝的"阳和汤证",就是使用本方的关键所在,并不是只有"疮疡"才能使用本方。

临床主治亚急性甲状腺炎恢复期,自身免疫性甲状腺炎甲减期,阴疽,脉痹,均能取得较好的疗效。(摘自《方药心悟·名中医处方用药技巧》第 347 页)

(五)临床新用

• 心律失常

据(《上海中医药杂志》1987 年第 2 期)报道,何立人用阳和汤为基本方。治疗心律失常 33 例,其中病毒性心肌炎 24 例,治愈 13 例,好转 5 例,无效 6 例;冠心病 4 例全部治愈;肺心病 3 例,治愈 1 例,好转 2 例;风湿性心脏瓣膜病 2 例全部恢复正常。

• 病态窦房结综合征

据(《湖南中医杂志》1986 年第 3 期)报道,董国丰等用阳和汤为基本方,治疗病态窦房结综合征 40 例。结果:显效 4 例,有效 30 例,好转 4 例,无效 2 例,总有效率为 95%。

• 慢性支气管炎

据(《四川中医》1994 年第 4 期)报道,吴秀珍等用阳和汤加五味子、紫河车为基本方。治疗老慢支 119 例,病程最短 5 年,最长 45 年,均在三伏天服药。结果:显效 74 例,好转 31 例,有效 12 例,无效 2 例,总有效率为 98.3%。

• 慢性骨髓炎

据(《广西中医药》1994 年第 3 期)报道,李志初以阳和汤治疗慢性骨髓炎 39 例,病程最短 2 个月,最长 23 年。内服药随证加减,并外敷金黄散膏。结果:痊愈 25 例,好转 12 例,无效 2 例,总有效率为 95%。疗程最短 27 天,最长 13 个月。

• 胸腰椎结核

据(《中级医刊》1994 年第 12 期)报道,范庆铨以阳和汤去鹿角胶,加忍冬藤、蒲公英、浙贝母为基本方,随证加减。治疗胸腰椎结核伴截瘫 93 例,病情稳定者,加炙山甲、延胡索、桃仁、丹参。结果:疗效优者 23 例,良者 44 例,差者 26 例,优良率达 70%。

• 骨转移癌痛

据(《新中医》1994 年第 9 期)报道,刘临兰用阳和汤加制附子为基本方,治疗骨转移癌疼痛 32 例。结果:显效 14 例,有效 13 例,无效 5 例。

• 颈椎失稳症

据(《湖北中医杂志》1994 年第 5 期)报道,张英杰等用阳和汤加葛根、蜈蚣为基本方。治疗颈椎失稳症 68 例。结果:治愈 33 例,显效 19 例,有效 12 例,无效 4 例,总有效率为 94.1%。

• 肩周炎

据(《安徽中医学院学报》1994 年第 3 期)报道,阎兴军等用阳和汤加当归、姜黄、红化、桃仁、乳香、全蝎、蜈蚣为基本方,治疗肩周炎 32 例。结果:痊愈 15 例,显效 9 例,好转 6 例,无效 2 例,总有效率为 93.75%。

• 腰椎间盘突出症

据(《中医正骨》1994 年第 2 期)报道,张英杰等用阳和汤加酒大黄、蜈蚣为基本方。治疗腰椎间盘突出症 62 例,痛剧加仙灵脾、制川乌、制草乌。结果:痊愈 43 例,显效 8 例,有效 9 例,无效 2 例,总有效率为 96.77%。

• 坐骨神经痛

据(《广西中医药》1991 年第 2 期)报道,李耀显用阳和汤加防风、独活、防己、牛膝为基本方,治疗坐骨神经痛 33 例。行痹重用麻黄、独活、防风；痛痹重用干姜、肉桂；着痹重用白芥子、防己、独活。结果：痊愈21例，显效7例，有效3例，无效2例，总有效率为93.94%。

• 荨麻疹

据《广西中医药》1991年第1期）报道，司在和用阳和汤加红花、荆芥、防风、黄芪为基本方。治疗寒冷性荨麻疹50例，结果：痊愈42例，有效6例，无效2例，总有效率为96%。

4. 苇茎汤

《千金方》

（一）传统沿用

组成：苇茎（水芦根）60克，薏苡仁30克，冬瓜子24克，桃仁9克。

用法：水煎，分2次服。

功效：清肺化痰，逐瘀排脓。

主治：肺痈，热毒壅滞，痰瘀互结证。咳嗽痰多，咳吐腥臭脓血，胸中隐隐作痛，或有恶寒，舌红苔黄腻，脉滑数。

方解：肺痈多由风热外袭，痰热内结，内外合邪，以致痰热瘀血互结于肺中，酝酿而为痈脓。苇茎清肺，桃仁逐瘀，薏苡仁清利湿热，冬瓜子涤痰排脓。故取清热化痰，逐瘀排脓并用。本方不论肺痈或已成痈，均可服用。初起服用，可使其消散；成痈的可使肺中痰浊脓瘀排出体外。

加减：临床运用本方时，可以根据病情选加以下药物，如鱼腥草、败酱草、桔梗、甘草、浙贝母、金银花、连翘、黄芩、丹皮等，以增强其清热解毒，化痰排脓等功效。

(二)辨证要点

本方证所治肺痈是由热毒壅滞,痰瘀互结所致。临床以咳吐腥臭脓血,胸中隐隐作痛,舌红苔黄腻,脉滑数为应用要点。

本方可用于肺脓疡初起,支气管扩张以及某些慢性支气管炎,肺结核病见有咳吐脓性痰、血性痰而气味酸秽者。

(三)使用注意

孕妇慎用,因方内多为滑利之品,且有活血祛瘀作用。

(四)鉴别应用

• 苇茎汤与泻白散

同为治肺热方,均有清泄肺热作用,二方鉴别点是:

苇茎汤以苇茎为主药,配伍薏苡仁、冬瓜子、桃仁。功能清肺化痰,逐瘀排脓,主治热毒壅肺,痰瘀互结之肺痈。

而泻白散则以桑白皮、地骨皮为主,功在泻肺清热,止嗽平喘,主治肺经郁热咳嗽证。

(五)名医心得荟萃

• 印会河(北京中日友好医院教授)

擅长以苇茎汤(芦根、生薏苡仁、冬瓜子各30克,桃仁、黄芩各12克)主治肺痈、结肠炎、胸膜炎。若患者咯血而无胸痛者,忌用。

• 陈治恒(成都中医药大学教授)

苇茎汤药味甚少,故随证应用该方时多有加味。

肺痈:成脓期加金荞麦、鱼腥草、紫花地丁、蒲公英、连翘等;若脓已成者,加浙贝母、桔梗。

急性阑尾炎:加红藤、甘松;有寒热加柴胡、黄芩;大便不通加大黄、赤芍;热毒盛者加紫花地丁、蒲公英。

间质性肺炎:去苇茎,加茯苓、白蔻壳、瓜蒌、浙贝母、鱼腥草。

肺癌切除术后,放、化疗后:多加入北沙参、怀山、茯苓、白术、百合以补脾肺;加川贝以止咳化痰;加白花蛇舌草、半枝莲、山慈姑以增强免疫,防止转变。

• 尚志钧(皖南医学院教授)

苇茎汤芦根以鲜者为佳,用量宜大。桃仁不可多用,有出血倾向者可去桃仁。用此方宜加鱼腥草、蒲公英各 50 克,桔梗、沙参、麦冬、甘草各 10 克。

• 杨少山(杭州市中医院主任医师)

擅长以苇茎汤(薏苡仁 30 克,芦根、冬瓜子各 15 克,杏仁 10 克)主治感冒后咳嗽不愈、急慢性支气管炎、肺炎、肺脓疡。

指征:肺热咳嗽。尤其对热病后,余热未清,咳嗽痰多者,必定有效。但风寒咳嗽及痰湿壅肺者,忌服。

体会:本方较适用于原患慢性阻塞性肺疾病之中老年人,此方疗效确切。

• 刘祥泉(著名中医学家)

在治疗痰热咳嗽的方剂中,苇茎汤一枝独秀。几百年来沿用不衰,疗效显著,可谓千古名方。

本方除主治肺痈咳嗽外,还广泛用于肺系多种疾病,如:

①肺炎(相当于中医风温病范畴):若咳喘伴恶寒发热与麻杏石甘汤合用,共奏疏风清热,宣肺化痰之效。对轻型肺炎常能取效。

②肺脓疡(相当于肺痈):初期恶寒发热与银翘散合用,以疏风清热,中期加桔梗甘草汤以祛痰排脓,后期加入沙参麦冬汤,以养阴润肺,补肺生肌。

③支气管扩张并感染(属痰热咳嗽或肺痈范畴):以本方为主,加减权衡,疗效高。

④慢性支气管炎合并感染(属痰饮范畴):若咳喘伴发热恶寒

加麻杏石甘汤,喘息不能平卧加葶苈大枣泻肺汤;痰热互结,脘痞,胸闷,苔黄腻者加小陷胸汤。

• 赵炳南(全国著名中医学家)

以千金苇茎汤(鲜苇茎 30 克,瓜瓣(即甜瓜子)15 克,桃仁 10 克,薏苡仁 24 克)治疗支气管扩张(痰热血瘀型)。症见口燥咽干,胸胁隐痛,大小便赤涩,咳腥臭血痰(验其痰,置水中则沉,以双箸挑之,则断为两段)。(摘自董建华主编的《中国现代名中医医案精华》)

• 曹世宏(中医学专家)

以千金苇茎汤合济生桔梗汤(冬瓜仁、生薏苡仁各 15 克,桃仁、桔梗各 10 克,甘草 6 克),治疗痰热郁阻之支气管扩张,见咳嗽,咳痰稠黄,胸中隐痛,或痰中带血,舌暗红,苔黄腻,脉滑数。如热盛便秘者,加大黄 10 克,金银花 15 克,以泄热通腑;若痰多加败酱草 15 克,以化痰排脓;若痰中带血者,加大黄炭 10 克,侧柏叶 12 克,以收敛止血;气虚者加黄芪 15 克,以益气健脾;若阴虚内热,加麦冬、百合各 10 克,以养阴清热。(摘自《江苏中医》2000,21(4):4)

(六)临床新用

• 肺脓肿

据(《山东医刊》1965 年第 1 期)报道,庄传芳以苇茎汤为主,治疗 18 例肺脓肿。结果:痊愈 13 例,好转 4 例,无效 1 例。

又据(《实用中医内科杂志》1989 年第 1 期)报道,田中峰以苇茎汤加减(苇茎 60 克,冬瓜仁、薏苡仁、蒲公英、金银花、紫花地丁各 30 克,连翘 15 克,桃仁、黄连、栀子各 9 克,甘草 3 克)。治疗 16 例肺脓肿。结果:治愈 13 例,好转 2 例,无效 1 例。

• 肺炎

据(《中医杂志》1959 年第 2 期)报道,周珍华以苇茎汤加金银花、连翘为基本方。治疗15例大叶性肺炎,全部治愈。

又据(《浙江中医杂志》1991年第5期)报道,陈蓉蓉以苇茎汤加减(鲜芦根30克,冬瓜仁、薏苡仁、炒莱菔子、浙贝母各9克,桃仁、杏仁各6克,金银花、连翘、黛蛤散、鱼腥草各12克),治疗10例支原体肺炎,全部治愈。

• 百日咳

据(《江西医药》1966年第1期)报道,王耀华以苇茎汤加杏仁、百部、川贝、橘红、炙枇杷叶、鲜梨皮、甘草,治疗17例百日咳,属痰热壅肺者,全部治愈。

• 上颌窦炎

据(《浙江中医杂志》1993年第5期)报道,刘康平以苇茎汤治疗上颌窦炎86例。热盛加银花、连翘;清涕加细辛、桂枝;黄脓涕加连翘、忍冬藤。治疗结果:治愈59例,有效20例,无效7例,总有效率为91.86%。

5. 大黄牡丹汤
《金匮要略》

(一)传统沿用

组成:大黄、牡丹皮、桃仁各9克,冬瓜子15克,芒硝(冲)9克。

用法:水煎,分2次服。

功效:泻热破瘀,散结消肿。

主治:肠痈初起。症见右少腹疼痛拒按,或右足屈而不伸,身热或微热,舌苔黄厚,脉象滑数。

方解:肠痈一症,多由湿热郁结于肠内,气血郁滞,热结不散,聚而成痈。若论治法,脓未成者,泻其热毒瘀滞,促其消散,是本方的主要作用。但须乘尚未成脓时及早服用,若迁延时间,已经成脓,则需按病情施治。或配伍活血行气、解毒、排脓、消肿等药同用。方中大黄、芒硝,清泄热结,荡涤肠中湿热瘀结之毒;桃仁破瘀行滞;丹皮凉血清热;冬瓜子散结排脓。合而用之,故具泻热破瘀,散结消肿功效。

加减:根据病情,可选加下列数种药物,以增强其清热解毒,活血行气的功效,如红藤、乳香、没药、白花蛇舌草、银花、蒲公英等。痛甚可加川楝子、延胡索、厚朴、枳实、青木香等行气导滞药物。

附方:阑尾清化汤

由银花、蒲公英各30克,丹皮、大黄各15克,川楝子、赤芍、桃仁、生甘草各9克组成。具有清热解毒,行气活血,并有化湿通便作用。适用于急性阑尾炎蕴热期或阑尾脓肿早期或轻型腹膜炎。(南开医院验方)

(二)辨证要点

本方证属于热毒蕴结于肠,气血瘀滞不通而成。以少腹痞肿,疼痛拒按,或身热,苔黄,脉滑数为辨证要点。

本方可用于非手术治疗适应的急性阑尾炎及子宫附件炎、盆腔炎等而兼有便秘的实证。据临床观察,服大黄牡丹汤后,肠鸣音即增强,并出现腹泻,泻下数次后,症状及体征均有明显好转。本方除具有抗菌作用外,尚能改善肠壁血循环。而阑尾局部血循环的改善,则有利于炎症的消退。

(三)使用注意

本方对重型急性、化脓性、坏疽性等阑尾炎以及老人、孕妇、婴幼儿、体弱者,均不宜使用。

(四)鉴别应用

• 大黄牡丹汤与大承气汤、大陷胸汤

三方均用大黄、芒硝苦寒泻下,同属寒下方剂,均有泻下热结之功,用于治疗里热积滞实证。但三方施治鉴别点是:

大黄牡丹汤以寒性泻下药大黄、芒硝与凉血活血药丹皮、桃仁相配,擅长于泻热破瘀,适用于湿热内结,气血凝聚所致的肠痈初起,脓未成者。

大承气汤以大黄、芒硝配伍厚朴、枳实,泻下与行气同用,功专峻下热结。适用于阳明腑实证,大便秘结,腹胀满硬痛拒按,苔黄脉实者。

大陷胸汤以寒性泻下药大黄、芒硝与逐水药甘遂配伍,功专泻热逐水。适用于热邪与痰水互结之结胸证。

(五)名医心得荟萃

· 钟明运(广东平远县人民医院副主任医师)

擅长用大黄牡丹汤(大黄6~12克,丹皮、桃仁各6克,芒硝15~30克,冬瓜子30~60克),主治肠痈。如平素体羸,纳差神倦之人,剂量应酌减。

体会:本方宜浓煎,分3次服。下后改为2日1剂。至大便正常,腹无压痛,舌苔净化即停服。肠痈乃热毒聚结,气血郁滞,血败肉腐使然,只要辨证无误,就应放心用之。服后泻出污毒,诸症可愈。

本方大黄改用少量研末,开水泡,取汁入药,去芒硝,加枳实、厚朴、三七、郁金、柴胡、白芍,治手术后肠粘连腹痛,有良好疗效。

· 日·吉益为则(东洞)(日本汉医学家)

大黄牡丹汤,治疗脐下有坚块,按之即痛及便脓血者。(摘自《方极》)

治疗肠痈,按之即痛,时时发热,自汗出,复恶寒者。腹中有坚块,经水不顺者;腹胀满如鼓,生青筋或肿,小便不利者;小腹有坚块,小便淋漓者。(摘自《方机》)

- 日·尾台元逸(榕堂)(日本汉医学家)

大黄牡丹汤,治疗诸痈疽疔毒,下疳便毒淋病,痔疾脏毒,瘰疬流注,陈久疥癣,无名恶疮,脓血不尽,腹中凝闭、或有块,大小便不利者,随证加减。

治疗产后恶露不下,小便不利,血水壅遏,少腹满痛,通身浮肿,大便难者。又产后恶露不尽,过数日,寒热交作,脉急数,小腹或腰髀剧痛者,发痈之兆也。当审病情病机,早以此方下之。若已脓溃者亦宜此方。

大黄牡丹汤治经水不调,赤白带下,赤白痢疾,小腹凝结,小便赤涩,或有水气者。(摘自《类聚方广义》)

- 日·浅田惟常(宗伯)(日本汉医学家)

大黄牡丹汤虽为用于肠痈脓溃以前之药。其方与桃核承气汤相似。故先辈运用于瘀血冲逆。凡桃核承气汤证而小便不利者,宜用此方。其他亦可于内痔毒淋便毒有效,皆以有排毒利尿之效故也。

痢疾下如鱼脑者,用此方奏效。(摘自《勿误药室方函口诀》)

- 日·大塚敬节(日本汉医学家)

大黄牡丹汤,由于泻下有消退下半身各种炎症之效,故其应用甚广。应用目标即肿胀、疼痛、发热等。症状均剧烈,有便秘倾向,自觉甚痛苦,但精神尚旺盛者。例如,本方常用于阑尾炎,如疼痛局限于盲肠部,发热,口渴,便秘者,用此方泻下之疼痛即可消失。肿胀可急遽软化缩小,各症状也同时减轻。

又本方亦用于淋毒性副睾丸炎、肛门周围炎,均在肿胀疼痛剧烈、便秘时用之有著效。

此外,本方亦应用于结肠炎、直肠炎、痔疾、子宫及附属器官炎、骨盆腹膜炎、横痃、淋疾、肾盂炎和肾结石等。

如阑尾炎用本方,疼痛反而增剧,硬结肿胀亦增大时,可认为不适应证,须改用肠痈汤、薏苡附子败酱散等。(摘自《汉方诊疗实

际》)

(六)临床新用

• 肠痈

据(《中医函授通讯》1989年第4期)报道,侯淑英以大黄牡丹汤加减:药用大黄、桃仁、川楝子各15克,丹皮20克,红花、白芍各25克,蒲公英、紫花地丁各50克,治疗肠痈50例,全部治愈。

又据(《广西中医药》1986年第3期)报道,肖振球等以大黄、桃仁、芒硝各10克,丹皮15克,冬瓜子20克,治疗急性阑尾炎224例,治愈206例,无效18例。

又据(《中成药研究》1982年第8期)报道,李桂华以大黄牡丹汤加减,治疗急慢性阑尾炎32例,治愈率93.75%。平均疗程2~6天。

• 急性胆囊炎

据(《实用中医内科杂志》1992年第3期)报道,邵全阶以冬瓜仁18克,大黄、牡丹皮、桃仁、元明粉各10克。随证加减,治疗急性胆囊炎88例。结果:治愈57例,显效22例。

• 慢性前列腺炎

据(《浙江中医杂志》1993年第8期)报道,张润民等用大黄16克,芒硝12克,丹皮、冬瓜仁、桃仁各9克。随证加减,治疗慢性前列腺炎60例,结果:痊愈47例,好转13例。

• 痔疮

据(《山东中医杂志》1984年第3期)报道,张明基以大黄6~10克,丹皮18~24克,芒硝6克,冬瓜子15~30克,苏木10克,当归、赤芍各15克,连翘15~20克,槐角30克,随证加减,治疗血栓性外痔20例,19例痊愈,1例无效。

又据(《中医药学报》1991年第2期)报道,何倜以大黄、丹皮、桃仁、冬瓜子、金银花各10~15克,芒硝5~15克,赤芍15~

40克,甘草10克。随证加减,治疗实热型嵌顿痔37例,结果:治愈15例,好转17例,有效2例,无效3例,总有效率为91.89%。

• 外伤性血肿

据(《陕西中医》1994年第2期)报道,曹飞等以酒制大黄18克,桃仁、冬瓜子各12克,丹皮、芒硝各10克,随证加减,治疗外伤性血肿180例。结果:显效138例,好转36例,总有效率为96.67%。

• 急性白血病伴回盲肠综合征

据(《中医杂志》1993年第2期)报道,焦中华等用大黄10克,牡丹皮、红藤、赤芍、元胡各15克,败酱草、冬瓜子、蒲公英各30克,桃仁12克,甘草6克。随证加减,治疗急性白血病伴回盲肠综合征10例,治愈9例,无效1例。

6. 薏苡附子败酱散

《金匮要略》

(一)传统沿用

组成:薏苡仁30克,制附子6克,败酱草15克。
用法:共为粗末,水煎去渣服。
功效:排脓消肿。
主治:肠痈脓已成,身无热,腹皮急,按之濡,如肿状。可用于阑尾炎脓已成及慢性阑尾炎而体质较差偏于阳虚者。
方解:薏苡仁利湿排脓,合败酱草解毒排脓以消痈肿,得附子温阳以行郁滞之气。
加减:有瘀血作痛的可加乳香、桃仁;气滞作痛的可加青皮、厚朴;血虚的可加当归。
附方:阑尾脓肿方
组成:蒲公英90克,银花、皂角刺各30克,天花粉、厚朴

15克,大黄12克。

用法:水煎分2次服。第1日服2剂,病情改善后每日服1剂。

功效:清热解毒,消肿散结。

主治:阑尾脓肿。

方解:银花、蒲公英、天花粉清热解毒;皂角刺消坚排脓;厚朴行气导滞;大黄泻下,合而用之,具有解毒排脓消肿功效。

加减:热甚(炎症明显时)加紫花地丁30克;肿块缩小较慢时可酌加穿山甲、桃仁等。

(二)辨证要点

临床以腹皮急,按之濡,身无热,舌苔白腻,脉数为肠痈应用要点。

(三)使用注意

肠痈症见高热,脉紧,痛甚便秘者,忌服。

(四)鉴别应用

• 薏苡附子败酱散与大黄牡丹汤

二方均为治疗肠痈的有效名方,但二者的区别是:

前者以祛湿清热,排脓消痈之薏苡仁、败酱草与辛温大热之附子配伍组方,旨在祛湿、清热、温散同用。功专消痈排脓,温阳散结。适用于寒湿瘀血互结;或湿热郁蒸,日久成脓,结聚不消,损及阳气所致的肠痈。症见肌肤甲错,腹皮急,按之濡如肿状,腹无积聚,身无热,脉数者。

后者以寒性泻下药物大黄、芒硝与凉血活血药丹皮、桃仁,以及除湿清热,排脓散结药冬瓜子配伍组方,旨在攻下泻热与破瘀散结同用,是以泻热破瘀为主。适用于肠痈初起,湿热郁滞于肠,症见右侧腹痛拒按,右脚屈而不伸,舌苔白腻而黄,脉迟紧者。

(五)临床新用

- 慢性阑尾炎

据(《陕西中医》1990年第8期)报道,炊积科应用薏苡附子败酱散治疗慢性阑尾炎93例,薏苡仁60克,附子12克,败酱草30克,将药渣敷右天枢穴附近。结果:痊愈78例,好转11例,总有效率为95.7%。

- 慢性胆囊炎

据《国医论坛》1993年第5期)报道,陈永敏应用薏苡附子败酱散加味:薏苡仁60克,炮附子(先煎)、败酱草、赤芍、益母草各30克,郁金、枳壳各15克,治疗慢性胆囊炎合并积液者48例。结果:治愈25例,显效14例,无效9例,总有效率为81.25%。

- 慢性盆腔炎

据(《陕西中医》1993年第12期)报道,陈涛等应用薏苡附子败酱散加味:薏苡仁、败酱草、益母草各30克,制香附、白芍各15克,熟附片10克,当归6克,琥珀、山甲粉各1克,治疗慢性盆腔炎56例。结果:痊愈31例,显效12例,有效10例,总有效率为94.64%。

图书在版编目(CIP)数据

中·日名老中(汉)医临床遣方心得荟萃/刘典功主编.-北京:科学技术文献出版社,2011.2
ISBN 978-7-5023-6784-8

Ⅰ.①中… Ⅱ.①刘… Ⅲ.①方剂学-经验 Ⅳ.①R289

中国版本图书馆CIP数据核字(2010)第224800号

出 版 者	科学技术文献出版社
地 址	北京市复兴路15号(中央电视台西侧)/100038
图书编务部电话	(010)58882938,58882087(传真)
图书发行部电话	(010)58882866(传真)
邮购部电话	(010)58882873
网 址	http://www.stdph.com
E-mail	stdph@istic.ac.cn
策 划 编 辑	李 洁
责 任 编 辑	孙江莉
责 任 校 对	唐 炜
责 任 出 版	王杰馨
发 行 者	科学技术文献出版社发行 全国各地新华书店经销
印 刷 者	北京博泰印务有限责任公司
版 (印) 次	2011年2月第1版第1次印刷
开 本	850×1168 32开
字 数	504千
印 张	20.5
印 数	1~4000册
定 价	45.00元

ⓒ 版权所有　违法必究

购买本社图书,凡字迹不清、缺页、倒页、脱页者,本社发行部负责调换。